Emergency Neurology

神经急症

〔美〕卡伦·鲁斯　主　编

李永秋　　　主　译

马建国　　　主　审

天津出版传媒集团

天津科技翻译出版有限公司

著作权合同登记号:图字:02-2013-227

图书在版编目(CIP)数据

神经急症/(美)鲁斯(Roos,K. L.)主编,李永秋等译. —天津:天津科技翻译出版有限公司,2015.3

书名原文:Emergency Neurology

ISBN 978 - 7 - 5433 - 3473 - 1

Ⅰ.①神… Ⅱ.①鲁… ②李… Ⅲ.①神经系统疾病 - 急性病 - 诊疗 Ⅳ.①R741.059.7

中国版本图书馆 CIP 数据核字(2014)第 308389 号

授权单位:Springer-Verlag GmbH

出   版:天津科技翻译出版有限公司

出 版 人:刘 庆

地   址:天津市南开区白堤路 244 号

邮政编码:300192

电   话:(022)87894896

传   真:(022)87895650

网   址:www.tsttpc.com

印   刷:高教社(天津)印务有限公司

发   行:全国新华书店

版本记录:787×1092 16 开本 22.75 印张 510 千字
        2015 年 3 月第 1 版 2015 年 3 月第 1 次印刷
        定价:98.00 元

(如发现印装问题,可与出版社调换)

译者名单

主　译　李永秋

副主译　高海凤　张冬森　李一凡　刘素之

主　审　马建国

译　者（按姓氏汉语拼音排序）

边进东　付子娟　高　轩　高海凤

高娇娇　李　茜　李相华　李一凡

李映雪　李永秋　李瑜霞　刘　舒

刘桂玲　刘素之　鲁　琳　马洪颖

苗春芝　谭　双　王丽英　王子玉

魏冬梅　夏立伟　徐　明　尹春丽

张冬森　赵明艳

编者名单

Robert W. Baloh, MD Departments of Neurology and Surgery (Head and Neck), David Geffen School of Medicine at UCLA, Los Angeles, CA, USA
rwbaloh@ucla.edu

J.D. Bartleson, MD Department of Neurology, Mayo Clinic, Rochester, MN, USA
Bartleson.John@mayo.edu

Valérie Biousse, MD Neuro-Ophthalmology Unit, Emory University School of Medicine, Atlanta, GA, USA
vbiouss@emory.edu

David F. Black, MD Department of Radiology, College of Medicine, Mayo Clinic, Rochester, MN, USA
black.david@mayo.edu

Cynthia L. Bodkin, MD Department of Neurology, Indiana University, Indianapolis, IN, USA
cbodkin@iupui.edu

Mark D. Carlson, MD, MA Research and Clinical Affairs, St. Jude Medical, CRMD, Sylmar, California, USA
Department of Medicine, Case Western Reserve University School of Medicine, Cleveland, OH, USA
mcarlson@sjm.com

Lucas Elijovich, MD Neurology and Neurosurgery, Semmes-Murphey Clinic, University of Tennessee, Memphis, TN, USA
lelijovich@gmail.com

Romergryko G. Geocadin, MD Neurology, Neurosurgery and Anesthesiology-Critical Care Medicine, Neurosciences Critical Care Division, Johns Hopkins University School of Medicine, Baltimore, MD, USA
rgeocadi@jhmi.edu

James M. Gilchrist, MD Neurology, Rhode Island Hospital, Warren Alpert Medical School of Brown University, Providence, RI, USA
jgilchrist@lifespan.org

J. Claude Hemphill III, MD, MAS Neurology, University of California, San Francisco, CA, USA

Neurocritical Care Program, San Francisco General Hospital, San Francisco, CA, USA
chemphill@sfgh.ucsf.edu

Robert E. Hoesch, MD, Ph.D Department of Neurology, Neurocritical Care, University of Utah, Salt Lake City, UT, USA
robert.hoesch@hsc.utah.edu

Mengjing Huan, MD Neuroscience Department, Intermountain Healthcare, Salt Lake City, UT, USA
chloe.huan@imail.org

Ronald Kanner, MD, FAAN, FACP Department of Neurology, Hofstra North Shore – LIJ School of Medicine, New Hyde Park, NY, USA
rkanner@lij.edu

Kevin A. Kerber, MD Department of Neurology, University of Michigan Health System, Ann Arbor, MI, USA
kakerber@umich.edu

Cédric Lamirel, MD Service d'ophtalmologie, Fondation Opthalmologique Adolphe Rothschild, Paris, France
clamirel@fo-rothschild.fr

Steven L. Lewis, MD Department of Neurological Sciences, Rush University Medical Center, Chicago, IL, USA
slewis@rush.edu

Tim Maus, MD Department of Radiology, Mayo Clinic, Rochester, MN, USA

Nancy J. Newman, MD Neuro-Ophthalmology Unit, Emory University School of Medicine, Atlanta, GA, USA
ophtnjn@emory.edu

Robert M. Pascuzzi, MD Department of Neurology, Indiana University School of Medicine, Indianapolis, IN, USA
rpascuzz@iupui.edu

Pratik Vishnu Patel, MD Department of Neurological Sciences, Rush University Medical Center, Chicago, IL, USA
patel.v.pratik@gmail.com

Sandipan Pati, MD Neurology Department, Barrow Neurological Institute, Phoenix, AZ, USA
sandipan.pati@chw.edu

Carrie E. Robertson, MD Department of Neurology, College of Medicine, Mayo Clinic, Rochester, MN, USA
Robertson.Carrie@mayo.edu

Robert L. Rodnitzky, MD Neurology Department, Roy J. and Lucille A. Carver College of Medicine, University of Iowa, Iowa City, IA, USA
robert-rodnitzky@uiowa.edu

Jose G. Romano, MD Cerebrovascular Division, Neurology Department, Miller School of Medicine, University of Miami, Miami, FL, USA
jromano@med.miami.edu

Karen L. Roos, MD The John and Nancy Nelson Professor of Neurology and Professor of Neurological Surgery, Indiana University School of Medicine, Indianapolis, IN, USA
kroos@iupui.edu

Janet C. Rucker, MD Neurology and Ophthalmology, The Mount Sinai Medical Center, New York, NY, USA
janet.rucker@mssm.edu

Ralph L. Sacco, MD, MS Department of Neurology, Evelyn McKnight Brain Institute, Miami, FL, USA

Neurology, Epidemiology & Public Health, Human Genetics, and Neurosurgery, Miller School of Medicine, Jackson Memorial Hospital, University of Miami, Miami, FL, USA
rsacco@med.miami.edu

William F. Schmalstieg, MD Neurology, Mayo Clinic, Rochester, MN, USA
schmalstieg.william@mayo.edu

Luis A. Serrano, MD, MS Emergency Medicine, Mayo Clinic, Rochester, MN, USA
serrano.luis@mayo.edu

Ty Tiesong Shang, MD, PhD Neurology Department, University of Miami/Jackson Memorial Hospital, Miami, FL, USA
TShang@med.miami.edu

Joseph I. Sirven, MD Neurology, Division of Epilepsy, Mayo Clinic, Scottsdale, AZ, USA
Sirven.Joseph@mayo.edu

A. Gordon Smith, MD, FAAN Neurology Department, Peripheral Neuropathy Clinic, University of Utah, Salt Lake City, UT, USA
gordon.smith@hsc.utah.edu

Jerry W. Swanson, MD Department of Neurology, College of Medicine, Mayo Clinic, Rochester, MN, USA
swanson.jerry@mayo.edu

Laura M. Tormoehlen, MD Neurology and Emergency Medicine, Indiana University School of Medicine, Indianapolis, IN, USA
laumjone@iupui.edu

Brian G. Weinshenker, MD, FRCP(C) Neurology, Mayo Clinic, Rochester, MN, USA
weinb@mayo.edu

Dileep R. Yavagal, MD Interventional Neurology, Endovascular Neurosurgery, Clinical Neurology and Neurosurgery, Interdisciplinary Stem Cell Institute, Neurology and Neurosurgery, Jackson Memorial Hospital, University of Miami Miller School of Medicine, Miami, FL, USA
Dyavagal@med.miami.edu

译者前言

目前尚没有一本能指导急诊神经科医生诊疗的权威性参考书。本书不但综述了神经科急症的最新治疗选择，而且对这些神经科急症的流行病学、发病机制、临床特征、诊断及鉴别诊断提出了最新最实用的观点，是临床医生难得的一本好书。全面、细致、实用、先进是本书最大的特点。

神经科很多急症的早期诊断和恰当处理直接关系到患者的预后，急诊医生的处理可能会成为患者转归的分水岭，如急性脑梗死、蛛网膜下隙出血、癫痫持续状态、颞动脉炎、Bickerstaff脑炎等。这就要求急诊神经科医生全面扎实地掌握所有神经科急症的相关知识，建立正确的临床思路，准确选择辅助检查，快速给予恰当的处理。遇到急诊神经科患者时，第一时间作出正确判断是最困难也是最有价值的，任何诊断和治疗的延误都会造成不可挽回的后果。本书会在这方面给予你很大帮助。

本书出版于2012年，半年前接到这本书时，爱不释手。恨不能用最短的时间把它翻译出来，为中国神经科医生提供一本能快速浏览的好书。无奈临床工作繁重，只能用业余时间做这项工作。时间仓促，译文多有粗糙、欠妥之处，请各位读者包涵。若能再给我两个月的时间应会做得更完美，但这样会延误大家及早读到此书的时间。即便粗糙但能让大家尽早读到此书，可能会挽救更多的急诊患者，我觉得是值得的。

前　言

　　神经科急诊的评价和处理是由神经科医生、急诊科医生、内科医生、住院部医生和家庭医生共同负责的。我们照顾这些患者的方法均来自我们非常崇敬的那些专家的著作。

　　当我还是 Virginia 大学的高级专科住院医生时，我喜欢在图书馆阅读著名神经科专家的专著和论文来打发雨天的下午时光，其中许多专家描述了后来以他们名字命名的综合征。我一直对神经病学专家和神经病学很痴迷。在高级专科住院实习期会谈时，我与 Roger Bannister 一起共进比萨。在 ANA 喝咖啡时，Stan Prusiner 在一张餐巾纸上画图，向我解释了他关于朊蛋白的发现。在美国神经病学院的学习和在神经病学论文集担任主编期间，我有很多机会与我们这个时代最著名的神经病学家交往并成为朋友。

　　当 Springer 出版公司邀请我编写一本神经病学急诊教材时，我想起了在 Virginia 大学呆在图书馆的那些下午，能有一本神经病学专家编写的著作对我们以及下一代神经科医生的意义有多么重大。虽然这本书是写给神经科医生、急诊科医生、内科医生、家庭医生和住院部医生的，但它比普通教材涵盖的内容要多得多。这本书是那些花费毕生精力做自己热爱工作的神经病学家学术著作的集合，是他们所专长的这个领域最先进知识的汇总。我非常感谢他们为写这本书所做的贡献，非常崇敬他们所做的工作，并珍惜与他们的友谊。

　　谨以此书献给这些作者，并向我亲爱的丈夫 Robert M. Pascuzzi 与我们美丽的女儿 Annie 和 Jan 致以我的爱。

卡伦·鲁斯（Karen L.Roos）

于美国印第安纳波利斯

目　录

第 1 章

急性头痛

Carrie E. Robertson, David F. Black, Jerry W. Swanson

摘 要

头痛是成人来急诊室就诊的第 4 位常见原因。几乎 2/3 的患者属于原发性头痛,如偏头痛、丛集性头痛以及紧张性头痛。在急诊评价头痛患者时,医生必须首先判定头痛是原发性头痛还是有某些潜在的病因。一旦排除了引起头痛的严重病因,医生则应该致力于疼痛的处理。本章的前半部分讨论鉴别诊断和可能引起头痛一些危险病因的诊断性检查;后半部分着重论述原发性头痛的治疗策略,重点为顽固性偏头痛。

关键词

急诊室〔emergency department/emergency room〕 头痛 偏头痛 偏头痛的处理 孕期头痛 原发性头痛 可逆性脑血管收缩 继发性头痛 偏头痛持续状态 蛛网膜下隙出血 霹雳性头痛

引言

头痛是众多患者来急诊就诊以求缓解和诊断的常见疾病。某些头痛是严重恶性疾病的症状表现,但大多数病因是良性的。国际头痛协会头痛分类(ICHD-Ⅱ)[1]把头痛分为两大类:原发性头痛和继发性头痛。原发性头痛包括偏头痛、丛集性头痛和紧张性头痛。这些疼痛被认为是一种包括中枢和周围结构内源性疼痛系统的异常激活。对这些疾病的易感性取决于遗传和环境因素。

原发性头痛的诊断是依据患者的病史和缺乏可确认的潜在病因。影像学和实验室检查最常用来帮助除外头痛的潜在病因。

继发性头痛的病因广泛而纷杂,其中包括颅内肿瘤、感染、出血、内环境紊乱(如甲状腺功能减退)、毒物暴露(如一氧化碳中毒)以及其他原因。

本章将要论述可能见于急诊室的头痛的鉴别诊断以及用于评价继发性头痛病因的各种诊断方法。也将概括原发性头痛的治疗方法。许多继发性头痛的治疗选择参见本书的其他章节,要想了解所有头痛及其诊断,请参阅ICHD-Ⅱ分类[1]。

流行病学

头痛症状是患者来急诊的常见原因。在2006 年美国全国医院急诊调查(National

Hospital Ambulatory Medical Care Survey）中，头痛是成人（15岁以上）来急诊室就诊的第4位原因。在女性是第3位，在男性是第7位。总的来说，超过330万患者因头痛来急诊，占1.19亿急诊患者的2.8%[2]。

在一项最大型的研究中，Goldstein及其同事评价了1992~2001年所有因头痛来急诊的典型成人患者，发现近2/3是原发性头痛[3]。而在表现为继发性头痛的患者中，绝大多数是良性的。事实上，仅有2%的患者发现有严重的病理性病因[3]。先前的研究也发现，大多数以头痛来急诊就诊的患者患的是原发性头痛，继发性头痛不足4%[3]。某些临床特征，如突然发作、老年患者以及严重程度明显，能更容易发现潜在病因[3,4]。

病理生理学

对所有原发性头痛病理生理的详细讨论不是本章的范围，不过简要回顾一下偏头痛的病理生理是应当的。偏头痛很可能是由于中枢性痛觉调节改变伴有继发性脑膜和血管痛觉激活的结果。头痛及其相关的神经血管改变为三叉神经系统激活的结果。颅内副交感反射链组成三叉神经自主反射。激活会导致血管活性肠多肽释放，血管扩张[5]。

P物质、降钙素基因相关肽（CGRP）、神经激肽包含于三叉神经感觉神经元内[6]。刺激会导致P物质和CGRP自感觉C纤维末端释放[7]，这些物质会造成神经源性炎症[8]。这些物质与血管相互作用，引起血管扩张、血浆蛋白渗出、血小板激活[9]。神经源性炎症会致敏神经纤维导致对以前无害的刺激起反应，如血管搏动[10]，在某种程度上可引起偏头痛样的疼痛[11]。也会发生中枢致敏。脑膜感受器被致敏后，会发生三叉神经尾侧核[12]以及上颈髓后角神经元激活[13,14]。PET业已显示在偏头痛发作时位于近痛觉感觉通路区域以及调节疼痛系统脑干激活[15]。

临床特征

原发性头痛是以其发作形式、持续时间及伴随症状，如恶心/呕吐、视觉先兆、流泪、流鼻涕等进行确诊的。这些具有识别意义的特征在鉴别诊断章节会进行详细分析。某些继发性头痛也有非常典型的表现。下面列举了见于特殊头痛病因病史和查体方面的临床特征。

外伤史

外伤史增加了颅内出血的机会（蛛网膜下隙出血、硬膜下出血、硬膜外出血、脑实质内出血），也可能先出现颈动脉或椎动脉夹层。脑静脉系统血栓是闭合性颅外伤另一个不常见但却很严重的并发症[16]。筛板或硬膜袖外伤会导致脑脊液（CSF）漏，造成低颅压头痛。造成颅底或颈椎骨折的外伤可能导致严重的头后部和颈部疼痛。有偏头痛病史的患者轻微头外伤会触发偏头痛发作。闭合性颅外伤后脑震荡性头痛很像偏头痛或紧张性头痛，并可伴有颈部疼痛、眩晕、认知障碍症状以及精神/内脏主诉，如易激惹、焦虑、抑郁、疲劳和睡眠障碍。

发热或已知感染

身体其他部位感染会提高对感染已向中枢神经系统播散的怀疑。要评价患者有没有项强、发热或精神改变。应注意近期治疗头痛的药物，如非类固醇类抗感染药物和对乙酰氨基酚会掩盖发热。发热也可发生在血管炎、恶性肿瘤、血栓和蛛网膜下隙出血时。然而，在蛛网膜下隙出血时发热出现较晚，因此不太可能见于急诊室。

免疫受损（HIV或免疫抑制剂）

免疫防御受损的患者患中枢神经系统感染的风险很高，包括脑膜炎、脑炎或脑脓肿。另外，AIDS患者患机会性肿瘤的风险也很高，如淋巴瘤。某些免疫抑制剂，如环孢素、他可莫司（免疫抑制药）、吉西他滨（2,2-双氟胞嘧啶核苷,属新型嘧啶类抗肿瘤代谢药物)引起可逆性后部白质脑病的危险也很高。其他免疫抑制剂,如阿糖胞苷、IVIG(静脉内注射免疫球蛋白)、鞘内注射甲氨蝶呤和硝基咪唑硫嘌呤可在无菌性脑膜炎的情况下表现为头痛。

在密友、家庭或同事间同时发生的头痛

如果与头痛患者接触的人也新出现头痛,应高度怀疑感染或毒物暴露。感染性脑膜炎可表现为孤立的头痛,或伴有项强、脑膜刺激征、畏光、恶心/呕吐、发热或皮疹。如果有头痛症状的人是在一个封闭的环境(特别是在冬天),要考虑一氧化碳中毒。一氧化碳中毒可伴有意识混乱、恶心/呕吐、胸痛、无力或头晕。呼吸急促和心动过速是最常见的体征[18]。当碳氧血红蛋白水平高于31%时,常常可看到皮肤的樱桃红色[19]。然而,主要表现为头痛的患者为轻度头痛,很少表现为这种典型的樱桃红色[20]。

癌症病史

有恶性肿瘤病史的患者应提高对其脑实质或脑膜转移可能性的怀疑。最常发生成人脑转移的肿瘤包括肺癌(36%~46%)、乳腺癌(15%~25%)和皮肤癌(黑色素瘤)(5%~20%)。然而,几乎身体任何部位的肿瘤都可转移到脑,包括肾脏、结肠、睾丸和卵巢[21]。脑转移引起的头痛不具备特异性,但可伴有恶心/呕吐、局灶性神经科体征或痫性发作。头痛在频率和强度上会越来越重,于仰卧位、用力或咳嗽时加重。恶性肿瘤伴有的高凝状态会使患者处于脑梗死和脑静脉血栓(CVT)的高风险。头痛也可作为化疗药物的副作用发生(比如氟尿嘧啶、盐酸丙卡巴肼、替莫唑胺)。伴随的贫血、高钙血症或脱水也会促发头痛。

怀孕

原发性头痛,比如紧张性头痛和偏头痛,在怀孕期间常常有改善或没有变化[22-24]。因此,如果孕妇以首次头痛发作或头痛性质有改变来急诊室就诊,医生应积极寻找继发性原因。

对孕20周后的孕妇,有必要排除先兆子痫/子痫。临床表现类似偏头痛,甚至伴有视觉先兆。伴有精神状态改变和痫性发作提示子痫。CVT和可逆性脑血管收缩可发生于怀孕期间和产后近几周内[25]。有报道称,在怀孕期间和分娩过程过长后可发生颈动脉和椎动脉夹层[26-29]。进而,在生产前2天和生产后第1天最应关注缺血性脑血管病、颅内出血和蛛网膜下隙出血。产后6周内这些危险都应一直给予关注[30,31]。

视力丧失

对伴有视力丧失的头痛需要诸多鉴别诊断。双侧视力丧失可发生于脑内占位或CVT造成的高颅压所致的视盘水肿背景下。垂体占位可压迫视交叉并引起不同程度的双侧视力丧失,特别是周边视野。后部可逆性白质脑病综合征(PRES)可表现为双侧头痛和双侧视力丧失,可能伴有高血压,有时有痫性发作。一侧半球缺血性卒中或占位可表现为头痛并伴有一侧视野视力丧失(同向偏盲)。

50岁以上患者单眼视力丧失(黑矇)伴有头痛应立即考虑到颞动脉炎。伴随特征包括颞部触痛、颞动脉搏动减弱、下颌跛行、血沉增快、发热、体重减轻或肩部疼痛(风湿性多肌痛)。特发性颅内高压常常伴有短暂的视力模糊,症状持续几秒钟,常常是单眼。急性闭角性青光眼表现为快速进行性视力丧失并伴有眼痛和头痛。

由Valsalva动作诱发的头痛

用力、咳嗽、用力解大便、弯腰或上举重物都会升高颅内压。如果头痛是由这些动作促发的,就要考虑构造上的突起累及颅后窝,比如Chiari畸形[32]。进行性颅内压增高的患者也会有视盘水肿、恶心/呕吐以及仰卧位头痛加重。伴有颅内压增高的疾病,如中枢神经系统(CNS)感染、颅内肿瘤和血肿也可因这些动作

而使头痛加重。CVT由于静脉高压也可伴有进行性颅内高压。特发性颅内压增高（假性脑瘤）可有相似的表现，虽然这是一个排除性诊断。注意有良性头痛，如咳嗽性头痛，可由咳嗽或解大便触发，这很重要。此外，偏头痛患者常描述他们的头痛在活动时会加重，Valsalva动作常使头痛加重。

瞳孔异常

急诊室头痛患者应常规检查Horner征（在暗室中也不扩大的小瞳孔伴有轻度眼睑下垂）。虽然Horner征可发生于原发性头痛，比如三叉神经自主神经性头痛（TAC）及极少数偏头痛，Horner征的存在会使临床医生对颈动脉或椎动脉夹层提高警惕。肺/颈部恶性肿瘤也可引起Horner征，在脑转移的情况下也可伴有头痛。对光反应缓慢的一侧大瞳孔可见于急性闭角性青光眼或瞳孔传导经路上的病变（包括视神经病变、动眼神经麻痹或脑干病变）。

危险信号

在评价头痛时有助于记住临床危险信号的记忆方法是由David Dodick博士提出来的[3]。他建议应用SNOOP，它们代表：

> S——全身性疾病/症状/体征（发热、肌痛、体重减轻、恶性肿瘤病史或AIDS）；
> N——神经系统症状和体征（精神改变、痫性发作、视乳头水肿、局灶性神经科体征）；
> O——突然发作（霹雳性头痛）；
> O——老年（50岁以上新发头痛）；
> P——头痛模式发生改变（特别是在发生频率和严重程度上快速恶化）。

当存在任何上述这些情况时，应考虑进行实验室检查、影像学检查和（或）脑脊液分析，以找出继发性头痛的病因。

诊断方法

临床医生要在急诊室快速准确地诊断处理头痛患者，临床病史是最有价值的工具。突然发作以及患者是否患有与过去相似的头痛会有助于鉴别诊断和处理。严重的和突然的在几秒钟内达到高峰的头痛常常提示"霹雳性头痛"，应去神经科急诊，并需要进行全身性检查（图1.1）。假定有慢性头痛病史的患者只是为了治疗而来急诊室是有风险的。然而，如果头痛性质有明显改变，应进行更全面的诊断评价。请解答下列问题。

- 以前头痛的病史/模式是什么？这次头痛与以前的头痛感觉相比如何？
- 这次头痛发作和进展情况是怎样的？
- 疼痛部位和性质是什么？
- 接受放射了吗？
- 严重程度如何？
- 持续时间如何？
- 在程度上有波动吗？如果有，使病情变好或加重的因素是什么？特别是某一特定的体位、一天中某一时间、咳嗽、Valsalva动作或睡眠会影响头痛的严重程度吗？
- 伴随症状，如：

恶心/呕吐；

畏光/声响恐怖；

视觉改变（视物不清、复视、闪光/色彩）；

嗖嗖声/轰鸣声耳鸣；

无力、麻木或行走困难；

自主神经表现（流泪、结膜充血、鼻液溢、面色潮红/大汗）；

痫性发作。

- 当前处于怀孕、感染/发热、免疫受损状态吗？
- 当前用药情况（抗凝剂、硝酸酯类）以及最近用药有什么变化？
- 过去用药史、新近外伤、癌症、以前血栓/流产或多囊肾或结缔组织病（后两种会增加动脉瘤的机会并因此发生蛛网膜下隙出血）的情况如何？
- 有无偏头痛、血栓、出血家族史？
- 任何家庭成员、朋友或同事也新发头痛吗？

头部 CT

SAH(12 小时内敏感性 90%~98%)、颅内出血、脑积水、占位性病变

↓

腰穿

糖、蛋白、细胞数、革兰染色、黄变(在 12 小时至 2 周内最敏感)

开放压可能有助于脑静脉血栓的形成或自发性颅内低压

↓ 如果阴性 **

头部 MRI(包括扩散和强化)

可发现 CT 没能发现的脑梗死、PRES 和垂体肿瘤

自发性颅内低压可表现硬脑膜强化

如果高度怀疑夹层应考虑颈部脂肪抑制 MRI

MRA*

可发现未破裂的动脉瘤、颈动脉/椎动脉夹层、当伴有可逆性脑血管收缩综合征时弥散性

节段性血管收缩

MRV*

MRI 见不到的脑静脉血栓

* 如果做不了 MRI 或有禁忌证,CTA/CTV 或许有价值

↓ 如果阴性

考虑头痛的原发性原因

原发性咳嗽/用力/性交性头痛、偏头痛变异型、原发的特发性霹雳性头痛

** 如果头痛缓解,应继续观察。如果头痛持续或高度怀疑继发性头痛,应做进一步检查

图1.1 对突发性头痛推荐的检查。

全面检查,特别是注意生命体征,同时还要对任何局灶性神经科体征再做详细检查。这些检查包括:

● 详细的眼科检查(视盘水肿、瞳孔异常和视野异常);

● 颈、颞或眼眶部位杂音的听诊;

● 双侧颞部的触诊以查看非常表浅的颞动脉搏动减弱;

● 确认加重或引起疼痛的区域,如在三叉神经痛中的"扳机点";

● 颅神经、肌力和感觉检查,尤其注意对称性;

● 腱反射和跖反射(Babinski征);

● 除非不可能,否则应观察步态以发现轻微的共济失调/无力。这也有助于引出体位改变对头痛严重程度的影响。

实验室和影像学检查

继发性头痛表现变化很大,常常很难确定哪个患者除了病史和体格检查外还需要更进一步的评价。如前面提到的,如果有任何伴随的危险信号,如免疫受损状态、老年患者或头痛模式发生改变,应考虑更进一步的全面检查。突然发作、非常严重、"一生中最严重的头痛"表现应按急诊对待,并进行全面评价以除外蛛网膜下隙出血或其他病因 (图1.1)。

血清学检查

对头痛患者的首次血液检查应包括CBC（全血细胞计数）以查看白细胞增多，或进行葡萄糖/电解质检查以查看代谢紊乱以及任何提示脱水的证据（特别是如果有呕吐）。对50岁以上新发头痛患者应进行血沉检查，以筛查巨细胞动脉炎（颞动脉炎）。如果考虑出血，比如有霹雳性头痛表现或如果患者正在应用抗凝剂，应进行凝血因素（PT和PTT）检查。如果头痛伴有精神改变，应进行肝功能和药物/毒物学筛查。如果怀疑一氧化碳中毒，检查碳氧血红蛋白也很有价值。

ECG

虽然罕见，但心脏缺血可表现为孤立的头痛，称为"心源性头痛"。如果患者有心脏病危险因素，伴有呼吸短促或用力促发的新发头痛，应进行ECG和（或）负荷测试以查看缺血[34]。

头部CT

在急诊室CT是广泛应用的影像学检查，在大多数患者中适于排除占位效应（由于肿瘤、脓肿、卒中或其他病变）以及急性出血（蛛网膜下隙出血、硬膜外出血、硬膜下出血或脑实质内出血）。然而，了解CT的局限性是很重要的。头部CT也会漏掉轻的、早期的或小的梗死，也可能漏掉小的蛛网膜下隙出血和硬膜下出血。在高水平仔细认真阅读头部CT的情况下，对蛛网膜下隙出血的敏感性在最初12小时内是90%~98%[35-37]。头痛发作后时间越长头部CT的敏感性就会越差，5天时敏感性约58%，而1周时约50%[35]。如果红细胞和血浆的容积比小于30%[38]，CT对任何类型出血的敏感性都会降低。颅后窝病变和占位效应也很难被发现，尤其是低档CT，骨结构周围会有伪影。

在急诊室不常规进行头部CT强化。然而，如果怀疑CVT或肿瘤转移应加做强化。

腰穿

当怀疑感染时，有必要进行脑脊液分析以查看炎症细胞计数、蛋白和葡萄糖浓度以及革兰染色和培养。做腰穿时要求患者侧卧位，要测开放压。正常开放压为5~22cmH$_2$O（1cmH$_2$O=98Pa）。在测开放压时，务必小心让患者双腿伸开且放松，以避免测得假性颅内压升高。

许多病理过程会使开放压升高，包括感染或脑膜炎。占位性病变、脑静脉压升高（比如由于CVT）、原发性颅内压升高或代谢性疾病引起的脑水肿（缺氧、高血压性脑病、肝性脑病）也应评估。如果考虑占位性病变，由于有诱发脑疝的风险应推迟腰穿。如果下列情况不存在可不做头部CT：年龄大于50岁、免疫受损状态、以前有过脑损伤（卒中、感染、占位）、癫痫、精神状态改变或局灶性神经科体征[39]。

如果考虑蛛网膜下隙出血而头部CT未发现出血，则需要进行腰穿以查看黄变症，CSF外观发黄。在蛛网膜下隙出血中，黄变症是由血液降解产物如氧合血红蛋白和胆红素引起的。如果CSF蛋白浓度高于150mg/dL、红细胞数（RBC）超过400或有高胆红素血症也可出现黄变症。如果检查做得太早（出血后12小时内）或太晚（出血2周后）可能查不出黄变症[38]。如果能做光谱测定，其会比肉眼观测黄变症更敏感[40,41]，虽然特异性可能低。

如果"误穿"，则CSF中RBC会升高。要鉴别RBC是来自腰穿还是急性出血，应比较第一管和最后一管CSF中的RBC数。通常，如果红细胞是由误穿造成的，血液会逐渐变淡，在最后留取的一管CSF中RBC几乎没有。然而，要记住，如果在最后一管脑脊液中RBC不是0，不一定能排除蛛网膜下隙出血[38]。

MRI

在急诊室对头痛进行评价时不常进行MRI检查。此外，有些少见的情况有必要紧急进行MRI检查。一种情况是在患者持续性霹雳性头痛而头部CT和腰穿均无阳性发现时,临床医生会考虑行MRI检查。如果病史没有对诊断提供其他线索,MRI可很好地显示颅后窝,并可显示头部CT未能显示的脑梗死和后部白质脑病(PRES)。在头部CT显示不明显的垂体肿瘤和胶样囊肿可在MRI更清楚地显示。硬膜下积液和脑膜强化可见于自发性颅内压升高。肾功能正常的患者进行MRI检查的同时,应做弥散成像和强化以增强敏感性。如果患者肾功能减退,特别是在血液透析或进行过肾移植的情况下,行MRI强化要慎重,可引起肾源性系统性纤维化(NSF),虽然罕见,但有时却是致命性的。

血管成像

如果怀疑夹层,患者应该进行颈动脉超声、MRA或CTA(包括头和颈)检查。如果急诊室可进行MRI检查,MRI脂肪抑制序列常可确认壁间血肿(动脉中层出血所致)。MRA或CTA有助于勾画夹层的范围。MRA也有助于确认未破裂的动脉瘤或弥散性血管痉挛。如果患者做MR有禁忌,如有起搏器,可进行CTA检查。MRV或CTV有助于确认CT或MRI未发现的脑静脉系统血栓。

鉴别诊断

原发性头痛

如前所述,大多来急诊室的头痛患者为原发性头痛[3]。因此,临床医生必须对各种原发性头痛有一个基本了解,了解它们的临床表现和治疗措施。下面所列不其全面,但涵盖了最常见的原发性头痛。同时也列举了某些少见的类型,但仅表现为头痛可能更像更严重的疾病。

偏头痛

根据ICHD-Ⅱ诊断标准,没有视觉先兆的偏头痛诊断至少需要5次发作,每次持续4~72小时,且伴有恶心、呕吐或畏光/声响恐怖。也必须至少存在下面两项:单侧、搏动性、中到重度或活动后头痛加重。伴有先兆的偏头痛类似,但伴有的局灶性神经科症状常常持续5~60分钟。先兆(如果有)常先于头痛出现,但也可发生在头痛过程当中。视觉先兆最常见,常发生于偏侧,表现为暗点(视觉模糊或视野区发灰)和阳性现象(闪光或色彩)。感觉先兆也表现为阴性症状(麻木)和阳性症状(刺痛),常发生于手和面部[43]。这些症状常缓慢进展5~30分钟。单侧无力见于偏瘫性偏头痛,脑干症状,比如构音障碍、眩晕和复视(有或没有视野缺损)可见于基底型偏头痛。意识水平下降或短暂性意识丧失也可见于基底动脉型偏头痛。

在急诊室,神经科功能缺失不要轻易认为与偏头痛相关,除非患者有过伴视觉先兆同样症状的明确病史。在急诊室对偏头痛患者的诊断常常不是最难的,难的是治疗。偏头痛持续状态,持续时间超过72小时令患者虚弱的典型偏头痛发作尤其如此。参见急诊室偏头痛治疗部分。

紧张性头痛

紧张性头痛常常为双侧、呈非搏动性压或紧的感觉,轻至中等程度,不会因体力活动而加重。头痛可持续几分钟至几天,并可伴有肌肉痉挛,尤其是颈部。可有畏光、声响恐怖,但通常没有恶心或伴随的先兆。

丛集性头痛和其他三叉神经自主性头痛

三叉神经自主性头痛是一组伴有自主神经症状,包括结膜充血、流泪、鼻塞、鼻液溢、出汗、眼睑下垂、眼睑水肿和瞳孔缩小。根据持续时间分为几个亚组。

丛集性头痛

● 在这组疾病中丛集性头痛发作时间最长。患者表现为单侧眼眶部、眶上或颞部疼痛。丛集性头痛通常逐渐加重,持续15分钟至3小时,一天最多可反复发作8次。发作期间,疼痛非常严重,患者会躁动不安,来回走动,不想躺下。这些症状可每天发作次数相近,也可反复发作几周或几个月,有一个症状缓解期。丛集性头痛男性患病率是女性的3倍,5%的病例为遗传性[1]。

阵发性偏头痛

● 阵发性头痛发作与丛集性头痛相似,表现为一段时间反复发作,间隔一个症状缓解期可再次发作。发作时间常常比丛集性头痛短,持续2~30分钟,常被描述为单侧眼眶、眶上或颞部疼痛,伴有前面描述的自主神经症状。这些症状每天可发作5次以上,病程7天至1年,有1个月或更长一段时间的无痛期[1]。在某些患者,弯腰或颈部活动可诱发发作。如果患者发作持续超过1年无缓解,称之为慢性阵发性头痛[1]。吲哚美辛的治疗剂量可完全控制发作。

短暂性单侧神经痛样头痛发作伴有结膜充血和流泪/颅神经自主症状(SUNCT)

● 与其他TAC相似,SUNCT头痛被描述为单侧眼眶、眶上或颞部刀割样或搏动性疼痛伴有同侧自主神经症状。真如其名,这组患者头痛非常短暂。头痛持续5秒至4分钟,每天可发作3~200次[1]。与三叉神经痛相似,这些阵发性疼痛可由咀嚼、微笑、轻触或冷风吹所触发。

良性咳嗽性头痛

良性咳嗽性头痛通常是双侧的、持续时间较短(1秒至30分钟),只在咳嗽或用力大便时发生。40岁以上的男性多见[1]。症状性咳嗽性头痛可由Arnold Chiari畸形(图1.2)、颅后窝占位性病变、脑动脉瘤或其他颈动脉/椎动脉病引起[1]。

良性性交或性高潮性头痛

这两种类型的头痛发生在性活动当中。一种是位于头部和颈部的钝痛(与紧张性头痛相似),并随着性活动的兴奋性增强而加剧。

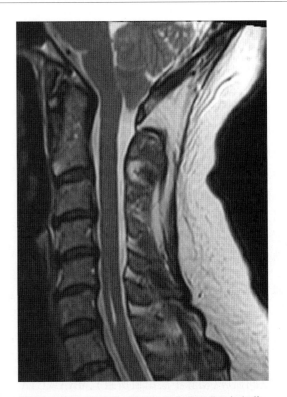

图1.2　Chiari Ⅰ畸形。MRI矢状位非强化T_2加权像显示小脑扁桃体下降至枕大孔下大于5mm伴有C6水平的脊髓空洞症。注意未经钆强化和临床筛查,可能会将脑脊液(CSF)漏导致的低颅压患者误诊为Chiari Ⅰ畸形。

另一种是在性高潮时出现的爆炸性(或霹雳性)头痛。对性高潮性头痛重要的是排除蛛网膜下隙出血、可逆性脑血管痉挛综合征和其他原因引起的霹雳性头痛[1]。

良性用力性头痛

在头痛,尤其是偏头痛中,这是一种常见的类型,用力会使头痛加重。虽然表现为一种搏动性头痛,持续5分钟至48小时,但只发生于用力时这些可能代表良性用力性头痛[1]。在急诊室,对这种患者也应仔细排查,除外用力性心脏缺血,因为头痛有时可能是唯一表现出来的症状[34]。

继发性头痛

原发性头痛更常见的同时,急诊室要做的

事情不应是诊断是哪一种类型的原发性头痛，而是应去排除继发性头痛的原因。在继发性头痛中，最应关注的是那些表现为爆炸性、使患者衰弱的或"霹雳性"头痛。当患者以这种方式发病时，第一要排除蛛网膜下隙出血。有许多被患者描述为"一生中最严重的头痛"的其他头痛呈急性发作。这些总结见表1.1。表中某些疾病更详细的描述可参见后文。

表1.1　霹雳性头痛的鉴别诊断

头痛类型	临床表现	辅助检查
蛛网膜下隙出血	突然发作 可有意识水平下降，可能有项强	CT 平扫；如果未发现急性出血，则进行 CSF 检查
颅内出血	局灶性神经科体征，意识改变，可能会出现病性发作	CT 平扫
脑静脉窦血栓	头痛与体位有关（仰卧位加重）且 Valsalva 动作加重；查找视盘水肿	首选 MRV；强化 CT 可显示 Δ 征 CSF 正常或压力增高或蛋白浓度升高
头颈部动脉夹（颈动脉或椎动脉）	可伴有颈部疼痛；查找 Horner 征或其他神经科体征	头部和颈部 MRI 和 MRA；如果不能进行 MRI 检查应先进行颈动脉超声或 CTA 检查
垂体卒中	常有恶心 可有意识改变、视力丧失或重影、可有垂体功能低下	如果在急性期先做 CT 查找出血 也可能需要 MRI 检查
急性高血压危象	高血压，通常 180/110mmHg（1mmHg = 0.133kPa）	需要排除其他伴有高血压的头痛 ECG CT 以除外出血、卒中或 PRES
自发性颅内低压	体位性头痛，仰卧位会好一些，直立位加重	MRI 查找脑膜强化和小脑扁桃体下移 LP 检查开放颅内压
可逆性脑血管收缩综合征（RCVS）	可表现为复发性霹雳性头痛，枕部或弥散性可有畏光、恶心	脑血管造影是黄金指标，也可进行 MRA 或 CTA 检查
缺血性卒中	新发的神经科功能缺损，尤其是在血管供血区	MRI 和 DWI；如果病变范围大或亚急性/慢性，CT 也可显示
第三脑室脉络丛囊肿	头痛常常是体位性的，如果脑积水严重可继发晕厥和死亡	CT 常常就足够了，但可能会需要 MRI
颅后窝占位急性扩张	可有意识水平下降，小脑体征，如果伴有脑疝可有瞳孔不等大	CT 会显示占位效应
颅内感染（如细菌性脑膜炎）	发热、寒战、脑膜刺激征、白细胞增高	CSF 检查，MRI 可显示脑膜强化
原发性或用力性头痛	在性高潮前、中或刚后突发；寻找以前发作史	排除性诊断（特别是如果这是第一次发病）；重点排除有 SAH 的动脉瘤和 RCVS
原发性咳嗽性头痛	在咳嗽或用力解大便时突然发作，持续几分钟（1 秒至 30 分钟）	排除性诊断
青光眼	缓慢地反应性瞳孔扩大伴同侧疼痛	请眼科会诊
原发性霹雳性头痛	最严重时间不超过 1 分钟；持续 1 小时至 10 天	排除性诊断

Modified list from Schwedt et al. 2006[44]

蛛网膜下隙出血

虽然典型的霹雳性头痛不会被漏诊,但某些蛛网膜下隙出血患者表现为更轻的症状(图1.3)。对患者来讲任何不同寻常的头痛,特别是伴有颈部疼痛或项强,应高度怀疑蛛网膜下隙出血的可能。评价应包括头部CT,如果CT阴性,应进行腰穿检查(见诊断方法)。

其他颅内出血

脑实质内出血可与蛛网膜下隙出血表现相似。如果血液进入脑脊液,可引起脑膜刺激和项强。局灶性神经科体征,包括痫性发作和精神改变,可根据血肿的大小和部位表现出来。硬膜外和硬膜下血肿可表现为头痛,常发生在脑外伤后。一定要详细询问病史,因为相关外伤可能发生在硬膜下血肿发生很久以前。应用抗凝治疗的患者新发头痛,尤其是老年患者,要注意出血。

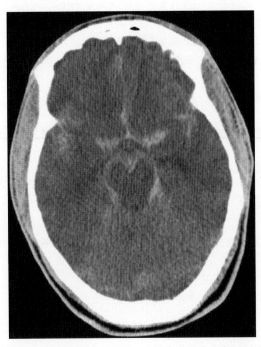

图1.3 急性蛛网膜下隙出血。轴位非强化头部CT显示急性、高衰减蛛网膜下隙血液围绕脑干并充满鞍上池、外侧裂以及叶间裂。

脑静脉系统血栓

临床表现取决于血栓的大小和位置(图1.4)。最常见的症状是头痛,可以是经历几天的亚急性头痛或更突然的"霹雳性头痛"。大的深静脉血栓会引起高颅压,导致视力模糊、恶心/呕吐、体位性头痛和偶尔第6对颅神经麻痹。病情进展会出现亚急性精神状态改变和昏迷。小的皮层静脉血栓可表现为局灶性神经科体征或痫性发作[45]。CVT的危险因素与其他静脉血栓相似,包括感染、恶性肿瘤、口服避孕药、怀孕/产后和高凝状态病史。

在头部强化CT上,CVT的典型表现是"空Δ征",即当窦汇不能充满造影剂时,呈现的是一个空三角影像。该征象阳性率为25%~30%,但更常见的是CT表现为非特异性局灶性或广泛性水肿、脑回强化或大脑镰/小脑幕强化[45]。诊断依靠MRV或CTV(如果MR有禁忌或无设备)上脑静脉系统的影像学表现。对这些病例抗凝是安全的并可改善预后。使用抗凝剂的情况下,死亡率为5%~10%[46]。

脑膜炎

有发热、项强、脑膜刺激征或意识改变伴有头痛,应考虑脑膜感染或脑膜炎。遗憾的是,这些表现可能会很轻。在一项细菌性脑膜炎的研究中,仅44%的患者表现为典型的发热、项强和意识改变三联征。然而,95%的患者至少有下列体征和症状中的两项:头痛、发热、项强和意识改变[47]。某些患者表现为孤立的头痛。

在急诊室,应首先排除脑膜炎的感染性病因,包括细菌、病毒、真菌和分枝杆菌。这可通过血培养和腰穿查CSF实现。脑膜炎也可由非感染性病因引起,表现为头痛、伴有或不伴有发热。非感染性脑膜炎的病因包括软脑膜恶性肿瘤转移、全身自身免疫性疾病或药物治疗(NSAID、IVIG、鞘内注射化疗药物)。

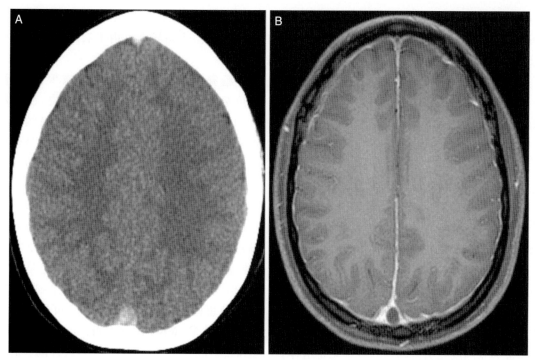

图1.4　上矢状窦血栓。轴位非强化头部 CT(**A**)显示上矢状窦后部与血栓信号一致的高衰减物质。T_1 加权像，钆强化 MRI(**B**)显示在上矢状窦内由于血栓出现的充盈缺损（"空 Δ 征"）。

头颈部动脉夹层

　　颈动脉和椎动脉夹层常伴有头部和颈部疼痛。在一项研究中，245例患有颈部动脉夹层的患者中仅8%表现为头痛和(或)颈部疼痛[48]。在这组病例中，所有患者的疼痛均不同于其以往的头痛。虽然对每一个新发头痛都进行广泛检查排除夹层有一定困难，但至少应将其放在鉴别诊断中。对于一个在其他方面难以解释的急性或霹雳性头痛，或新发的进行性头痛伴有颈部疼痛、Horner征、颅神经麻痹、单眼视力丧失(一过性黑矇)或其他神经局灶性体征的患者应进行动脉夹层方面的检查。之前颈部的外伤史，甚至非常小的外伤，如颈部脊柱按摩推拿或玩过山车造成的颈椎过屈伸损伤，会增加对动脉夹层的怀疑。

缺血性卒中

　　缺血性卒中后，头痛不是不常见，尤其是大范围卒中。如果患者有偏头痛病史,缺血性卒中可能会触发一次典型的偏头痛发作。这会使诊断具有很大的挑战性，因为偏头痛患者可有神经科症状作为偏头痛先兆(见偏头痛部分)。如果偏头痛患者在急诊室表现为典型的偏头痛，但有一个新的或改变的神经科先兆，要考虑缺血或其他局灶性神经科损伤的可能性。

可逆性脑血管收缩综合征

　　可逆性脑血管收缩综合征(RCVS)是以突然严重霹雳性头痛伴有Willis动脉环及其分支血管狭窄为特征。本术语代表一组疾病包括Call-Fleming综合征（可逆性脑血管收缩综合征）、良性中枢神经系统血管病、产后血管病、药物诱导的血管痉挛、偏头痛性血管痉挛和偏头痛性血管炎[25,49]。头痛常常持续数分钟到几小时，几天至几周后可复发。由于血管收缩，大多数患者有神经科局灶性功能缺失，1/3患者有痫性发作。CSF正常或接近正常（蛋白<80mg/dL，WBC<10cells/mm³)[25]，可有轻度血沉增快[49]。诊断的黄金指标是常规血管造影，可显示多灶性节段性血管收缩，发作12周内可逆。MRA或CTA是一线影像学检查，然而，MRI和CT是正常的，可显示与后部可逆性脑病综合征(PRES)相似的表现，或显示颅内出血的证据，特别是皮层蛛网膜下隙出血。即使未经治疗患者常常也无大碍，虽然可发生脑梗死[50]。有一些病例报道提示钙通道阻滞剂如尼莫地平可能会对患者有益，但还没有良好设计的试验来进一步探索[49]。

低颅压头痛

当CSF减少时，患者会出现直立性头痛，在直立时加重在平卧时减轻(图1.5)。低颅压头痛常为双侧或全头搏动性（也不总是这样）头痛。患者也可表现为霹雳性头痛并且偶尔只在用力时出现。可有一系列伴随症状，其中许多也与体位有关的直立时加重。这些症状包括头晕、听力改变伴有声音被蒙住的感觉(由于第8对颅神经受牵拉或外淋巴压力改变)、视

力模糊、意识水平下降(由于间脑受压)、共济失调或其他步态异常（由于后颅窝和脊髓受压)[51]。

脑脊液减少可由于血容量减少、脑脊液过度分流或脑脊液漏。近期腰穿史、硬脊膜外和(或)脊髓手术或交通肇事提示持续性外伤性脑脊液漏。自发性脑脊液漏可通过薄弱的脑膜憩室或薄弱的硬膜，并可伴有结缔组织病[51]。头部CT通常没有显著改变，虽然有时会发现硬膜下积液。在MRI上，典型的表现包括硬脑膜强化、小脑扁桃体下移(很像Chiari I 畸形)、颅后窝饱满、脑室变小和硬膜下积液（常常为双侧）。腰穿对诊断不一定是必需的，但当进行腰穿时，开放压是正常或低的，脑脊液蛋白浓度会正常或高的。可发生脑脊液细胞增多（WBC 10~50cells/mm³，很少高至220cells/mm³)[52,53]。大多数是自限性的，卧床休息会好转，咖啡因会增加脑脊液的摄取缓解头痛(咖啡因可阻断腺苷受体，使颅内血管收缩，增加脑脊液压力和缓解头痛。可用安钠咖500mg，皮下或肌内注射，或加入500~1000mL乳化林格液缓慢静脉滴注)。然而，持

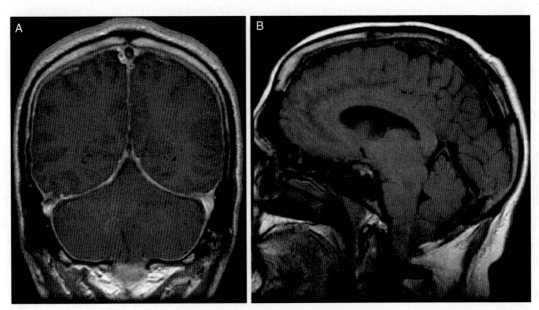

图1.5　低颅压。冠状位 T₁加权像,钆强化 MRI(**A**)显示明显的硬脑膜强化。矢状位 T₁加权像,非强化 MRI(**B**)显示与"脑下垂"一致的小脑扁桃体沿枕大孔下降以及平斜坡水平脑桥变平。

续性头痛需要通过麻醉进行硬膜外血贴疗法（用自体血15~20mL缓慢注入腰或胸段硬膜外间隙，血液从注射点上下扩展数个椎间隙，可压迫硬膜囊和阻塞脑脊液漏出口，迅速缓解头痛，适于腰穿后头痛和自发性低颅压头痛，有效率达97%）。严重或持续性头痛的病例要CT脊髓造影进行进一步评价，以确定可行外科修补术的漏出点。

高血压危象和PRES

在一项50例高血压危急情况（血压高于180/110mmHg）患者的研究中，两个最常见的主诉是头痛（42%）和头晕（30%）（图1.6）[54]。高血压危象时，也有终末器官受损的证据，如卒中、高血压性脑病或急性肺水肿。一名头痛并有血压明显增高的患者会给诊断带来困难。严重的高血压可能会造成头痛，但严重的头痛也可导致继发性血压升高。此外，患者可能有潜在疾病，如出血或缺血性卒中，可伴有头痛和血压升高。如果是缺血性卒中可能会更麻烦，因为降压会使脑缺血加重。在试图降血压之前，应仔细进行神经科检查，以查找缺血性卒中的证据。

后部可逆性白质脑病，也称为后部可逆性脑病综合征（PRES），该病为优先累及后脑白质（包括枕叶和小脑）的血管源性水肿。症状包括头痛、恶心/呕吐、痫性发作、意识状态改变，有时会有另外一些局灶性神经科体征，如双侧视力丧失[55]。这个名字有点误导，因为PRES不一定必须是后部、可逆或局限于白质。

PRES可由高血压性脑病引起，也可由产前子痫/子痫、某些免疫抑制剂如环孢素A、他克莫司（从土壤真菌中提取的一种大环内酯类抗生素，具有较强的免疫抑制性，其药物强度是环孢素A的10~100倍，用于预防器官移植出现的排斥反应）、静脉注射人体丙种球蛋白（IVIG）引起。诊断PRES时，MRI比CT更敏感，在T_2加权像上显示异常信号增高影。后部可逆性白质脑病有时在头部CT上表现为低密度区。

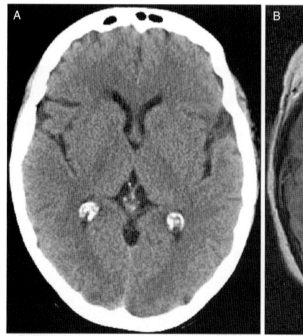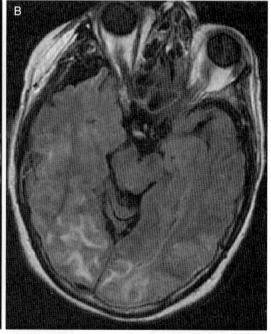

图1.6　后部可逆性脑病综合征（PRES）。轴位非强化CT（A）显示枕叶范围内灰质和白质界限不清。轴位 FLAIR MRI（B）显示后部白质 T_2 异常信号。

垂体卒中

垂体卒中发生于垂体肿瘤（常常是良性肿瘤）自发出血或肿瘤长得太快供血供不上时（引起垂体梗死）（图1.7）。患者表现为突发严重头痛，很像蛛网膜下隙出血。患者会伴有恶心、视力丧失或视物双影。偶尔，患者会有意识改变或肾上腺功能衰竭。头部CT显示与急性出血一致的改变，但会漏掉非常小的出血或梗死。如果怀疑垂体卒中而CT阴性，应考虑行MRI检查[56]。

除神经外科以外（可能的经蝶骨入路切除术），在急性期和恢复期需常请内分泌专家会诊，帮助处理大剂量皮质类固醇和其他激素的替代治疗。

特发性颅内高压

典型的患者为肥胖女性每天严重的搏动性头痛，每次持续几小时并可使患者从睡眠中痛醒。患者可伴有恶心/呕吐、短暂的视觉模糊或视觉丧失（由于视盘水肿），视野中闪光和亮点或水平复视。患者可伴有耳鸣，这种耳鸣与患者的脉搏节律一致[58]。大多数特发性颅内高

压是作为门诊患者进行全面检查的。然而，如果患者来急诊室就诊，应进行头部CT检查以除外占位性病变。腰穿应显示正常的成分而CSF压力升高（非肥胖患者>20cmH$_2$O，肥胖患者>25cmH$_2$O）。因为这是一个排除性诊断，有时患者应进一步查MRI和MRV除外静脉高压（由于硬膜静脉血栓、AVM或AV漏）[59,60]。在一项研究中，106例确定为特发性颅内高压的患者有9.4%为CVT[61]。

一般性治疗自减肥开始并停用任何使颅内压升高的药物，比如呋喃妥因、维生素A酸、过量维生素A、合成类固醇、四环素等[58]。可试用乙酰唑胺、呋塞米治疗。如果患者治疗失败或视力进行性丧失，应需进行外科手术，如视神经鞘开窗术或分流术。

脑震荡后头痛

继闭合性颅脑损伤，脑震荡后头痛很像偏头痛或紧张性头痛。此外，外伤会触发偏头痛患者典型的偏头痛发作。有时脑震荡后头痛是一组症状的一部分，包括颈部疼痛、头晕、认知障碍和精神/躯体症状，比如易激惹、焦虑、抑郁、疲劳或睡眠紊乱[17]。外伤后出现头痛的患者

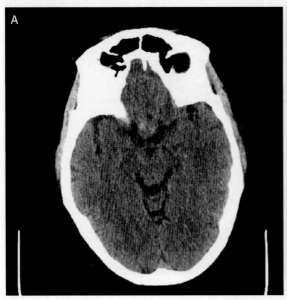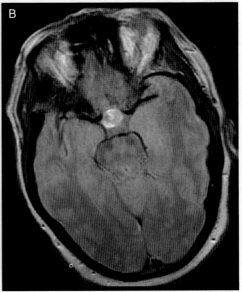

图1.7 垂体卒中。非强化CT(A)和MRI(B)显示垂体腺瘤急性出血。

进行影像学检查主要是为了排除外伤性损害，如颅内血肿。虽然后来MRI可能会有轻微的改变，但没有特异性影像学表现有助于诊断脑震荡后头痛[62]。如前所述，夹层动脉瘤、脑静脉血栓形成和脑脊液漏导致的颅内低压在闭合性颅脑损伤后头痛的鉴别诊断中都应考虑到。

第三脑室胶样囊肿

胶样囊肿是起自第三脑室前部的良性先天性囊肿(图1.8)。它们通常没有症状，在成人进行影像学检查时偶然发现。然而，如果囊肿阻塞了Monro孔可中断CSF循环并导致脑积水。如果双侧Monro孔阻塞，可导致晕厥、昏迷或死亡。偶尔，肿瘤可形成一个活瓣，只间歇性阻断CSF循环。当出现这种情况时，患者会主诉严重的位置性头痛，于平卧位时缓解，有时伴有恶心和呕吐[63,64]。

三叉神经痛

经典的三叉神经痛表现为沿三叉神经一支或更多分支突发剧烈、尖锐、戳刺性疼痛。这些发作持续1秒至2分钟，常常由刺激某些"扳机点"而触发。咀嚼、谈话、刷牙、冷风或非常轻的碰触都可触发突发的疼痛[1]。三叉神经痛最常是由于三叉神经于其在脑干穿出部位受到邻近血管的压迫所致。所谓三叉神经背根进入区的脱髓鞘或梗死也可引起三叉神经痛，在表现为这些症状的较为年轻患者应怀疑是这种情况。不太常见的一种三叉神经痛是由于肿瘤比如脑膜瘤或神经鞘瘤压迫所致，或是特发性的。影像学检查常常用来排除继发性病因，但通常是在门诊进行，而不是在急诊室。

青光眼

急性青光眼可表现为头痛伴有眼部不适，也有报道亚急性闭角性青光眼以头痛为主诉[65]。如果未被认识和正确处理，都会导致受累眼视力永久性丧失。如果在黑暗环境中患者突发头痛，应考虑青光眼。当从明亮的环境进入到黑暗环境，瞳孔突然扩张可能会阻塞前房的流出道，导致突然的眼内压增高。患者会主诉突然单侧严重头痛和眼部不适，伴有受累眼

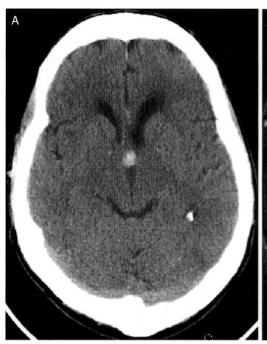
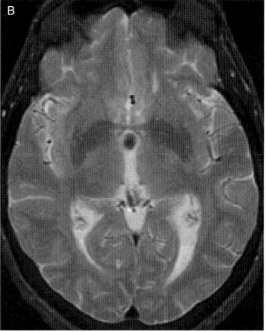

图1.8　胶样囊肿。非强化 CT(**A**)显示第三脑室前高密度病变而在 MRI T$_2$加权像(**B**)为低信号病变。

视力模糊和"青光眼晕轮"。受累眼常常发红伴有瞳孔(形态可能不规则)中度扩大、对光反射缓慢,并可有角膜雾蒙蒙[66]。可有恶心和呕吐。最好请眼科会诊。

急诊室处理原发性头痛的一般方法

一旦排除继发性头痛,施治医生的主要目标就是缓解头痛及其伴随症状,如恶心和呕吐。大多数来急诊室的头痛患者被诊断为严重的和(或)持续很久的偏头痛发作。偶尔,其他诊断如紧张性头痛或丛集性头痛的患者来急诊室就诊。通常患者服用常规治疗头痛的药物而症状得不到缓解。如果发作持续几小时或更长时间并伴有不能进水(呕吐或没有呕吐),患者很可能出现脱水。如果患者处于脱水状态,在给予头痛及其伴随症状药物治疗的同时给予静脉补液。由于疼痛持续时间过长和(或)严重,患者常常非常痛苦、烦闷和焦虑。下面是一些处理的基本原则:

- 让患者处于一个安静、遮光的房间;
- 给患者以安慰;
- 静脉补水;
- 迅速处理恶心和呕吐;
- 尽快实施非口服药物治疗;
- 对有呕吐的患者不要限制止吐药,因为这类药物中很多为多巴胺能拮抗剂,除了止吐作用外还有抗偏头痛作用;
- 可能的话,避免使用易产生依赖的药物(避免用布他比妥和限制使用阿片类药物或慎用阿片类药物);
- 不是给予最小剂量,而是给予最有效的剂量;
- 可能的话,给予偏头痛特异性治疗;
- 就患者的病情向患者宣教;
- 当门诊患者考虑治疗头痛最佳方法时,应与患者协商制订随访计划。

紧急处理偏头痛的方案

有几种包括多种药物的治疗方案可用于急诊对原发性头痛的处理。再者,大多数患者是偏头痛并且大多数治疗方案是针对偏头痛开发出来的。在小规模的前瞻、对照研究中,这些方案中有几个业已显示有效性。针对导致患者来急诊的严重头痛,许多方案集中在肠外注射药物。显然,治疗提供者会选择应用口服制剂治疗,患者可自己用药。

治疗药物分为相对少的几组药物:①偏头痛特异性药物(双氢麦角胺和舒马曲坦);②多巴胺(D_2)阻滞剂,比如安定神经的药物和甲氧氯普胺;③其他非依赖性药物;④阿片类药物。

不同种类药物经常合用是很重要的。这样做是为了取得最佳效果,处理疼痛和疼痛以外的其他症状(例如恶心和呕吐),在某些病例中是为了减少其他药物的副作用。例如,D_2拮抗剂常与静脉注射双氢麦角胺同用,以最大减少恶心和呕吐等副作用。

治疗偏头痛的特异性药物

舒马曲坦(5HT 1B/D受体拮抗剂)

舒马曲坦,4或6mg皮下注射,业已显示对急性偏头痛和伴随症状均有效[67]。1小时后可再次重复这个剂量。用单次剂量6mg,1小时后有效率达70%[68]。副作用包括胸部发紧、麻刺感、面色潮红、头晕和肢体沉重感。舒马曲坦是在急诊室选择的曲坦类药物,因为它是唯一可以皮下注射的曲坦类药物,可快速达到血清浓度并可规避恶心、呕吐和胃轻瘫。舒马曲坦是唯一被认为与美国儿科学会关于用母乳喂养一致的曲坦类药物。

舒马曲坦的禁忌证包括:

- 怀孕(相对禁忌证);
- 或怀疑缺血性心脏病史;
- 冠心病或变异型心绞痛病史;
- 严重的周围血管病;
- 24小时内应用一种麦角生物碱(如DHE、麦角胺)或其他5HT 1拮抗剂(如另一种曲坦类药物);
- 未能控制的高血压;

- 以前有过不良反应；
- 基底型或偏瘫型偏头痛；
- 缺血性脑血管病。

双氢麦角胺(DHE)

双氢麦角胺(DHE)是一种非常有效的治疗偏头痛发作的注射药物。DHE的疗效首先归因于它的血管收缩作用，但与神经源性炎症和中枢内血清素激活系统直接有关的其他机制提供了一个更好的解释[69,70]。特别指出的是，已有报道继发于病毒感染或癌性脑膜炎患者在用静脉注射DHE和甲氧氯普胺治疗后头痛可缓解；因此，治疗有效并不提示原发性头痛的诊断，如偏头痛或丛集性头痛[71]。DHE常见的副作用是恶心、呕吐、腹泻、腹部绞痛和下肢疼痛。

DHE可皮下注射、肌内注射或静脉注射。静脉途径用药起效最快，但静脉用药恶心和呕吐的副作用会更明显。

皮下注射或肌内注射的常规剂量是1.0mg[72,73]。为了防止恶心，在静脉给予DHE前约10分钟给予止吐药比如甲氧氯普胺10mg或丙氯拉嗪10mg静脉注射。这些D_2阻滞剂的副作用和功效可参见本章其他部分。DHE 0.5mg缓慢给药历时几分钟[74-76]。几分钟后如果没有出现明显的恶心或胸痛再给予0.5mg。1小时后可经皮下注射、肌内注射或静脉注射途径重复给药。运用已出版的治疗方案如Raskin或Ford制订的方案[77-79]，就偏头痛持续状态或难治性偏头痛来说，患者需要住院治疗，可反复或持续给予DHE。例如如果患者能耐受药物治疗，可用0.5mg、0.75mg或1.0mg剂量，每8小时静脉注射一次DHE，连用2~5天，同时给予止吐药如甲氧氯普胺10mg静脉注射，每8小时一次。具体方案见图1.9。如果由甲氧氯普胺引起锥体外系症状比如肌张力障碍、静坐不能或眼球转动危象，要肠外给予甲磺酸苯扎托品或苯海拉明进行治疗。肠外给予甲磺酸苯扎托品或苯海拉明二者选一，可在给予每剂DHE/甲氧氯普胺治疗之前用药防止这些锥体外系副作用。

应用DHE的禁忌证包括：

- 未控制的高血压；
- 缺血性心脏病；
- 血管痉挛性心绞痛；
- 严重周围性血管病；
- 近2周内用过MAO抑制剂；
- 近24小时内用过曲坦类药物；
- 严重肝脏疾病；
- 怀孕；
- 偏瘫或基底动脉型偏头痛。

抗多巴胺药物

抗多巴胺药物已被充分认识有止吐和镇静作用，这些作用对急性头痛的治疗很有实用价值。另外，有明确的临床和实验室数据提示，至少在某些偏头痛患者中存在多巴胺神经传递系统的相对高活性。这些药物通过阻滞D_2多巴胺受体发挥特异性抗偏头痛作用[80]。

这些药物常见的副作用有静坐不能、急性肌张力障碍、头晕和嗜睡。长期用药(在急诊室不会发生这样的问题)会导致药物诱导的迟发性肌张力障碍、帕金森综合征和迟发性运动障碍。头晕可能由低血压引起，因此仔细监测生命体征，包括出院前要测量站立位血压，应作为应用这些药物后的常规。

急性锥体外系副作用可通过应用苯海拉明25mg（静脉注射或肌内注射）或苯扎托品1mg(静脉注射或肌内注射)得以缓解。

这些药物罕见但可能致死的并发症包括QT延长综合征和扭转型（室性）心动过速。某些个别病例对这些疾病具有潜在的先天易感性，但这种易感性也可在用了一些药物之后出现。要查找可导致QT间期延长的药物列表，可参阅美国亚利桑那州教育和研究中心关于治疗方面的网上信息[79]。如果患者应用了这类药物之一，用D_2治疗时应加倍小心。在肠外给予这类药物之前，应做ECG并仔细评价QT间期。如果有QT间期延长的证据，这类制剂就不能使用了。

对照试验显示许多这类药物在偏头痛的

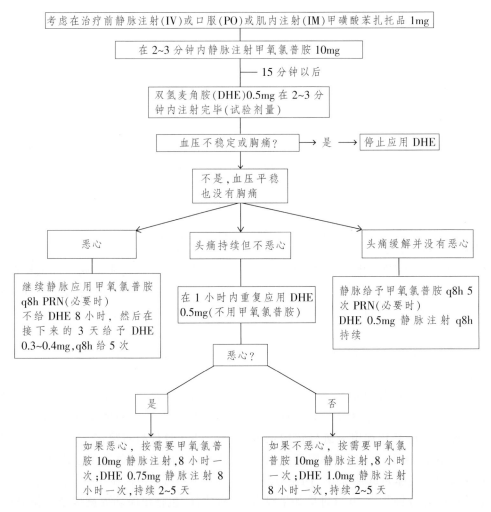

图1.9　重复(每8小时)静脉注射(IV)双氢麦角胺(DHE)——Raskin方案。(Used with permission from Seminars of Neurology.....blah blah blah.... Adapted from Raskin31; presented at: Headaches in the ED; AAN Annual Meeting; May 4, 2007; Boston, MA.)

紧急处理中是有效的。

丙氯拉嗪

业已证明丙氯拉嗪可明显缓解疼痛,可在医院或急诊室反复静脉给药[80,81]。丙氯拉嗪,每毫升10mg,可用4mL生理盐水稀释为每毫升2mg的浓度。将配好的药物以1mg/min速度注射,直至头痛缓解,或给予最大剂量10mg[82,83]。最常用的是,在2~5分钟内静脉给予丙氯拉嗪10mg,并可每20分钟重复一次,直至最大剂量30mg。丙氯拉嗪以25mg直肠栓剂给药,对急性偏头痛的治疗也很有效[84]。直肠给药比静脉给药发挥作用要慢一些。

氯丙嗪

大量研究显示,氯丙嗪肠外用药在偏头痛发作的紧急处理时有效。在静脉给予氯丙嗪之前,常先给予患者生理盐水500mL,以减少低血压的副作用;如果患者一直呕吐或已脱水可给予更多的液体。

最有效和最容易应用的治疗方案之一是氯丙嗪12.5mg静脉注射,间隔20分钟可重复注射至最大剂量37.5mg[85]。另一治疗方案是氯丙嗪0.1mg/kg,静脉注射,根据需要可每15分钟重复一次,最高至3次剂量的总和[86]。或氯丙嗪25mg/mL,用4mL生理盐水稀释达到5mg/mL的浓度。为减少体位性低血压的危险,氯丙嗪可以5分钟5mg/mL的速度给药直至头痛缓解,或25mg全部给予。另外10mg(因为总量为35mg)可给其他患者。氯丙嗪1mg/kg肌内注射也可有效地缓解头痛,但比静脉给药起效慢、效果差[87,88]。Bigal等进行了一项128例紧张性头痛患者的双盲随机对照试验,这些患者接受安慰剂或0.1mg/kg氯丙嗪一次性静脉注射[89]。于60分钟内,在缓解疼痛、恶心、畏光、声响恐怖以及需要急救药物方面,试验组与对照组有统计学差异。副作用包括嗜睡和体位性低血压。

氟哌啶醇

在一小型开放式研究中,氟哌啶醇5mg在几分钟内静脉注射可缓解头痛[90]。一项新近的随机、对照试验发现,5mg氟哌啶醇溶于500mL生理盐水20~30分钟一次性静点,会使16/20(80%)的患者在用药后1~3小时内疼痛得到明显缓解,而安慰剂对照组疼痛缓解率为15%[91]。副作用包括53%的运动激惹(静坐不能)和53%的镇静作用。在应用氟哌啶醇治疗的20例患者中有3例在2~3天内因头痛复发再次来急诊室。氟哌啶醇较氯丙嗪或丙氯拉嗪较少引起镇静作用和体位性低血压。

氟哌利多

氟哌利多以2.5mg 1分钟内静脉注射,可每30分钟重复一次,最大总剂量为7.5mg[92]。氟哌利多2.75~8.25mg肌内注射也是有效的[93]。虽然随机对照研究业已显示与丙氯拉嗪一样的效果,但现在有个黑匣子在应用氟哌利多时要注意,因为氟哌利多可诱发QT间期延长、尖端扭转型室性心动过速或心脏停搏。在用药前、用药中及用药后2~4小时都要进行ECG监护,尤其是对患有充血性心力衰竭、心动过缓、心脏肥大、低血钾、低血镁的患者,或应用利尿剂或其他已知可引起QT间期延长药物的患者[94]。如前面提到的,QT间期延长是所有这类药物的风险。

甲氧氯普胺

甲氧氯普胺不是一种精神抑制药,具有D_2多巴胺受体阻滞特性[78]。用药方法为10mg在几分钟内静脉注射[95,96]。甲氧氯普胺远不如上面提到的精神抑制剂效果好,但当与其他治疗偏头痛的药物合用时,疗效会大大增强[97]。

丙戊酸钠

几项初步的或开放式试验发现,静脉注射丙戊酸钠是急诊非常有效的、耐受性好的、快速终止偏头痛发作的药物[98,99]。丙戊酸钠300~500mg溶于100mL生理盐水,以20mg/min的速度注射。静脉应用的丙戊酸有几个优势,包括心血管副作用少(不需要心电遥测),与曲坦类或麦角碱类药物无相互作用,无镇静作用,无依赖性或成瘾性。试验采用了各种剂量方案。半衰期为9~16小时,生物利用率100%,几乎能立即达到治疗血药浓度[100]。

在一项开放式试验中,Mathew等对61名偏头痛患者给予丙戊酸钠300mg静脉注射,结果发现73%的发作在30分钟内得到改善[99]。

一项开放式研究将静脉应用丙戊酸钠500mg和肌内注射DHE 1.0mg后肌内注射甲氧氯普胺10mg做了对比,结果发现两种治疗都取得了很好的疗效,而丙戊酸钠副作用更少[98]。

一项随机、对照研究比较了静脉应用丙戊酸钠(500mg)和在2分钟内静脉注射丙氯拉嗪(10mg),结果发现在减轻偏头痛患者的疼痛和呕吐方面,丙氯拉嗪临床效果优于静脉应用丙戊酸钠,且具有统计学差异[101]。

另一项关于静脉内给予丙戊酸钠剂量300~1200mg应用于混合型头痛的开放式试验,结果发现63%的头痛强度会得到至少50%的减轻,仅有2例患者出现头晕[102]。肝脏疾病患者禁用。该药对孕妇禁忌,因此孕龄妇女在用药前应做早孕试验,阴性方可应用。尚需进行对照试验以确定该药的效果。

硫酸镁

硫酸镁有效性的证据还非常少,但它可安全地用于孕妇。一项研究的结论是硫酸镁1g静脉内给药可终止或改善急性偏头痛(以及丛集性头痛)[103]。如果基础血清镁离子水平低(低于0.70mmol/L），更可能出现改善。这些结果还没有在安慰剂-对照研究中得到证实。在这项研究中，硫酸镁除了轻微潮红之外没有明显的副作用。

新近一项关于113例偏头痛患者的研究，将甲氧氯普胺10mg静脉内给药、硫酸镁2g静脉内给药和安慰剂做了对比。该研究衡量在30分钟头痛减轻情况，发现无论是硫酸镁还是甲氧氯普胺与安慰剂比较均无差异[104]。另一项研究发现硫酸镁有些作用，但不如丙氯拉嗪效果好[81]。而另一项研究显示，当对所有偏头痛患者进行分析时，硫酸镁（1g静脉内给药）在头痛缓解方面还不及安慰剂。然而，在伴有先兆的偏头痛中，与对照组相比，在1小时内疼痛会有明显改善且所有伴随症状有近37%会取得治疗效果[105]。

非甾类止痛药

止痛药广泛用于头痛的治疗。酮咯酸，一种可注射的非甾类抗感染药物，对治疗某些偏头痛发作有效。用药方法是30~60mg肌内注射[77]。静脉内给予酮咯酸（0.4mg/kg）在用药后1小时可使高达68%的患者终止头痛和偏头痛伴随的刺激诱发痛，甚至对那些对舒马曲坦无效的患者都有用[106]。酮咯酸30mg静脉内给药有疗效，但在减轻疼痛方面不如丙氯拉嗪10mg静脉内给药[107]。大多数患者也用止吐剂治疗。嗜睡、消化不良及恶心是可能的副作用。罕见的副作用是突发急性肾衰竭和胃肠道出血。

在一项小型研究中，将酮咯酸60mg肌内注射和应用不同剂量DHE/甲氧氯普胺静脉内给药做了比较，用酮咯酸组仅6/9例患者头痛得到中等程度的缓解，而给予DHE/甲氧氯普胺的患者9例中有8例头痛得到缓解[77]。

皮质类固醇

皮质类固醇常常与其他治疗偏头痛的药物联合应用，以增强治疗效果。地塞米松可静脉内给药或肌内注射。剂量10~20mg于10分钟内

静脉内给药，根据需要每6小时可再给4mg，非常有效[108-110]。还可以8mg一次性肌内注射[111]。

一项Meta分析评价了地塞米松以及其他偏头痛治疗的效果。分析收纳的研究采用了随机、双盲、安慰剂对照方法并且这些试验均在急诊室进行。7项试验汇总分析涉及742例患者，提示在标准抗偏头痛治疗基础上加用地塞米松会取得更满意的疗效。分析显示，加用地塞米松会减少随访24~72小时中度或严重头痛患者的比率（RR为0.87，95%CI为0.80~0.95；绝对风险降低9.7%）。对1000例急性偏头痛患者除标准抗偏头痛治疗外给予地塞米松治疗，预计在24~72小时会阻止97例患者出现中度或严重偏头痛发作[112]。

阿片类药物

尽管有多种有效的非阿片类药物治疗方案，但阿片类药物仍然是急诊室治疗急性偏头痛的常用药物。在一项全国范围内关于811 419例在急诊接受治疗的成人偏头痛患者的调查中，51%给予了阿片类药物治疗，令人担忧的是，其中77%的患者没有接受任何非阿片类药物作为一线治疗[113]。加拿大一项关于500例在急诊室就诊的头痛患者的调查中，59.6%的患者接受了麻醉药物作为一线治疗[114]。阿片类药物并不具有"偏头痛特异性"，并且一般来讲不如其他药物有效。此外，在急诊或门诊频繁使用阿片类药物很担心造成反弹和耐受。然而，有些患者阿片类药物对他们的急性、严重的头痛非常有效且有最好的耐受性，阿片类药物作为治疗急性头痛的药物仍然发挥作用。哌替啶是急诊最常使用的药物，该药可静脉注射也可肌内注射，最常用的剂量是75~150mg。它常与异丙嗪25~50mg或羟嗪25~100mg肌内注射，治疗恶心和呕吐；这些药物也有镇静和抗焦虑作用[115]。

因为到目前为止所进行的评价哌替啶临床疗效和副作用的临床试验规模较小，也没有得出一致性结论。Friedman等进行了一项系统回顾和Meta分析，以确定阿片类与非阿片类药

物相比在治疗急性偏头痛方面的相对效果和副作用[116]。4 项试验（涉及 254 例患者）比较了哌替啶与 DHE，4 项试验（涉及 248 例患者）比较了哌替啶和止吐药，3 项实验（涉及 123 例患者）比较了哌替啶与酮咯酸。哌替啶在缓解头痛方面疗效不如 DHE（OR 为 0.30；95%CI 为 0.09~0.97），并且疗效也不及止吐药（OR 为 0.46；95%CI 为 0.19~1.11）；然而，哌替啶的疗效与酮咯酸相似（OR 为 1.75；95%CI 为 0.84~3.61）。与 DHE 相比，哌替啶有更强的镇静作用（OR 为 3.52；95%CI 为 0.87~14.19），并有更明显的头晕（OR 为 8.67；95%CI 为 2.66~28.22）。与止吐药相比，哌替啶很少引起静坐不能（OR 为 0.10；95%CI 为 0.02~0.57）。哌替啶和酮咯酸引起胃肠道出血的副作用的概率相似（OR 为 1.27；95%CI 为 0.31~5.15），并且镇静作用相似（OR 为 1.70；95%CI 为 0.23~12.72）。作者的结论是急诊科医生应考虑交替使用注射药物治疗偏头痛。

的确，哌替啶作为止痛剂在疼痛专家中仍在使用，并且许多权威争论其他阿片类药物应该用于急性头痛的治疗。这是由于哌替啶疗效差、毒性以及多种药物间的相互作用[117]。对是否需要注射阿片类药物，选择一种阿片类药物而不是哌替啶以对等的剂量给药应进行讨论[118]。

丛集性头痛

丛集性头痛的治疗与其他原发性头痛的治疗有所不同，所以要单独讨论。有效治疗包括以下几方面。

氧气

如果患者一发病即给予 8~12L/min 纯氧通过面罩吸入，可终止大多数丛集性头痛发作。有时当低流量达不到效果时，15L/min 会有效。一项双盲、对照试验证实了吸氧治疗丛集性头痛的有效性[119]。

舒马曲坦（英明格）

在一项研究中，舒马曲坦 6mg 皮下注射（SC）可使 96% 的丛集性头痛患者在 15 分钟内疼痛得到缓解[120]。最大推荐剂量为每 24 小时 12mg。由于皮下注射剂量为 4mg，丛集性头痛最大剂量一日可给予 3 次。有些可打破皮下注射的策略改为小剂量给药，以使药物持续更长时间，控制更多次的发作。

双氢麦角胺

在静脉注射 1mg 双氢麦角胺前 10 分钟给予甲氧氯普胺 10mg 会在不足 15 分钟内快速控制丛集性头痛发作[121]。皮下或肌内注射双氢麦角胺 1mg，一天最多 2~3 次，可在院外或急诊室外应用，但头痛发作的缓解会慢一些。鼻内给予双氢麦角胺有困难并且终止一次发作起效太慢，但可减轻发作的强度。

皮质类固醇

皮质类固醇可使许多丛集性头痛患者得到几天至几周的缓解。皮质类固醇用于丛集性头痛的治疗已有 50 年了，业已显示该药比安慰剂明显有效[122]。在一组大规模回顾性研究中，Kudrow 发现每天 60mg 会使高达 77% 的患者得到完全缓解[123]。

在一项开放式研究中，13 例丛集性头痛患者在丛集阶段的第 8 天给予甲基泼尼松龙 30mg/kg 溶于生理盐水中静脉滴注 3 小时[124]。13 例中仅 3 例头痛得到完全缓解，到下次发作的平均间隔时间是 2~7 天，未显示比泼尼松疗效更好。

在另一项静脉注射甲基泼尼松龙的研究中，250mg 推注，连用 3 天，后续给予泼尼松口服，每日 90mg，经过 4 周时间减量至停药，降低发作频率维持数周[125]。

特殊情况：怀孕患者头痛的治疗

因为家庭治疗受些限制，怀孕的偏头痛患者会被迫来急诊室治疗。有一个共识即泰诺（Tylenol，一种非处方类感冒药）可能联合咖啡因是控制偏头痛急性发作较好的一线选择[23,24,126,127]，因为相信这两种药物在怀孕期间是安全的。停用泰诺是因为它是短效止痛药，如果频繁应用，可能会出现反弹或止痛药滥用、头痛。而且当患者来急诊室就诊时，很有可能她已经应用了这个药物。

如在本章前面关于头痛处理中提到的，最初的处理方法为保守治疗，比如保证患者被充分水化。硫酸镁被认为对胎儿是安全的并且可缓解偏头痛[128]。布洛芬和萘普生（甲氧萘丙酸）一般被认为在怀孕第2个3个月是安全的，但在第3个3个月应避免使用，因为它们可引起动脉导管过早闭合[24,129]。某些研究业已显示当这些NSAID在第1个3个月内应用有导致自然流产和先天畸形的风险，所以在怀孕早期也应小心谨慎[130]。

因为恶心，甲氧氯普胺用于怀孕期间任何阶段没有对胚胎、胎儿或新生儿有害的证据，为FDA B级证据（没有人类出现危险的证据，但没有对照研究)[130]。其他止吐药如丙氯拉嗪由于信息较少为C级证据，因此当认为益处大于可能的风险时可以保留[129,130]。

如前面提到的，尽可能避免使用麻醉药，麻醉药可造成药物依赖且有头痛反弹。怀孕期间过长使用，尤其在第3个3个月，可造成新生儿药物成瘾和呼吸窘迫。在阿片类药物中，可待因已有很多报道，可引起唇裂和腭裂、心脏、呼吸系统畸形，因此应尽可能避免使用，特别是在第1个3个月[131]。吗啡、羟考酮和哌替啶可能不会致畸，但数据尚少[130]。怀孕期间可选择的药物较少，在偏头痛持续状态时，如果有必要，这些药物可考虑短期应用。

舒马曲坦（英明格）大剂量静脉用药时可致兔子胎儿死亡，大剂量口服时会造成血管和骨骼畸形[130]。有关人类胎儿的数据还很少。在怀孕期间应用舒马曲坦的登记中，舒马曲坦的应用与早产和出生低体重风险增加有关[132]。也有少部分出生缺陷的记录，与偏头痛孕妇出生缺陷的患病数（3.4%）相比，怀孕任何阶段服用舒马曲坦药物导致出生缺陷的发生率为4.4%（95%CI 0.028~0.068)[130]。在其他回顾性和根据观察的断代研究中，风险更小[130]。最终，尚没有关于舒马曲坦致人类胎儿可发现的最轻微异常的足够数据。而且某些现存的研究缺乏可发现晚期副作用的长期随访。因为没有足够数据排除对胎儿的危害，故所有曲坦类药物包括舒马曲坦在孕妇中应用被FDA定为C级证据。

皮质类固醇业已显示在怀孕第1个3个月应用时会使主要畸形发生率增高。因此在怀孕第1个3个月，皮质类固醇被FDA定位为D级证据[130]，显示对人类有明确的风险。这些风险之一是有可能导致口面畸形[130]。在怀孕的其他阶段，动物实验显示对胎儿有明确的危险，但人类研究尚不清楚。因为信息有限，在怀孕第2和第3个3个月其被FDA定为C级证据。在皮质类固醇中，口服泼尼松似乎比泼尼松龙风险会小一些[130]，而且被某些人选作偏头痛持续状态短期处理的一个选择。

麦角胺/DHE在怀孕期间应避免使用（FDA X级证据），因为对治疗有特质反应，出现胎儿毒性和致畸，这可能是由于阻断了母-胎血液供应[130]。丙戊酸(FDA定为D级证据，人类数据提示危险)也是已知的致畸剂，在怀孕期间要避免使用[130]。

怀孕期间偏头痛急性发作处理小结如下[24,129,130]。

● 在急性背景下可能是安全的（FDA B级证据）：泰诺、咖啡因、硫酸镁、在怀孕第2个3个月期间应用NSAID、甲氧氯普胺、吗啡、羟考酮和哌替啶。

● 如果益处大于风险可以应用（FDA C级证据）：在怀孕第1个3个月应用NSAID、曲坦类药物、丙氯拉嗪、口服泼尼松和可待因。

● 很可能避免使用（FDA C级证据，但在第1和第3个3个月显示有风险）：阿司匹林。

● 避免使用（FDA D或X级证据）：在第3个3个月应用NSAID或阿司匹林、丙戊酸钠和麦角胺/DHE。

因为在处理上有困难，怀孕的患者应进行咨询，以减少进一步头痛发作的频率。这应包括避免头痛触发因素、保持规律饮食和睡眠模式。理疗、体育锻炼、放松和生物反馈是可尝试的非药物治疗选择。特别是热生物反馈,会使怀孕期间头痛减轻[129]。

参考文献

1. The international classification of headache disorders: 2nd edition. Cephalalgia. 2004;24 Suppl 1:9–160.
2. Pitts SR, Niska RW, Xu J, Burt CW. National Hospital ambulatory medical care survey: 2006 emergency department summary. Natl Health Stat Report. 2008;7:1–38.
3. Goldstein JN, Camargo Jr CA, Pelletier AJ, Edlow JA. Headache in United States emergency departments: demographics, work-up and frequency of pathological diagnoses. Cephalalgia. 2006;26(6):684–90.
4. Landtblom AM, Fridriksson S, Boivie J, Hillman J, Johansson G, Johansson I. Sudden onset headache: a prospective study of features, incidence and causes. Cephalalgia. 2002;22(5):354–60.
5. Pietrobon D, Striessnig J. Neurobiology of migraine. Nat Rev Neurosci. 2003;4(5):386–98.
6. Uddman R, Edvinsson L, Ekman R, Kingman T, McCulloch J. Innervation of the feline cerebral vasculature by nerve fibers containing calcitonin gene-related peptide: trigeminal origin and co-existence with substance P. Neurosci Lett. 1985;62(1):131–6.
7. Buzzi MG, Carter WB, Shimizu T, Heath 3 H. Moskowitz MA. Dihydroergotamine and sumatriptan attenuate levels of CGRP in plasma in rat superior sagittal sinus during electrical stimulation of the trigeminal ganglion. Neuropharmacology. 1991;30(11):1193–200.
8. Markowitz S, Saito K, Moskowitz MA. Neurogenically mediated plasma extravasation in dura mater: effect of ergot alkaloids. A possible mechanism of action in vascular headache. Cephalalgia. 1988;8(2):83–91.
9. Dimitriadou V, Buzzi MG, Theoharides TC, Moskowitz MA. Ultrastructural evidence for neurogenically mediated changes in blood vessels of the rat dura mater and tongue following antidromic trigeminal stimulation. Neuroscience. 1992;48(1):187–203.
10. Strassman AM, Raymond SA, Burstein R. Sensitization of meningeal sensory neurons and the origin of headaches. Nature. 1996;384(6609):560–4.
11. Moskowitz MA, Cutrer FM. SUMATRIPTAN: a receptor-targeted treatment for migraine. Annu Rev Med. 1993;44:145–54.
12. Nozaki K, Boccalini P, Moskowitz MA. Expression of c-fos-like immunoreactivity in brainstem after meningeal irritation by blood in the subarachnoid space. Neuroscience. 1992;49(3):669–80.
13. Kaube H, Keay KA, Hoskin KL, Bandler R, Goadsby PJ. Expression of c-Fos-like immunoreactivity in the caudal medulla and upper cervical spinal cord following stimulation of the superior sagittal sinus in

the cat. Brain Res. 1993;629(1):95–102.
14. Goadsby PJ, Hoskin KL. The distribution of trigeminovascular afferents in the nonhuman primate brain Macaca nemestrina: a c-fos immunocytochemical study. J Anat. 1997;190(Pt 3):367–75.
15. Weiller C, May A, Limmroth V, et al. Brain stem activation in spontaneous human migraine attacks. Nat Med. 1995;1(7):658–60.
16. Matsushige T, Nakaoka M, Kiya K, Takeda T, Kurisu K. Cerebral sinovenous thrombosis after closed head injury. J Trauma. 2009;66(6):1599–604.
17. Lane JC, Arciniegas DB. Post-traumatic headache. Curr Treat Options Neurol. 2002;4(1):89–104.
18. Keles A, Demircan A, Kurtoglu G. Carbon monoxide poisoning: how many patients do we miss? Eur J Emerg Med. 2008;15(3):154–7.
19. Risser D, Bonsch A, Schneider B. Should coroners be able to recognize unintentional carbon monoxide-related deaths immediately at the death scene? J Forensic Sci. 1995;40(4):596–8.
20. Ernst A, Zibrak JD. Carbon monoxide poisoning. N Engl J Med. 1998;339(22):1603–8.
21. Soffietti R, Ruda R, Mutani R. Management of brain metastases. J Neurol. 2002;249(10):1357–69.
22. Melhado EM, Maciel Jr JA, Guerreiro CA. Headache during gestation: evaluation of 1101 women. Can J Neurol Sci. 2007;34(2):187–92.
23. Loder E. Migraine in pregnancy. Semin Neurol. 2007;27(5):425–33.
24. Menon R, Bushnell CD. Headache and pregnancy. Neurologist. 2008;14(2):108–19.
25. Calabrese LH, Dodick DW, Schwedt TJ, Singhal AB. Narrative review: reversible cerebral vasoconstriction syndromes. Ann Intern Med. 2007;146(1):34–44.
26. Gdynia HJ, Huber R. Bilateral internal carotid artery dissections related to pregnancy and childbirth. Eur J Med Res. 2008;13(5):229–30.
27. Oehler J, Lichy C, Gandjour J, Fiebach J, Grau AJ. Dissection of four cerebral arteries after protracted birth. Nervenarzt. 2003;74(4):366–9.
28. Tuluc M, Brown D, Goldman B. Lethal vertebral artery dissection in pregnancy: a case report and review of the literature. Arch Pathol Lab Med. 2006;130(4):533–5.
29. Wiebers DO, Mokri B. Internal carotid artery dissection after childbirth. Stroke. 1985;16(6):956–9.
30. Helms AK, Kittner SJ. Pregnancy and stroke. CNS Spectr. 2005;10(7):580–7.
31. Kittner SJ, Stern BJ, Feeser BR, et al. Pregnancy and the risk of stroke. N Engl J Med. 1996;335(11):768–74.
32. Corbett JJ, Brazis PW. The eye and headache. In: Silberstein SD, Lipton RB, Dodick DW, editors. Wolff's headache. 8th ed. Oxford: Oxford University Press; 2008. p. 571–94.
33. Dodick DW. Diagnosing headache: clinical clues and clinical rules. Adv Stud Med. 2003;3(2):87–92.
34. Wei JH, Wang HF. Cardiac cephalalgia: case reports and review. Cephalalgia. 2008;28(8):892–6.
35. Latchaw RE, Silva P, Falcone SF. The role of CT following aneurysmal rupture. Neuroimaging Clin N

Am. 1997;7(4):693–708.

36. Perry JJ, Spacek A, Forbes M, et al. Is the combination of negative computed tomography result and negative lumbar puncture result sufficient to rule out subarachnoid hemorrhage? Ann Emerg Med. 2008;51(6):707–13.

37. Byyny RL, Mower WR, Shum N, Gabayan GZ, Fang S, Baraff LJ. Sensitivity of noncontrast cranial computed tomography for the emergency department diagnosis of subarachnoid hemorrhage. Ann Emerg Med. 2008;51(6):697–703.

38. Edlow JA. Diagnosis of subarachnoid hemorrhage. Neurocrit Care. 2005;2(2):99–109.

39. Hasbun R, Abrahams J, Jekel J, Quagliarello VJ. Computed tomography of the head before lumbar puncture in adults with suspected meningitis. N Engl J Med. 2001;345(24):1727–33.

40. Sidman R, Spitalnic S, Demelis M, Durfey N, Jay G. Xanthrochromia? By what method? A comparison of visual and spectrophotometric xanthrochromia. Ann Emerg Med. 2005;46(1):51–5.

41. Arora S, Swadron SP, Dissanayake V. Evaluating the sensitivity of visual xanthochromia in patients with subarachnoid hemorrhage. J Emerg Med. 2008

42. Perry JJ, Sivilotti ML, Stiell IG, et al. Should spectrophotometry be used to identify xanthochromia in the cerebrospinal fluid of alert patients suspected of having subarachnoid hemorrhage? Stroke. 2006;37(10):2467–72.

43. Lipton RB, Scher AI, Silberstein SD, Bigal ME. Migraine diagnosis and comorbidity. In: Silberstein SD, Lipton RB, Dodick DW, editors. Wolff's headache. 8th ed. Oxford: Oxford University Press; 2008. p. 153–75.

44. Schwedt TJ, Matharu MS, Dodick DW. Thunderclap headache. Lancet Neurol. 2006;5(7):621–31.

45. Masuhr F, Mehraein S, Einhaupl K. Cerebral venous and sinus thrombosis. J Neurol. 2004;251(1):11–23.

46. de Bruijn SF, Stam J. Randomized, placebo-controlled trial of anticoagulant treatment with low-molecular-weight heparin for cerebral sinus thrombosis. Stroke. 1999;30(3):484–8.

47. van de Beek D, de Gans J, Spanjaard L, Weisfelt M, Reitsma JB, Vermeulen M. Clinical features and prognostic factors in adults with bacterial meningitis. N Engl J Med. 2004;351(18):1849–59.

48. Arnold M, Cumurciuc R, Stapf C, Favrole P, Berthet K, Bousser MG. Pain as the only symptom of cervical artery dissection. J Neurol Neurosurg Psychiatr. 2006;77(9):1021–4.

49. Gerretsen P, Kern RZ. Reversible cerebral vasoconstriction syndrome: a thunderclap headache-associated condition. Curr Neurol Neurosci Rep. 2009;9(2):108–14.

50. Ducros A, Bousser MG. Reversible cerebral vasoconstriction syndrome. Pract Neurol. 2009; 9(5):256–67.

51. Mokri B, Schievink WI. Headache associated with abnormalities in intracranial structure or function: low-cerebrospinal fluid pressure headache. In: Silberstein SD, Lipton RB, Dodick DW, editors. Wolff's headache. 8th ed. Oxford: Oxford University Press; 2008. p. 513–31.

52. Mokri B, Piepgras DG, Miller GM. Syndrome of orthostatic headaches and diffuse pachymeningeal gadolinium enhancement. Mayo Clin Proc. 1997; 72(5):400–13.

53. Mokri B. Spontaneous low cerebrospinal pressure/volume headaches. Curr Neurol Neurosci Rep. 2004;4(2):117–24.

54. Bender SR, Fong MW, Heitz S, Bisognano JD. Characteristics and management of patients presenting to the emergency department with hypertensive urgency. J Clin Hypertens (Greenwich). 2006;8(1):12–8.

55. Matharu MS, Schwedt TJ, Dodick DW. Thunderclap headache: an approach to a neurologic emergency. Curr Neurol Neurosci Rep. 2007;7(2):101–9.

56. Sibal L, Ball SG, Connolly V, et al. Pituitary apoplexy: a review of clinical presentation, management and outcome in 45 cases. Pituitary. 2004;7(3):157–63.

57. Randeva HS, Schoebel J, Byrne J, Esiri M, Adams CB, Wass JA. Classical pituitary apoplexy: clinical features, management and outcome. Clin Endocrinol (Oxf). 1999;51(2):181–8.

58. Wall M. Idiopathic intracranial hypertension (pseudotumor cerebri). Insight. 2008;33(2):18–25. quiz 26–17.

59. Brazis PW. Clinical review: the surgical treatment of idiopathic pseudotumour cerebri (idiopathic intracranial hypertension). Cephalalgia. 2008;28(12): 1361–73.

60. Atkinson JL. Commentary on clinical review: the surgical treatment of idiopathic pseudotumour cerebri, by Paul Brazis. Cephalalgia. 2008;28(12): 1374–6.

61. Lin A, Foroozan R, Danesh-Meyer HV, De Salvo G, Savino PJ, Sergott RC. Occurrence of cerebral venous sinus thrombosis in patients with presumed idiopathic intracranial hypertension. Ophthalmology. 2006;113(12):2281–4.

62. Solomon S. Post-traumatic headache: commentary: an overview. Headache. 2009;49(7):1112–5.

63. Humphries RL, Stone CK, Bowers RC. Colloid cyst: A case report and literature review of a rare but deadly condition. J Emerg Med. 2008.

64. Spears RC. Colloid cyst headache. Curr Pain Headache Rep. 2004;8(4):297–300.

65. Nesher R, Epstein E, Stern Y, Assia E, Nesher G. Headaches as the main presenting symptom of subacute angle closure glaucoma. Headache. 2005; 45(2):172–6.

66. Dennis WR, Dennis AM. Eye emergencies. In: Stone CK, Humphries RL, editors. Current emergency diagnosis & treatment. 5th ed. New York: McGraw-Hill; 2004. p. 599–625.

67. Treatment of migraine attacks with sumatriptan. The subcutaneous Sumatriptan international study group. N Engl J Med. 1991;325(5):316–21.

68. IMITREX(R) injection, sumatriptan succinate injection. Research Triangle Park, NC: GlaxoSmithKline; 2008.

69. Buzzi MG, Moskowitz MA. Evidence for 5-HT1B/1D receptors mediating the antimigraine effect of sumatriptan and dihydroergotamine.

Cephalalgia. 1991;11(4):165–8.

70. Tfelt-Hansen P. Ergotamine, dihydroergotamine: current uses and problems. Curr Med Res Opin. 2001;17 Suppl 1:s30–4.

71. Gross DW, Donat JR, Boyle CA. Dihydroergotamine and metoclopramide in the treatment of organic headache. Headache. 1995;35(10):637–8.

72. Winner P, Ricalde O, Le Force B, Saper J, Margul B. A double-blind study of subcutaneous dihydroergotamine vs subcutaneous sumatriptan in the treatment of acute migraine. Arch Neurol. 1996;53(2): 180–4.

73. Weisz MA, el-Raheb M, Blumenthal HJ. Home administration of intramuscular DHE for the treatment of acute migraine headache. Headache. 1994; 34(6):371–3.

74. Callaham M, Raskin N. A controlled study of dihydroergotamine in the treatment of acute migraine headache. Headache. 1986;26(4):168–71.

75. Klapper JA, Stanton J. Current emergency treatment of severe migraine headaches. Headache. 1993; 33(10):560–2.

76. Klapper JA, Stanton JS. Ketorolac versus DHE and metoclopramide in the treatment of migraine headaches. Headache. 1991;31(8):523–4.

77. Raskin NH. Treatment of status migrainosus: the American experience. Headache. 1990;30 Suppl 2:550–3.

78. Ford RG, Ford KT. Continuous intravenous dihydroergotamine in the treatment of intractable headache. Headache. 1997;37(3):129–36.

79. Robertson CE, Black DF, Swanson JW. Management of migraine headache in the emergency department. Semin Neurol. 2010;30(2):201–11.

80. Peroutka SJ. Dopamine and migraine. Neurology. 1997;49(3):650–6.

81. QT Drug Lists by Risk Groups. http://www.azcert. org/medical-pros/drug-lists/drug-lists.cfm. Accessed August 22, 2009.

82. Lu SR, Fuh JL, Juang KD, Wang SJ. Repetitive intravenous prochlorperazine treatment of patients with refractory chronic daily headache. Headache. 2000;40(9):724–9.

83. Ginder S, Oatman B, Pollack M. A prospective study of i.v. magnesium and i.v. prochlorperazine in the treatment of headaches. J Emerg Med. 2000;18(3):311–5.

84. Coppola M, Yealy DM, Leibold RA. Randomized, placebo-controlled evaluation of prochlorperazine versus metoclopramide for emergency department treatment of migraine headache. Ann Emerg Med. 1995;26(5):541–6.

85. Jones J, Sklar D, Dougherty J, White W. Randomized double-blind trial of intravenous prochlorperazine for the treatment of acute headache. J Am Med Assoc. 1989;261(8):1174–6.

86. Jones EB, Gonzalez ER, Boggs JG, Grillo JA, Elswick Jr RK. Safety and efficacy of rectal prochlorperazine for the treatment of migraine in the emergency department. Ann Emerg Med. 1994;24(2):237–41.

87. Bell R, Montoya D, Shuaib A, Lee MA. A comparative trial of three agents in the treatment of acute migraine headache. Ann Emerg Med. 1990;19(10): 1079–82.

88. Lane PL, McLellan BA, Baggoley CJ. Comparative efficacy of chlorpromazine and meperidine with dimenhydrinate in migraine headache. Ann Emerg Med. 1989;18(4):360–5.

89. Iserson KV. Parenteral chlorpromazine treatment of migraine. Ann Emerg Med. 1983;12(12):756–8.

90. McEwen JI, O'Connor HM, Dinsdale HB. Treatment of migraine with intramuscular chlorpromazine. Ann Emerg Med. 1987;16(7):758–63.

91. Bigal ME, Bordini CA, Speciali JG. Intravenous chlorpromazine in the acute treatment of episodic tension-type headache: a randomized, placebo controlled, double-blind study. Arq Neuropsiquiatr. 2002;60(3-A):537–41.

92. Fisher H. A new approach to emergency department therapy of migraine headache with intravenous haloperidol: a case series. J Emerg Med. 1995;13(1): 119–22.

93. Honkaniemi J, Liimatainen S, Rainesalo S, Sulavuori S. Haloperidol in the acute treatment of migraine: a randomized, double-blind, placebo-controlled study. Headache. 2006;46(5):781–7.

94. Wang SJ, Silberstein SD, Young WB. Droperidol treatment of status migrainosus and refractory migraine. Headache. 1997;37(6):377–82.

95. Silberstein SD, Young WB, Mendizabal JE, Rothrock JF, Alam AS. Acute migraine treatment with droperidol: A randomized, double-blind, placebo-controlled trial. Neurology. 2003;60(2):315–21.

96. Weaver CS, Jones JB, Chisholm CD, et al. Droperidol vs prochlorperazine for the treatment of acute headache. J Emerg Med. 2004;26(2):145–50.

97. Tek DS, McClellan DS, Olshaker JS, Allen CL, Arthur DC. A prospective, double-blind study of metoclopramide hydrochloride for the control of migraine in the emergency department. Ann Emerg Med. 1990;19(10):1083–7.

98. Ellis GL, Delaney J, DeHart DA, Owens A. The efficacy of metoclopramide in the treatment of migraine headache. Ann Emerg Med. 1993;22(2):191–5.

99. Colman I, Brown MD, Innes GD, Grafstein E, Roberts TE, Rowe BH. Parenteral metoclopramide for acute migraine: meta-analysis of randomised controlled trials. BMJ. 2004;329(7479):1369–73.

100. Edwards KR, Norton J, Behnke M. Comparison of intravenous valproate versus intramuscular dihydroergotamine and metoclopramide for acute treatment of migraine headache. Headache. 2001; 41(10):976–80.

101. Mathew NT, Kailasam J, Meadors L, Chernyschev O, Gentry P. Intravenous valproate sodium (depacon) aborts migraine rapidly: a preliminary report. Headache. 2000;40(9):720–3.

102. Norton J. Use of intravenous valproate sodium in status migraine. Headache. 2000;40(9):755–7.

103. Tanen DA, Miller S, French T, Riffenburgh RH. Intravenous sodium valproate versus prochlorperazine for the emergency department treatment of acute migraine headaches: a prospective, randomized, double-blind trial. Ann Emerg Med. 2003;41(6):847–53.

104. Stillman MJ, Zajac D, Rybicki LA. Treatment of primary headache disorders with intravenous valproate:

initial outpatient experience. Headache. 2004;44(1):65–9.

105. Mauskop A, Altura BT, Cracco RQ, Altura BM. Intravenous magnesium sulfate rapidly alleviates headaches of various types. Headache. 1996;36(3):154–60.

106. Cete Y, Dora B, Ertan C, Ozdemir C, Oktay C. A randomized prospective placebo-controlled study of intravenous magnesium sulphate vs. metoclopramide in the management of acute migraine attacks in the Emergency Department. Cephalalgia. 2005;25(3):199–204.

107. Bigal ME, Bordini CA, Tepper SJ, Speciali JG. Intravenous magnesium sulphate in the acute treatment of migraine without aura and migraine with aura. A randomized, double-blind, placebo-controlled study. Cephalalgia. 2002;22(5):345–53.

108. Jakubowski M, Levy D, Goor-Aryeh I, Collins B, Bajwa Z, Burstein R. Terminating migraine with allodynia and ongoing central sensitization using parenteral administration of COX1/COX2 inhibitors. Headache. 2005;45(7):850–61.

109. Seim MB, March JA, Dunn KA. Intravenous ketorolac vs intravenous prochlorperazine for the treatment of migraine headaches. Acad Emerg Med. 1998;5(6):573–6.

110. Saadah HA. Abortive migraine therapy in the office with dexamethasone and prochlorperazine. Headache. 1994;34(6):366–70.

111. Rapoport AM, Silberstein SD. Emergency treatment of headache. Neurology. 1992;42(3 Suppl 2):43–4.

112. Silberstein SD. Evaluation and emergency treatment of headache. Headache. 1992;32(8):396–407.

113. Gallagher RM. Emergency treatment of intractable migraine. Headache. 1986;26(2):74–5.

114. Singh A, Alter HJ, Zaia B. Does the addition of dexamethasone to standard therapy for acute migraine headache decrease the incidence of recurrent headache for patients treated in the emergency department? A meta-analysis and systematic review of the literature. Acad Emerg Med. 2008;15(12):1223–33.

115. Vinson DR. Treatment patterns of isolated benign headache in US emergency departments. Ann Emerg Med. 2002;39(3):215–22.

116. Colman I, Rothney A, Wright SC, Zilkalns B, Rowe BH. Use of narcotic analgesics in the emergency department treatment of migraine headache. Neurology. 2004;62(10):1695–700.

117. Duarte C, Dunaway F, Turner L, Aldag J, Frederick R. Ketorolac versus meperidine and hydroxyzine in the treatment of acute migraine headache: a randomized, prospective, double-blind trial. Ann Emerg Med. 1992;21(9):1116–21.

118. Friedman BW, Kapoor A, Friedman MS, Hochberg ML, Rowe BH. The relative efficacy of meperidine for the treatment of acute migraine: a meta-analysis of randomized controlled trials. Ann Emerg Med. 2008;52(6):705–13.

119. Latta KS, Ginsberg B, Barkin RL. Meperidine: a critical review. Am J Ther. 2002;9(1):53–68.

120. Ashburn MA, Ready LB. Postoperative pain. In: Loeser JD, Butler SH, Chapman CR, Turk DC, editors. Bonica's management of pain. 3rd ed. Philadelphia: Lipincott Williams & Wilkins; 2001.

121. Fogan L. Treatment of cluster headache. A double-blind comparison of oxygen v air inhalation. Arch Neurol. 1985;42(4):362–3.

122. Treatment of acute cluster headache with sumatriptan. The Sumatriptan Cluster Headache Study Group. N Engl J Med. 1991;325(5):322–6.

123. Mathew NT. Cluster headache. Neurology. 1992;42(3 Suppl 2):22–31.

124. Jammes JL. The treatment of cluster headaches with prednisone. Dis Nerv Syst. 1975;36(7):375–6.

125. Kudrow L. Cluster headache. Mechanisms and management. Oxford: Oxford University Press; 1980.

126. Antonaci F, Costa A, Candeloro E, Sjaastad O, Nappi G. Single high-dose steroid treatment in episodic cluster headache. Cephalalgia. 2005;25(4):290–5.

127. Mir P, Alberca R, Navarro A, et al. Prophylactic treatment of episodic cluster headache with intravenous bolus of methylprednisolone. Neurol Sci. 2003;24(5):318–21.

128. Goadsby PJ, Goldberg J, Silberstein SD. Migraine in pregnancy. BMJ. 2008;336(7659):1502–4.

129. Fox AW, Diamond ML, Spierings EL. Migraine during pregnancy: options for therapy. CNS Drugs. 2005;19(6):465–81.

130. Sun-Edelstein C, Mauskop A. Role of magnesium in the pathogenesis and treatment of migraine. Expert Rev Neurother. 2009;9(3):369–79.

131. Marcus DA. Managing headache during pregnancy and lactation. Expert Rev Neurother. 2008;8(3):385–95.

132. Briggs GG, Freeman RK, Yaffe SJ. Drugs in pregnancy and lactation. 8th ed. Philadelphia: Lippincott Williams & Wilkins; 2008.

133. Silberstein SD. Headaches and women: treatment of the pregnant and lactating migraineur. Headache. 1993;33(10):533–40.

134. Olesen C, Steffensen FH, Sorensen HT, Nielsen GL, Olsen J. Pregnancy outcome following prescription for sumatriptan. Headache. 2000;40(1):20–4.

135. Swidan SZ, Lake 3rd AE, Saper JR. Efficacy of intravenous diphenhydramine versus intravenous DHE-45 in the treatment of severe migraine headache. Curr Pain Headache Rep. 2005;9(1):65–70.

第 2 章

急性腰痛

Luis A. Serrano，Tim Maus，J. D. Bartleson

摘 要

腰痛(LBP)非常普遍，多数腰痛患者急性或亚急性起病。临床医师经常需要判断每个腰痛患者是否有需要紧急处理的潜在危险。处理急性或亚急性腰痛患者的方法包括询问病史、仔细物理和神经系统检查，以寻找提示可能需要紧急处理的危险信号。如果没有危险信号，患者可保守治疗 1 个月或更长时间而无需诊断性检查。

存在或出现危险信号的患者应立即进行急诊检查。腰痛急症包括感染[脊椎骨髓炎和(或)硬膜外脓肿]、脊柱原发或转移性肿瘤、胸主动脉夹层动脉瘤(TAD)、腹主动脉瘤(AAA)扩大或破裂、大的腰椎间盘突出伴马尾压迫和胸腰椎骨折。

关键词

腰痛 脊椎骨髓炎 硬膜外脓肿 脊柱肿瘤 胸主动脉夹层动脉瘤 腹主动脉瘤 马尾综合征 脊椎压缩性骨折 胸腰椎骨折

引言

位于肋骨下缘和臀沟之间的疼痛定义为腰痛，通常延伸或放射到大腿(髋和膝之间)和(或)小腿(膝和踝之间)[1]。持续时间短于 3 个月称作急性腰痛[2]，它是成人最常见的疾病之一[1,2]。在美国，腰痛是看初级保健医师的第 2 位主要病因[3]和频繁就诊于急诊室的第 2 位常见原因[4]。据估计，有 90% 的成年人一生中会有腰痛[5]，腰痛是青年人和中年人导致背和脊柱功能障碍的最常见原因[6]。

腰痛对社会经济提出了一个很大挑战。Frymoyer 和 Cats-Baril 估计，1990 年腰背部疾病的总花费在 500 亿~1000 亿美元之间[7]。Katz 回顾这个数据并指出 2005 年全年腰痛的总费用达到 1000 亿~2000 亿美元[8]。医疗状况对社会经济影响包括直接费用和间接费用。直接费用是与诊断和疾病治疗相关的费用(如检查、处置、住院、看门诊和其他可选择的治疗)。间接费用是应对与疾病相关功能障碍所花费的财力 (如扣掉工资、生产力下降、支付赔偿和附加的护理费用)[8]。腰痛总费用的 2/3 是间接费用[8]。因为间接费用通常取决于工作状态改变，这项花费对丧失劳动力的人(如失业者、退休人员、学生和因患其他病不能劳动的个体)来说很难估计。大约 5% 的美国人由于腰痛每年至少 1 天不能工作[8,9]。

由北卡罗来纳州家庭典型电话调查随机纳入的 2809 位成人中，26% 有慢性腰痛[10]。这些慢性腰痛患者中，84% 在过去 1 年的时间里至少就诊过一次，其中几乎一半就诊于骨科或神经外科。这些就诊的患者平均病程为 9.8 年，平均年龄 53 岁，62% 是女性[10]。有 46% 的慢性腰痛患者在过去的 1 年中接受过 X 线片检查，36% 行 CT 或 MRI 检查，其中一半患者接受进一步的影像学检查[10]。

尽管大多数腰痛不是急症，但识别那些急症情况对良好转归十分重要。本章重点是腰痛急症的评估和治疗。通过病史、体格和神经系统检查找出关键要素来确定病因和指导选择恰当的辅助项目，如普通 X 线、CT、MRI 和内、外科会诊，并将致力于腰痛严重病因的治疗。

流行病学

对腰痛流行病学研究的解读很混乱，很大程度上是由于使用了不同的腰痛定义、研究人群年龄的不同以及对腰痛发展发挥作用或影响症状的身体和社会经济因素[2]。

不同研究中腰痛的发生率不同[11,12]。在一项以一般人群为基础的、308 例、6 个月无腰痛患者的前瞻性队列研究中，Cassidy 等人报道在随后的 1 年里腰痛累计发病率为 18.7%[11]。大多数病例症状很轻，并且年龄组和不同性别间没有差异。在一项 2715 例 1 个月内无腰痛的成年人前瞻性流行病学调查中，Papageorgiou 发现 1 年内新发腰痛累计发病率女性是 5%，而男性是 3%。然而，有 31.5% 的患者报道有新发腰痛但没就诊。既往有腰痛病史者新发腰痛的发病率是既往无腰痛病史者的 2 倍[12]。

有多少急性腰痛患者存在更严重的病理改变？Winters 等估计 5%~10% 的患者存在威胁生命的因素，如血管意外、恶性肿瘤、脊髓压迫症状和感染性疾病[13]。Deyo 等估计门诊腰痛患者中大约 4% 为压缩性骨折，3% 是脊柱滑脱（通常是偶然发现的），0.7% 归因于脊柱恶

性肿瘤，0.3% 存在强直性脊柱炎，0.01% 是脊髓感染[14]。与这些估计相比，Henschke 等报道澳大利亚悉尼社区医疗诊所连续收治的 1172 例接受社区医疗的急性腰痛患者存在严重脊髓病变的流行病学数据[15]。仅 11 例（0.9%）存在严重的病变，其中 8 例是骨折[15]。发现急性腰痛患者是否存在严重的病变取决于病例来源（急诊患者比门诊患者存在严重疾病的比例要高）和临床表现，包括是否存在危险信号。

临床特点和评估

腰痛的评估和诊断是一个难题。虽然推测多数病例是肌肉骨骼的良性病变，但需要注意腰痛可能由威胁生命的严重疾病所致[16]。大约 85% 的孤立腰痛患者没有精确的病理解剖学诊断[17]。

患者的病史和体格检查及神经系统检查所见对寻找患者腰痛的病因很有帮助。由于对很多患者不可能作出明确诊断，所以 Deyo 建议回答以下三个问题：①疼痛是否由系统性疾病引起；②是否是社会和心理压力放大和延长了疼痛；③是否有需要手术探查的神经病学损伤[17]。回答这些问题和寻找每个腰痛患者的病因需要详细的病史采集和体格及神经系统检查。医生在最初评估中的作用在于确定能提示值得注意的脊髓和非脊髓病变的关键要素或危险信号。有这些指示信号的存在可帮助指导进一步的诊断检查，无这些指示信号可排除在症状出现的最初 4 周内进行不必要的检查，因为没有危险信号的患者 90% 在 1 个月内能自行好转[18]。

美国卫生保健政策和研究局（AHCPR，现在为保健研究和质量局，网址为 http://www.ahrq.gov）和医疗体系改革协会（网址为 http://www.icsi.org）业已确定了在腰痛患者中应寻找的一系列的危险信号（表 2.1）。存在这些危险信号则怀疑有严重的脊髓病变，如骨折、肿瘤、感染和（或）包括马尾综合征在内的严重神经病变。强调临床医师在评估急性或进行性加重

表2.1　提示腰痛具有潜在严重程度的危险信号

危险信号	说明	根本原因
外伤	严重外伤史(例如交通事故、高处坠落)或骨质疏松基础上的轻微外伤史	骨折可能性大,尤其是老年人或骨质疏松患者
年龄	大于 50 岁或小于 20 岁	肿瘤、腹主动脉瘤、骨折、感染风险增加
癌症病史	存在任何类型癌症的既往史或现病史	癌症病史使来自肺、乳腺、肾脏、前列腺或其他部位恶性肿瘤转移导致的腰痛风险性增加
发热、寒战、盗汗	口温≥37.8℃(100℉)、寒战、出汗、夜间体温升高	这种症状增加了感染或癌症的危险
体重下降	没有明显原因 3 个月内体重下降大于 4.5kg(10lbs),与活动量增加或节食无关	可能提示感染或癌症
近期感染	近期的细菌感染,例如泌尿道感染	感染风险增加
免疫抑制	任何原因引起的免疫抑制(例如移植、应用激素、静脉内药物滥用、艾滋病)	感染风险增加
静息或夜间痛	休息加重或睡眠中痛醒,与活动或位置无关	癌症、感染或腹主动脉瘤风险增加
鞍区麻木	骶第 2~5 节段皮区(肛周部位)感觉减退	可能提示马尾综合征
膀胱直肠功能障碍	尿潴留、尿频、尿便失禁、排尿困难、血尿	可能提示马尾综合征或感染
下肢神经功能缺失	进展或严重的单侧或尤其是双下肢神经功能缺损,肛门括约肌松弛	可能提示严重的神经根损害或马尾综合征

的腰痛患者时需要常规调查这些危险信号。

病史

与胸腹痛的评估类似,应该用系统方法确定腰痛的危险信号。关于病史中的要点,Winters 等建议应用容易记住的 OLDCAAR[起病情况 (onset)、部位 (location)、持续时间 (duration)、发展演变 (context)、伴随症状 (associated symptoms)、加重因素 (aggravating factors)和缓解因素 (relieving factors)][13]。起病情况包括疼痛出现快慢、发病过程和发病年龄。疼痛部位包括位于脊椎的哪个水平,如果疼痛放射到下胸部、腹部或四肢,提示可能源于内脏或神经根受刺激。疼痛位于坐骨神经分布区[臀部、大腿后部、小腿、和(或)足]则高度提示腰骶神经根压迫,提示患者为腰椎间盘突出或其他导致神经根压迫的敏感性为 95%,特异性为 88%[14]。Deyo 等估计一个没有

坐骨神经痛的患者需要外科手术治疗腰椎间盘的可能性约为 1/1000[14]。疼痛持续时间超过 4~6 周以上着实令人心烦,除非已持续了很长时间。在什么情况下出现的疼痛是非常重要的。外伤、近期感染或介入史、癌症病史分别提示骨折、脊柱感染、脊柱转移瘤。近期的免疫抑制与感染和肿瘤有关。重要的伴随症状包括发热、寒战、体重减轻和神经系统症状。明显加重因素(提示神经根压迫)包括斜靠着、咳嗽、喷嚏和用力,尤其对神经根疼痛这些因素会诱发和加重疼痛。如果坐下或向前弯腰会使疼痛得到改善,则提示脊髓狭窄;如果表现为一种特殊的姿势,如倾斜或单腿不能承重,则提示神经压迫或肌肉骨骼疾病。另外,患者的既往史可能引出重要的事实,例如动脉夹层或腹主动脉瘤(AAA)、既往免疫抑制、既往癌症和糖尿病。社会心理因素非常重要,因为其与静脉内用药、吸烟、应激、过去的其

他疼痛病史相关。

体格检查

依据患者现病史及既往用药史指导急性腰痛患者的体格检查，包括生命体征评估[13]、患者的一般情况、背部检查和全面的神经系统检查[14,18]。提示非脊髓病变的体征需要进行相关器官系统的详细评估（如泌尿生殖系统），因为许多内科和外科疾病可表现为急性腰痛。

一般情况

患者的大体外貌可能提示存在严重疾病[19]。苍白、恶病质还是黄疸？他们喜欢站着还是躺着？腰痛患者其疼痛不随活动而改变、患者不能静卧或（和）表现剧烈疼痛时，要考虑可能是腹主动脉瘤（AAA）破裂或肾绞痛[13]。有瘢痕或者是针眼痕迹则提示静脉用药和可能是脊柱感染。

急性腰痛患者发热提示感染[19,20]。然而，其敏感性变异很大，从对结核性骨髓炎[21]的敏感性的27%至对硬膜外脓肿[22]的敏感性的83%。值得一提的是，没有发热的腰痛患者并不能除外感染[13]。测量血压也很重要。急性腰痛或腹痛患者低血压提醒医师有腹主动脉瘤破裂的可能。

腰背部检查

背部物理检查由仔细观察皮肤开始。局部红斑（硬膜外脓肿、感染性疾病）、多毛的痣（隐性脊柱裂、脑膜膨出）、胎记和牛奶咖啡斑（神经纤维瘤病）都应该记录。躯干后部存在淤伤，尤其是老年患者，需要警惕老年人被粗暴地虐待[23]。

观察患者坐、站、行走时的姿势。有活动性神经根痛的患者更喜欢用不受影响的肢体支撑体重；他们可能屈曲受累肢体的髋关节、膝关节、跖曲踝关节，以减轻受累神经根的张力[24]。触诊背部、脊柱旁肌肉和脊柱观察有无骨异常、中线结构移位、肌肉痉挛和压痛。脊椎触痛如用拳头叩击，传统上认为与脊柱感染有关，

但是并不特异，也可见于包括骨骼肌肉病变在内的其他原因导致的腰背痛[18]。

腰骶部脊柱运动范围可通过屈曲、伸展、向两侧侧弯和骨盆固定时脊柱向两侧旋转来评价。前屈时疼痛与椎间盘病变有关，而伸展时疼痛与椎管狭窄有关[25]。整个脊柱强直见于强直性脊柱炎。运动范围的任何受限提醒医生警惕可能存在潜在的脊柱病变[26]，鉴于在有症状和没有症状的患者之间存在明显的差异，脊柱活动受限其诊断价值有限[18]。脊柱强直的可能原因包括强直性脊柱炎、感染、严重脊椎增生、伴有肌肉痉挛的椎间盘突出和骨骼肌损伤。

腰神经根病变的筛查

直腿抬高试验

Lasègue 征

通常用直腿抬高试验或 Lasègue 征来确定腰痛患者的神经根病变，通常累及 L5 和（或）S1 神经根，大约95%腰椎间盘突出会累及这两个节段[14,27]。此操作手法牵拉坐骨神经进而拉紧包括坐骨神经（L4–L5、S1–S3）在内的神经根[28]。神经根压向异常结构，如限制神经根运动的椎间盘突出，从而诱发疼痛[28,29]。Deville 等在一篇系统回顾中报道经外科证实的腰椎间盘突出，直腿抬高试验（SLR 试验）的合并敏感性为91%，但合并特异性为26%[30]。

在 Lasègue 试验中，患者仰卧位，检查者将一只手放在待检下肢的膝盖上。在髋关节处弯曲大腿，检查者将另一只手放于患者的脚后跟并逐渐抬高患者伸直的腿（图.2.1）。抬高≤70°时，如果在同侧臀部、大腿后部、小腿后部和脚出现沿坐骨神经支配区的疼痛（针刺样或烧灼样），认为试验为阳性。单纯激发腰痛并不提示直腿抬高试验阳性，这一点很重要。通过抬高对侧的下肢，诱发受累下肢疼痛的交叉性直腿抬高试验阳性高度，提示腰

椎间盘突出导致神经根挤压。Devillé 等发现交叉性直腿抬高试验的敏感性为 29%，特异性为 88%[30]。直腿抬高试验在脑膜受激惹的患者(例如感染、恶性转移)中也呈阳性，表现应是双侧的。

克氏征

克氏征是直腿抬高试验的等位征。患者仰卧位大腿屈曲与髋关节呈 90°角，并且膝关节屈曲。检查者在膝关节水平伸直小腿，如果引出坐骨神经痛、患者抵抗使膝关节不能完全伸展，则认为该试验阳性。

最后，当实施 Lasègue 试验或克氏征时，背曲足部或大踇趾增加胫骨和坐骨神经的伸直，能加重神经根压迫患者的疼痛(图 2.1)。这种手法称为 Spurling 征[31]。

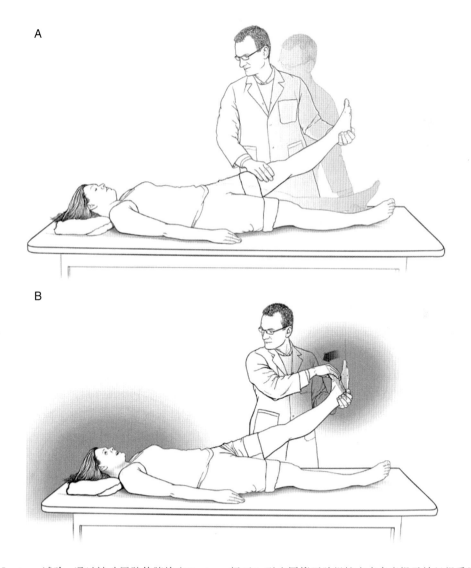

图 2.1 Lasègue 试验。通过被动屈髋伸膝检查 Lasègue 征 (A)，引出同侧下肢根性疼痛高度提示神经根受压。实施直腿抬高试验时背曲患者足部(B)能增加坐骨神经和构成坐骨神经的神经根张力。用这种方法，患者根痛加重增加了腰骶神经根受压的可能性。这种手法称为 Spurling 征。(From Bartleson JD and Deen HG, Chap.4, page 67 and 68. In: Spine Disorders: Medical and Surgical Management by JD Bartleson and HG Deen; Cambridge University Press, 2009. Copyrighted and used with permission of Mayo Foundation for Medical Education and Research.)

坐位直腿抬高试验

坐位直腿抬高试验是于患者坐位时伸直患者膝部并评价诱发的症状。这项检查的优势为减少患者由于仰卧位实施检查所带来的不适,也加快了体格检查的速度[32]。

已经开发出几种坐位直腿抬高试验的等位征。一种是让患者坐位时伸展一侧膝部随后伸直另一侧,或嘱患者行跟-膝-胫试验。这种检查方法仿仰卧位直腿抬高试验抬高90°时脊柱的位置,但坐骨神经受牵拉的程度小一些。有人提出坐位时直腿抬高试验阳性与仰卧位抬高65°角时直腿抬高试验阳性的意义相同[24]。

另一个等位征为下沉试验[33],设计一系列方法来增加腰骶神经根的张力。患者开始处于坐位伸直背部,然后鼓励患者突然下沉,放松并屈曲胸段和腰段脊柱,整个过程保持向前看。然后要求患者屈颈。检查者可在患者头后部施压增加颈部屈曲。指示患者伸直一侧膝关节(如此实施坐位直腿抬高试验),然后背曲同侧足。另一侧下肢重复同样动作。每活动一次患者都要说出他们的感觉。引起下肢放射性疼痛提示坐骨神经或包括坐骨神经在内的神经根受激惹。随后颈部伸直到中立位能减小腰骶神经根的张力,减轻患者的疼痛(和)或使患者伸直膝部的幅度更大。在一项前瞻性病例对照研究中,纳入75例经MRI证实存在腰椎间盘突出的腰痛患者,下沉试验的敏感性高于传统的直腿抬高试验(分别为84%和52%),特异性较低(分别为83%和89%)[34]。

反直腿抬高试验

患者采取俯卧位进行反直腿抬高试验。每次尽可能被动弯曲一侧膝,使患者的脚后跟碰到臀部。如果引出同侧下肢疼痛,位于大腿前部较典型,提示组成股神经的L2、L3或L4神经根受压并被此动作拉伸。屈膝后再伸展髋关节可增加此实验的敏感性。

Patrick 或 FABER 实验

Patrick 或 FABER 实验[屈曲(flexion)、外展(abduction)、外旋(external rotation)]用来评价骶髂关节和髋关节病变。检查时需患者仰卧位。受累下肢的脚后跟或外踝放到对侧膝盖上,向下推压疼痛侧膝盖中间部引起导致侧髋关节同时发生屈曲、外展和外旋。如果在腹股沟区引出疼痛(常常需要缓慢向下压膝盖),提示可能存在髋关节病。骶髂部位(通常需要快速向下压膝盖)的疼痛示骶髂关节病。

神经系统检查

一次详细的神经系统检查对腰痛患者极为重要。检查应寻找脊髓受压、神经根受累,包括马尾综合征和周围神经功能障碍的证据。检查应该包括:①运动功能评估,尤其是下肢的力量和协调运动;②反射,包括深部腱反射、Babinski征和肛门反射;③感觉(痛温觉、触觉、振动觉和关节位置觉);④步态;⑤直肠张力和强度[13]。

所有腰骶神经根都应该评估[19]。与某个腰骶神经根受累相关的症状和体征见表2.2。

运动功能

通过检查肌力、肌张力和测量肌容积评估每块肌肉。L2-L4神经根发出运动神经支配伸膝和屈髋,通过使患者不用上肢的帮助能由坐位站起或上一个台阶来检查。踝关节和趾背屈以及足外翻和内翻主要由L5神经根支配,可通过用脚后跟走路来检查。S1神经根支配足和脚趾跖屈(与S2神经根协力),且支配足内翻(与L5神经根协力),可通过用脚尖走路和单腿站立时脚尖上提来检查。S2-S4神经根支配足部固有肌肉组织、膀胱和肛门外括约肌。

反射

膝腱反射由L2-L4神经根支配。踝反射主要由S1神经根和部分S2神经根支配。内侧、外侧腘绳肌腱反射由L4、L5、S1和S2神经根支配。内侧腘绳肌腱反射主要由L5神经根支配,外侧腘绳肌腱反射主要由S1神经根

表2.2 与腰骶神经根病有关的症状和体征

神经根	典型的疼痛分布区	皮节感觉分布	无力	受累的反射
L1	腹股沟区	腹股沟部位	没有	提睾反射
L2	腹股沟区和大腿前部	大腿近端前内侧	屈髋、髋内收、部分伸膝	提睾反射、股内收肌反射
L3	大腿前部和膝部	大腿前内侧	伸膝、屈髋、髋内收	膝腱反射、股内收肌反射
L4	大腿前部、小腿前内侧	膝前侧和小腿内侧	伸膝、屈髋、髋内收	膝腱反射
L5	大腿后外侧、小腿外侧、足内侧	小腿前外侧、足背、大脚趾	足背屈、内翻、外翻,屈膝、髋外展、脚趾伸和屈	可能为内侧腘绳肌腱反射
S1	大腿和小腿后侧、足跟、足外侧	小腿后外侧、足外侧、足跟	足跖屈、屈趾、屈膝、伸髋	踝反射,可能为外侧腘绳肌腱反射
S2	臀部	大腿、小腿后侧,臀部	也许足跖屈,也许伸髋	肛门反射,可能为踝反射

From Bartleson JD and Deen HG, Chap. 4, page 65. In: Spine Disorders: Medical and Surgical Management by JD Bartleson and HG Deen; Cambridge University Press, 2009. Copyrighted and used with permission of Mayo Foundation for Medical Education and Research.

支配,但是腘绳肌腱反射的不对称很难判断且是否与某个神经根损伤相关不好确定。Babinski 征和 Chaddock 征提示 L1 椎体水平以上（大多数成年人脊髓终止在 L1 椎体水平）上运动神经元(皮质脊髓束)受损。提睾反射受 L1、L2 神经根支配,肛门反射(针刺或轻敲肛周皮肤时外括约肌收缩）由 S2-S4 神经根支配。跖反射由 L5、S1 和 S2 神经根支配,包括如行 Babinski 征和 Chaddock 征检查时刺激足部导致的大脚趾正常跖屈。

感觉

用轻触、针刺、关节位置改变和振动来评估感觉。冷热刺激可代替针刺。L1 神经根司腹股沟区的浅感觉。L2-L3 神经根司大腿前内部感觉。L4 神经根负责膝前部和小腿及脚内侧面的感觉(但不包括第一足趾背部)。L5 神经根支配脚背表面的感觉,包括第一足趾背部。S1 皮节覆盖足和小腿的后外侧面。S2-S4 神经根司小腿、大腿后部、臀部和肛周部位的感觉。

步态

随机观察患者的步态能发现明显的异

常。由于臀外展肌(主要是臀内侧肌肉）无力,当患者用一条腿站立时可观察到对侧非负重侧骨盆下沉是为 Trendelenburg 征(单足站立试验)阳性。臀内侧肌肉主要接受 L5、S1 神经根支配。脚后跟走路困难提示 L5 神经支配的肌肉无力或腓神经病变，或者如果是双侧困难,提示周围神经病变。脚尖走路困难,提示 S1 神经根病变。双侧脚尖走路比脚跟走路更困难,提示双侧 S1 神经根病变而不是周围神经病变[35]。

直肠

对腰背痛患者进行直肠检查评估直肠张力、肛门括约肌力量和感觉并有利于进行肛门浅反射检查。对有明显腰部和(或)下肢疼痛、神经系统主诉或功能缺损、括约肌障碍以及伴有任何危险信号的患者应进行该项检查[19]。直肠肌张力差或消失同时鞍区感觉缺失强烈提示神经系统疾病,如马尾或低位脊髓(圆锥)受压。

诊断

评估急性腰痛患者的医生在安排一项诊

断性检查时要考虑两个问题:能确定诊断吗,获得的信息将怎样影响治疗? 如果放射平片和高级影像学检查(CT、MRI)所见与症状关系不大[36-38],那么认为它们最初用在没有危险信号的情况下是不必要的[39]。美国放射学协会实践指南规定,除非存在危险信号,否则不提倡对急性腰痛患者进行影像学检查。这些危险信号包括新发严重外伤、大于 50 岁患者的轻伤、体重减轻、发热、免疫抑制、肿瘤史、应用激素或骨质疏松、年龄大于 70 岁、已知的静脉药物滥用或症状难以控制的进展性神经功能缺损[40]。

一项最新的随机对照临床试验(试验将马上进行影像学检查的腰痛患者和给予普通临床护理但不行影像学检查的患者做了对比研究)的 Meta 分析,称两组临床结果没有明显差异[41]。实施任何医疗检查的决定都应基于获益/风险评估。在确诊未诊断的系统性疾病和对需要干预的神经压迫性病变做手术计划时,影像学检查会有很大帮助。这必须考虑大额花费、放射暴露、当患者存在退行性脊柱病(这些病不可避免地出现却几乎总是没有症状)时,确认病变的部位以及会不会诱导证据不足的干预治疗。公认的观点是做了影像学检查我们才能治疗[42,43]。

影像学检查

本节主要讨论可发现引起脊柱疼痛的结构或解剖异常的影像学检查。这些检查包括普通 X 线、MRI、普通 CT 和 CT 脊髓造影。所有这几种影像学检查的示例见图 2.2 至图 2.5。生理学检查如肌电图和神经传导速度以及放射性核素显像通常不用来做腰痛患者的急诊评估。

X 线片

X 线片是最容易获得并被临床医师用来显像腰椎的成像技术。如果经过保守处理疼痛持续时间超过 4 周或危险信号提示系统性疾病、骨折、感染或肿瘤的腰痛患者需要常规进行腰骶椎普通 X 线检查。在钝伤背景下,对遭受暴力损伤和具有下列情况之一的患者应推荐胸腰椎普通 X 线检查:后背和(或)后中线压痛、胸腰损伤的局灶体征、异常神经系统体征、颈椎骨折、GCS 评分<15 分,身体其他部位严重损害转移人们的注意力以及存在醉酒或药物中毒背景[44]。

Tamir 等的一项 3173 例患者的大规模回顾性研究发现,在交通肇事中主诉上部或腰背痛的患者中,胸腰部影像学检查均未显示骨折或脱臼[45]。如果临床表现提示可能存在肿瘤或

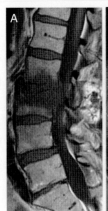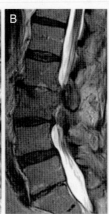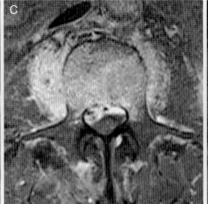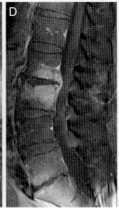

图 2.2 椎间盘炎的影像学表现。患者,男性,65 岁,有近期腹部手术和术后败血症史,现表现为背痛和右下肢无力。磁共振矢状位 T_1(A)和 T_2(B)加权像显示 T_1 像 L2-L3 椎体连接部低信号。中央管狭窄。增强后轴位(C)和矢状位(D)显示椎体、硬膜外腔和椎旁组织与椎间盘炎被一致强化。培养显示金黄色葡萄球菌感染。

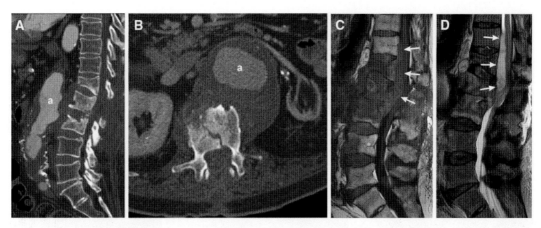

图 2.3　椎间盘炎的影像学表现。来自另一医疗机构一位表现为进行性背痛有主动脉搭桥术史的 85 岁男性老年患者，CT 矢状位(A)显示具有多处椎骨病理性骨折的脊间盘炎，与搭桥上方主动脉假性动脉瘤直接相延续(a)，在轴位像上(B)也能看见。磁共振矢状位 T$_1$(C)和 T$_2$(D)加权像也显示 L1-L4 脊椎间盘炎和一个大的腹侧硬膜外脓肿(箭头)。外科探查显示 Q 热(贝氏柯克斯体)真菌性主动脉动脉瘤、硬膜外脓肿和脊间盘炎。这位患者死于此病。

感染(癌症病史、体重减轻、近期感染、发热、静脉药物滥用或免疫抑制)，普通 X 线应联合全血细胞计数(CBC)和红细胞沉降率(ESR)，因为单纯 X 线片发现早期肿瘤或感染的敏感性不如平片联合血液检查的高[46,47]。

标准的首次 X 线片包括两种立位观：前后位(AP)和侧位[48,49]。X 线片对系统性疾病是敏感性较低的初筛工具。但也能帮助临床医师评估腰椎排列、椎间隙大小、椎体和骨密度。附加观察角度，例如 L5-S1 椎间隙部位的侧位、斜位、屈位和伸位，用来评价肌与骨骼的脊柱疾病患者脊柱结构和稳定性。腰椎 AP 位可用来评价骶髂关节。普通 X 线片经常显示与患者背痛无关的异常。这些包括退行性椎间盘病变和腰椎小关节疾病、骨质增生、一些先天性畸形、Schmorl 结节和轻度脊柱侧凸[47]。

高级影像学检查

外科医生常用来评价解剖异常的三种影像学检查是 CT 平扫、MRI 和 CT 脊髓造影。决定急性腰痛患者做哪项诊断性检查的影响因素包括最感兴趣的组织、幽闭恐惧症、肥胖、体内存在夹及圈等金属物质、患者和提供者的意愿、有效性和花费[18]。

本章节我们重点介绍 CT 平扫和 MRI，因为对所有临床患者(门诊的、住院的、急诊的)都容易实施，普遍用于很多腰背痛患者的最初评价。

CT

CT 扫描利用从不同角度发出的多排 X 线束产生腰椎轴位的横断面成像。与 MRI 相比，CT 有较高的空间分辨率，使临床医师更好地了解骨骼病变，包括骨折、骨破坏和关节疾病[50,51]。对有 MRI 禁忌证的患者(如体内有起搏器、关键部位的外科夹等金属物质)；CT 扫描可作为诊断性检查。Thornbury 等人在 95 例可能由于髓核突出导致神经压迫的急性腰痛和根痛的患者中，将 MRI 和 CT 平扫或 CT 脊髓造影做了比较。三种方法诊断的准确性没有统计学差异[52]。Van Rijn 等人近期的一项研究也发现没有证据表明在椎间盘突出方面 CT 不如 MRI[53]。对现有的技术没有比较研究。近 15 年 CT 变化很大，而 MRI 改变却很小。CT 不到 10 秒就能获得腰部检查结果，并能在任何平面进行重建而分辨率不降低。MRI 要求患者躺在密闭的空间大约 30 分钟，因此患者更易接受 CT 检查，对临床表现不太提示系统性疾病的神经根病变或根痛患者是合理的选择。在发现脊髓感染和肿瘤方面，CT 不如 MRI 敏感。

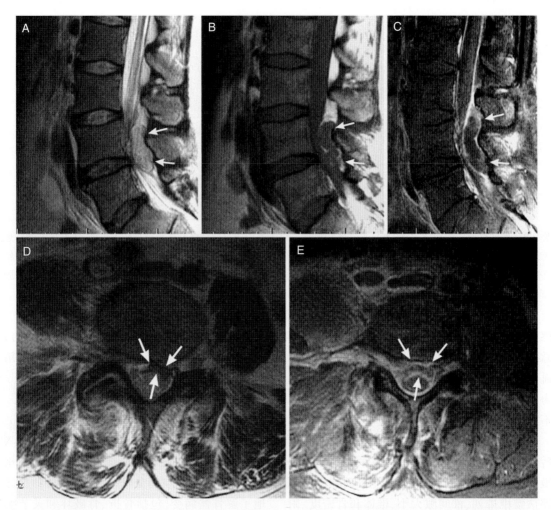

图 2.4　硬膜外脓肿。患者,女性,59 岁,因进行性背部和右下肢疼痛 1 周来急诊室就诊。查体右膝反射消失,体温 38.6℃,磁共振 $T_2(A)$、$T_1(B)$ 矢状位、T_1 强化像(C)显示一周边强化的背侧硬膜外突起压迫硬膜囊(箭头)。在轴位 T_2 强化(D)和 T_1 强化(E)图像上,硬膜受压向前移位,被后部肿块压向左侧(箭头)。急诊外科减压手术提示草绿色链球菌感染导致的硬膜外脓肿。

胸、腹、骨盆 CT(全身 CT)在很多外伤中心是外伤患者的首选影像学检查。这些图像可改换格式用来清楚显示有明显骨病的胸腰椎以及一些软组织病变。与 X 线片相比,CT 在显示胸腰椎损伤方面敏感性更高[54,55]。

磁共振成像

MRI 利用强有力的磁场来调整人体主要的氢原子并且用放射波来改变它们的排列,使氢核产生能被扫描器可检测到的旋转磁场。射线波被关掉时释放的能量产生信号,被用于制造磁共振影像。与 CT 相比,MRI 有更高的分辨率, 能使软组织显示得更好, 包括椎间盘、韧带、骨髓和椎管内的成分(包括神经根和脊髓)[47]。在一项 37 例可疑脊髓炎患者的前瞻性研究中,实施并比较了 X 线、MRI 和放射性核素检查的准确性。MRI 比普通 X 线和放射性骨扫描的准确性更高(灵敏度 96%,特异性 92%)[56]。选择 MRI 作为诊断脊髓炎、硬膜外脓肿等脊髓感染的影像学检查[47]。MRI 能显示感染程度并且帮助决定是否需要手术干预。MRI 在发现和定性脊髓肿瘤,包括是否需要急

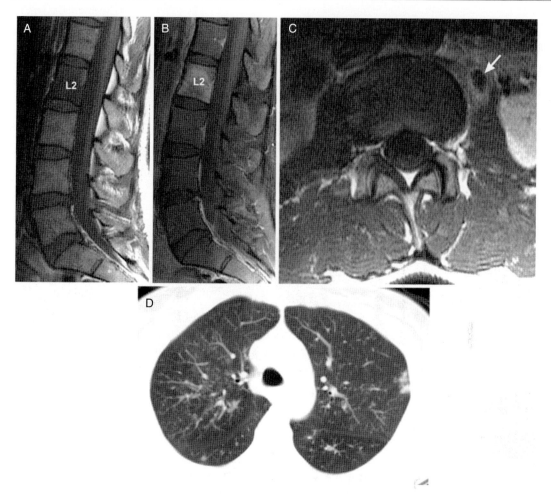

图 2.5　脊柱结核。患者,女性,48 岁,表现为上腰部和腹部疼痛。钆增强前(**A**)后(**B**)的矢状位 MRI 成像显示局限于 L2 椎体的 T_1 低信号和强化而椎间盘未受累。在轴位 T_1 增强像(**C**)上,邻近 L2 椎体的左侧腰大肌内有一个小的外周增强组织团块(箭头)。活检显示结核杆菌(TB)。超过 50% 的脊柱结核感染不累及椎间盘。胸部 CT 显示肺部疾病(**D**)。

诊外科治疗方面有更高的敏感性[47]。在 X 线片存在骨折的患者中,MRI 在骨折的时间、良恶性病因和是否适合做椎骨加强 (椎体成形术、后凸成形术)方面是最好的检查方式。

　　关于神经根压迫, 与 CT 和 CT 脊髓造影相比 MRI 有更好的软组织对比识别度。MRI 更有利于分辨鞘内和鞘外神经根压迫,尤其压迫的病变也是软组织时(如髓核突出)。

鉴别诊断

　　腰痛患者的鉴别诊断很广泛(表 2.3)。在

本节,我们主要讨论以急性下位脊椎疼痛作为首发或主诉的急症,包括感染、肿瘤、主动脉疾病、脊柱强直疾病(椎间盘性的、椎管狭窄和脊柱滑脱)和外伤。

脊椎感染

脊椎骨髓炎

　　如果误诊或未经治疗,椎骨骨髓炎是导致明显神经病学损害腰痛的病因之一[58]。椎骨骨髓炎为椎骨的感染。它可由身体任何部位感染的血行播散导致;注射、外伤或脊椎手术的直

表2.3　腰痛的鉴别诊断[a]

机械性腰或腿痛(97%)[b]	机械性非脊柱病变机制(约1%)[c]	内脏疾病(2%)
腰部拉伤,扭伤(70%)[d]	肿瘤(0.7%)	盆腔器官疾病
椎间盘和关节面退变,通常与年龄有	多发性骨髓瘤	前列腺炎
关(10%)	转移癌	子宫内膜异位症
椎间盘突出(4%)	淋巴瘤和白血病	慢性盆腔感染性疾病
椎管狭窄(3%)	脊髓肿瘤	肾脏疾病
骨质疏松性压缩性骨折(4%)	腹膜后肿瘤	肾结石
脊椎滑脱(2%)	原发性椎骨肿瘤	肾盂肾炎
外伤性骨折(<1%)	感染(0.01%)	肾周脓肿
先天性疾病(<1%)	骨髓炎	主动脉动脉瘤
严重脊柱后凸	化脓性椎间盘炎	胃肠道疾病
严重脊柱侧凸	椎旁脓肿	胰腺炎
过渡脊椎	硬膜外脓肿	胆囊炎
腰椎病(椎关节强硬)[e]	带状疱疹	穿透性溃疡
椎间盘破坏或椎间盘性腰痛[f]	炎症性关节炎(通常与HLA-B27有	
可能腰椎不稳定[g]	关)(0.3%)	
	强直性脊柱炎	
	牛皮癣性脊柱炎	
	Reiter综合征	
	炎症性肠病	
	绍伊尔曼病(骨软骨病)	
	骨Paget病	

[a] 括号中的数据指出,所有基础医疗中腰背痛成人符合这些条件患者估计的百分比。斜体的诊断通常与神经性下肢痛有关。百分比可能不同,大体上是通过人口统计学特点或实际治疗方式得出的。椎管狭窄和骨质疏松在老年患者中更普遍,脊髓感染在药物注射患者中一般。

[b] 在这里用"机械性"一词来标示解剖的或功能的异常而没有潜在的恶性肿瘤和感染性的疾病。约2%的机械压迫性腰背部或腿部疼痛的病例为脊椎病、椎间髓核破裂或椎间盘源性腰背痛所引起,可能会造成不稳定。

[c] 骨软骨病和骨Paget病占非机械性脊椎病的不足0.01%。

[d] "拉伤和扭伤"是非专业性术语,没有病理解剖学证据。"原发性腰背疼痛"可能是更可取的术语。

[e] 脊椎病在无症状人群中和腰背部疼痛的人群中一样常见,所以其在引发腰背疼痛中的作用仍不清楚。

[f] 椎间盘髓核破裂通过刺激性椎间盘造影诊断(将对比剂注入椎间盘,在注射的时候对疼痛进行评价)。然而,椎间盘造影在无症状的成年人中常引发疼痛,椎间盘造影阳性的患者疼痛会自动改善。因此,这种疾病的临床重要性和合适的处理仍不清楚。"椎间盘源性腰背疼痛"和"椎间盘髓核破裂"或多或少意思差不多。

[g] 可能腰椎不稳定广泛定义为在侧屈和伸位放射摄片时椎体移位大于10°角或4mm。然而,诊断标准、自然史和外科指征仍有争议。

From Deyo RA, Weinstein JN. Low Back Pain. N Engl J Med, 2001; 344 (5):365. Copyrighted and used with permission of Massachusetts Medical Society. All rights reserved.

接接种,或邻近软组织感染的直接扩散[59,60]。椎间盘炎是椎间盘间隙的炎症,通常与感染有关。椎骨骨髓炎的临床表现、诊断和处理与椎间盘炎非常相似。实际上它们通常同时发生(脊椎椎间盘炎),因此将在一起讨论。脊椎骨髓炎和椎间盘间隙感染占所有骨骼系统感染的1%[61],很可能由于老年人口增多、静脉药物滥用的比例增高和更多的背柱注射与外科手术,发病率正在增长[62]。

Mylona 等系统回顾了 14 项研究,包括 1008 例脊椎骨髓炎患者,结果发现 86% 的患者最初症状是疼痛,其中 60% 的病例随后出现发热[61]。34% 的病例存在神经系统症状,包括神经根病变、肢体无力或瘫痪、感觉迟钝或感觉缺失和尿潴留。研究中报道的受累椎骨水平 58% 为腰椎[61]。通常疼痛定位明确,触摸背椎会再现疼痛,在夜间、负重和活动时会加重[59,60]。在一项包括 41 例确定为化脓感染性脊柱炎的系列病例研究中,常见的临床症状是叩击后局部背痛加重[63]。可能存在发热[61],没有发热也不能除外感染的可能[113]。也可出现其他症状,如寒战、盗汗、体重降低和萎靡不振[64]。应询问患者可能存在的诱因或诱发事件,包括潜在疾病、住院、有创手术、药物注射和旅行[59]。

对怀疑脊椎骨髓炎患者初始评估应包括血沉、C 反应蛋白(CRP)、血培养(血培养阳性可不需更进一步的有创检查,如 CT 指导下的活检或切开活检[65])以及脊柱疼痛部分的普通 X 线片。值得注意的是,脊椎骨髓炎特征性 X 线片表现,例如椎间盘狭窄[66],直到感染后 4~8 周才明显[56]。如果脊柱存在局部压痛和(或)血沉升高,X 线片阴性,并高度怀疑脊柱感染,应行钆增强 MRI 进一步检查[59,65]。阳性发现包括椎间盘 T_2 高信号,邻近椎体的 T_1 低信号和椎体、椎间盘、硬膜外隙和椎旁组织的强化[56]。CT 扫描主要用来指导经皮活检,快速作出诊断[64,65]。

结核性脊柱炎(Pott 病)是世界范围内最常见的脊柱感染,在美国其发病率呈上升趋势。在 MRI 上,结核性脊柱炎不能与化脓性感染区分开,但有 50% 的病例不累及椎间盘,表现为椎体病变伴椎旁或硬膜外扩展[67]。

脊椎骨髓炎和(或)椎间盘炎的主要治疗是立即应用抗生素来减少随后发生的不良结果,包括神经损伤、椎骨破坏和脓肿形成。

硬膜外脓肿

葡萄球菌肠毒素 A 感染(SEA)是硬膜外的化脓性感染,通常由血源性传播、椎管直接接种或邻近病灶播散引起。这是一种少见病,每 1 万个住院患者有 0.2~2 例[68],尽管其发病率由于人口老龄化、更多脊柱内注射和外科治疗、静脉药物滥用增多似乎有所增长。1990~2000 年间,美国明尼苏达州的一项以人群为基础的研究发现,自发性硬膜外脓肿的发病率为每 10 万人每年 0.88 例(95%CI 为 0.27~1.48)[69]。危险因素包括一些有创操作(如硬膜外导管置入[70]、脊旁、硬膜周围或脊柱注射[71])、糖尿病、酗酒、HIV 感染、外伤、文身、针灸、邻近骨或软组织感染、继发于远隔部位的细菌感染和静脉药物滥用[72,73]。

症状通常为剧烈的后背中线部位疼痛(70%),其次是发热(66%)[13,68]。一项回顾性研究纳入 31 例由金黄色葡萄球菌导致 SEA 的患者,腰和腰骶部位是最常见的受累部位(61.3%)[74]。SEA 患者仅有 13% 在最初表现为三联征(发热、背痛、神经损害)[75];其中任何一项症状缺失均不能排除 SEA[13]。症状进展分为 4 期:①受累脊柱水平的背痛;②来源于受损脊柱区域的放射性神经根痛;③运动力量减退、感觉缺失和膀胱直肠功能障碍;④瘫痪[72,73]。

早期识别和治疗对避免永久性残疾极其重要。一旦高度怀疑,初始的诊断性评估应包括全血细胞计数、血沉和 C 反应蛋白。如先前所讨论,对诊断骨髓炎和硬膜外脓肿等脊柱感染可选择钆增强 MRI。MRI 创伤小,能全范围显示感染程度(纵向和横向),能帮助决定是否需要外科治疗。经过筛选的病例可单独使用抗生素或在 CT 指导下穿刺抽吸[72]。大多数患者选择手术治疗,包括椎板切除减压术、引流、清创术和感染组织的培养。对愿意承担手术风险、瘫痪不超过 24~36 小时和没有整个脊椎感染证据的患者可行手术治疗[73]。在培养结果出来之前经验性使用抗生素应首先选用万古霉素或第三或第四代头孢菌素。应覆盖葡萄球菌、链球菌和革兰阴性菌(图 2.2 至图 2.5)[72]。

肿瘤

良性和恶性非神经源性脊柱肿瘤与脊柱

原发的神经源性肿瘤都可表现为腰背痛（表2.4）。恶性原发性和转移性肿瘤占首诊腰背痛发作患者的近1%，它们是影响脊柱的最常见系统性疾病[14,46]。脊柱是转移瘤最常见部位之一，常见的原发性肿瘤有乳腺（17%）、肺（16%）、前列腺（9%）和肾（7%）[76]。在一项包括337例经影像学证实的脊髓硬膜外转移瘤（SEM）的回顾性研究中，20%肺癌患者的首发症状为脊髓硬膜外转移瘤[77]。

　　恶性肿瘤转移到脊柱可导致没有神经系统症状的疼痛。90%脊柱肿瘤患者存在背痛[78]，疼痛通常为持续性、进展性，不能通过休息缓解。通常夜间严重，使患者从睡眠中疼醒。疼痛局限在病变水平并可伴有下肢无力或神经根病症状[60]。

　　如果怀疑恶性肿瘤，有价值的实验室检查包括血沉、C反应蛋白、血细胞计数和血钙水平。血沉和C反应蛋白升高与系统性肿瘤密切相关[46,60,79]。值得注意的是，血沉、C反应蛋白是急性期反应物，除肿瘤之外在炎症或感染情况下也可升高。此外，转移性恶性肿瘤时血液检查结果也可正常。当怀疑肿瘤时的辅助检查包括X线片、MRI、CT和放射性核素显像。X线片敏感性不如其他影像学技术。MRI在检出导致背痛的肿瘤方面敏感性和特异性均优于其他影像学检查[47,57]。继发于良性和恶性肿瘤的背痛患者的处理措施取决于神经系统症状、脊柱稳定性和肿瘤类型[113]。有脊髓和马尾压迫表现的患者更应该考虑急诊手术。对于没有神经压迫或有神经压迫但病情稳定的患者，建议请肿瘤科、放射肿瘤科、介入放射科和脊柱外科医生会诊。

　　由良性或恶性肿瘤导致的脊髓或马尾压迫症状和体征需要紧急评估急诊治疗。由于其重要性，下面一节重点讲述脊髓和马尾压迫。

脊髓和马尾压迫

　　脊髓和马尾外部压迫导致脊髓硬膜外压迫综合征（ESCS）。虽然很少见，但在评估急性或慢性腰背痛患者时，应该考虑脊髓、马尾和

表2.4　肿瘤类型

脊柱良性非神经源性肿瘤
　　骨样骨瘤
　　骨母细胞瘤
　　骨软骨瘤
　　软骨瘤
　　动脉瘤样骨囊肿
　　血管瘤
　　骨巨细胞瘤
　　嗜酸性肉芽肿
脊柱恶性非神经源性肿瘤
　　脊索瘤
　　软骨肉瘤
　　骨肉瘤
　　尤文肉瘤
　　多发性骨髓瘤
　　淋巴瘤
　　转移性肿瘤
　　　硬膜外
　　　　常位于脊柱骨
　　　脊膜
　　　　癌扩散和淋巴瘤扩散
　　　硬膜内/髓内
　　　　脊髓内转移
神经源性肿瘤
　　硬膜内/髓外
　　　神经鞘瘤（施万细胞瘤、神经纤维瘤）——可以是硬膜外
　　　脑膜瘤
　　　终丝脂肪瘤
　　　副神经节瘤——可以是硬膜外和脊髓外
　　硬膜内/髓内
　　　星形细胞瘤
　　　室管膜瘤
　　　成血管细胞瘤
硬膜外肿瘤样疾病
　　髓外造血组织增生
　　硬膜外脂肪瘤
　　肉状瘤病
　　骨Peget病
　　椎骨血管瘤
　　滑囊囊肿
硬膜内肿瘤样疾病
　　硬膜和脊髓血管畸形
　　脊髓空洞症不伴有髓内肿瘤
　　良性淋巴肉芽肿
　　蛛网膜囊肿——可以是硬膜外的

圆锥压迫。虽然超过 90% 的病例是由于脊髓硬膜外转移(SEM),但其他病因还有葡萄球菌肠毒素 A(SEA)感染、巨大的间盘突出和脊髓硬膜外血肿。硬膜内肿瘤也可有背痛和脊髓或马尾压迫。回顾在 Mayo 诊所就诊的 337 例 SEM 患者,胸髓水平受累占 61%,腰骶水平占 29%,颈椎水平占 10%[80]。脊髓末端的球颈状部分形成脊髓圆锥。成人脊髓通常终止于 L1 锥体末端,但是也可终止于 T12 至 L2 和 L3 锥体之间任何部位。马尾由一束腰骶神经根组成,这些神经根起自脊髓底部至骶骨内的椎管末端。临床上很难区分马尾综合征和圆锥压迫(表 2.5)。

SEM 导致的脊髓硬膜外压迫综合征 (ESCS)的首发症状通常是背痛[81,82],随后平均 7 周出现神经系统症状[83]。疼痛逐渐加剧,可伴有根痛的成分,根痛更常见于腰骶水平受累[82]。运动无力是最常见的症状之一,累及 60%~85% 的患者[82,83]。如果脊髓受压,无力通常以皮质脊髓束受累形式出现,更容易累及下肢屈肌,如果病变在胸髓以上则上肢伸肌也受累[83]。脊髓受压水平以下会出现反射亢进和跖反射伸性。如果不能及早地认识 SEM 导致的脊髓硬膜外压迫综合征,治疗效果差[83,84]。

腰椎的脊髓硬膜外压迫综合征(ESCS)影响组成马尾的腰骶神经根,从而产生马尾综合征。症状包括腰背痛、单侧或双侧下肢放射痛、运动和(或)感觉受损、括约肌功能失调[85]。通常神经系统检查发现包括 SLR 阳性或其他神经根刺激体征(单侧或双侧),下肢腱反射减弱、

表2.5　圆锥与马尾综合征比较

	圆锥综合征	马尾综合征
受损椎体水平	取决于脊髓终止的水平,通常为 T12-L1;损伤通常为骶段脊髓(S1-S5)	位于 L1 或 L2 和骶骨之间,有腰骶神经根多处损伤
病因	骨折、原发性和继发性肿瘤、血管病变、感染、脊椎病(通常为椎间盘)	骨折、原发性和继发性肿瘤、脊椎病(椎间盘或脊椎前移)、强直性脊柱炎(少见)
疼痛	不常见也不严重;通常为双侧并累及会阴部和(或)大腿	常见且严重,可是对称的或不对称的,并常为根性疼痛(骶神经根)
运动所见	不严重,更可能为对称性的,更可能出现肌束震颤,通常局限于骶神经根分布区	很少是对称的,可很严重,肌束震颤不常见
反射丧失	仅踝反射	踝反射和膝腱反射会消失
感觉所见	双侧会阴部,更可能是对称的,痛、温觉丧失而触觉保留	很少对称,累及会阴部和下肢,所有类型感觉均受累
直肠和膀胱功能	通常早期出现排尿和直肠括约肌功能障碍	发生较晚,膀胱直肠均可受累但不严重
性功能	更可能出现勃起和射精障碍	很少受累
发病形式(取决于病因)	更可能是急性发病	更可能为逐渐起病
肌电图所见	局限于骶神经节段	多数腰骶神经水平受累,通常为双侧神经根受累
预后(取决于病因)	相对较差	相对较好

From Bartleson JD and Deen HG, Chap. 3, page 55. In: Spine Disorders: Medical and Surgical Management by JD Bartleson and HG Deen; Cambridge University Press, 2009. Copyrighted and used with permission of Mayo Foundation for Medical Education and Research.

一个或多个腰骶神经根分布区运动和感觉障碍。尿潴留(和导致充盈性尿失禁)是最常见的表现[86-88]。任何提示尿潴留的病史都提醒检查残余尿。感觉缺失最常见部位包括会阴、臀部、大腿后部和小腿[86-88]。达80%的患者存在肛门括约肌张力减低[86-88]。

迅速的影像学检查对评估和治疗脊髓硬膜外压迫综合征(ESCS)患者极为重要[75,81,89]。怀疑脊髓或马尾压迫的所有患者都应接受MRI检查,如果没有条件行MRI检查或患者不能耐受,则需要行CT平扫或CT脊髓造影检查[57]。认识到肿瘤导致的脊髓或马尾压迫应马上考虑应用皮质类固醇和进行脊髓外科手术评估。皮质类固醇有两种治疗方法:对截瘫或症状迅速进展的患者给予大剂量冲击,对有疼痛但神经系统功能受损很小的患者给予小剂量治疗[84]。大剂量皮质类固醇(通常是地塞米松)疗效更明显而严重副作用的风险相对高,小剂量副作用小但支持应用的证据也少。硬膜外小的占位并且神经系统检查正常的患者不需要应用皮质类固醇[84]。

ESCS患者需要确切的诊断(肿瘤及其类型、椎间盘突出、感染灶和血肿)。如果患者有确切的肿瘤病史易发生脊髓转移,可猜测是此肿瘤导致新的脊髓硬膜外转移。对未知原因的肿块,通过影像学指导下的活检或培养或手术同时切除肿瘤或吸取脓液来确定诊断。ESCS患者的机械性治疗通常是手术减压,但可根据肿瘤类型和是否存在需要手术的葡萄球菌肠毒素A(SEA)而变化。由于大的椎间盘突出使患者存在进行性或严重的马尾或脊髓压迫,通常最长在24~48小时内急诊或紧急行椎板切除术或间盘切除术[85,90]。患者存在葡萄球菌肠毒素A感染需要应用抗生素并通常要行手术引流。SEM患者的治疗可根据最初的表现和肿瘤类型单纯放疗或放疗加手术治疗[91]。极少数SEM患者单独手术治疗(如单发转移瘤肿块全切)或单独化疗(如淋巴瘤)。如果脊柱不稳定或肿瘤对放疗不敏感,更倾向于推荐手术治疗(图2.6至图2.8)。

血管疾病:胸主动脉夹层和腹主动脉瘤

胸主动脉夹层

胸主动脉夹层(TAD)是对临床医师提出诊断挑战的背痛原因之一[92]。近来一项回顾性研究发现,急性主动脉夹层的发病率为每年每10万人3.5例;20%患者到达医院之前死亡,另外30%的患者在收住医院过程中死亡[93]。胸主动脉夹层可分成累及升主动脉(Stanford A型和DeBakey I型和II型)和累及主动脉远端(Stanford B型和DeBakey III型)。如果未经治疗,75%升主动脉夹层患者于2周内死亡[94]。TAD更常见于50~70岁之间的男性,最重要的诱发因素是系统性高血压[95]。其他危险因素包括先前存在的主动脉瘤、动脉粥样硬化、结缔组织病(如马方综合征、Ehlers-Danlos综合征)、二叶主动脉瓣和血管炎症(如Takayasu动脉炎、巨细胞动脉炎)[93-95]。

在高血压患者中突然的撕裂样胸痛如今已不再是通例。85%~95%胸主动脉夹层患者主诉突发胸痛且疼痛剧烈,仅一半为撕裂样性质[93,95,97]。疼痛可能波及前胸、后背或腹部[95]。疼痛部位可转移,取决于撕裂的部位和扩展方向(颈部、背部或腹部)。降主动脉夹层更常引起背部和腹部疼痛而不是胸痛[97]。据报道,10%的患者没有疼痛症状[93,95],尤其是那些存在神经系统症状(如脑、周围神经或脊髓缺血)的患者[99,100]。10%~20%的患者表现为晕厥,常伴有其他症状[95,98]。

急性主动脉夹层的体征包括:①双上肢脉搏幅度不同;②主动脉舒张期杂音;③双上肢血压不同。一项前瞻性研究纳入250例临床怀疑急性主动脉夹层的患者(128例患者已确诊),发现双上肢收缩压差大于20mmHg是提示主动脉夹层有意义的独立预测因素[101]。双上肢脉搏搏动幅度有明显差别和收缩压差大于20mmHg应高度怀疑主动脉夹层,但是这些发现不能确定诊断。Clark等的一项系统性回顾发现,在健康人群中双上肢血压差≥10mmHg的概率为20%[102]。在高血压和冠心病患者中,

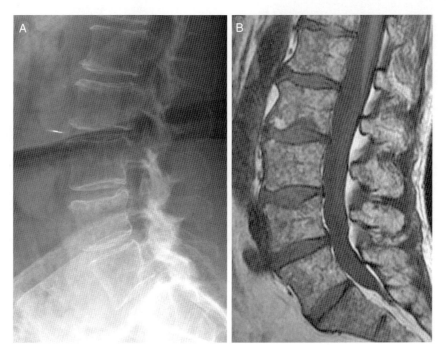

图 2.6　多发性骨髓瘤影像学表现。患者，男性，70 岁，表现为腰痛。侧位片(A)显示整个腰椎骨密度非均匀降低。多发性骨髓瘤的可能性升高并被后来的矢状位 T_1 加权像 MRI(B)证实，T_1 加权像 MRI 显示无数微小的骨髓替代病变。

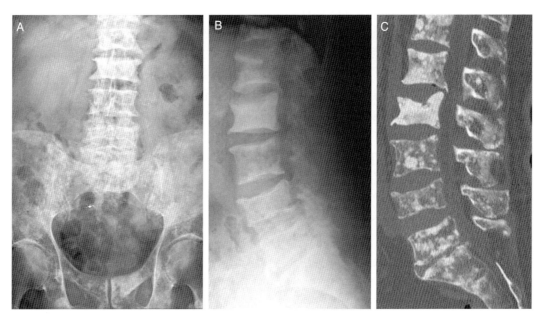

图 2.7　累及腰椎的转移性前列腺癌。患者，男性，主诉腰痛，其正位(A)和侧位(B)片显示前列腺癌引起的广泛芽生式转移。矢状位 CT(C)可更好地发现孤立的病灶。

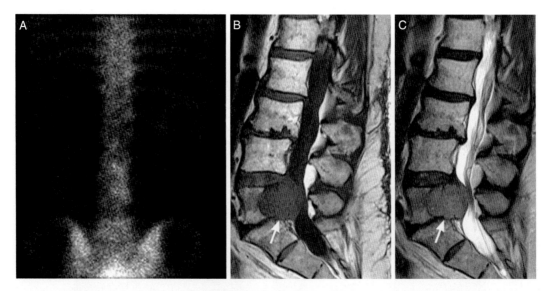

图 2.8 硬膜外转移瘤压迫马尾。一名已知结肠癌的患者表现为马尾综合征,尽管新近肿瘤监测放射性核素骨扫描(**A**)未能显示任何孤立的病变。后来 MRI T_1(**B**)加权像和 T_2(**C**)加权像显示大的转移性病变占据 L5 后面,并向硬膜外间隙扩散,硬膜囊消失(箭头)。

血压不对称的发生率更高[102]。

　　怀疑主动脉夹层后应行急诊影像学诊断包括 CT、TEE(经食管超声)或 MRI。由于多层螺旋 CT 能提供整个主动脉和主要分支管腔内和管腔外结构的精确信息,所以是首选检查[103]。CT 诊断主动脉夹层的精确率接近100%[104-106]。TEE 是评估怀疑急性主动脉夹层血流动力学不稳定患者的一项有效床旁技术。有报道称 TEE 诊断主动脉夹层敏感性和特异性分别为 98% 和 95%[107]。TEE 的主要缺点是依赖操作者的技术水平[108]和不能看见升主动脉远端部分[109]。最近一项关于 TEE、CT 和 MRI诊断主动脉夹层的系统性回顾分析发现,三项技术能提供同样可靠的结果[107]。由于缺少可行性,所需时间长,急诊情况下磁共振很少应用作为最初影像学检查技术。

　　一旦认识到,应立即将可疑主动脉夹层患者转运到最近的急诊科[13]住重症监护病房。根据撕裂的部位选择内科或外科治疗[110]。

腹主动脉瘤

　　腹主动脉瘤(AAA)比胸主动脉瘤更常见[111]。2000 年,腹主动脉瘤在美国是导致死亡的第 16 位原因,死亡人数近 16 000 例[112]。这很可能也被低估了,因为很多突然的没有目击者的死亡没有计算在内。瘤体越大破裂的危险越大[111]。虽然大多数腹主动脉瘤从来不破裂,但一旦破裂死亡率达 80%[113]。本病常见于老年患者[13]。估计大于 65 岁的老年患者腹主动脉瘤的发生率为 4%~8%,并且随年龄增长而升高[114]。危险因素包括吸烟[115,116]、高脂血症、冠心病、糖尿病、结缔组织病和 AAA 家族史[13,114-116]。

　　腹主动脉瘤临床表现复杂多变,从没有症状到像肾绞痛样的侧腹痛、腹膜后或腹腔内破裂和休克。与胸主动脉夹层类似,腹主动脉瘤破裂典型的临床表现(低血压、腹痛、搏动性肿块三主征)并不常见,仅出现在不足一半的患者中[117]。可表现为背痛、左下 1/4 腹痛、侧腹痛、晕厥或下肢瘫痪等症状。有报道称,由于股神经病导致曲髋伸膝力量弱的周围神经损害与腹主动脉瘤破裂有关[118]。

　　一旦怀疑症状性腹主动脉瘤,应该行进一步的影像学诊断检查。超声由于精确(敏感性和特异性达 99%)、便宜、无创[111,119,120],更常用于筛查、评估和随访腹主动脉瘤。CT 更常用于描述动脉瘤的形状和范围及其与内脏和肾血管的关系[111]。CT 血管成像能对 AAA、肾动脉、肠系膜动脉和髂动脉进行更详细的评估[111]。CT 的缺点包括放射暴露、静脉注射对比剂和费用高。MRA 也可应用[111]。

无症状腹主动脉瘤患者的处理包括内科治疗(如 β-受体阻滞剂)、观察和选择性手术修补[121]。腹主动脉瘤破裂患者需急诊手术以挽救生命(图 2.9 和图 2.10)。

脊椎病性腰痛的急诊

脊椎病,通常与年龄有关,是磨损性改变累及椎间盘和椎骨的统称。关节面典型的退行性改变常伴有相关脊柱韧带的改变。椎旁肌肉可受到继发性影响。脊椎病几乎都与年龄有关,但常常是无症状性的。

据估计,肌肉骨骼和机械性原因占社区医疗中成人腰痛的 97%(表 2.3)。腰椎病可表现为腰痛,一个或多个腰、骶神经根压迫,或需要特别紧急关注的急性马尾综合征。在多数成人脊髓终止于 L1 椎体水平,但也可终止于高至 T12 或低至 L2 椎间盘水平。胸椎间盘突出发生于 T11-T12(更常见)或 T12-L1 并导致腰痛。下胸椎间盘疝可能突然表现为下部脊髓受压的症状和体征并需要紧急评估和治疗。圆锥综合征和马尾综合征(CES)有非常相似的表现(表 2.5),脊椎病性急性 CES 比急性脊髓圆锥症综合征更常见,CES 多发生在腰椎而不是胸椎水平。这一部分重点介绍脊椎病性腰椎急症。

大的腰椎间盘突出是导致 CES 的最常见

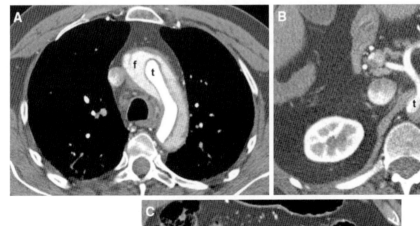

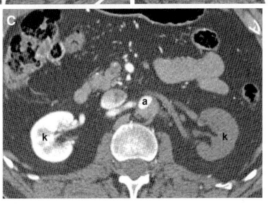

图 2.9 TAD 影像。患者,男性,60 岁,因急性发作的严重胸腰部背痛来急诊室。CT 扫描显示 Stanford A 型 DeBakey Ⅰ 型胸主动脉夹层,自主动脉瓣扩延至主动脉分叉处。主动脉弓处 CT 图像(A)显示真腔(t)和假腔(f)差别显影。腹腔丛水平 CT 图像(B)——显示小的真腔(t)全部占据腹腔丛,而假腔(f)密度减低。低位 CT 图像(C)显示高密度小的真主动脉腔(a)。右肾动脉高密度,右肾(k)强化而左肾(k)缺血。

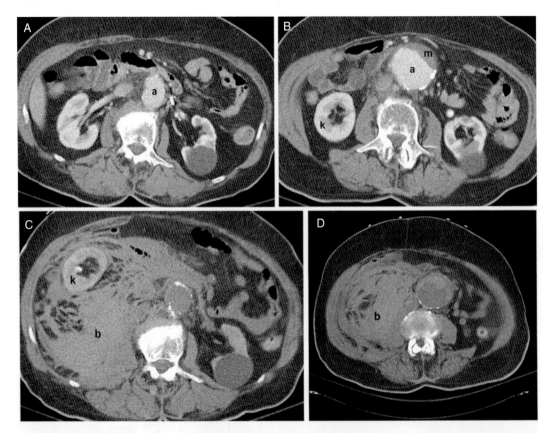

图2.10 破裂的腹主动脉瘤。患者，男性，80岁，因新发腰痛和臀部疼痛来急诊室就诊。他已知患有腹主动脉动脉瘤，准备进行选择性修补术。他因为心房颤动正在接受抗凝治疗。强化CT图像（A）和（B）显示一个大的腹主动脉瘤（a），含有附壁血栓（m），没有出血的证据。5小时后患者仍在急诊室的时候，出现心血管性猝倒，进行了急诊非强化CT检查。与前面图像在同一解剖水平的CT图像（C）和（D），显示由动脉瘤破裂引发的有间隙的巨大腹膜后出血（b）。注意右侧（k）肾脏由于大血肿向前移位。他做了外科修补术，并存活下来。

原因。其他原因包括外伤、肿瘤、感染、脊椎滑脱、腰椎管狭窄、滑膜囊肿、硬膜外血肿、术后并发症和蛛网膜炎。腰椎管狭窄和滑膜囊肿，虽然性质是脊椎病性的，通常不急性起病。作者估计约2%的椎间盘性腰痛患者经历手术治疗，导致CES的椎间盘疝占所有腰椎间盘手术的1%~2%[14,47,122]。因此，椎间盘性CES的发病率约占所有腰痛患者的0.04%（每2500例患者中有1例）[14,47]。

一项大型回顾性研究中，46%的病例CES是由L4-L5椎间盘突出导致的，36.9%的病例由L5-S1椎间盘突出导致的，17.1%由L2和L3椎间盘突出导致的[122]。如果有先天性腰骶管狭窄或由累及椎体（如脊柱椎骨移位、骨刺形成）、椎间盘、小平面关节和韧带退行性变造成的获得性腰椎管狭窄，患者可能更容易出现CES。很多脊椎病性CES患者，但不是全部，曾有腰痛或腰骶神经根病史。临床症状包括腰痛、单侧或双侧坐骨神经痛、会阴/肛周/鞍区感觉缺失、下肢活动无力、腰骶神经根感觉缺失、膀胱功能障碍比直肠感觉和控制困难更常见和性功能障碍。神经系统体征包括一侧或两侧多支腰骶神经根支配区无力和感觉缺失、直腿抬高试验阳性、肛周和会阴感觉减退、肛门括约肌紧张性和力量减退、肛门浅反射和球海绵体肌反射消失。

有三种不同的表现[88,123]。第一种是先前没有与腰椎相关症状的患者突然起病，历经数小时;第二种是亚急性起病,有长期慢性或反复腰痛和(或)坐骨神经痛病史;第三种是慢性、隐匿性逐渐进展,最终出现括约肌受累[88,123]。典型的椎间盘性 CES 是亚急性起病,但是在最后呈现一种"滚雪球"样的趋势出现神经损伤的快速进展。

不是患者一起病就表现出所有的临床特点[124]。在一项回顾性研究中,仅 19% 的患者存在双侧坐骨神经痛、下肢无力、鞍区感觉缺失和括约肌失调的特征性症状组合[124]。医生、患者和家属应觉察到这些令人担忧的症状和体征,它提示可能有这种严重神经科急症发生。某种程度上男性比女性更容易出现急性 CES,最常见的发病年龄是 30~60 岁。

由大的椎间盘压迫导致的 CES 是脊髓急症,因为力量、感觉,尤其是膀胱直肠和性功能恢复取决于马尾神经根的迅速减压[90]。

虽然每个人都同意对脊椎病性 CES 适合行减压性椎板切除术和椎间盘切除术,早做比晚做强,但手术的确切紧迫性尚存争议。Ahn等的一项 Meta 分析指出,CES 在 48 小时内治疗比 48 小时后治疗获益显著[125]。Kohles 等分析了 Meta 分析并得出结论:Ahn 等的方法存在缺陷,低估了早期治疗的价值[126]。Todd 分析数据并得出结论,在 CES 发病 24 小时内治疗的患者比 48 小时后接受治疗的患者膀胱功能更易恢复[127]。Gleave、MacFarlane[128]及他人[90,123]把 CES 患者细分为膀胱和泌尿道括约肌完全失去神经支配(存在尿潴留和充盈性尿失禁)的患者及排尿感觉减退、排空欲望缺失或排尿无力但没有尿潴留和充盈性尿失禁的不完全CES 患者。这些作者中很多人相信,如果患者存在尿潴留和充盈性尿失禁,则暗示膀胱功能完全失神经支配,紧急马尾减压没有益处[90,128]。其他学者报道,即使完全 CES 组早期手术仍能获益[123]。其他单一系列报道没有发现早期手术获益[129-132]。学者们同意手术前功能越好预示术后功能恢复越好。

使评估混乱的变量包括:①CES 的定义及其发病情况(多数学者将 CES 定义为当患者出现括约肌或性功能障碍和会阴/肛周感觉缺失时);②确定膀胱完全失去神经支配;③包括不同临床表现的人口统计学和流行病学因素;④病理学特点和所实施的手术操作;⑤术后评估的及时和细节。

CES 的识别和治疗很重要,因为它主要侵袭年轻人、有劳动力的成年人,并且由于感觉和运动缺失、括约肌控制受损和性功能减退,后果是灾难性的。即便迅速识别和治疗,也可能引起诉讼。Lavy 等估计在英国至少 10% 的CES 患者卷入官司[90]。大的椎间盘突出导致的CES 应该被看作急症,除非患者发病过程缓慢和(或)病程稳定。括约肌和会阴/肛周感觉障碍在 24 小时内手术很可能比在发病 24~48小时之间手术预后要好,后者比 48 小时后手术效果也好,尤其是保留膀胱括约肌功能的患者。一般来说,这意味着诊断为急性或亚急性CES 的患者应该直接送入急诊室,那里有能力进行 MRI 检查(首选的诊断性成像方法),同时安排脊髓外科医师紧急会诊。由于半夜疲惫的工作人员不熟悉医生或正在执行的流程,急诊手术的益处需权衡。

椎间盘压迫单一的腰骶神经根比 CES 更常见。对单一神经根支配区出现腰痛和严重无力的患者应迅速进行评估,很多这类患者需手术治疗。椎板切除术和椎间盘切除术对严重腰骶神经根压迫症状的恢复有益。但是没有证据表明,单一神经根病变患者急诊手术更受益。因此单一神经根病和脊椎病导致严重运动功能缺失的患者应该迅速评估和治疗,但不是急诊手术。如果又有第二条神经根受累,就会更加急迫。腰椎管狭窄、脊椎移位、滑膜囊肿很少突然起病。如果突发起病,常由椎间盘突出或外伤所致。

除了 CES 或严重的单神经根病变,多数表现为不伴有神经根痛的腰椎病性腰痛患者需要保守治疗。目前已有评估和治疗急、慢性腰痛的询证医学指南(e.g., http://www.icsi.org)(图 2.11 至图 2.14)[18,57,133-138]。

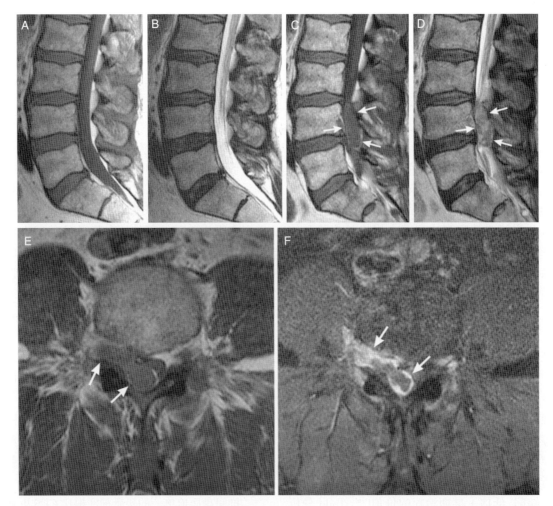

图 2.11 由于巨大椎间盘突出导致的马尾受压的图像。患者,男性,55 岁,表现为进行性腰痛 6 周以上。在病程早期的 T_1 加权像(A)和 T_2 加权像(B)矢状位,MRI 图像仅显示轻度的椎间盘变性,有宽大通畅的椎管。6 周后当开始出现双下肢无力和会阴部麻木时,MRI 显示一个巨大的硬膜外突出物,导致 T_1 加权像(C)和 T_2 加权像(D)上椎管消失(箭头)。轴位强化前(E)和强化后(F)T_1 加权像显示一个外周强化的硬膜外突出物(箭头),使硬膜囊向左侧移位。影像科医生的印象可能为硬膜外脓肿,但手术显示一个巨大的椎间盘突出。

外伤性下部脊柱急症

很多情况下,外伤性下部脊柱疼痛的患者有时会栩栩如生地描述外伤过程和目前的症状。然而,在一些情况下并非如此,例如:①骨质疏松患者中很轻或没有外伤;②由于同时发生头部损伤、药物或酒精中毒患者意识混乱或丧失;③患者有痴呆、智力障碍或严重的精神疾病;④患者有其他部位外伤,如长骨骨折,会

分散患者和医生的注意力。还有一种情况,患者遭受胸腰椎骨折,伤得很重但还没引起任何症状,在检查时也未出现任何可察觉的体征。这通常发生在重大外伤背景下。

椎骨压缩性骨折(VCF)非常常见。据估计,美国每年新发椎骨压缩性骨折 70 万例[139]。通常由于骨质疏松,但有一些是由于椎骨内溶骨性肿瘤引发的病理性骨折。骨质疏松导致的椎骨压缩性骨折通常累及下胸和腰椎。大多数患者诉外伤是诱因,但是外伤可相当轻微,如

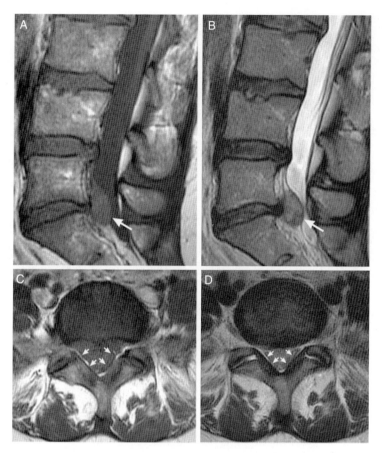

图 2.12　一个巨大的椎间盘突出引起坐骨神经痛而没有其他神经功能缺失。患者,女性,44 岁,表现为左侧 S1 分布区根性疼痛,无神经功能缺失。L5 水平 T_1 加权像(A)和 T_2 加权像(B)矢状位 MRI 图像以及 T_1 加权像(C)和 T_2 加权像(D)轴位 MRI 图像显示巨大的椎间盘突出,使硬膜囊消失并将其压向椎管后外侧(箭头)。她接受了保守治疗,其坐骨神经痛逐渐得到缓解。影响所见和临床表现之间并不完全一致。影像学上严重的椎管狭窄并不总是和神经功能损害一致。

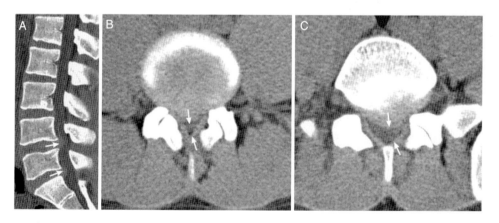

图 2.13　腰脊椎管狭窄。患者,男性,38 岁,表现为进行性站立和行走时下肢疼痛和麻木。矢状位 CT 重建图像(A)、L4(B)水平、L5(C)水平轴位 CT 图像显示一个由于短椎弓根造成的先天性椎管狭窄,伴有在 L4 和 L5 水平的椎间盘突出(A,箭头)。硬膜囊严重缩小,在 L4 椎间隙呈三叶草形状(B,箭头),而在椎体水平空间更大一些(C,箭头)。这种患者的腰椎管狭窄通常采取保守治疗。

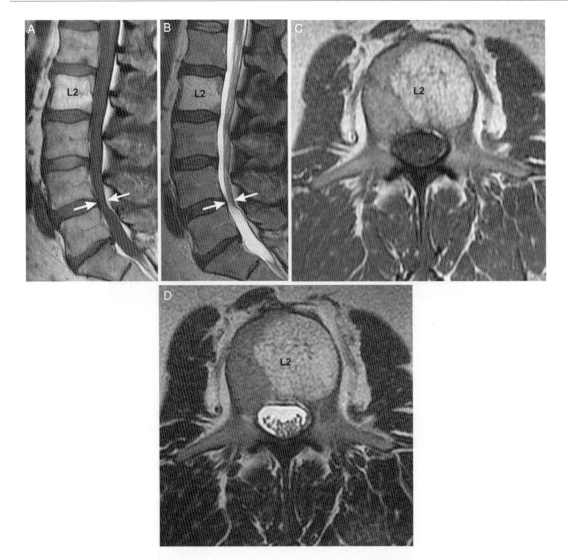

图 2.14 腰脊椎管狭窄。一名腰痛患者的矢状位 T_1 加权像 (**A**) 和 T_2 加权像 (**B**) MRI 图像显示在 L2 椎体水平 T_1 和 T_2 高信号。在 L2 椎体水平 T_1 加权像 (**C**) 和 T_2 加权像 (**D**) 轴位图像起确定作用。这是一个没有临床症状的良性血管瘤图像表现。T_1 加权像和 T_2 加权像高信号是因为病变内含有脂肪。注意真正有意义的发现是 L4-L5 的先天性椎管狭窄 (**A**、**B**,箭头)。

臀部着地或举起重物,一小部分病例报道没有外伤。X 线片、CT、MRI,甚至放射性核素骨显像能有助于诊断。MRI 能够通过显示受累骨骼的水肿帮助确定骨折时间,水肿通常持续至少 3~4 个月,但也可能更长。少数患者存在由于骨折碎片移位到椎管导致的神经系统症状。这些患者必须手术治疗。常常要进行骨密度测定,以证实患者骨质疏松的存在和评估其严重程度。传统意义上,VCF 患者应给予镇痛药、

矫形支架、限制活动。经皮椎体加强术(椎骨成形术和后凸成形术)已经被用于治疗骨质疏松和肿瘤导致的痛性椎骨压缩性骨折。虽然这些注射方法看起来能使患者疼痛缓解,但最近两项双盲安慰剂对照试验没有显示椎体成形术有益[140-142]。

保守估计美国急诊科每年有超过 100 万钝伤患者可能伴发脊髓损伤[143]。据报道,钝伤导致胸腰段脊柱骨折的发病率为 2%~7.5%[144]。胸腰

段骨折的患者 26%~40% 存在神经系统损害[144]。

外伤性胸腰段脊柱骨折通常由于高处坠落或车祸[144]。据报道，外伤患者行胸腰段脊柱检查的适应证包括：速度超过 56.33km/h 的交通工具撞击；从高于 4.57m 的高处坠落；汽车撞击行人，使行人抛出超过 3.05m；猛烈攻击导致的意识水平下降；已知的颈椎损伤；脊柱强直性疾病（如强直性脊柱炎、弥散性特发性骨肥厚）[143]。与胸腰段骨折有关的体征包括：背痛/脊柱压痛（敏感性 62.1%，特异性 91.5%）；可触到的脊柱不平（敏感性 13.8%，特异性 100%）；背部淤伤（敏感性 6.9%，特异性 98.6%）；异常的神经系统体征（敏感性 41.4%，特异性 95.8%）[144]。神经系统症状或许应该加到这个列表当中。Hsu 等也报道任何 GCS 评分下降（<15）、乙醇或药物中毒、大的分散注意力的损伤都能掩盖一个人胸腰段脊柱损伤的评估而更需要影像学检查[144]。存在颈椎骨折使胸腰段骨折的风险加倍[144]。除了脊柱本身的损害外，胸腰段外伤也能损伤主动脉和脊髓血液供应。胸腰段骨折的主要类型包括楔形压缩性骨折、粉碎性骨折、牵张屈曲性骨折（或安全带骨折）和移位性骨折（典型特点是高度不稳定通常伴有神经损

害）[145]。胸腰段骨折有几种分类系统[146]。脊髓穿通伤最多见于射击伤，刀伤不太常见。胸腰连接处是外伤性胸腰段骨折的最常见部位[24,44]。脊柱骨折的稳定性要连续评价。可能存在脊柱骨折患者的转运、检查和拍片时应该制动。

评价胸腰段脊柱应选择多排 CT 作为影像学检查。在行躯干（胸、腹、骨盆）CT 检查的患者中，图像被重新编排足以评估脊柱。对可能存在继发于骨压缩、间盘突出、脊髓缺血或血肿和怀疑韧带不稳定导致脊髓受损的患者，应行 MRI 检查。

稳定且没有神经压迫的骨折常用的保守处理方法是外固定，而不稳定和很多伴有神经压迫的骨折可能需要外科手术和器械（放置金属硬件）固定。非穿通性急性脊髓损伤患者静脉应用大剂量糖皮质激素仍有争议（图 2.15 至图 2.17）[147]。

小结

一些腰痛患者明确应该到急诊室就诊。要重视高速交通事故后出现腰痛的患者或迅速进展的马尾综合征伴或不伴有败血症的患者。

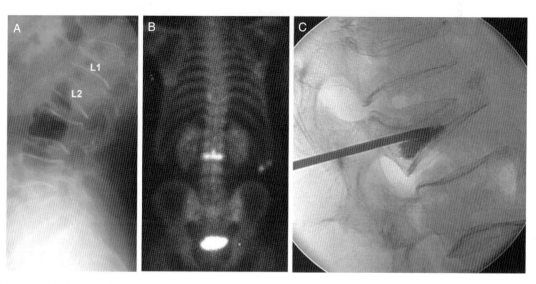

图 2.15　新的和陈旧性压缩性骨折图像。患者，男性，75 岁，表现为轻微外伤后急性上腰部疼痛。侧位片（A）显示 L1 和 L2 椎体压缩。以前的片子未发现压缩性骨折。放射性核素骨扫描（B）显示仅 L2 活动增强。L2 是他急性骨折的部位，而 L1 骨折已经很长时间没有症状了。他最终接受了骨加强治疗（椎骨成形术）（C）。

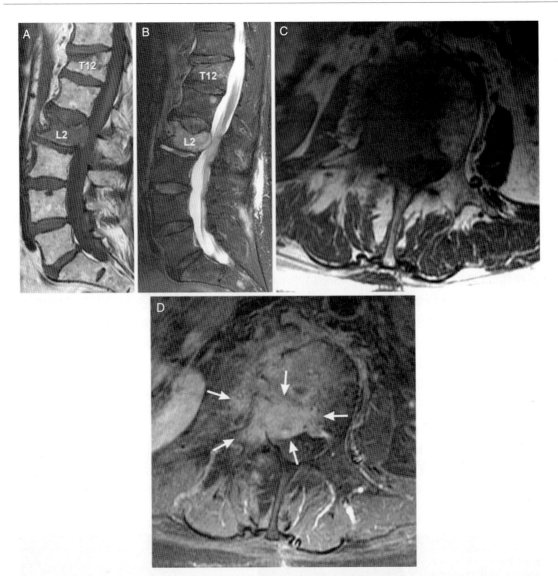

图 2.16 良性和恶性骨折。患者,女性,68 岁,表现为新发的腰部疼痛和右侧腹股沟和大腿内侧疼痛。矢状位 T_1 (A)加权像和脂肪抑制 T_2 (B)加权像 MRI 图像显示 T12 椎体上终板良性压迫。注意骨髓信号改变局限于最近的下终板骨髓。在 L2 也有一个恶性的、病理性压缩性骨折,在这里信号异常包绕着整个椎体,这个椎体向后凸起进入脊椎管。在 L2 水平轴位强化前(C)和强化后(D)T_1 加权像显示骨髓信号异常自椎体向右侧椎弓根延伸,有强化的肿瘤组织侵入硬膜外间隙和椎旁软组织(箭头)。

这些患者需要急诊评估和治疗。门诊就诊的急性或亚急性腰痛患者的症状不明显。这些患者可能有紧急的或即刻会出现的紧急情况,如果认识不足会导致病情进展。在病史及通过详细的物理检查和神经系统检查寻找危险信号,可甄别出隐藏着严重病情的患者,如感染、肿瘤、主动脉夹层或动脉瘤、大的腰骶间盘突出或脊髓外伤性损害。通过此过程确定的患者需要快速进行辅助检查,并依据结果可能需紧急手术。对大多数令人烦恼的腰痛病因,如感染、肿瘤、脊椎病,MRI 是最好的影像学检查。对于胸主动脉夹层和腹主动脉瘤,CT 和超声分别是首选的影像学检查方法。对有外伤史的患者,CT 能有助于"明确脊柱"创伤史,并帮助诊

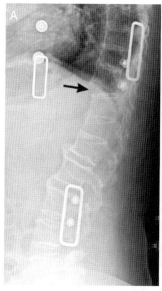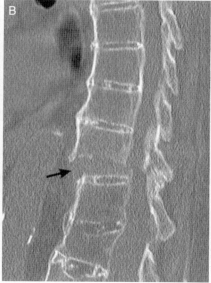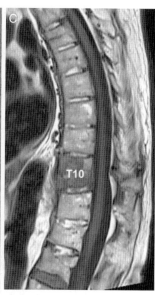

图 2.17　强直性脊柱炎患者移位性椎体骨折。患者,男性,52 岁,已知患有强直性脊柱炎(AS),表现为在一次低强度的汽车肇事后出现下位后胸部疼痛。患者躺在背板时的侧位片(**A**)显示一个通过 T10 椎体下的移位性骨折,在侧位 CT 重建图像(**B**)上更明显(箭头)。观察到在矢状位 T_1 加权像(**C**)上骨髓水肿遍布 T10 椎体。任何使脊柱不同寻常僵硬的疾病[例如 AS、弥散性原发性骨肥大(DISH)]很轻的外伤就极易造成灾难性的骨折。

断其他腰背急症。

　　致谢:衷心感谢 Linda A.Schmidt 女士行政上给予支持。

参考文献

1. Nachemson AL, Jonsson E, editors. Neck and back pain: the scientific evidence of causes, diagnosis, and treatment. Philadelphia, PA: Lippincott Williams & Wilkins; 2000.
2. Rubin DI. Epidemiology and risk factors for spine pain. Neurol Clin. 2007;25(2):353–71.
3. Cypress BK. Characteristics of physician visits for back symptoms: a national perspective. Am J Public Health. 1983;73(4):389–95.
4. Milbrett P, Halm M. Characteristics and predictors of frequent utilization of emergency services. J Emerg Nurs. 2009;35(3):191–8.
5. Frymoyer JW. Back pain and sciatica. N Engl J Med. 1988;318(5):291–300.
6. Andersson GB. Epidemiological features of chronic low-back pain. Lancet. 1999;354(9178):581–5.
7. Frymoyer JW, Cats-Baril WL. An overview of the incidences and costs of low back pain. Orthop Clin North Am. 1991;22(2):263–71.
8. Katz JN. Lumbar disc disorders and low-back pain: socioeconomic factors and consequences. J Bone Joint Surg Am. 2006;88 Suppl 2:21–4.
9. National Research Council and the Institute of Medicine. Panel on Musculoskeletal Disorders and the Workplace. Commission on Behavioral and Social Sciences and Education. In: Musculoskeletal disorders and the workplace: low back and upper extremities, Chapter 2. Washington, D.C.: National Academy Press; 2001.
10. Carey TS, Freburger JK, Holmes GM, et al. A long way to go: practice patterns and evidence in chronic low back pain care. Spine. 2009;34(7):718–24.
11. Cassidy JD, Cote P, Carroll LJ, Kristman V. Incidence and course of low back pain episodes in the general population. Spine. 2005;30(24):2817–23.
12. Papageorgiou AC, Croft PR, Thomas E, et al. Influence of previous pain experience on the episode incidence of low back pain: results from the South Manchester Back Pain Study. Pain. 1996;66(2–3):181–5.
13. Winters ME, Kluetz P, Zilberstein J. Back pain emergencies. Med Clin North Am. 2006;90(3):505–23.
14. Deyo RA, Rainville J, Kent DL. What can the history and physical examination tell us about low back pain? JAMA. 1992;268(6):760–5.
15. Henschke N, Maher CG, Refshauge KM, et al. Prevalence of and screening for serious spinal pathology in patients presenting to primary care settings with acute low back pain. Arthritis Rheum. 2009;60(10):3072–80.
16. Klineberg E, Mazanec D, Orr D, et al. Masquerade: medical causes of back pain. Cleve Clin J Med. 2007;74(12):905–13.
17. Deyo RA, Weinstein JN. Low back pain. N Engl J Med. 2001;344(5):363–70.

18. Bigos S, Bowyer O, Braen G, et al. Acute low back problems in adults. Clinical Practice Guideline No. 14. Rockville, MD: Agency for Health Care Policy and Research, 1994 (AHCPR Publication No. 95-0642).

19. Della-Giustina DA. Emergency department evaluation and treatment of back pain. Emerg Med Clin North Am. 1999;17(4):877–93, vi–vii.

20. Hart LG, Deyo RA, Cherkin DC. Physician office visits for low back pain: Frequency, clinical evaluation, and treatment patterns from a U.S. national survey. Spine. 1995;20(1):11–9.

21. Sapico FL, Montgomerie JZ. Pyogenic vertebral osteomyelitis: report of nine cases and review of the literature. Rev Infect Dis. 1979;1(5):754–76.

22. Baker AS, Ojemann RG, Swartz MN, Richardson Jr EP. Spinal epidural abscess. N Engl J Med. 1975;293(10):463–8.

23. Wiglesworth A, Austin R, Corona M, et al. Bruising as a marker of physical elder abuse. J Am Geriatr Soc. 2009;57(7):1191–6.

24. Bartleson JD, Deen HG. Spine disorders: medical and surgical management. Cambridge, UK: Cambridge University Press; 2009.

25. Arce D, Sass P, Abul-Khoudoud H. Recognizing spinal cord emergencies. Am Fam Physician. 2001; 64(4):631–8.

26. Wagner R, Jagoda A. Spinal cord syndromes. Emerg Med Clin North Am. 1997;15(3):699–711.

27. Deyo RA. Early diagnostic evaluation of low back pain. J Gen Intern Med. 1986;1(5):328–38.

28. Kobayashi S, Shizu N, Suzuki Y, et al. Changes in nerve root motion and intraradicular blood flow during an intraoperative straight-leg-raising test. Spine. 2003;28(13):1427–34.

29. Breig A, Troup JD. Biomechanical considerations in the straight-leg-raising test. Cadaveric and clinical studies of the effects of medial hip rotation. Spine. 1979;4(3):242–50.

30. Devillé WL, van der Windt DA, Džaferagić A, et al. The test of Lasègue: systematic review of the accuracy in diagnosing herniated discs. Spine. 2000; 25(9):1140–7.

31. DeJong RN. The neurologic examination. 4th ed. Hagerstown, MD: Harper Row; 1979. p. 594.

32. Rabin A, Gerszten PC, Karausky P, et al. The sensitivity of the seated straight-leg raise test compared with the supine straight-leg raise test in patients presenting with magnetic resonance imaging evidence of lumbar nerve root compression. Arch Phys Med Rehabil. 2007;88(7):840–3.

33. Maitland GD. The slump test: examination and treatment. Aust J Physiother. 1985;31(6):215–9.

34. Majlesi J, Togay H, Ünalan H, Toprak S. The sensitivity and specificity of the slump and the straight leg raising tests in patients with lumbar disc herniation. J Clin Rheumatol. 2008;14(2):87–91.

35. Bourque PR, Dyck PJ. Selective calf weakness suggests intraspinal pathology, not peripheral neuropathy. Arch Neurol. 1990;47(1):79–80.

36. Boden SD, Davis DO, Dina TS, et al. Abnormal magnetic-resonance scans of the lumbar spine in asymptomatic subjects: a prospective investigation. J Bone Joint Surg Am. 1990;72(3):403–8.

37. Borenstein DG, O'Mara Jr JW, Boden SD, et al. The value of magnetic resonance imaging of the lumbar spine to predict low-back pain in asymptomatic subjects: a seven-year follow-up study. J Bone Joint Surg Am. 2001;83(A9):1306–11.

38. van Tulder MW, Assendelft WJ, Koes BW, Bouter LM. Spinal radiographic findings and nonspecific low back pain. A systematic review of observational studies. Spine. 1997;22(4):427–34.

39. Atlas SJ, Deyo RA. Evaluating and managing acute low back pain in the primary care setting. J Gen Intern Med. 2001;16(2):120–31.

40. Bradley WG. Low back pain. Am J Neuroradiol. 2007;28(5):990–2.

41. Chou R, Fu R, Carrino JA, Deyo RA. Imaging strategies for low-back pain: systematic review and meta-analysis. Lancet. 2009;373(9662):463–72.

42. Jarvik JG, Hollingworth W, Martin B, et al. Rapid magnetic resonance imaging vs. radiographs for patients with low back pain: a randomized controlled trial. JAMA. 2003;289(21):2810–8.

43. Lurie JD, Birkmeyer NJ, Weinstein JN. Rates of advanced spinal imaging and spine surgery. Spine. 2003;28(6):616–20.

44. Hsu JM, Joseph T, Ellis AM. Thoracolumbar fracture in blunt trauma patients: guidelines for diagnosis and imaging. Injury. 2003;34(6):426–33.

45. Tamir E, Anekstein Y, Mirovsky Y, et al. Thoracic and lumbar spine radiographs for walking trauma patients–is it necessary? J Emerg Med. 2006;31(4): 403–5.

46. Deyo RA, Diehl AK. Cancer as a cause of back pain: frequency, clinical presentation, and diagnostic strategies. J Gen Intern Med. 1988;3(3):230–8.

47. Jarvik JG, Deyo RA. Diagnostic evaluation of low back pain with emphasis on imaging. Ann Intern Med. 2002;137(7):586–97.

48. Deyo RA, Bigos SJ, Maravilla KR. Diagnostic imaging procedures for the lumbar spine. Ann Intern Med. 1989;111(11):865–7.

49. Deyo RA, Diehl AK. Lumbar spine films in primary care: current use and effects of selective ordering criteria. J Gen Intern Med. 1986;1(1):20–5.

50. Kelen GD, Noji EK, Doris PE. Guidelines for use of lumbar spine radiography. Ann Emerg Med. 1986;15(3):245–51.

51. Walter J, Falvo T, Martich V. Nontraumatic neck and back pain. In: Rosen P, Doris P, Barkin R, editors. Diagnostic radiology in emergency medicine. Boston, MA: Mosby-Year Book; 1992. p. 475–508.

52. Thornbury JR, Fryback DG, Turski PA, et al. Disk-caused nerve compression in patients with acute low-back pain: diagnosis with MR, CT myelography, and plain CT. Radiology. 1993;186(3):731–8.

53. van Rijn JC, Klemetso N, Reitsma JB, et al. Observer variation in the evaluation of lumbar herniated discs and root compression: spiral CT compared with MRI. Br J Radiol. 2006;79(941):372–7.

54. Epstein O, Ludwig S, Gelb D, et al. Comparison of computed tomography and plain radiography in

assessing traumatic spinal deformity. J Spinal Disord Tech. 2009;22(3):197–201.

55. Inaba K, Munera F, McKenney M, et al. Visceral torso computed tomography for clearance of the thoracolumbar spine in trauma: a review of the literature. J Trauma. 2006;60(4):915–20.

56. Modic MT, Feiglin DH, Piraino DW, et al. Vertebral osteomyelitis: assessment using MR. Radiology. 1985;157(1):157–66.

57. Chou R, Qaseem A, Snow V, et al. Diagnosis and treatment of low back pain: a joint clinical practice guideline from the American College of Physicians and the American Pain Society. Ann Intern Med. 2007;147(7):478–91.

58. Jensen AG, Espersen F, Skinhoj P, Frimodt-Moller N. Bacteremic Staphylococcus aureus spondylitis. Arch Intern Med. 1998;158(5):509–17.

59. Sexton D, MacDonald M. Vertebral osteomyelitis and discitis. http://www.uptodate.com/online/content/topic.do?topicKey=skin_inf/6649&source=preview&anchor=H1. Accessed 7 Mar 2011.

60. Siemionow K, Steinmetz M, Bell G, et al. Identifying serious causes of back pain: cancer, infection, fracture. Cleve Clin J Med. 2008;75(8):557–66.

61. Mylona E, Samarkos M, Kakalou E, et al. Pyogenic vertebral osteomyelitis: a systematic review of clinical characteristics. Semin Arthritis Rheum. 2009; 39(1):10–7.

62. Gasbarrini AL, Bertoldi E, Mazzetti M, et al. Clinical features, diagnostic and therapeutic approaches to haematogenous vertebral osteomyelitis. Eur Rev Med Pharmacol Sci. 2005;9(1):53–66.

63. Kapeller P, Fazekas F, Krametter D, et al. Pyogenic infectious spondylitis: clinical, laboratory and MRI features. Eur Neurol. 1997;38(2):94–8.

64. An HS, Seldomridge JA. Spinal infections: diagnostic tests and imaging studies. Clin Orthop Relat Res. 2006;444:27–33.

65. Zimmerli W. Vertebral osteomyelitis. N Engl J Med. 2010;362(11):1022–9.

66. Szypryt EP, Hardy JG, Hinton CE, et al. A comparison between magnetic resonance imaging and scintigraphic bone imaging in the diagnosis of disc space infection in an animal model. Spine. 1988;13(9): 1042–8.

67. Pertuiset E, Beaudreuil J, Liote F, et al. Spinal tuberculosis in adults. A study of 103 cases in a developed country, 1980–1994. Medicine. 1999;78(5): 309–20.

68. Reihsaus E, Waldbaur H, Seeling W. Spinal epidural abscess: a meta-analysis of 915 patients. Neurosurg Rev. 2000;23(4):175–204.

69. Ptaszynski AE, Hooten WM, Huntoon MA. The incidence of spontaneous epidural abscess in Olmsted County from 1990 through 2000: a rare cause of spinal pain. Pain Med. 2007;8(4):338–43.

70. Phillips JM, Stedeford JC, Hartsilver E, Roberts C. Epidural abscess complicating insertion of epidural catheters. Br J Anaesth. 2002;89(5):778–82.

71. Gaul C, Neundorfer B, Winterholler M. Iatrogenic (para-) spinal abscesses and meningitis following injection therapy for low back pain. Pain. 2005;

116(3):407–10.

72. Sendi P, Bregenzer T, Zimmerli W. Spinal epidural abscess in clinical practice. Q J Med. 2008;101: 1–12.

73. Darouiche RO. Spinal epidural abscess. N Engl J Med. 2006;355(19):2012–20.

74. Chen WC, Wang JL, Wang JT, et al. Spinal epidural abscess due to Staphylococcus aureus: clinical manifestations and outcomes. J Microbiol Immunol Infect. 2008;41(3):215–21.

75. Davis DP, Wold RM, Patel RJ, et al. The clinical presentation and impact of diagnostic delays on emergency department patients with spinal epidural abscess. J Emerg Med. 2004;26(3):285–91.

76. Brihaye J, Ectors P, Lemort M, Van Houtte P. The management of spinal epidural metastases. Adv Tech Stand Neurosurg. 1988;16:121–76.

77. Schiff D, O'Neill BP, Suman VJ. Spinal epidural metastasis as the initial manifestation of malignancy: clinical features and diagnostic approach. Neurology. 1997;49(2):452–6.

78. Gilbert RW, Kim JH, Posner JB. Epidural spinal cord compression from metastatic tumor: diagnosis and treatment. Ann Neurol. 1978;3(1):40–51.

79. Allin KH, Bojesen SE, Nordestgaard BG. Baseline C-reactive protein is associated with incident cancer and survival in patients with cancer. J Clin Oncol. 2009;27(13):2217–24.

80. Schiff D, O'Neill BP, Wang CH, O'Fallon JR. Neuroimaging and treatment implications of patients with multiple epidural spinal metastases. Cancer. 1998;83(8):1593–601.

81. Bach F, Larsen BH, Rohde K, et al. Metastatic spinal cord compression. Occurrence, symptoms, clinical presentations and prognosis in 398 patients with spinal cord compression. Acta Neurochir (Wien). 1990;107(1–2):37–43.

82. Helweg-Larsen S, Sorensen PS. Symptoms and signs in metastatic spinal cord compression: a study of progression from first symptom until diagnosis in 153 patients. Eur J Cancer. 1994;30A(3):396–8.

83. Schiff D. Clinical features and diagnosis of neoplastic epidural spinal cord compression, including cauda equina syndrome. UpToDate Online 18.3; 2010. Accessed 7 Mar 2011.

84. Schiff D. Treatment and prognosis of neoplastic epidural spinal cord compression, including cauda equina syndrome. UpToDate Online 18.3; 2010. Accessed 7 Mar 2011.

85. Shapiro S. Medical realities of cauda equina syndrome secondary to lumbar disc herniation. Spine. 2000;25(3):348–51.

86. Kostuik JP, Harrington I, Alexander D, et al. Cauda equina syndrome and lumbar disc herniation. J Bone Joint Surg Am. 1986;68(3):386–91.

87. O'Laoire SA, Crockard HA, Thomas DG. Prognosis for sphincter recovery after operation for cauda equina compression owing to lumbar disc prolapse. Br Med J (Clin Res Ed). 1981;282(6279):1852–4.

88. Tay EC, Chacha PB. Midline prolapse of a lumbar intervertebral disc with compression of the cauda equina. J Bone Joint Surg Br. 1979;61(1):43–6.

89. Small SA, Perron AD, Brady WJ. Orthopedic pitfalls: cauda equina syndrome. Am J Emerg Med. 2005;23(2):159–63.

90. Lavy C, James A, Wilson-MacDonald J, Fairbank J. Cauda equina syndrome. Br Med J. 2009;338: 881–4.

91. Loblaw DA, Perry J, Chambers A, Laperriere NJ. Systematic review of the diagnosis and management of malignant extradural spinal cord compression: the Cancer Care Ontario Practice Guidelines Initiative's Neuro-Oncology Disease Site Group. J Clin Oncol. 2005;23:2028–37.

92. Sullivan PR, Wolfson AB, Leckey RD, Burke JL. Diagnosis of acute thoracic aortic dissection in the emergency department. Am J Emerg Med. 2000; 18(1):46–50.

93. Golledge J, Eagle KA. Acute aortic dissection. Lancet. 2008;372:55–66.

94. Chen K, Varon J, Wenker OC, et al. Acute thoracic aortic dissection: the basics. J Emerg Med. 1997; 15(6):859–67.

95. Hagan PG, Nienaber CA, Isselbacher EM, et al. The International Registry of Acute Aortic Dissection (IRAD): new insights into an old disease. JAMA. 2000;283(7):897–903.

96. Rogers RL, McCormack R. Aortic disasters. Emerg Med Clin North Am. 2004;22(4):887–908.

97. Tsai TT, Nienaber CA, Eagle KA. Acute aortic syndromes. Circulation. 2005;112(24):3802–13.

98. Nienaber CA, Eagle KA. Aortic dissection: new frontiers in diagnosis and management: Part I: from etiology to diagnostic strategies. Circulation. 2003; 108(5):628–35.

99. Gerber O, Heyer EJ, Vieux U. Painless dissections of the aorta presenting as acute neurologic syndromes. Stroke. 1986;17(4):644–7.

100. Greenwood WR, Robinson MD. Painless dissection of the thoracic aorta. Am J Emerg Med. 1986;4(4): 330–3.

101. von Kodolitsch Y, Schwartz AG, Nienaber CA. Clinical prediction of acute aortic dissection. Arch Intern Med. 2000;160(19):2977–82.

102. Clark CE, Campbell JL, Evans PH, Millward A. Prevalence and clinical implications of the inter-arm blood pressure difference: a systematic review. J Hum Hypertens. 2006;20(12):923–31.

103. Salvolini L, Renda P, Fiore D, et al. Acute aortic syndromes: role of multi-detector row CT. Eur J Radiol. 2008;65(3):350–8.

104. Sommer T, Fehske W, Holzknecht N, et al. Aortic dissection: a comparative study of diagnosis with spiral CT, multiplanar transesophageal echocardiography, and MR imaging. Radiology. 1996;199(2): 347–52.

105. Yoshida S, Akiba H, Tamakawa M, et al. Thoracic involvement of type A aortic dissection and intramural hematoma: diagnostic accuracy–comparison of emergency helical CT and surgical findings. Radiology. 2003;228(2):430–5.

106. Zeman RK, Berman PM, Silverman PM, et al. Diagnosis of aortic dissection: value of helical CT with multiplanar reformation and three-dimensional rendering. Am J Roentgenol. 1995; 164(6):1375–80.

107. Shiga T, Wajima Z, Apfel CC, et al. Diagnostic accuracy of transesophageal echocardiography, helical computed tomography, and magnetic resonance imaging for suspected thoracic aortic dissection: systematic review and meta-analysis. Arch Intern Med. 2006;166(13):1350–6.

108. Shiga T, Wajima Z, Inoue T, Ogawa R. Survey of observer variation in transesophageal echocardiography: comparison of anesthesiology and cardiology literature. J Cardiothorac Vasc Anesth. 2003;17(4): 430–42.

109. Borner N, Erbel R, Braun B, et al. Diagnosis of aortic dissection by transesophageal echocardiography. Am J Cardiol. 1984;54(8):1157–8.

110. Erbel R, Alfonso F, Boileau C, et al. Diagnosis and management of aortic dissection. Eur Heart J. 2001;22(18):1642–81.

111. Isselbacher EM. Thoracic and abdominal aortic aneurysms. Circulation. 2005;111(6):816–28.

112. National Vital Statistics Report. Deaths: leading causes for 2000. http://www.cdc.gov/injury/wisqars/fatal.html. Accessed 7 Mar 2011.

113. Lederle FA. In the clinic. Abdominal aortic aneurysm. Ann Intern Med. 2009;150(9):ITC5-1–15.

114. Powell JT, Greenhalgh RM. Small abdominal aortic aneurysms. N Engl J Med. 2003;348(19):1895–901.

115. Lederle FA, Johnson GR, Wilson SE, et al. Prevalence and associations of abdominal aortic aneurysm detected through screening. Aneurysm Detection and Management (ADAM) Veterans Affairs Cooperative Study Group. Ann Intern Med. 1997; 126(6):441–9.

116. Lederle FA, Johnson GR, Wilson SE, et al. The aneurysm detection and management study screening program: validation cohort and final results. Aneurysm Detection and Management Veterans Affairs Cooperative Study Investigators. Arch Intern Med. 2000;160(10):1425–30.

117. Steele MA, Dalsing MC. Emergency evaluation of abdominal aortic aneurysms. Indiana Med. 1987;80(9):862–4.

118. Merchant RF, Cafferata HT, DePalma RG. Ruptured aortic aneurysm seen initially as acute femoral neuropathy. Arch Surg. 1982;117(6):811–3.

119. Lee TY, Korn P, Heller JA, et al. The cost-effectiveness of a "quick-screen" program for abdominal aortic aneurysms. Surgery. 2002;132(2):399–407.

120. Lindholt JS, Vammen S, Juul S, et al. The validity of ultrasonographic scanning as screening method for abdominal aortic aneurysm. Eur J Vasc Endovasc Surg. 1999;17(6):472–5.

121. Upchurch GR, Schaub TA. Abdominal aortic aneurysm. Am Fam Physician. 2006;73(7):1198–204.

122. Spangfort EV. The lumbar disc herniation. A computer-aided analysis of 2,504 operations. Acta Orthop Scand Suppl. 1972;142:1–95.

123. DeLong WB, Polissar N, Neradilek B. Timing of surgery in cauda equina syndrome with urinary retention: meta-analysis of observational studies. J Neurosurg Spine. 2008;8:305–20.

124. Jalloh I, Minhas P. Delays in the treatment of cauda equina syndrome due to its variable clinical features in patients presenting to the emergency department. Emerg Med J. 2007;24:33–4.

125. Ahn UM, Ahn NU, Buchowski JM, et al. Cauda equina syndrome secondary to lumbar disc herniation: a meta-analysis of surgical outcomes. Spine. 2000;25(12):1515–22.

126. Kohles SS, Kohles DA, Karp AP, et al. Time-dependent surgical outcomes following cauda equina syndrome diagnosis: comments on a meta-analysis. Spine. 2004;29(11):1281–7.

127. Todd NV. Cauda equina syndrome: the timing of surgery probably does influence outcome. Br J Neurosurg. 2005;19(4):301–6.

128. Gleave JRW, MacFarlane R. Cauda equina syndrome: what is the relationship between timing of surgery and outcome? Br J Neurosurg. 2002;16(4): 325–8.

129. Hussain SA, Gullan RW, Chitnavis BP. Cauda equina syndrome: outcome and implications for management. Br J Neurosurg. 2003;17(2):164–7.

130. McCarthy MJ, Aylott CE, Grevitt MP, Hegarty J. Cauda equina syndrome: factors affecting long-term functional and sphincteric outcome. Spine. 2007;32(2):207–16.

131. Qureshi A, Sell P. Cauda equina syndrome treated by surgical decompression: the influence of timing on surgical outcome. Eur Spine J. 2007;16:2143–51.

132. Olivero WC, Wang H, Hanigan WC, et al. Cauda equina syndrome (CES) from lumbar disc herniations. J Spinal Disord Tech. 2009;22(3):202–6.

133. Chou R, Atlas SJ, Stanos SP, Rosenquist RW. Nonsurgical interventional therapies for low back pain: a review of the evidence for an American Pain Society clinical practice guideline. Spine. 2009; 34(10):1078–93.

134. Chou R, Huffman LH. Medications for acute and chronic low back pain: a review of the evidence for an American Pain Society/American College of Physicians clinical practice guideline. Ann Intern Med. 2007;147(7):505–14.

135. Chou R, Huffman LH. Nonpharmacologic therapies for acute and chronic low back pain: a review of the evidence for an American Pain Society/American College of Physicians clinical practice guideline.

136. Ann Intern Med. 2007;147(7):492–504.

136. Chou R, Loeser JD, Owens DK, et al. Interventional therapies, surgery, and interdisciplinary rehabilitation for low back pain: an evidence-based clinical practice guideline from the American Pain Society. Spine. 2009;34(10):1066–77.

137. Chou R, Baisden J, Carragee EJ, et al. Surgery for low back pain: a review of the evidence for an American Pain Society Clinical Practice Guideline. Spine. 2009;34(10):1094–109.

138. Watters 3rd WC, Baisden J, Gilbert TJ, et al. Degenerative lumbar spinal stenosis: an evidence-based clinical guideline for the diagnosis and treatment of degenerative lumbar spinal stenosis. Spine J. 2008;8(2):305–10.

139. Kim DH, Vaccaro AR. Osteoporotic compression fractures of the spine; current options and considerations for treatment. Spine J. 2006;6(5):479–87.

140. Buchbinder R, Osborne RH, Ebeling PR, et al. A randomized trial of vertebroplasty for painful osteoporotic vertebral fractures. N Engl J Med. 2009; 361(6):557–68.

141. Kallmes DF, Comstock BA, Heagerty PJ, et al. A randomized trial of vertebroplasty for osteoporotic spinal fractures. N Engl J Med. 2009;361(6): 569–79.

142. Weinstein JN. Balancing science and informed choice in decisions about vertebroplasty. N Engl J Med. 2009;361(6):619–21.

143. Daffner RH, Hackney DB. ACR Appropriateness Criteria on suspected spine trauma. J Am Coll Radiol. 2007;4(11):762–75.

144. Winslow JE, Hensberry R, Bozeman WP, et al. Risk of thoracolumbar fractures doubled in victims of motor vehicle collisions with cervical spine fractures. J Trauma. 2006;61:686–7.

145. Frymoyer JW, Wiesel SW, Editors-in-Chief. Chapter 41. In: The adult & pediatric spine, Volume 2, 3rd ed. Philadelphia, Pennsylvania: Lippincott Williams & Wilkins; 2004.

146. Steinmetz MP, Resnick DK. Thoracolumbar fractures. Classification and implications for treatment: part I. Contemp Neurosurg. 2006;28(7):1–7.

147. Bledsoe BE, Wesley AK, Salomone JP. High-dose steroids for acute spinal cord injury in emergency medical services. Prehosp Emerg Care. 2004;8(3):313–6.

第 **3** 章

头晕及眩晕

Kevin A. Kerber, Robert W. Baloh

摘 要

头晕和眩晕是患者来急诊室就诊的常见原因。大多数患者为良性或自限性病因，但是小部分却隐藏着诸如脑卒中这样的危险疾病。在本章我们强调急诊眩晕患者评估及治疗的关键步骤。我们集中讨论眩晕的症状以及周围性眩晕与中枢性眩晕的区别。

关键词

头晕 眩晕 前庭神经元炎 良性阵发性位置性眩晕 卒中 梅尼埃病

引言

在急诊，当临床医生面对头晕的评价和处理时有很大的不确定性。在新近一项对急诊内科医生的调查中，"确定眩晕的中枢性或严重病因"被列在首位，临床决策关乎对急诊成年患者所选择的辅助检查[1]。这种不确定性也使急诊头晕患者选择影像学检查比率明显增加。1995 年，不足 10%的急诊头晕患者进行了头部 CT 扫描，但是到 2004 年，这个比例已达到 25%以上[2]。尽管头部 CT 的使用增加了，但急诊头晕患者被诊断为中枢性疾病的比例并没有增加[2]。

大多数头晕患者可被快速评估，而有效的评估可对可能的诊断作出判断——因此对治疗决策提供信息。针对头晕症状及某些头晕疾病已有很多有效的治疗措施。事实上，良性阵发性位置性眩晕（BPPV）是头晕最常见的病因，并且可在床旁通过一个简单的手法复位（例如 Epley 手法）而治愈[3]。头晕治疗的目标是使用最有效的治疗使患者受益最大。达到这一目标取决于床旁评估及对病例的处方。

对头晕表现的不确定性大多数出现在试图区别"外周性"（通常为良性）和"中枢性"（很可能危及生命）头晕时。区别它们的关键在于清楚三种最常见的外周性前庭疾病（前庭神经元炎、BPPV、梅尼埃病）（表 3.1）。通常情况下，"除外"危及生命的中枢性疾病的最有效办法是"归入"某一外周性前庭疾病。外周性前庭系统疾病很重要，因为其是引起头晕的主要原因，临床表现高度一致，且可有效治疗。当临床表现不同于外周性前庭系统疾病一致性的临床特点时就应考虑中枢性疾病。

这一章我们重点讨论急诊头晕患者诊疗

表3.1 三种最常见的特异性周围前庭疾病

表现类型	症状	检查结果	提示中枢病变 a 的危险信号
前庭神经元炎	急性、严重、持续时间长的头晕	持续眩晕、恶心和平衡失调	自发单向水平眼震、转头试验 b 阳性	中枢性眼震 c，转头试验阴性
梅尼埃病	反复发作的自发性发作	眩晕、恶心、平衡失调持续几小时，单侧波动性听力丧失	周围性眼震，单侧听力丧失	新发、持续数分钟逐渐加重、中枢性眼震 c
良性阵发性位置性眩晕	反复发生的由体位诱发的发作	反复由体位诱发的眩晕发作，持续时间小于 1 分钟	Dix-Hallpike 位置试验激发向上旋转型眼震发作 d	中枢性眼震 c，对手法复位无反应

a 所有表现类型的警示包括其他局灶性神经系统体征及症状。

b 左侧前庭神经元炎，自发眼震向右侧，转头试验显示当头转向左侧时快速眼球运动被纠正。

c 中枢性眼震包括自发垂直眼震(向上或向下)，凝视诱发的双向眼震，由位置试验触发的向下的眼震。

d 良性阵发性位置性眩晕的变异型:对于水平半规管的良性阵发性位置性眩晕，仰卧位置试验触发水平眼震。

中的关键步骤,集中在眩晕症状及外周性前庭与中枢性前庭疾病的区别上。

急诊症状的评估

对急诊头晕患者的有效临床评估需要一套井然有序的方法,以使医生能收集到所有最有意义的信息,然后阐明患者头晕最可能的原因以及明确任何可能提示中枢性疾病的"危险信号"。

第一步：确定头晕是否是一个主要的症状而不是一个小的伴随症状

毋庸置疑, 头晕是一个常见的伴随症状。急诊大于 60% 的患者被特意问及是否头晕时会主诉有头晕[4],其中大多数患者,头晕只是一个小的伴随症状而非主要症状。头晕的主要问题之一是患者对它的描述可能会非常模糊、不固定、不可靠[4],所以在把所有注意力集中在头晕之前,首先要考虑是否有其他更明显的症状。例如,如果胸痛是主要症状,那一开始就将重点放在心血管系统疾病而不是前庭系统疾病,这样会更有效。

第二步：明确头晕症状的特征

如果头晕是主要症状,下一步就是更进一步搞清它的特点。然而,弄明白头晕症状并不是一项简单的工作。因为头晕是一种主观体验,很多头晕患者很难描述他们真正的感受。在弄清潜在病因时,如果完全依据患者对症状的描述也有很多问题。例如,眩晕(想象外界物体运动)是头晕一个常见类型,而且应该被定位在前庭系统(不管是外周前庭系统或是中枢前庭系统),但是一些不太可能累及前庭系统的心血管疾病患者也会主诉视物旋转,尤其当特意问及他们的时候[5]。强烈的房屋旋转感比"自身"旋转(没有真正的外界物体旋转)或非常轻微的想象旋转或能更有力地提示为前庭系统疾病。还有一些明确有前庭疾病的患者却把症状描述成非眩晕性头晕的模糊类型,即使有明显的眼震。

需要注意的其他头晕类型有伴有晕厥前状态的头重脚轻、不伴有晕厥前状态的头重脚轻(或类似的"头大"感觉)或平衡失调。有一些患者会用"头晕"来描述焦虑相关的症状、身体乏力或虚弱或只是感觉身体不适。

由于患者描述头晕症状有问题，很多时候症状的特征与确定症状本身同等重要或更重要。在确定症状特征前要先确定这一症状是阵发性的还是持续性的。如果症状为阵发性的，那就应该探究发作的诱发因素、发作频率以及持续时间。如果症状为持续性的，则应该弄清症状的起病形式以及加重和缓解因素，弄清伴随症状也是重要的一步，特别要收集听觉症状或局部神经系统症状方面的信息。

在系统阐述病例时来自病史的信息最终会是关键的方面。病史的详细信息有助于把头晕患者进行粗略分类，这与确定潜在的病因相关。有价值的症状表现分类如下：急性严重长时间的头晕、反复发生的自发性头晕及反复发生的与体位相关的头晕。症状表现类型是根据疾病病史的细节确定的。急性严重长时间的头晕是持续症状（一般是令人虚弱的症状）的突然发作。反复自发性头晕患者至少有多次发作，且没有任何明显诱发事件。反复发生的与体位有关的头晕特征是由特定的头部运动诱发的。

第三步：进行全面的神经系统查体

全面的神经系统检查很重要，因为任何有关的运动、感觉或言语障碍很可能提示为中枢性疾病而不管头晕的其他特征如何。这是因为外周性前庭疾病和一般内科疾病不会引起局灶神经功能缺损。另一方面，一侧听力丧失强烈提示为外周性病因。

因为同样的原因，当我们试图排除诸如心律失常或直立性低血压时，全面内科系统查体也是重要的。

第四步：进行神经耳科的评估

如果完成 1~3 步后症状来源仍不是很清楚，那么神经耳科的评估就显得尤为重要了。眼球运动或是前庭眼肌反射的细微异常具有很高的定位价值。关键性的神经耳科查体包括眼震检查、位置试验（当患者条件允许时）及转头试验。

来自外周或中枢前庭结构的病变（或异常刺激）可发生急性前庭系统平衡失调，从而出现病理性眼震。大多数医生会注意到眼震，但是眼震的类型——而不仅仅是有眼震——对区别外周性和中枢性病变是十分重要的。眼震类型的定位价值也取决于表现类型。眼震定位价值的某些一般性规律见表 3.2。对于急性严重长时间头晕患者，自发的单侧水平眼震高度提示前庭神经病变。病变侧为眼震快相运动的反方向（或对侧）。单向自发性眼震指的是眼震

表3.2　与头晕表现类型相关的眼震类型

	自发眼震?	外周前庭性眼震	中枢前庭性眼震
急性严重持续时间长的头晕	是	单向,水平性自发性[a]	可改变方向,凝视诱发 自发性垂直性或单纯旋转性眼震
反复自发性发作	是/不是[c]	单向,水平性自发性[a]	可改变方向,凝视诱发 自发垂直性或单纯旋转性眼震
反复位置诱发的发作	不是	Dix-Hallpike 试验:向上旋转性眼震[d] 仰卧位试验:水平眼震,当头转向对侧时眼震随之改变方向[e]	持续向下眼震 单纯旋转眼震

[a] 这种类型眼震很少由中枢疾病引起,提高了对中枢损伤风险和转头试验结果评价的重要性。

[b] 方向改变性凝视诱发的眼震的例子:向左凝视时眼震向左,向右凝视时眼震向右。

[c] 如果在两次发作之间评价可无眼震。

[d] Dix-Hallpike 试验坐起时,常会诱发向下旋转眼震。因此是方向改变性凝视诱发的眼震。

[e] 罕见情况下,此类型眼震由中枢系统疾病引起。

出现在开始凝视时，且眼震绝不会改变方向。例如，向左侧眼震后来也绝不会变为向右侧的眼震。左侧眼震在患者向左看时会加速，而当向右看时会减速（或停止），但如果损伤位于前庭神经，绝不会变成向右侧的眼震。假设急性严重眩晕的病变位于中枢，随时可看到除单向水平眼震外任何类型的眼震。急性严重眩晕患者中最常见的中枢神经系统眼震是方向改变性凝视诱发的眼震（患者向右看时眼震向右侧；患者向左看时眼震向左侧）和自发性垂直方向的眼震（常为向下的眼震）。

当表现类型是反复发作的位置性头晕时，体位检查是一项重要的床旁检查内容。重要的是，要注意当表现类型是发作性位置性头晕时，区别周围性和中枢性病因的眼震类型不同于急性严重头晕表现类型时的类型。通常情况下，体位诱发的头晕无自发眼震。在 BPPV 引起的位置性眩晕发作中，眼震可改变方向，随头部位置改变而改变。此外，BPPV 最常见类型（如后半规管 BPPV）的特征性眼震类型主要是垂直眼震。在后半规管 BPPV 中，Dix-Hallpike 试验（图 3.1）[3,6]可诱发持续不足 1 分钟的向上和旋转眼震。如果患者接下来从 Dix-Hallpike 位置向后靠着坐起来，可诱发向下和旋转的眼震。坐起来后眼震方向发生改变的原因是与头悬位（即 Dix-Hallpike 位）相比，坐起后耳石移向反方向。然而，如果持续向下的眼震是由 Dix-Hallpike 试验诱发，则提示为中枢神经系统损伤。

如果 Dix-Hallpike 体位实验未诱发 BPPV 的眼震，接下来用仰卧位位置试验来检查少见的 BPPV 水平半规管型[7]。在这个试验中，患者仰卧位并将头转向一侧，维持至少 30 秒，然后转向另一侧，也持续 30 秒。朝向地面的水平眼震是 BPPV 水平半规管型的特征性表现。眼震明显的一侧为患侧。如果耳石在半规管内卡住或粘到壶腹帽上时，可出现更持久的向上的眼震[3,7]。

当头晕表现类型是急性严重头晕时（图3.2），转头试验是重要的床旁检查内容。转头试验可直接评估前庭眼反射(VOR)，异常结果高度提示前庭神经病变[8,9]。这个实验不同于玩偶眼试验，因为玩偶眼试验利用头部向任一一侧缓慢旋转来实现的，而转头试验则需要快速运动以阻断前庭系统功能。对于意识清楚的患者，玩偶眼试验相应的眼球运动可由前庭系统或平稳追踪系统产生。但在转头试验的快速运动之后，只有前庭系统能产生眼球反射运动（平稳追踪系统只在低刺激速度下起作用）。利用转头试验检测 VOR，检查者站在患者前面，用双手把握住患者的头。指示患者注视检查者的鼻子，然后检查者开始将患者的头快速向一侧转动 10°~15°。当一侧 VOR 有病变时，头部向受损一侧运动时即可看到纠正性眼球运动（即纠正性"扫视"）回到检查者的鼻子。与之形成对照并作为一种内部控制机制，当转头试验转向正常一侧时，因为这一侧前庭眼肌系统的功能正常，双眼会停留在目标上（即检查者的鼻子）。甚至存在自发眼震时仍可看到这些特征。为什么外周前庭性病变产生纠正性扫视根源在于前庭系统的生理功能[10]。当头向一个方向快速运动时，移动眼球朝向对侧的反射（即 VOR）几乎全部由头运动朝向侧产生。因此，右侧前庭神经元炎患者可表现为左侧单向眼震，当头向右侧运动时转头试验阳性。

对于由梅尼埃病引起的头晕患者，神经耳科查体不太好预料，因为大多数症状在评估时已明显缓解，眼震也可朝向或背离患耳（因为它既可是刺激性也可是抑制性病变）。转头试验也常常是正常的。无论如何，中枢性眼震应该是一个警示。而且梅尼埃病一个关键特征是波动性耳聋，然而听力症状也可以很轻或在疾病早期阶段患者未重视。到了疾病中晚期，会表现为一侧听力永久丧失。

第五步：系统阐述鉴别诊断

在系统阐述病例时，首先要确定患者属于哪一类头晕，然后通过特征性临床表现及辅助检查得来的结果确定可能的病因。

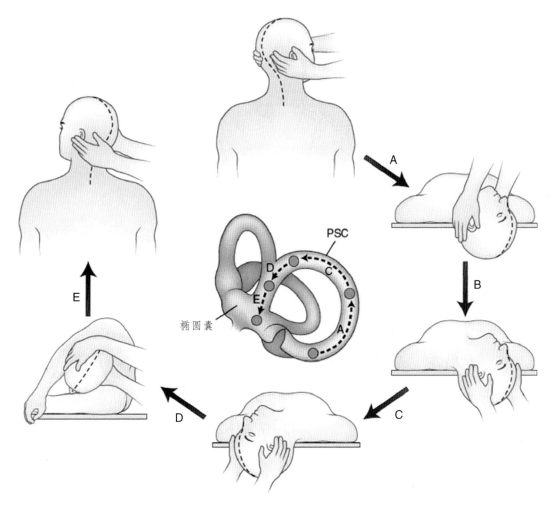

图 3.1 Dix-Hallpike 试验是用来诊断累及右耳的后半规管良性阵发性位置性眩晕，而 Epley 手法是用来治疗累及右耳的后半规管良性阵发性位置性眩晕。此手法反过来可用来治疗左耳。图中心所画的迷路图显示耳石沿着后半规管(PSC)运行的位置并进入椭圆囊(UT)。患者垂直坐好，面部朝向检查者，检查者站在右侧，**(A)** 然后快速移动患者使头悬于床缘外(Dix-Hallpike 试验)，保持这一体位直至眼震停止。**(B)** 检查者走到床头，双手放在如图所示位置。**(C)** 将头部迅速转向左侧使右耳朝上，保持这一位置 30 秒。**(D)** 当检查者迅速向左侧转动头部时，患者向左侧滚动直至鼻子朝下，保持这一位置 30 秒。**(E)** 患者迅速坐起，这个时候是面向左侧的。整个流程应反复进行直至无眼震引出。此操作后，指示患者避免头悬位以阻止耳石再次进入后半规管。(From: Rakel RE. Conn's Current Therapy 1995, p. 839, WB Saunders, 1995. Used with kind permission of Elsevier. Video clips of the Dix-Hallpike test, Epley maneuver, and other positional test are available from the American Academy of Neurology at http://www.neurol-ogy.org/cgi/content/full/70/22/2067/DC2)

急性严重长时间的眩晕

前庭神经元炎是急性严重长时间头晕最常见的病因[11]。本病是由病毒感染第 8 对颅神经及前庭终末器官引起。眩晕伴有严重的恶心、呕吐、平衡失调。患者常表述行走时需扶着东西，甚至需要爬行。听力通常不会受损，如果受损，病毒可能侵及听觉及前庭部分，即所谓的迷路炎。如前面提到的，前庭神经元炎特征性的体征就是自发性单向水平眼震及朝向眼震快速运动方向对侧的转头试验阳性。

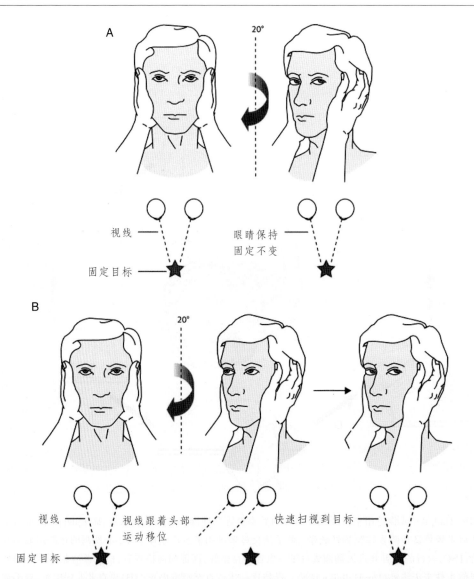

图 3.2 转头试验。转头试验是用来检测前庭功能的,床旁查体时可容易地进行。这个操作测试前庭反射(VOR)。患者面对检查者坐下,检查者把握住患者的头使其稳稳地位于中线位置。指示患者持续凝视检查者的鼻子。然后检查者将患者的头快速转向一侧 10°~15°,并观察患者保持双眼凝视检查者鼻子的能力。如果患者的双眼紧紧盯着检查者的鼻子(也就是说无矫正的快速眼球运动)(A),那么可认为外周前庭系统是完好的。因此,对于急性头晕患者,这一结果提示为中枢神经系统病变。然而,如果患者的眼睛随着头动(B),然后双眼再自动看向检查者的鼻子(有矫正的快速眼球运动),这就提示外周前庭系统病损而非中枢神经系统病变。因此,当患者表现为急性前庭症状综合征时,检查结果如图 A 所示提示为中枢神经系统病变,而如图 B 所示则提示外周前庭系统病变(前庭神经元炎)。(From: Edlow JA, et al. Lancet Neurology 2008; 7 (10):951–964. Used with kind permis-sion of Elsevier.)

前庭神经元炎患者病后第一天会非常虚弱。然后,该病的自然病程为几周至几个月。前庭理疗可帮助恢复[12]。此外,口服皮质类固醇,先给予冲击量再逐渐减量可加快累前庭系统

的恢复,可通过冷热水试验进行评价[13]。

对于任何表现为急性严重眩晕的患者,都应考虑脑卒中的诊断。当患者诉有其他神经系统局灶性症状或查体发现神经系统局灶

性体征时,脑卒中是重点考虑的诊断。尽管当患者仅表现为眩晕(指除眩晕、恶心、平衡失调以外无其他症状)时,诊断脑卒中的可能性会下降[14],但现有病历报告显示,脑卒中与前庭神经元炎非常相近[15-17]。缺乏的是规范的验证手段以评估严重头晕患者患脑卒中的可能性。然而,新近发表的研究结果对于床旁评估急性头晕患者卒中风险的确有所帮助。依据流行病学研究,急诊头晕患者患脑卒中的概率约为3%[14]。如果头晕为唯一的症状,脑卒中的风险会降至不足 1%[14]。然而,参与这项研究的人群任何有头晕症状的患者,不仅仅是急性严重眩晕的患者。这点区别非常重要,因为与其他类型头晕患者相比,急性严重眩晕患者脑卒中的可能性是最高的。一项系列研究表明,急性眩晕患者中有 25% 为脑卒中 (24 个人中有 6 个人为卒中)[18]。另一项研究发现,有 33 个急性严重眩晕患者中有 25 个人(76%)为脑卒中,因为在这项研究中至少需要有一个卒中危险因素才能入组,而且有新近病毒感染的患者排除在外,所以脑卒中的概率更高[16]。此外,如果患者就诊时有双向凝视诱发的眼震(中枢类型的眼震),他们也纳入此研究[16]。即使在此项研究中急性严重眩晕患者卒中的比例很高,在仅以头晕、单方向自发水平眼震及转头试验阳性为表现的患者,以卒中作为病因的比例也是很低的。尽管这样,我们仍需要对急性严重眩晕患者进行大量的研究,这样经过验证有效的对临床有意义的可能性才可以指导决策。

反复自发性眩晕发作

梅尼埃病是典型的以反复眩晕发作为特征的发作性耳源性疾病(常持续几小时)。总的来说,梅尼埃病在普通人群中的发病率很低[19]。此外,梅尼埃病患者在急性发作期间与首次急性严重眩晕发作的患者相比,很少会到急诊就诊。原因可能是梅尼埃病发作一般局限在几小时,患者会慢慢认识到休息后可得到缓解。作出梅尼埃病的诊断需要存在单侧听力丧失,这种听力丧失在早期是一个常常波动的症

状,而到了晚期则变为固定和进展。其他听觉症状也很常见,包括单耳耳鸣(通常为低调隆隆声而非高调) 或一侧耳令人厌烦的耳闷感。急性期梅尼埃病患者的查体所见多变,因为眼震可由受累侧刺激性或抑制性病变引起。但是中枢性眼震(自发向下眼震或凝视诱发的双向眼震)要考虑中枢病变并进行全面检查。梅尼埃病患者转头试验常不出现阳性。

偏头痛是反复眩晕发作的一个更常见原因(所谓的偏头痛性眩晕)。发作可持续几分钟至几小时不等。在发作期间,可既表现外周性又可表现为中枢性自发性和位置性眩晕[20]。两次发作间期,查体正常。诊断依赖于确定在最近几次发作中伴有的其他偏头痛症状 (头痛、先兆、畏光、畏声)[21],但如果反复眩晕发作的患者一直没有听力丧失,那么最可能的诊断仍是偏头痛,即便没有其他偏头痛症状。

对于有脑血管危险因素的患者,当发生短暂眩晕时(以分钟计),应考虑到短暂性脑缺血发作。通常至少在一些发作时伴有其他神经系统症状,这些症状逐渐增加。有时,最终患后循环卒中的患者在卒中前曾有过孤立性短暂眩晕发作[22]。眩晕伴有听觉症状提示小脑前下动脉受累。

反复发作的体位诱发的眩晕发作

BPPV 是体位诱发眩晕最常见的原因,事实上通常也被认为是眩晕常见的原因[23]。BPPV 可通过床旁一个简单的手法复位而治愈[24]。因此,确认及治疗 BPPV 的能力是最关键的一步,不仅改善患者预后也减少不必要的检查。病史的主要特征是发作由头部运动所诱发,而不是单单是头部运动使其加重。重要的是要认识到任何原因导致的头晕在某一体位改变后症状可加重。但对于 BPPV 的患者,眩晕是由体位改变所触发。如果持续眩晕的患者主诉在某一体位时头晕好转,在运动时眩晕加重,则患者应归类为患有急性严重长时间的头晕而不是反复体位改变诱发的头晕。BPPV 患者的病史是眩晕由仰头(取高架上的东西)、在

床上滚动或上下床所诱发。眩晕发作持续不到1分钟，然后恢复正常。一些患者会主诉发作只发生在早上或晚上上床或下床时，但另外一些患者会说一整天都头晕。

BPPV 是由在半规管内自由活动的碳酸钙结晶引起的，通常是在后半规管。这些碎石因尚不清楚的原因从耳石膜上脱落下来。这种情况可发生在头部外伤后，但通常是自发的（特别是随年龄增大）。当碎石进入后半规管时，被卡在里面，随着体位变化而向后或向前移动。因为在运动后碎石被迅速固定，所以头晕和眼震持续时间很短（小于 1 分钟）。碎石很少进入水平半规管，极少进入前半规管。眼震类型依据受累半规管不同而不同[25]。当碎石位于后半规管，在 Dix-Hallpike 试验中患者头转向受累一侧时，会看到明显的向上及旋转性眼震（图3.1)[6]。眼震一般只持续 20~30 秒。当碎石位于水平半规管时，眼震是水平方向的，当患者仰卧将头转向任何一侧时眼震都是朝向地面。水平半规管的眼震持续时间长于后半规管眼震（长约 1 分钟），并且当本人恢复坐位时持续存在。

中枢神经系统疾病可引起位置性眩晕发作，但其发作通常有很多特征以区别于 BPPV 的眩晕发作。向下的位置性眼震是最常见的提示中枢系统部位病变的眼震类型——通常为小脑中线部位病变。向下的位置性眼震可由 BPPV 前半规管病变引起，但是这种类型很罕见。多发性硬化也可与其他累及脑干和小脑中枢前庭通路的病变一样引起多种类型的位置性眼震。重要的是，中枢性病变不会引起特征性的由 BPPV 后半规管引起的垂直旋转性眼震。然而，中枢性病变——特别是位于第四脑室周围的病变——可引起与 BPPV 水平半规管受损相似的眼震类型[26]。因此，当患者表现为水平半规管 BPPV 眼震类型临床特点不典型或对复位无反应时，应考虑到中枢性损伤。

其他头晕症状及表现

在急诊室，平衡障碍比"头晕"症状更可能提示卒中[14]。在有平衡障碍的卒中患者中，病变通常位于小脑中线或上部，如果患者可移动的话，常需要搀扶[15,27]。因为病变常常位于小脑中线部位，可没有四肢的共济失调。在急诊一些头晕患者表现为慢性持续头晕，而不是任一前面讲述的三种常见头晕类型。如果慢性头晕患者神经系统检查正常，那么结构性神经病变的可能性很低。偏头痛可像所有原因引起的头晕[20]。偏头痛性头晕可以急性严重发作、体位性发作、反复自发性发作或是慢性持续性症状。伴有头痛的偏头痛性头晕不足 50%，尽管常常有偏头痛病史或明显家族史。建议的诊断标准需具备至少有几次头晕发作伴有偏头痛症状[21,28]。遗憾的是，偏头痛仍是一个排除性诊断。因此，如果头晕是新发症状，并且不符合特定外周性前庭疾病的特征，那么就应该考虑严重的中枢性疾病。但是如果头晕已经至少持续了几个月，而且神经系统查体无定位体征，那么发现作为病因的中枢神经系统病变的可能性极小。

恐慌和焦虑经常有头晕甚至眩晕症状。这些精神性疾病常见的伴随症状为濒死感或害怕、心悸、气短及没有定位意义的麻木和针刺感。

一般内科疾病可引起各种类型的头晕表现。头晕通常被描述为头重脚轻的感觉。引起血压短暂性下降的疾病很可能为最常见的引起头晕的普通内科原因，在鉴别诊断中要考虑到药物的副作用及代谢紊乱。

急诊头晕的治疗

急诊治疗的目标是稳定症状和确定可治的疾病或监测有加重风险的患者。通过前面的步骤有助于确定最可能的原因和危险信号。简单地把头晕分为"外周的"原因或是"没有特别的头晕"，而没有进行上面步骤，犯错的机会就很大[29]。BPPV 不仅在有临床症状的时候容易诊断，也是可通过 Epley 手法进行有效治疗的最常见类型（图 3.1)[3,6,30]。BPPV 在临床医学中是独一无二的,因为不仅可对诊断可能性作出准确评价,而且可通过在床旁用几分钟的时间治疗这一步骤进一步从实际上验证诊断。如果BPPV的特征不典型或是患者对手法复位没有反应,那么就应该考虑中枢性疾病(表3.1)。

如果患者表现为急性严重头晕,那么病史和查体是关键因素。单独表现为眩晕的患者卒中概率非常低[14],但仍要考虑这种可能性。孤立性眩晕伴有单方向水平性自发眼震时[15,16],卒中的可能性更低。当患者表现为孤立性眩晕、单向水平自发眼震及相应转头试验阳性时,卒中的可能性又会更进一步降低。

如果患者表现为反复自发性眩晕发作且症状持续几小时,发作追溯到几个月以前或更长时间,有一侧听力明显异常,那么TIA作为病因的概率更低。这些特征高度提示梅尼埃病。另一方面,如果眩晕为新发症状,持续时间短(几分钟而不是几小时),不伴有明显的单侧听力症状,那么应首先考虑TIA。

对于急性前庭神经元炎的患者,建议进行前庭物理治疗[12]。关于前庭神经元炎的相关药物治疗,一项口服皮质类固醇及伐昔洛韦(2×2因素设计)的随机安慰剂对照实验发现,在12个月进行冷热水试验反应时,发病3天内服用皮质类固醇的患者前庭功能明显比对照组恢复得好[13],伐昔洛韦没有被证明具有疗效。因为在这个实验中并没有评估功能转归

并且很多慢性冷热水试验不对称的患者是没有症状的,所以是否糖皮质激素改善功能转归尚不清楚。如果表现为急性眩晕的患者实际上是Ramsay-Hunt综合征(其他表现为外耳道疱疹和面瘫,有或无听力丧失)[31],那么常常会加上抗病毒治疗,因为认为Ramsay-Hunt综合征源于带状疱疹病毒(VZV)感染[32]。然而,因为缺少关于Ramsay-Hunt综合征的足够试验[33,34],同时也因为在最常见VZV疾病(带状疱疹)抗病毒治疗有效性是指痛觉恢复的时间和皮损痊愈的时间,而没有远期获益的证据[32,35,36],所以结果仍存在不确定性。另外一个神经耳科的颅神经炎综合征,"突发感觉神经性耳聋"也缺乏足够的实验数据[37],但一般推荐口服糖皮质激素治疗[38]。在突发感觉神经性耳聋的鼓室内(IT)注射激素越来越引起人们的关注,特别是在口服激素治疗失败后作为补救治疗[39,40],但仍需要大量、严格的实验来确定疗效。

不管病因如何,症状可通过口服或静脉给药进行治疗(表3.3)。针对急性头晕的症状治疗进行的随机对照试验还很少。在一项对74例急性头晕患者进行的研究中,静脉应用50mg茶苯海明的平均疗效优于静脉应用2mg劳拉西泮[41]。当恶心、呕吐为突出症状时,可考虑应用止吐药物(如氯丙嗪、丙氯拉嗪)。通常病初给予作用弱的镇静药,如果疗效不够,可

表3.3　头晕对症治疗的药物选择

药物	剂量
镇静作用弱	
茶苯海明	50~100mg,口服/静脉注射,每4~6小时一次
美克洛嗪	25~50mg,口服,每4~6小时一次
东莨菪碱	0.4mg,口服,每8小时一次;每3天1.5mg局部贴敷
抗组织胺	25~50mg,口服/静脉注射,每4~6小时一次
镇静作用强	
丙氯拉嗪	10mg,口服,每4~6小时一次
异丙嗪	25mg,口服或栓剂,每4~6小时一次
劳拉西泮	0.5~2mg,口服/静脉注射,每6~8小时一次
地西泮	2~10mg,口服,每6~8小时一次

给予更强的镇静剂,并应告知患者只在疾病的急性期应用这些药物,因为过了这一时期,很可能引起令人厌烦的副作用,而不是获益。

在急诊头晕患者的影像学检查

在急诊头晕患者的神经影像学检查使用已大幅上升。如前面所述,在急诊以"眩晕-头晕"就诊的患者在 2004 年有行头部 CT 检查的概率大于 25%,而 1995 年不足 10%[2]。在一些亚组中,用 CT 扫描进行评价的百分比接近 40%[2]。但是在急性背景下,CT 扫描对确认脑卒中的敏感性不足 26%[42],这就意味着阴性结果不能排除脑卒中的诊断。而且 CT 扫描有重要的副作用,包括辐射暴露、花费增高以及延长在急诊的时间。MRI 是一项更敏感的检查,但在急诊通常做不了,而且花费时间更长,费用更高。此外,当 MRI 扫描是在症状出现 24 小时内和病灶在脑干和小脑时[16,42,43],其敏感性较低(因此可能会漏掉卒中的诊断)。一个用来决定哪些患者可能会从神经影像学受益,经验证有效的临床决策规则,可能在优化患者治疗效果及医疗保健利用方面还要走很长的路。但这一规则需要有影响力的政策支持。没有这一规则,当评估每一患者时需要临床决断。那些伴有局灶性神经系统症状或体征(包括中枢性眼震)、有卒中危险因素、急性严重眩晕或平衡失调、急性严重眩晕伴转头试验阴性的患者脑卒中的风险最高[14-16,18]的眩晕患者罹患卒中的风险极高。

小结

一个有序的方式会使急诊头晕患者的评估变得容易。通过对症状分类和对检查结果分析判断,可对最可能的诊断进行准确评估。排除中枢性疾病的最佳方式是 "将其归入"某一具体的周围性前庭疾病中 (如前庭神经元炎、BPPV、梅尼埃病)。当关键性临床表现符合某一具体的周围性前庭疾病时,那么严重中枢性疾病的可能性极低。在急诊室,CT 扫描并不是一个区别中枢性与外周性眩晕的有效区别方法。而是需要更多的研究来决定在急诊室哪些患者可从神经影像学中获益。

参考文献

1. Eagles D, Stiell IG, Clement CM, et al. International survey of emergency physicians' priorities for clinical decision rules. Acad Emerg Med. 2008;15:177–82.
2. Kerber KA, Meurer WJ, West BT, Fendrick AM. Dizziness presentations in U.S. emergency departments, 1995–2004. Acad Emerg Med. 2008;15:744–50.
3. Fife TD, Iverson DJ, Lempert T, et al. Practice parameter: therapies for benign paroxysmal positional vertigo (an evidence-based review): report of the Quality Standards Subcommittee of the American Academy of Neurology. Neurology. 2008;70:2067–74.
4. Newman-Toker DE, Cannon LM, Stofferahn ME, Rothman RE, Hsieh YH, Zee DS. Imprecision in patient reports of dizziness symptom quality: a cross-sectional study conducted in an acute care setting. Mayo Clin Proc. 2007;82:1329–40.
5. Newman-Toker DE, Dy FJ, Stanton VA, Zee DS, Calkins H, Robinson KA. How often is dizziness from primary cardiovascular disease true vertigo? A systematic review. J Gen Intern Med. 2008;23:2087–94.
6. American Academy of Neurology, online videos. http://www.neurology.org/cgi/content/full/70/22/2067/DC2.
7. Han BI, Oh HJ, Kim JS. Nystagmus while recumbent in horizontal canal benign paroxysmal positional vertigo. Neurology. 2006;66:706–10.
8. Halmagyi GM, Curthoys IS. A clinical sign of canal paresis. Arch Neurol. 1988;45:737–9.
9. Lewis RF, Carey JP. Images in clinical medicine. Abnormal eye movements associated with unilateral loss of vestibular function. N Engl J Med. 2006; 355:e26.
10. Baloh RW, Honrubia V. Clinical neurophysiology of the vestibular system. 3rd ed. New York: Oxford University Press; 2001.
11. Baloh RW. Clinical practice. Vestibular neuritis. N Engl J Med. 2003;348:1027–32.
12. Strupp M, Arbusow V, Maag KP, Gall C, Brandt T. Vestibular exercises improve central vestibulospinal compensation after vestibular neuritis. Neurology. 1998;51:838–44.
13. Strupp M, Zingler VC, Arbusow V, et al. Methylprednisolone, valacyclovir, or the combination for vestibular neuritis. N Engl J Med. 2004;351: 354–61.
14. Kerber KA, Brown DL, Lisabeth LD, Smith MA, Morgenstern LB. Stroke among patients with dizziness, vertigo, and imbalance in the emergency department: a population-based study. Stroke. 2006;37:2484–7.
15. Lee H, Sohn SI, Cho YW, et al. Cerebellar infarction presenting isolated vertigo: frequency and vascular topographical patterns. Neurology. 2006;67: 1178–83.

16. Newman-Toker DE, Kattah JC, Alvernia JE, Wang DZ. Normal head impulse test differentiates acute cerebellar strokes from vestibular neuritis. Neurology. 2008;70:2378–85.

17. Cnyrim CD, Newman-Toker D, Karch C, Brandt T, Strupp M. Bedside differentiation of vestibular neuritis from central "vestibular pseudoneuritis". J Neurol Neurosurg Psychiatry. 2008;79:458–60.

18. Norrving B, Magnusson M, Holtas S. Isolated acute vertigo in the elderly; vestibular or vascular disease? Acta Neurol Scand. 1995;91:43–8.

19. Radtke A, von Brevern M, Feldmann M, et al. Screening for Meniere's disease in the general population—the needle in the haystack. Acta Otolaryngol. 2008;128:272–6.

20. von Brevern M, Zeise D, Neuhauser H, Clarke AH, Lempert T. Acute migrainous vertigo: clinical and oculographic findings. Brain. 2005;128:365–74.

21. Neuhauser HK, Lempert T. Diagnostic criteria for migrainous vertigo. Acta Otolaryngol. 2005;125: 1247–8.

22. von Campe G, Regli F, Bogousslavsky J. Heralding manifestations of basilar artery occlusion with lethal or severe stroke. J Neurol Neurosurg Psychiatry. 2003;74:1621–6.

23. von Brevern M, Radtke A, Lezius F, et al. Epidemiology of benign paroxysmal positional vertigo: a population based study. J Neurol Neurosurg Psychiatry. 2007;78(7):710–5.

24. Epley JM. The canalith repositioning procedure: for treatment of benign paroxysmal positional vertigo. Otolaryngol Head Neck Surg. 1992;107:399–404.

25. Aw ST, Todd MJ, Aw GE, McGarvie LA, Halmagyi GM. Benign positional nystagmus: a study of its three-dimensional spatio-temporal characteristics. Neurology. 2005;64:1897–905.

26. Johkura K. Central paroxysmal positional vertigo: isolated dizziness caused by small cerebellar hemorrhage. Stroke. 2007;38:e26–e7.

27. Sohn SI, Lee H, Lee SR, Baloh RW. Cerebellar infarction in the territory of the medial branch of the superior cerebellar artery. Neurology. 2006;66:115–7.

28. Neuhauser HK, Radtke A, von Brevern M, et al. Migrainous vertigo: prevalence and impact on quality of life. Neurology. 2006;67:1028–33.

29. Savitz SI, Caplan LR, Edlow JA. Pitfalls in the diagnosis of cerebellar infarction. Acad Emerg Med. 2007;14:63–8.

30. Hilton M, Pinder D. The Epley (canalith repositioning) manoeuvre for benign paroxysmal positional vertigo. Cochrane Database Syst Rev. 2004; CD003162.

31. Sweeney CJ, Gilden DH. Ramsay Hunt syndrome. J Neurol Neurosurg Psychiatry. 2001;71:149–54.

32. Whitley RJ. A 70-year-old woman with shingles: review of herpes zoster. JAMA. 2009;302:73–80.

33. Uscategui T, Doree C, Chamberlain IJ, Burton MJ. Antiviral therapy for Ramsay Hunt syndrome (herpes zoster oticus with facial palsy) in adults. Cochrane Database Syst Rev. 2008;CD006851.

34. Uscategui T, Doree C, Chamberlain IJ, Burton MJ. Corticosteroids as adjuvant to antiviral treatment in Ramsay Hunt syndrome (herpes zoster oticus with facial palsy) in adults. Cochrane Database Syst Rev. 2008;CD006852.

35. He L, Zhang D, Zhou M, Zhu C. Corticosteroids for preventing postherpetic neuralgia. Cochrane Database Syst Rev. 2008;CD005582.

36. Li Q, Chen N, Yang J, et al. Antiviral treatment for preventing postherpetic neuralgia. Cochrane Database Syst Rev. 2009;CD006866.

37. Wei BP, Mubiru S, O'Leary S. Steroids for idiopathic sudden sensorineural hearing loss. Cochrane Database Syst Rev. 2006;CD003998.

38. Rauch SD. Clinical practice. Idiopathic sudden sensorineural hearing loss. N Engl J Med. 2008;359: 833–40.

39. Plontke SK, Lowenheim H, Mertens J, et al. Randomized, double blind, placebo controlled trial on the safety and efficacy of continuous intratympanic dexamethasone delivered via a round window catheter for severe to profound sudden idiopathic sensorineural hearing loss after failure of systemic therapy. Laryngoscope. 2009;119:359–69.

40. Ho HG, Lin HC, Shu MT, Yang CC, Tsai HT. Effectiveness of intratympanic dexamethasone injection in sudden-deafness patients as salvage treatment. Laryngoscope. 2004;114:1184–9.

41. Marill KA, Walsh MJ, Nelson BK. Intravenous Lorazepam versus dimenhydrinate for treatment of vertigo in the emergency department: a randomized clinical trial. Ann Emerg Med. 2000;36:310–9.

42. Chalela JA, Kidwell CS, Nentwich LM, et al. Magnetic resonance imaging and computed tomography in emergency assessment of patients with suspected acute stroke: a prospective comparison. Lancet. 2007;369:293–8.

43. Oppenheim C, Stanescu R, Dormont D, et al. False-negative diffusion-weighted MR findings in acute ischemic stroke. Am J Neuroradiol. 2000;21: 1434–40.

第 4 章

晕厥

Mark D. Carlson

摘 要

晕厥是指与姿势性猝倒相关的由于大脑供血减少所导致的意识短暂丧失且可自然恢复。晕厥前的症状和体征有面色苍白、出汗、发热感、恶心和黑矇前偶尔有视觉模糊。如果没有心脏疾病,晕厥可能是良性的;然而,反复发作的、病因不明的晕厥,尤其是有结构性心脏疾病的患者,死亡风险很高(2 年内致死率是 40%)。

短暂性脑血流下降一般有以下 3 个机制:血管张力或血容量异常、心血管疾病包括心脏心律失常、脑血管疾病。晕厥的病因通常是多方面的。血管张力和血容量异常包括神经心源性晕厥(血管迷走性或血管减压性晕厥)、体位性(直立位)低血压、颈动脉窦过敏、情境性晕厥(与咳嗽、吞咽、排尿、排便相关)。引起晕厥的心血管疾病包括心律失常和结构性心脏病(主动脉瓣狭窄、肥厚型心肌病、心房黏液瘤、肺动脉高压)。脑血管疾病,通常累及椎基底动脉,不是晕厥的常见原因。

晕厥的治疗取决于潜在的病因。生活方式和行为的改变、药物和永久性起搏器已用于治疗神经心源性晕厥。心源性晕厥(心律失常和心脏结构异常)的治疗常常针对潜在的病因(心肌缺血、瓣膜病等)。当发作是由危及生命的异常所致或如果反复发作似有明显损伤时,无论晕厥患者的病因如何都应住院给予持续心电监测。心脏正常而病史强烈提示是血管迷走性或情境性晕厥的患者,如果发作不频繁也不严重可以门诊治疗。

关键词

心律失常 颈动脉窦过敏 意识丧失 直立性低血压 晕厥

晕厥是指与姿势性猝倒相关的由于大脑供血减少所导致的意识短暂丧失且可自然恢复。晕厥可突然发生,没有警告,或之前有昏厥("晕厥前期")。晕厥前症状和体征包括面色苍白、出汗、发热感、恶心和黑矇前偶尔有视觉模糊。这些症状的持续时间和严重程度在意识丧失之前会有变化,如果脑缺血得到纠正的话,这些症状在没有发生晕厥之前就消失了。晕厥和癫痫鉴别很重要,但有时很困难。正常的心血管反射影响到心率和血管张力产生的晕厥一般是良性的,而当晕厥是由危及生命的心律失常引起的就很严重了。晕厥可单独一次发作也可反复发作。复发性、病因不明的晕厥尤其是存在心脏结构异常的患者有很高的死亡风险（2 年内致死率是 40%）。

病因

脑血流量短暂减少一般是由以下 3 个机制引起的：血管张力或血容量异常、心血管疾病（包括心律失常）、脑血管疾病。晕厥的病因通常是多方面的。

血管张力或血容量异常

心脏和循环系统的自主控制性疾病有共同的病理生理机制：有心脏抑制性成分（由于迷走神经活动增加导致的心动过缓），有血管减压性成分（由于交感神经兴奋性消失导致血管不适当扩张），或同时存在这两种成分。

神经心源性晕厥（血管迷走性和血管减压性）

神经心源性晕厥包括血管迷走性和血管减压性晕厥。血管迷走性晕厥既与交感神经兴奋性消失（血管舒张）有关，又与副交感神经活动加强相关（心动过缓），而血管减压性晕厥一般只与交感神经兴奋性消失有关。这些类型的晕厥可解释一半的晕厥发作包括常见的没有基础疾病的昏厥。神经心源性晕厥经常复发，常在热和拥挤的环境、极其疲劳、严重疼痛、饥饿、酒精摄入、长久站立、情绪激动及紧张的情况下突然发生。此综合征通常在患者站立时发生，很少发生在平卧位。尽管晕厥前常有虚弱、恶心、大汗、头重脚轻或视力模糊，但在某些患者，晕厥可在没有警示的情况下突然发生。

意识丧失的患者通常静静地躺着，骨骼肌松弛，但肢体和脸可能会发生阵挛性抽搐。与癫痫相反，晕厥的患者很少有括约肌失控。脉搏和血压可能测不到，呼吸也几乎觉察不到。如果诱发发作的情况被纠正，意识丧失持续时间很少超过几分钟。当置于仰卧位时，大部分患者能很快恢复。尽管一般是良性的，但神经心源性晕厥可能伴有长时间心脏停搏和低血压，造成损害。

晕厥经常发生于外周交感神经活性增强和静脉淤血情况下。在这些情况下，相对空的左心室有力的心肌收缩激活心肌机械感受器和迷走神经传入神经纤维，从而抑制交感神经活动并增加副交感神经活动。血管扩张和心动过缓的结果是导致低血压和晕厥。

尽管通常认为这种反射是神经心源性晕厥的原因，但其他反射也可能起作用。心脏移植（去神经的）的患者经历过与神经心源性晕厥发作时一样的心血管反应，除非心脏的神经支配恢复，否则用上述反射机制是无法解释的。再者，神经心源性晕厥常常在刺激（害怕、精神紧张或疼痛）下发生，这些刺激与下肢静脉淤血无关，仅提示皮层参与了反射。因此，多种传入和传出反应可引起神经心源性晕厥。

尽管中枢神经系统（CNS）机制在神经心源性晕厥中的作用还不确定，但是中枢血清素水平的骤增促进了交感神经兴奋性消失。内源性阿片类（内啡肽）和腺苷也被普遍认为参与了发病。

姿势性（直立位）低血压

姿势性低血压一般发生于有慢性或暂时血管舒缩反射不稳定的患者。采取直立姿势时，系统动脉血压下降是因为下肢阻力和容量血管的血管收缩反射作用消失所致。尽管体位性低血压与血管减压性晕厥没什么不同，但体位的作用是关键因素。由卧位猛然坐起或快速站立可能会诱发发作。直立性低血压可能是超过 30% 的老年患者晕厥的原因；在这些患者中抗高血压和抗抑郁药物促使了晕厥的发生。姿势性晕厥也可发生于姿势反射有缺陷的正常人。特发性体位性低血压患者可通过对直立倾斜的特征性反应识别。最初，血压轻度下降直至稳定在较低水平。然后，机体代偿反射失败和动脉血压急剧下降。直立性低血压经常伴有出汗、阳痿、括约肌功能障碍，也可见于有自主神经系统疾病的患者。神经源性直立性低血压最常见的原因是周围神经系统的慢性疾病累及到神经节后无髓鞘神经纤维(例如糖尿病性、营养性和淀粉样多发神经病)。多系统萎缩是体位性低血压不太常见的原因；在 CNS 疾病中直立性低血压常与以下有关：①帕金森综合征但自主神经功能障碍占主导地位(Shy-Drager 综合征)；②橄榄体脑桥小脑萎缩(当进行性小脑变性是主要表现时)；③黑质纹状体变性当帕金森综合征的表现，比如运动迟缓和强直占主导时。一种罕见的急性神经节后自主神经功能障碍可能为吉兰-巴雷综合征的一个变异型。姿势性晕厥还有一些其他的病因：①身体的适应功能下降之后(比如长期患病卧床之后，尤其是肌张力降低的老年人)或长期失重后，比如说在太空飞行；②交感神经切除术后，血管收缩反射消除；③应用降压药和血管扩张药的患者和那些因为利尿剂、大汗、腹泻、呕吐和肾上腺功能不全引起血容量不足的患者。

颈动脉窦过敏

颈动脉窦过敏引起的晕厥是由恰恰位于颈总动脉分叉处头端的颈动脉窦压力感受器上的压力所诱发。颈动脉窦过敏主要发生于 50 岁以上男性，常常发生在刮胡子、衣领过紧或转头时。颈动脉窦压力感受器激活发出冲动通过 Hering 神经 (它是舌咽神经的一个分支)传导至延髓。这些传入冲动激活至心脏和血管的交感传出神经纤维、心脏迷走传出神经纤维或者二者同时激活。在颈动脉窦过敏的患者中，这些反应可能会引起窦性停搏或房室(AV)传导阻滞(一种心脏抑制反应)、血管舒张(一种血管减压反应)或者两者同时存在(一种混合性反应)。此综合征的机制还不十分清楚，经过的诊断标准还没有出台。

情境性晕厥

许多活动诸如咳嗽、吞咽、排尿、排便在易感个体中都可能引起晕厥。这些典型表现，至少一部分，是自主神经控制异常所致，并可累及心脏抑制反应、血管舒张反应或二者共存。咳嗽、排尿和排便通常与一些动作 (如 Valsalva 动作和用力)有关，这些动作会增加胸腔内压力和颅内压力，从而减少脑血流量。典型的咳嗽性晕厥见于有慢性支气管炎和慢性阻塞性肺疾病的男性患者，在长时间咳嗽过程中或之后发生。排尿性晕厥主要见于中年和老年男性，尤其是有前列腺肥大和膀胱颈梗阻的患者。意识丧失通常在夜间排尿时或尿排空后马上发生。吞咽和排便性晕厥男女发病均等。吞咽性晕厥可能与食道疾病有关，尤其是食道痉挛。在有些患者中，特定的食物和碳酸或冷饮刺激食道感觉感受器引发反射性窦性心动过缓或房室传导阻滞从而引起晕厥发作。排便性晕厥可能继发于便秘的老年人做 Valsalva 动作之后。

舌咽神经痛

由于舌咽神经痛引起的晕厥之前有口咽、扁桃体窝或舌的疼痛，意识丧失通常与心脏停搏有关而不是血管舒张。其机制被认为是舌咽神经的传入冲动激活后终止于延髓孤束核，并通过侧支激活迷走神经运动背核。

心血管疾病

由于心输出量的突然减少导致的心源性晕厥，最常见的原因是心律失常，也可由心脏结构异常阻断血流所致。

心律失常

在正常个体中，心率在 30~180 次/分时不会降低脑血流，尤其是当患者平卧位时。当心率下降时，心室充盈时间和每搏输出量会增加以保证正常的心输出量。当心率低于 30 次/分时，每搏输出量不再增加，不能充分代偿由于心率慢引起的脑血流量降低。当心率大于 180 次/分时，左心室充盈时间通常不足以保持足够的每搏输出量。直立姿势、脑血管疾病、贫血、房室同步丧失和冠状动脉、心肌或瓣膜疾病都会降低对心率改变的耐受性。心动过缓可能由于搏动产生异常（如窦房停搏）或搏动传导异常（房室传导阻滞）所致。如果逸搏性起搏率不足以保持心输出量，两种情况均可引起晕厥。心动过缓引发的晕厥可突然发生，没有任何先兆，并且一天可复发多次。病态窦房结综合征的患者可能存在窦性停搏（大于 3 秒），那些由于重度房室传导阻滞（Stokes-Adams-Morgagni 综合征）导致晕厥的患者，可有传导系统疾病（PR 间期的延长，束支传导阻滞）的证据。然而，心律失常一般是暂时的，常规的心电图或事后的持续动态心电监测可能都不能发现心脏异常。慢快综合征是窦房结功能障碍的常见形式，此病患者的晕厥常由明显的窦性停搏所致，有些是在房性心动过速终止后。药物是引起心动过缓的常见原因，尤其是对存在潜在心脏结构病变的患者。地高辛、肾上腺能受体拮抗剂、钙通道阻滞剂和许多抗心律失常药可抑制窦房结冲动的产生或减慢房室结的传导。

心动过速引起的晕厥通常之前有心悸或头重脚轻，但也可突然发生而没有先兆。在没有心脏结构性疾病的患者室上性心动过速不可能引起晕厥，但是如果患者存在下列情况就可引起晕厥：影响心脏输出的心脏病、脑血管疾病、血管张力或血容量异常或快速心室率。这些心动过速最常由阵发性心房扑动、心房颤动或累及房室结或绕过部分或全部房室传导系统的旁路折返引起。通过旁路房室联系折返引起心室率过快时，预激综合征患者可发生晕厥。有结构性心脏病、室性心动过速的患者，尤其是有陈旧性心肌梗死患者常发生晕厥。主动脉瓣狭窄和肥厚型梗阻性心肌病的患者也有室性心动过速的风险。心室复极异常的患者（QT 间期延长）有发生多形性室性心动过速（尖端扭转型室性心动过速）的风险。患有遗传性 QT 间期延长综合征的患者常常有青年个体猝死的家族史。遗传标记物可确认家族性长 QT 综合征的患者，但这些标记物的临床应用仍未得到证实。药物（如某些抗心律失常药和红霉素）和电解质紊乱（如低钾血症、低钙血症、低镁血症）可延长 QT 间期和诱发尖端扭转型室性心动过速。抗心律失常药物可能促发室性心动过速，尤其是在心脏存在结构性病变的患者中。

结构性心脏病

除了心律失常，晕厥可能也发生于多种心血管结构异常的患者。当心输出量的增加不能足以代偿外周血管舒张时，就会促发晕厥。外周血管可有适度扩张，比如运动之后，或由于左室机械感受器反射不适当的激活可发生外周血管扩张，在主动脉流出道梗阻（主动脉瓣狭窄或肥厚型梗阻性心肌病）时也可发生外周血管扩张。血流受阻是心输出量不能增加的最常见原因。10% 以上肺动脉大块栓塞的患者发生晕厥，晕厥也发生在严重原发性肺动脉高压患者用力之后。原因是有梗阻或肺血管阻力增加时，右室不能提供足够的心输出量。意识丧失常合并其他症状，如胸痛和呼吸困难。心房黏液瘤、人工瓣膜栓子和罕见的二尖瓣狭窄可能影响左室充盈，减少心输出量，引起晕厥。心包填塞是引起晕厥的罕见病因。

脑血管疾病

单独脑血管疾病很少引起晕厥，但可能会降低患有其他疾病患者发生晕厥的阈值。在这些病例中，椎基底动脉（供血负责维持意识的脑干）通常有病变。患有双侧颈动脉严重狭窄和反复晕厥的患者是一个罕见的例外，经常在站立或行走过程中发病。由于脑血管疾病有过头重脚轻或晕厥表现的患者大多数也有局灶性神经系统缺血的症状，如肢体无力、复视、共济失调、构音障碍或感觉障碍等。基底动脉型偏头痛是一种罕见的疾病，可引起青少年晕厥。

鉴别诊断

焦虑发作和过度换气综合征

焦虑，比如发生在惊恐发作时，经常被描述为昏厥或头晕类似晕厥前状态的感觉。这些症状不伴有面色苍白且采取卧位也不能减轻症状。在根据相关症状作出诊断，比如濒死感、气短、心悸、手指和口周刺痛等。过度换气常常使焦虑再发，导致低碳酸血症、碱中毒、增加脑血管阻力及减少脑血流量。肾上腺素的释放也促使症状的发生。

痫性发作

痫性发作与晕厥不同，发作前可能有先兆，可由局灶性癫痫放电引起，因此有定位意义。先兆之后或快速恢复正常或出现意识丧失。跌倒损伤常见于痫性发作，罕见于晕厥，因为全面痫性发作时保护性反射会瞬间丧失。持续性强直阵挛是惊厥性痫性发作的特征，但短暂阵挛或者强直阵挛、癫痫样动作可能会在晕厥发作时出现。痫性发作意识丧失比晕厥患者持续时间长。尿失禁常见于痫性发作，晕厥很少发生。晕厥患者意识恢复很快，而痫性发作后意识恢复较慢。意识模糊、头痛和嗜睡是痫性发作过后常见的后遗表现，而晕厥后状态主要是身体虚弱但神志清楚。如果年轻患者意识丧失反复发作一天或 1 个月几次提示痫性发作而不是晕厥。

低糖血症

严重的低糖血症通常是由严重疾病引起的，比如说胰岛细胞瘤、进展性肾上腺、垂体或肝脏疾病；或者胰岛素应用过量。

急性出血

出血，通常为胃肠道出血，是引起晕厥的偶见病因。如果没有疼痛和吐血，引起虚弱、昏厥甚至意识丧失的原因会一直不清楚，直至黑便排出。

癔症性晕厥

该病发作通常是由不引起注意的焦虑引起的。脉搏、血压和皮肤黏膜颜色无改变可与血管减压性晕厥相鉴别。

晕厥患者的临诊应对

晕厥的诊断常常是很难的。病因可能只在发病当时很明显，当后来医生见到患者时留下的线索即便有的话也很少。医生应该首先想到那些需要紧急治疗的病因。这些病因包括大量内出血或无痛性心肌梗死和心律失常。在老年患者，没有明显病因的突然晕厥，应该首先怀疑完全性心脏传导阻滞或心动过速，即便见到患者时所有检查都呈阴性。图 4.1 描述了详细的晕厥诊断程序。详细的病史是最重要的诊断工具，既能提示准确的病因又能除外重要的潜在原因。在晕厥发生之前、之中或之后事件的性质和持续时间经常会为病因提供有价值的线索。特殊情况下的意识丧失，比如静脉穿刺中、排尿时或存在血容量不足，提示血管张力的异常。晕厥发生时患者的体位很重要；仰卧位时晕厥不可能是血管迷走神经性的，提示心律失常或痫性发作。颈动脉窦综合征引起的晕厥可发生在患者穿着领子比较紧的衬衫衣时，扭头（在驾车转弯时转过头来看）时，或颈部活动时（如剃胡子时）。一定要注意患者的用药情况，包括非处方药或健康保健品，尤其是要注意近期有什么变化。应该测量仰卧位、坐位和站立位时的心率和血压。对病因不明反复发生的晕厥患者，尝试诱发其发作有助于诊断。

过度换气引起的焦虑发作可通过让患者快速深呼吸 2~3 分钟很容易再现。咳嗽性晕厥可在做 Valsalva 动作时诱发。一般应避免颈动脉窦按摩，甚至对怀疑颈动脉窦过敏的患者；它可引起颈动脉粥样硬化患者短暂性脑缺血发作（TIA）或卒中。

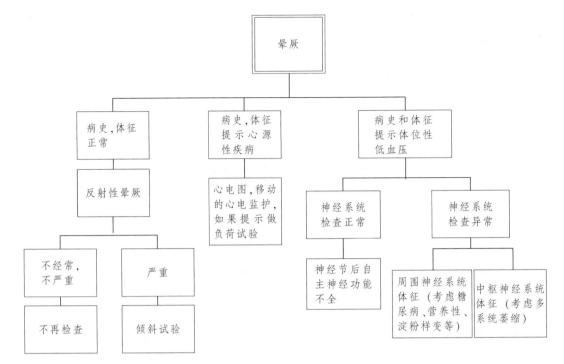

图 4.1 晕厥病因诊断的程序。

诊断性检查

根据病史和体格检查选择诊断性检查。尽管不可能提供一个明确的诊断,12 导联心电图可能会为晕厥的病因提供线索,并且每一个晕厥的患者都应该做此检查。传导异常的表现(PR 间期延长和束支传导阻滞)提示心动过缓,而病理性 Q 波或 QT 间期延长提示室性快速性心律失常。住院患者应行持续心电监测;门诊患者应该背 24~48 小时动态心电监测。新的监测仪可显示累计 10 天的心电图表现。症状应该与心电图心律失常相关。心电监测对发作不频繁的患者有价值,尤其是对先兆晕厥的患者。

血清电解质、葡萄糖和血细胞比容测定应常规检验,如果怀疑心肌缺血应检查心肌酶。血和尿的毒理学筛查可发现酒精或其他药物。对可能有肾上腺功能不全的患者,应该检测血浆醛固酮和盐皮质激素水平。

有创性心脏电生理检查提供关于窦房结功能、房室传导、室上性和室性心律失常诊断和预后的信息。持续心电监测对于诊断窦房结疾病更有效。然而,有创性心脏电生理检查对发现希氏–浦肯野病,以及对曾患有可能导致晕厥的心肌梗死、室性心律失常的患者有价值。

直立倾斜试验适用于复发性晕厥或只有一次发作但如果复发可能引起损伤的患者,尤其是如果患者可能处于"高危"环境下(飞行员、商用车司机等)。对易感患者,以 60°到 80°角直立位倾斜维持 30~60 分钟会诱发血管迷走性晕厥发作,尤其是当同时服用引起静脉淤滞或增加肾上腺素能刺激的药物时(异丙肾上腺素、硝酸甘油、腾喜龙、腺苷)。倾斜试验的敏感性和特异性很难确定,因为缺乏验证标准。另外,给予的适当刺激,大多数人都可引出引起血管迷走性晕厥的反射。报道的此试验的准确率为 30%~80%,取决于研究的人群和所采用的技术。尽管阴性结果的重复率是 85%~100%,但阳性结果的重复率只有 62%~88%。很多其他试验对发现引起晕厥的心脏结构性疾病很有价值。

超声心动图和多普勒检查可发现瓣膜、心肌和心包疾病。超声心动图是诊断肥厚型心肌病和心房黏液瘤的"金标准"。心脏电磁共振检查提供了另一个无创性诊断方法，它对超声心动图无法提供诊断质量的患者有用。这项检查也用于怀疑有致心律失常性右室发育不良或右室流出道室性心动过速的诊断。两者都与右室结构异常有关，此种异常在 MRI 影像比超声心动图更直观。运动试验可发现缺血或运动诱发的心律失常。对某些患者可能必须行心导管检查才能诊断冠心病的存在或其严重程度或瓣膜异常。高度怀疑晕厥是由肺动脉栓塞引起的患者应该做超快 CT 扫描、通气灌注成像、肺血管造影。

对可能为脑血管性晕厥患者，应该做神经影像学检查，包括颈内动脉和椎基底动脉系统的多普勒超声检查、MRI、MRA 和脑血管的 CTA。如果怀疑癫痫应该做脑电图。

治疗

晕厥的治疗取决于引起晕厥的病因。关于自主神经控制障碍，不管晕厥的具体病因应该采取一些预防措施。晕厥频繁发作的患者或经历过没有警示症状晕厥的患者，应该避免意识突然丧失可能会导致伤害的情况（比如爬梯、单独游泳、操纵重型机械、开车等）。在开始出现症状时，患者就应该采取措施，避免一旦失去意识时受伤，要将头放低，最好平卧。弯腰低头应该避免，因为这样做会进一步影响血液回流到心脏。为了确保恰当的治疗和避免不适当的治疗（心脏按压和心肺复苏）可能造成的伤害，应告知患者家属或密切接触者这个问题。意识丧失的患者应该被放置在一个能使大脑血流量最大、减少损伤和确保呼吸通畅的体位。如果可能，使患者卧位，头转向一侧防止误吸和防止舌阻塞气道。脉搏和心脏听诊有助于明确晕厥是否伴有心动过缓还是心动过速。紧的衣领或腰部紧的衣服应该松开。患者不应该经口进食或扶起来直至意识完全恢复。

应指导血管迷走性晕厥的患者避免引起他们意识丧失的情境或刺激，且当出现晕厥先兆时要采取卧位。单独这一点就可能足以治疗发作不频繁和相对良性的血管迷走性晕厥，尤其是在特定刺激下发生的晕厥。倾斜训练（直立和靠墙倾斜，每天时间逐渐延长）已被应用但成效甚微，尤其是对那些直立严重不能耐受的患者。与血容量不足有关的晕厥可在刺激事件发生之前补充盐和液体进行预防。

当以上措施对血管迷走性晕厥无效、晕厥频繁发作或有损伤高风险时就需要用处方药物治疗。肾上腺素能受体拮抗剂（美托洛尔，25~50mg，每日 2 次；阿替洛尔，25~50mg，每日 1 次；纳多洛尔，10~20mg，每日 2 次；都是初始剂量）是应用最广泛的药物，减弱刺激左室机械刺激感受器心肌收缩性增加，也可阻断中枢 5-HT 受体。5-HT 再摄取抑制剂（帕罗西汀，20~40mg，每日 1 次；舍曲林，25~50mg，每日 1 次等），对部分患者有效。安非他酮缓释片（150mg，每日 1 次）是另一种抗抑郁药，已被成功应用于临床。肾上腺素能受体抑制剂和 5-HT 再摄取抑制剂有很好的耐受性，经常作为一线用药用于年轻患者。氟氢可的松（0.1~0.2mg，每日 1 次），一种盐皮质激素，可增加内源性儿茶酚胺受体的敏感性，促进钠潴留、增加血容量和周围血管收缩。氟氢可的松可用于血容量减少和体位性低血压的患者。米多君片剂（proamatine，升压药），一种 α-受体激动剂，在一些患者中已经作为一线用药。在一项随机对照试验中，米多君片剂在站立倾斜试验中，预防晕厥比安慰剂更有效。然而，在一些患者中，米多君片和氟氢可的松可能增加平卧休息时的全身血压，这个特性对那些高血压患者可能是个问题。

丙吡胺（150mg，每日 2 次）是一种阻断迷走神经冲动的（迷走神经松弛的）抗心律失常药物，具有负性肌力作用；东莨菪碱经皮贴剂是另一种阻断迷走神经冲动的药物，已用于治疗血管迷走性晕厥；还有茶碱和麻黄碱也用于治疗血管迷走性晕厥。当然这些药物的副作用也限制了它们的使用。丙吡胺是 1A 型抗心律失常药物，对有室性心律失常风险的患者，如果真的要用，应该特别小心。虽然有临床试验提示药物治疗血管迷走性晕厥有效，但长时间的前瞻性随机对照试验还没有完成。

永久性双腔心脏起搏器对血管迷走性晕厥频繁发作的患者有效，对那些长时间心脏停搏伴血管迷走抑制性发作的患者也应考虑安装永久性双腔心脏起搏器。血管扩张导致意识丧失的患者也会在症状上从永久起搏器中获益。可以编程以在患者内源性心率明显下降后瞬时以高速度（90~100 次/分钟）起搏的起搏器是最有效的。应告知直立性低血压患者起床或从椅子上站起要缓慢和有条不紊（由仰卧位坐起，再由坐位站起）。站起前活动下肢，促进下肢的静脉血液回流。只要可能，加重此问题的药物（比如血管扩张剂、利尿剂等）都应停用。床头抬高（20~30cm）以及应用弹力袜可能会有帮助。其他治疗方式还包括抗重力或重力防护服或弹力袜，防止下肢静脉血流淤滞，高盐负荷和多种药物包括拟交感胺、单胺氧化酶抑制剂、β-受体阻滞剂和左旋多巴等。

卡马西平可治疗舌咽神经痛，治疗晕厥同样有效。应告知颈动脉窦综合征的患者避免穿紧领衣服和刺激颈动脉窦压力感受器的情况。当向一侧看时，应转动整个身体而不是仅转头部。颈动脉窦受刺激引起心脏抑制反应导致晕厥的患者应该植入永久起搏器。

对心血管源性（心律失常和心脏结构病变）晕厥的治疗常集中在潜在病因（心肌缺血及瓣膜病等）上。心动过缓的患者应安装永久性心脏起搏器。有明确室上性心律失常的患者会获益于导管消融。植入型心律转复除颤器适用于患有或具有危及生命室性心律失常高风险的患者。患有严重主动脉瓣狭窄的患者应该考虑换瓣手术。

不论什么病因，当晕厥是由危及生命的异常情况所致或如果复发可能造成严重损伤时，患者都应住院并给予持续心电监测。心脏正常或病史强烈提示为血管迷走性或情境性晕厥且发作不频繁也不严重的患者可以门诊治疗。

延伸阅读

Kapoor WN. Current evaluation in management of syncope. Circulation. 2002;106:1606.

Kaufman H, et al. Midodrine in neurally mediated syncope: a double-blind, randomized, crossover study. Ann Neurol. 2002;52:342.

Kaufman NH, Bhattacharya K. Diagnosis and treatment of neurally mediated syncope. Neurologist. 2002;8:175.

Maisel W, Stebenson W. Syncope—getting to the heart of the matter. N Engl J Med. 2002;347:931.

Soteriades E et al. Incidence and prognosis of syncope.

第 5 章

急性视力丧失

Cédric Lamirel, Nancy J. Newman,
Valérie Biousse

摘 要

在神经科急诊,视力丧失是一种常见症状。虽然眼科原因造成的视力丧失通常由眼科医生确定,但当眼科检查正常或症状提示神经科疾病时,许多患者要来到急诊室或神经科门诊就诊。的确,很多导致单眼或双眼急性视力丧失的病因提示或预示神经系统疾病。在此情况下,在急诊室快速而简单的床旁检查有助于神经科医师来确定病变部位,并判断是否有必要进行紧急的神经系统全面检查或进一步请眼科会诊。

关键词

视网膜中央动脉闭塞 眼底检查 视神经病 视网膜栓塞 视野 视力丧失

在神经科急诊,急性视力改变是一种常见症状。尽管眼科原因造成的视力丧失通常由眼科医生确定,但当眼科检查正常或症状提示神经科疾病时,许多患者要来到急诊室或神经科门诊就诊。的确,很多导致单眼或双眼急性视力丧失的病因提示或预示神经系统疾病。在此情况下,在急诊室快速而简单的床旁检查有助于神经科医师来确定病变部位,并判断是否有必要进行紧急的神经系统全面检查或进一步请眼科会诊[1,2]。

急诊神经-眼科检查

视觉功能的评估、瞳孔和眼外肌运动检查以及眼底检查是常规神经系统检查的一部分。当患者有视力症状或当神经系统病变累及颅内视觉通路,又或者伴有神经-眼科症状或并发症时,这些检查尤为重要。详细的神经-眼科检查常常会对神经科症状、体征的机制提供有价值的线索,并指导神经科医师对有视觉症状主诉的患者快速作出处理决定。需要的工具仅仅包括近视力卡 (或候诊室中一本杂志即可)、一鲜红色物体、检查眼外肌及瞳孔的一束亮光和直接检眼镜。

视力

在急诊或神经科门诊,对于配合的患者完成视敏度检查很容易。必须分别检查每只眼,检查过程中患者佩戴矫正眼镜(眼镜或隐形眼镜)。一张近视力卡 (甚至你的胸卡或一本杂志)足以完成视敏度检查。50 岁以上患者需佩戴阅读镜(或 300 度花镜)。如果患者透过纸片上小孔(所谓针孔)看时视力改善,说明问题出在折射或眼本身,而不是神经系统疾病。当患者没佩戴眼镜时,针孔对于远距离视敏度评估同样有用。如果视力丧失严重到患者看不到近视力卡上的任何字母时,视力判定分为指动、手动、光感及无光感。

色觉

当视敏度正常时,色觉检查对于定位病变是否在视神经或检测细微的视力改变很重要。色觉改变可是视神经病变唯一的早期体征。对于主诉单眼视力丧失患者简单的床旁检查方法就是将鲜红色物体放到每只眼前,叫患者去评估物体的红色程度[1]。单眼视神经病变时,病变眼会出现红颜色变淡(浅或暗红色)。更标准更定量的色觉检查方法是用 Ishihara 或 Hardy-Rand-Ritter 色盲图。

视野

在急诊通常通过面对面的方法来检查视野,这对于病变定位有极大价值。与视敏度检查一样,视野也是每次检查一只眼,特别注意视野的横向和纵向轴。检查时,患者闭上一眼,根据指令去数医师出示在中心 30° 之内手指数,同时患者要看着对面检查者的眼或鼻,眼球保持固定。患者在四个象限内的检查要表现得同样好。单眼顺着水平轴的视野不对称高度提示视神经疾病,而越过垂直子午线视觉信号突然改变提示颅内病变引起的视力丧失。对于更周边的视野检测会用到指动,因为视野的这些部分对运动比形状更敏感。如果视野缺损位于中心 10° 内,而且缺损太小无法用面对面检查法检出时,Amsler 格对于床旁检测中心视野会有价值。

正式的视野检查,例如 Goldmann 或自动视野仪,可提供更标准的检查,能显示更精细的异常情况,也能定量缺损以便随访疾病发展。如果患者稳定并能配合检查,这些检查在眼科医师的诊室里很容易实施。

瞳孔检查

在暗处和亮处进行的瞳孔检查能提供有关视觉传入、传出通路有价值的信息。因为瞳孔光反应及瞳孔在黑暗中扩大都可以查到,关掉光源以保证光线足够低很重要(在急诊室或 ICU 很难办到)。

寻找相对性传入性瞳孔障碍(RAPD)很重要,尤其当视力丧失是单侧或不对称时。的确,在视网膜正常情况下出现 RAPD 对于单侧或不对称视神经病变具有诊断价值。例外情况包括严重视网膜疾病,如视网膜血管闭塞和巨大视网膜分离(眼底检查时很容易发现)。角膜异常、白内障、黄斑病变不会引起 RAPD。

除非患者有过眼部疾病的病史(如手术、葡萄膜炎等),瞳孔不等大反映传出通路的问题,可能是散大问题(小瞳孔侧散大不好)或缩小问题(大瞳孔收缩不好)。散大不好提示交感神经通路受阻,比如 Horner 综合征。而瞳孔收缩差提示副交感神经通路受累,比如动眼神经麻痹、埃迪瞳孔、药物性瞳孔散大。Horner 综合征伴急性视力丧失指向颈内动脉,可能是颈动脉夹层的首发征象,而急性动眼神经麻痹伴视力丧失高度提示垂体卒中伴有视交叉和海绵窦受压。

眼球运动

复视和眼球运动将在第 6 章中详细讨论。有的患者将复视描述为"视力丧失或模糊",遮住任何一只眼就可区分开来。真正的单眼或双眼视力丧失伴有异常的眼球运动有助于病变定位(如定位于眶尖或鞍区)。

眼球检查和眼底检查

眼球检查本身通常是眼科医师的事,但是床旁用笔形手电筒详细检查可能发现明显的眼前部(如角膜或晶状体)异常,而这些异常可引起视力下降或者阻碍眼底的观察[3]。眼介质异常足以引起严重视力丧失,导致眼底难以窥入:"如果你看不进去,那么患者就看不出来"。当怀疑介质不透明时,应该用和不用针孔检测视力。结膜发红常提示病变累及眼前部。任何伴有视力丧失的眼部变红或疼痛通常就是眼

归或随后发生多发性硬化远期风险。视神经炎治疗试验显示，泼尼松 1mg/(kg·d) 口服不能改善视力转归，且对视神经炎复发风险加倍。因此，对于孤立视神经炎患者不推荐小剂量口服泼尼松，而应根据具体情况讨论静脉注射类固醇。

研究发现，严重视神经炎和恢复差或双侧或复发性视神经炎的患者，视神经脊髓炎（NMO）抗体阳性，甚至在不存在横贯性脊髓炎的情况[16]。

视神经视网膜炎患者的特点是前部视神经炎伴有视网膜渗出，通常黄斑呈星芒状。在大多数病例中，视神经视网膜炎源于感染，例如猫抓病或梅毒，或者非感染性炎性病变（如结节病）。视神经视网膜炎无转化为多发性硬化的风险[17]。视神经视网膜炎或感染性视神经炎的治疗依赖于基础病的治疗。

缺血性视神经病变

缺血性视神经病变分为前部缺血性视神经病变（AION），在 AION 病例中，总有急性期视神经乳头肿胀（图 5.6）；后部缺血性视神经病变（PION），在 PION 病例中视神经后部缺血，急性期视盘外观正常[18]。AION 较 PION 更常见，后者仍为一排除性诊断。缺血性视神经病变也可分为"非动脉炎性"和"动脉炎性"（大多与巨细胞动脉炎有关）。缺血性视神经病变表现为无痛、急性或亚急性视力丧失伴视野缺损和 RAPD；4~6 周后视神经开始变得苍白。

非动脉炎性 AION（NAION）是缺血性视神经病变最常见类型，发病率为 (2~10)/10 万人。主要危险因素是小的、拥挤的无杯视盘（所谓的危险视盘）（图 5.6），但其他视盘异常如视神经乳头玻璃疣和视盘水肿也易引起 NAION[19]。大多数 NAION 患者在 50 岁以上，且至少有一项以上心血管危险因素。NAION 是小血管病，累及睫状后短动脉。本病不是栓塞性的，且 NAION 患者无增加脑血管病的风险。病理生理除了"危险视盘"，还包括累及小血管的局部动脉硬化。因此，虽然应该确定动脉粥样硬化性血管危险因素并积极治疗，但对于孤立 NAION 患者找寻颈动脉或心源性栓子却不是必需的。目前尚无已经证实的针对缺血性视神经病变的治疗，在评估 AION 或 PION 患者时唯一需要紧急处理的是除外巨细胞动脉炎[19]。实际上，在所有 50 岁以上的 AION 或 PION 患者都应考虑到巨细胞动脉炎，需要紧急进行血液检查查找生物炎性综合征。也只有对临床上高度怀疑巨细胞动脉炎的患者才使用大剂量类固醇，且随后应对这些患者行颞动脉活检[20]。对于巨细胞动脉炎患者在治疗开始时静脉予以大剂量类固醇可缩短治疗时间和减少类固醇使用总剂量。但是这种治疗主要是凭经验，很少有临床试验证实。

外伤性视神经病变

头部外伤后单眼视力丧失可由直接的（当有穿通性眼眶外伤或视神经管骨折直接伤及视神经时）或间接外伤性视神经病变引起[4]。这些患者常有相应的脑和系统性损伤，如果没有眼外伤的外在体征时，通常不能及时发现视力丧失。对于昏昏欲睡或昏迷的患者，确定

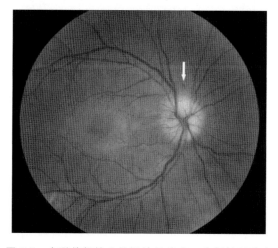

图 5.6　右眼前部缺血性视神经病变。有视神经乳头水肿、日益加重及小片状乳头周围出血。患者有下象限的视野缺损。（见彩图）

RAPD 可能是外伤性视神经病变唯一的证据，应对所有头部外伤患者进行系统的检查。可能仅有视力丧失，急性期视神经正常或肿胀。也可能会有相关体征提示眼球破裂、视神经错位或伴眼球突出的眼眶外伤、眼肌麻痹和眼压升高。无强化眼眶 CT 成像对排除需立即处理的眼眶骨折或眼眶血肿是必需的。当有可疑的眼球或眼眶外伤时，眼科医师必须做紧急详细检查。对于直接性外伤性视神经病变的处理通常是手术，而间接外伤性视神经病变则通常需要观察。有证据证实，类固醇不仅在这些人群中无用，甚至是有害的，尤其在有相关的脑部和系统性损害的情况下[4]。

压迫性视神经病变

压迫性视神经病变患者的典型表现为进展性单眼或双眼视神经病变。然而，许多这类患者没意识到隐匿的视力丧失，当视力丧失严重到累及中心视力或使患者无法阅读及驾驶时，才显露出来。这些患者就诊时已经出现视神经苍白。更少见的情况是由压迫性视神经病变引起的突然视力丧失。更多时候，这些病变累及眶尖（最典型的是转移性或真菌性病变）或者颅内视神经和视交叉（最常见的是垂体瘤尤其伴卒中时，眼动脉动脉瘤和颅咽管瘤）。伴发的体征如眼眶综合征和支配眼动的颅神经麻痹会帮助将病变分别定位于眶尖或视神经颅内部分。建议行头部和眼眶部的强化和脂肪抑制 MRI 进行急诊评价。如果怀疑动脉瘤或 MRI 正常时需进行 MRA 或 CTA 检查。

急性双侧视神经病变

同时双侧视神经病变出现急性双眼视力丧失很罕见。这些患者通常有严重的视力功能障碍且常到急诊就诊。因为双侧视神经均受累，所以检查时可能没有 RAPD。当急性期视神经外观表现正常时(比如来自双侧视神经后部的病变)，诊断可能困难，需依赖于瞳孔检查(光反迟钝)及视野检查。

双侧炎性视神经炎伴或不伴视盘水肿提示感染性或炎性疾病，应立即进行更广泛的评估，而不是单纯针对孤立的单侧视神经炎。通常要行腰穿检查找寻脑膜病变；结节病和视神经脊髓炎是典型的病因。

50 岁以上双侧同时缺血性视神经病变患者高度提示巨细胞动脉炎，在急诊室应有计划地检查红细胞沉降率(ESR)和超敏 C 反应蛋白[18]。

垂体卒中伴突然视交叉和神经受压也是引起双侧视神经病变的典型原因之一（图 5.7）。大多数患者也会有头痛，有时伴有眼球运动异常和精神状态改变。

伴有双侧视乳头水肿的高血压性视网膜病变也可引起急性或亚急性双侧视力丧失(图 5.8)。

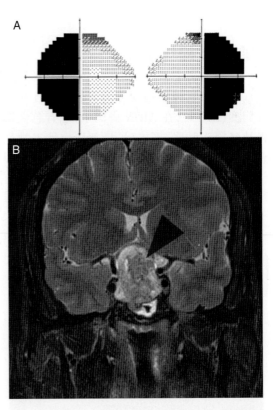

图 5.7　垂体卒中引起的急性双侧视力丧失伴双颞侧偏盲。患者有头痛和复视伴左侧动眼神经麻痹。(A) Humphrey 视野图显示双颞侧偏盲。(B)冠状位核磁 T_2 加权像提示巨大垂体肿物(三角箭头)伴视交叉及海绵窦受压。

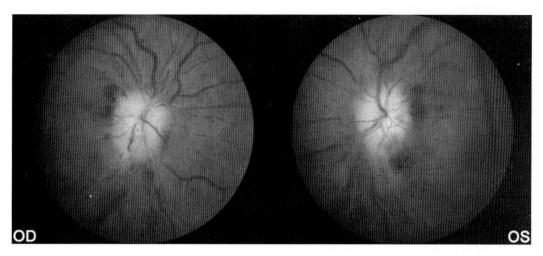

图 5.8　高血压性视网膜病变伴有双侧视神经水肿及视网膜出血。视网膜动脉变细。血压 210/130mmHg，此为高血压性视网膜病变Ⅳ期。（见彩图）

大多数情况下，颅内压升高伴有双侧视乳头水肿，引起缓慢进行性视力丧失伴继发视神经萎缩，而不是急性或亚急性视力丧失。然而，急性特发性颅内高压或引起颅内压升高的急性原因，例如脑静脉血栓可引起严重双侧视乳头水肿和急剧进行性双侧视力丧失（图 5.9)[21,22]。

Leber 遗传性视神经病变也可表现为急性双侧视神经病变和明显的视力丧失[23]。视力丧失是孤立的，无痛。头部和眼眶部 MRI 通常正常，无视神经强化。对任何双侧或迅速依次出现的无痛性视神经病变患者都要考虑到该病，尤其当患者为年轻男性、有母系家族性视力丧失史及没有视力恢复时。要常规抽血检测线粒体 DNA 突变。

营养性和中毒性视神经病变常为双侧并缓慢进展。摄入甲醇（自制酒或防冻剂）后会出现急性视力丧失。视神经通常表现为急性肿胀，患者常有混乱和精神状态改变等相关神经系统体征[24]。视力很难恢复。

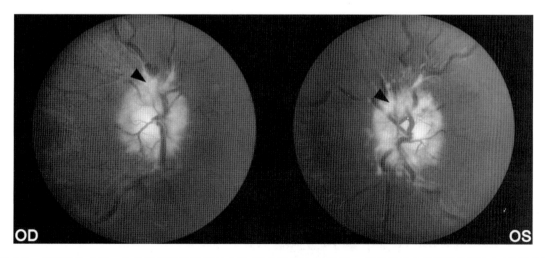

图 5.9　与视乳头水肿一致的双侧严重视神经水肿（源自于颅内压升高）。视神经有大量棉絮状斑点（三角箭头）以及静脉严重扩张。患者患有上矢状窦血栓及脑脊液开放压升高。（见彩图）

双侧视神经水肿

双侧前部视神经病变、颅内压升高（视乳头水肿）或系统性高血压（Ⅳ期高血压性视网膜病变）可导致双侧视神经水肿。

双侧前部视神经病变患者会有视敏度丧失、色觉下降及视野异常。典型原因包括双侧前部视神经炎及 AION。

当双侧视盘水肿和中心视敏度正常时，要考虑可能为颅内压升高引起的视乳头水肿。所有引起颅内压升高的原因都可产生视乳头水肿，同时可伴有进行性视野缩小，继发

视神经萎缩，颅内高压不及时治疗会造成不可逆性视力丧失。实际上，视力丧失是特发性颅内高压的主要并发症，常常见于脑静脉血栓（图 5.9）、颅内占位性病变，或未被识别的脑积水，强调对所有慢性头痛患者检查眼底的重要性（图 5.10）。

恶性系统性高血压（或高血压危象）常伴有双侧视神经乳头水肿（图 5.8）。通常还有提示高血压性视网膜病变的视网膜和血管改变，例如视网膜动脉变细、视网膜出血和视网膜渗出（Ⅳ期高血压性视网膜病变）。

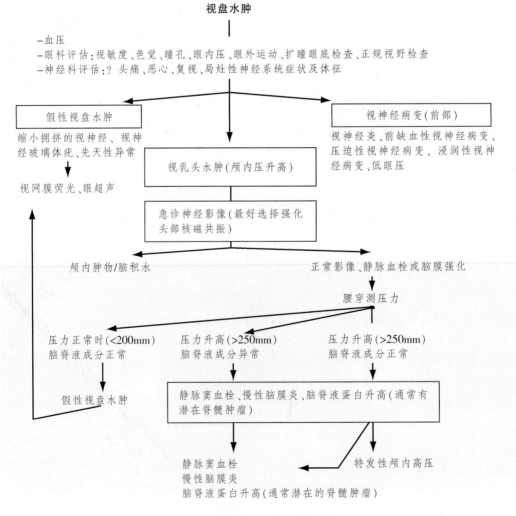

图 5.10　视盘水肿诊断的详细图解。

视交叉病变引起双眼视力丧失

急性双眼视力丧失可能源自于视神经颅内部分的同时受损,常为视交叉受压。

垂体肿瘤、蝶骨翼脑膜瘤、颅咽管瘤是视交叉综合征的最常见病因。垂体卒中是急性视交叉综合征的典型病因,常伴头痛,而其他颅内病变通常表现为更隐匿的进行性视力丧失。发现双颞侧视野缺损——视交叉综合征的标志——要求对急性视力改变的患者立即行脑影像学检查(图 5.7)。颈内动脉动脉瘤也可引起压迫性视交叉综合征。

视交叉后病变引起的双眼视力丧失

视交叉后视觉通路的病变(视束、外侧膝状体、视放射、枕叶皮层)引起对侧同向偏盲(图 5.11)[1,25,26]。双眼视敏度应该正常,除非有叠加的病变损害前视觉通路。在双侧损伤时(大多是双侧枕叶病变)可有视力下降,但是双眼视力丧失的程度是对称的。任何累及双侧枕叶的中枢神经系统病变会引起双侧视觉丧失,也就是所谓的皮层盲(表 5.2)。完全同向性偏盲(图 5.11)除了提示对侧视交叉后视觉通路受损外,没有其他特异性的定位价值,但伴随的症状和体征对于颅内视觉通路病的定位变得非常有价值。视束病变产生对侧 RAPD,而顶叶病变则与异常视动性眼震有关。一致的不完全性同向偏盲(双侧异常视野相似)高度提示枕叶病变,而不一致的同向偏盲提示病变在视辐射更前部。孤立性同向偏盲最常见的病因就是卒中(最常见的大脑后动脉供血区梗死)(图 5.11)[27]。

短暂性(一过性)视力丧失

在评价短暂性视力丧失的患者时,最重要一步是确定视力丧失是单眼(眼部或视神经病

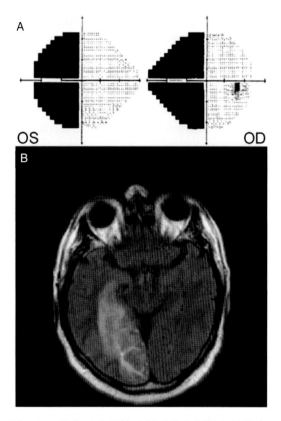

图 5.11　继发于右侧枕叶梗死的左侧同向性偏盲。(A)Humphrey 视野图显示完全性左侧同向性偏盲。(B)头部核磁轴位 FLAIR 显示右侧大脑后动脉供血范围的右侧枕叶梗死。

变)还是双眼(影响视交叉或视交叉后视觉通路的病变)(表 5.3)。

鉴别短暂性视力丧失发生在单眼还是双眼不容易。很少有患者意识到双眼半侧视野(同向性)缺失会影响双眼视野。他们通常将颞侧视野缺失的那只眼定为病变侧。说明短暂性视力丧失实际上是双眼受累这一事实最好的线索是阅读障碍(单眼视力丧失不会引起阅读障碍,除非未受影响眼原有视觉障碍)和视力丧失局限于外侧半边视野,单眼视力丧失通常不会引起这种模式的视力丧失。

为找到有助于理解视力丧失机制的线索,需要详细的眼部检查,如前房狭窄、眼压升高、异常瞳孔、视网膜血栓(图 5.12)、视网膜缺血、视神经水肿或残留视野缺损。

表5.2 引起急性双侧视力丧失的常见神经科病因(产生同向性视野缺损或双眼"皮层性"视力丧失)

急性视力丧失的脑部原因

血管性

　　枕叶缺血或出血、视辐射或视束梗死或出血、上矢状窦血栓伴枕叶静脉性梗死、累及视觉通路的动静脉畸形

颅内肿物

　　任何累及颅内视觉通路的肿物

枕叶癫痫

低血糖

多发性硬化

白质脑病

可逆性后部脑病综合征(PRES)

高血压性脑病

外伤

一氧化碳中毒

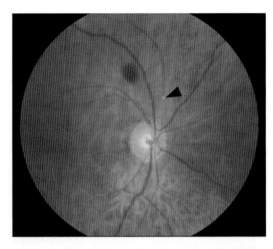

图5.12 右眼短暂性视力丧失患者的视网膜动脉分支栓子。右眼眼底像显示源自颈动脉粥样硬化斑的视网膜胆固醇栓子(三角箭头)。有一与视网膜缺血密切相关的大片视网膜内出血。(见彩图)

表5.3 短暂性视力丧失的原因

单眼	双眼
眼部	双侧前视神经通路
眼表面	累及双眼的眼部疾病
眼前部表面	高血糖
闭角型青光眼	双侧视神经病变
视网膜/脉络膜	颅内视觉通路
缺血性	视交叉受压
视神经	任何影响枕叶或颅内视觉通路一过性病变(最常见的是偏头痛视觉先兆、枕叶癫痫及枕叶短暂性脑缺血发作)
缺血性(巨细胞动脉炎)	
压迫	
肿胀、玻璃体疣、拥挤	

单眼短暂性视力丧失(TMVL)

　　神经科医师经常被邀请去评估单眼短暂性视力丧失患者(TMVL)。然而,重要的是,一定要记住很多眼部疾病也能产生TMVL,在假定TMVL的机制是血管性之前需要进行详细眼部检查来除外眼部疾病(表5.3)。

TMVL的眼部病因

　　大部分眼部疾病会产生视力波动,可能被患者描述为TMVL。眼部疾病通常产生短暂性视力模糊而不是像血管性TMVL产生完全性视力暂时丧失。如果阅读使视力模糊加重(在此期间眨眼减少)和眨眼或揉眼视力改善,高度提示干眼症和其他引起泪液膜异常的角膜表面疾病。眼压急剧升高会引起短暂性视力改变,常主诉光周围有光晕并伴眼痛。这些症状提示自发缓解的闭角型青光眼,远视患者通过弱光诱发或年轻的近视患者在运动后出现眼色素弥散综合征。糖尿病患者,急性高血糖可引起视力模糊,持续几小时至数天,是由于短暂性折射或黄斑改变所致。异常视盘如视乳头水肿、玻璃体疣和视盘倾斜可引起TMVL反复发作,持续数秒(短暂性视物模糊),通常由经姿势改变而诱发。眶部肿瘤可表现为单眼TMVL,在特殊的凝视方向上由眼动引起。

血管性TMVL的机制

　　血管性TMVL可能由颈动脉循环中的视网膜短暂性缺血发作(TIA)引起,类似于半球

TIA,应紧急处理,以便降低永久性视力丧失、卒中或者心血管死亡的风险(表 5.4)[28,29]。血管性 TMVL 可由眼动脉或视网膜中央动脉的栓子、眼的低灌注或更少见的中央视网膜动脉痉挛引起。视神经缺血引起的血管性 TMVL 很少见,并高度提示巨细胞动脉炎,这时视神经通常肿胀。很少时候 TMVL 是由于视网膜中央静脉闭塞,眼底检查时可见静脉扩张。

视力丧失的描述,持续时间及眼部检查(尤其是眼底检查)对于理解血管性 TMVL 机制非常有帮助。视网膜动脉栓子的发现提示颈动脉、主动脉弓或心源性栓塞(图 5.12)。视网膜出血和静脉扩张提示慢性眼部低灌注和眼部缺血综合征。视盘水肿提示视神经缺血,应立即予以处理并检查是否存在巨细胞动脉炎(图 5.6)。TMVL 伴同侧痛性 Horner 综合征指向颈内动脉疾病,且高度提示颈内动脉夹层。然而,眼部检查正常且患者就视网膜 TIA 所有病因进行了检查。所有超过 50 岁的患者要求紧急进行巨细胞动脉炎检查。

双眼短暂性视力丧失(TBVL)

双眼短暂性视力丧失通常由于颅内病变累及视交叉和视交叉以后的视觉通路。在很少见情况下,是与双侧眼部疾患或与视乳头水肿相关的短暂性视力模糊有关(表 5.3)。偏头痛视觉先兆、枕叶癫痫和枕叶 TIA 是引起双眼短暂性视力丧失最典型的原因,且通常根据患者描述来鉴别(表 5.5)。

偏头痛视觉先兆

偏头痛视觉先兆是引起 TBVL 最常见的病因,通过患者描述很容易诊断。患者描述有闪光暗点经过数分钟后扩展到视野中,周围是锯齿状,闪光、闪烁的边缘。暗点可导致完全性偏盲然后逐渐消失。暗点后可出现特征性的偏头痛性头痛,但有些患者有偏头痛视觉先兆,随后不出现头痛。视力 20~30 分钟内恢复正常。

枕叶癫痫

典型枕叶癫痫会产生简短的双眼阳性视觉现象,通常描述为闪光或泡沫,典型的仅持续数秒,但通常重复发生且在同一患者中相对刻板。

枕叶 TIA

短暂性完全性双眼视力丧失发作可能提示基底动脉或大脑后动脉供血范围的 TIA。单侧枕叶 TIA 表现为短暂性同向偏盲,而双侧枕叶 TIA 表现为短暂性"皮质盲"。不同于偏

表5.4　单眼短暂性视力丧失(TMVL)的鉴别诊断

血管性
　眶部缺血(眼动脉)
　视网膜缺血(中央视网膜动脉及其分支、中央视网膜静脉)
　视神经缺血(睫状后短动脉/眼动脉)
　脉络膜缺血(后睫状体动脉)
眼部疾病
　眼前部疾病(干眼症、圆锥形角膜、眼前房积血、闭角型青光眼自发缓解、浆液性视网膜脱离)
视神经疾病
　视乳头水肿(短暂性视力模糊)
　视盘玻璃体疣(短暂性视力模糊)
　先天性视盘异常(短暂性视力模糊)
　视神经压迫(凝视诱发的 TMVL)
　Uhthoff 现象(脱髓鞘)

表5.5   引起双眼短暂性视力丧失最常见三大病因的特点

	偏头痛视觉先兆	枕叶癫痫	枕叶短暂性脑缺血发作
视觉症状	阳性 非常丰富,生动 常为黑和白色,闪光、闪烁、锯齿边缘	阳性 简单视觉现象(光幻视,冒泡) 有色彩	阴性(偏盲或全盲)
症状进展 视觉症状持续时间	典型偏头痛过程,症状随时间进展 典型的持续20~30分钟,不超过1小时	通常不进展 通常简短(数秒),通常反复	突然出现和消失 持续几分钟
伴随症状	常于先兆后出现偏头痛样头痛,视觉先兆后可能也出现其他偏头痛先兆(大部分是感觉性)	常没有 可伴有其他癫痫类型	在有视觉症状的同时可能有额部头痛 椎基底缺血:眩晕、头晕、平衡失调、复视、双侧肢体力弱

头痛,缺血性偏盲事件突然发生,仅持续数分钟。可能伴有头痛,尤其是视野丧失对侧眉上方,但头痛通常与视力丧失是一致的,而不是像偏头痛似的发生在视力丧失之后。通常出现椎基底动脉系统缺血的其他症状,如眩晕、头晕、平衡失调、复视或双侧肢体无力。

可逆性后部脑部综合征(PRES)

典型PRES会产生急性双侧视力丧失,持续数小时或数天,通常伴有头痛和精神状态改变。恶性系统性高血压、药物如环孢毒素或他克莫司及各种各样代谢性障碍都是引起RPES的典型病因。头部MRI显示T_2像高亮信号,最常累及双侧枕叶的白质部分(图5.13)。对潜在病变的治疗通常会导致视力功能在数天内戏剧性地改善,之后数周内MRI改变也完全消失[30]。

小结

视力丧失在神经科急诊中是一常见症状。

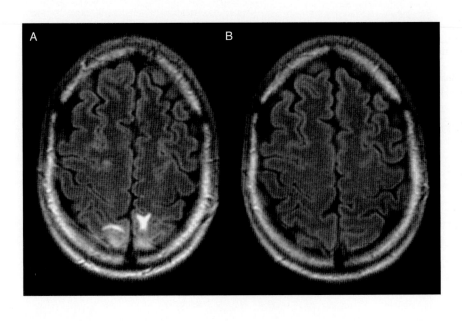

图5.13 继发于高血压危象的可逆性后部脑部综合征(PRES)。患者表现为头痛和双侧视力丧失。(A)轴位核磁FLAIR像显示白质高信号病变累及双侧顶枕叶。(B)高血压治疗6周后,MRI已经正常(视力恢复正常)。

简单的床旁检查(包括检眼镜检查)对于病变定位以及明确像视网膜栓子或视神经乳头水肿这样的可能会需要特殊干预及处理的眼部病变至关重要。

参考文献

1. Biousse V, Newman N. Neuro-ophthalmology illustrated. NY, New York: Thieme; 2009.
2. Purvin V, Kawasaki A. Neuro-ophthalmic emergencies for the neurologist. Neurologist. 2005;11(4):195–233.
3. Robinett DA, Kahn JH. The physical examination of the eye. Emerg Med Clin North Am. 2008;26(1):1–16. v.
4. Atkins EJ, Newman NJ, Biousse V. Post-traumatic visual loss. Rev Neurol Dis. 2008;5(2):73–81.
5. Bord SP, Linden J. Trauma to the globe and orbit. Emerg Med Clin North Am. 2008;26(1):97–123. vi-vii.
6. Dargin JM, Lowenstein RA. The painful eye. Emerg Med Clin North Am. 2008;26(1):199–216. viii.
7. Mueller JB, McStay CM. Ocular infection and inflammation. Emerg Med Clin North Am. 2008;26(1):57–72. vi.
8. Vortmann M, Schneider JI. Acute monocular visual loss. Emerg Med Clin North Am. 2008;26(1):73–96. vi.
9. Biousse V, Mendicino ME, Simon DJ, Newman NJ. The ophthalmology of intracranial vascular abnormalities. Am J Ophthalmol. 1998;125(4):527–44.
10. Miller NR, Newman NJ. The eye in neurological disease. Lancet. 2004;364(9450):2045–54.
11. Melson MR, Weyand CM, Newman NJ, Biousse V. The diagnosis of giant cell arteritis. Rev Neurol Dis. 2007;4(3):128–42.
12. Kaufman SR. Developments in age-related macular degeneration: Diagnosis and treatment. Geriatrics. 2009;64(3):16–9.
13. Atkins EJ, Biousse V, Newman NJ. Optic neuritis. Semin Neurol. 2007;27(3):211–20.
14. Multiple sclerosis risk after optic neuritis: final optic neuritis treatment trial follow-up. Arch Neurol 2008;65(6):727–32
15. Beck RW, Gal RL, Bhatti MT, Brodsky MC, Buckley EG, Chrousos GA, et al. Visual function more than 10 years after optic neuritis: experience of the optic neuritis treatment trial. Am J Ophthalmol. 2004;137(1):77–83.
16. Giovannoni G. To test or not to test: NMO-IgG and optic neuritis. Neurology. 2008;70(23):2192–3.
17. Purvin VA, Chioran G. Recurrent neuroretinitis. Arch Ophthalmol. 1994;112(3):365–71.
18. Luneau K, Newman NJ, Biousse V. Ischemic optic neuropathies. Neurologist. 2008;14(6):341–54.
19. Atkins EJ, Bruce BB, Newman NJ, Biousse V. Treatment of nonarteritic anterior ischemic optic neuropathy. Surv Ophthalmol. 2010;55(1):47–63.
20. Fraser JA, Weyand CM, Newman NJ, Biousse V. The treatment of giant cell arteritis. Rev Neurol Dis. 2008;5(3):140–52.
21. Friedman DI, Jacobson DM. Diagnostic criteria for idiopathic intracranial hypertension. Neurology. 2002;59(10):1492–5.
22. Thambisetty M, Lavin PJ, Newman NJ, Biousse V. Fulminant idiopathic intracranial hypertension. Neurology. 2007;68(3):229–32.
23. Fraser JA, Biousse V, Newman NJ. The neuro-ophthalmology of mitochondrial disease. Surv Ophthalmol. 2010;55(4):299–334.
24. Barceloux DG, Bond GR, Krenzelok EP, Cooper H, Vale JA. American Academy of Clinical Toxicology practice guidelines on the treatment of methanol poisoning. J Toxicol Clin Toxicol. 2002;40(4):415–46.
25. Zhang X, Kedar S, Lynn MJ, Newman NJ, Biousse V. Homonymous hemianopias: clinical-anatomic correlations in 904 cases. Neurology. 2006;66(6):906–10.
26. Bruce BB, Zhang X, Kedar S, Newman NJ, Biousse V. Traumatic homonymous hemianopia. J Neurol Neurosurg Psychiatr. 2006;77(8):986–8.
27. Zhang X, Kedar S, Lynn MJ, Newman NJ, Biousse V. Homonymous hemianopia in stroke. J Neuroophthalmol. 2006;26(3):180–3.
28. Biousse V, Trobe JD. Transient monocular visual loss. Am J Ophthalmol. 2005;140(4):717–21.
29. Benavente O, Eliasziw M, Streifler JY, Fox AJ, Barnett HJ, Meldrum H. Prognosis after transient monocular blindness associated with carotid-artery stenosis. N Engl J Med. 2001;345(15):1084–90.
30. Bartynski WS. Posterior reversible encephalopathy syndrome, part 1: fundamental imaging and clinical features. AJNR Am J Neuroradiol. 2008;29(6):1036–42.

第 6 章

复视、第 3 对颅神经麻痹和第 6 对颅神经麻痹

Janet C. Rucker

摘 要

眼球运动障碍是神经病学急症最常见的临床表现,其中最常见的是动眼神经(第3对颅神经)和展神经(第6对颅神经)麻痹。本章重点讨论在神经病学急症中对这些颅神经病变的识别、诊断和治疗,如果没有及时对这些神经科急症作出诊断,会使致残和致死的风险大大增加。本章所讨论的急症包括颅内压改变、颅内动脉瘤、真菌性鼻窦炎、巨细胞动脉炎、脑膜炎、垂体卒中、卒中和Wernicke 脑病。

关键词

微血管性颅神经单神经病变   后交通动脉瘤   第6对颅神经麻痹   第3对颅神经麻痹

引言

眼球运动障碍是神经病学急症最常见的临床表现。实际上,眼球运动障碍通常是具有鉴别意义的临床表现,可帮助作出精确的定位诊断。本章重点讲述最常见的两种眼球运动障碍:第3对颅神经(动眼神经,CNⅢ)和第6对颅神经(展神经,CNⅥ)麻痹。这些神经功能障碍引起的眼动不协调导致双眼复视,当遮住任何一只眼时复视即完全消失。

全面阐述第3对和第6对颅神经麻痹的种种原因并不是本章的目的,可参阅其他书[1,2]。本章重点讨论的是这些颅神经麻痹和神经病学急症(表6.1)之间的关系,这些急症如果未被确诊有很高的即刻致残或致死的风险。与大多数神经病学体征一样,仔细分析体征及"其伴随症状体征"可做到精确定位。对于有第3对或第6对颅神经麻痹的患者,应该询问有无头痛、眼痛、单眼视力丧失、面部麻木或者刺痛,检查有无颈强、发热、意识混乱和意识水平改变。在同时存在其他体征如轻偏瘫、偏身感觉异常、共济失调以及 Horner 综合征时,对第3对和第6对颅神经麻痹关注很少;然而,当第3对和第6对颅神经麻痹以孤立的神经病学症状出现时才真正具有诊断的挑战性。颅神经单神经病有许多良性的和自发缓解的病因;然而,在决定是否需要及何时应进行诊断性检查来排除神经病学急症需要高超的临床技能。

表6.1 引起第3对和第6对颅神经麻痹的神经病学急症

颅内压的改变（ICP）

　　高颅压——颅内占位性病变,静脉窦血栓

　　低颅压——自发性颅内压降低

颅内的囊状动脉瘤（尤其是后交通动脉瘤导致动眼神经麻痹）

真菌性鼻窦炎向眶尖或者海绵窦扩散

巨细胞动脉炎

脑膜炎

　　传染性的(真菌性、细菌性)

垂体卒中

卒中(缺血性和出血性)

Wernicke 脑病

流行病学

关于动眼神经和展神经麻痹病因发生率的流行病学研究在分析方法和研究设计方面有所不同，并因此呈现出多变的病因学分布。明显影响病因学分布的因素包括研究人群(社会经济状态、年龄分布)、研究场所(住院患者、三级保健中心的门诊患者、以一般人群为基础的门诊患者)、纳入的是单侧还是双侧动眼神经麻痹、入选的是孤立的还是伴有其他神经系统体征的动眼神经麻痹。例如,以在三级医疗保健中心住院患者为对象的研究比基于门诊患者的研究神经病学急症的病因百分比要高得多,纳入神经系统非孤立性颅神经麻痹(如同时伴有视乳头水肿)患者的研究比以只有孤立单颅神经病变患者为对象的研究肿瘤的百分比更高。总的说来,这些流行病学研究有助于提供一些引起动眼神经和展神经麻痹的常见病因,但在帮助临床医生快速识别神经病学急症方面没什么指导作用。

第3对颅神经(动眼神经)

动眼神经麻痹约占司眼球运动的颅神经麻痹的30%,虽然没有展神经麻痹常见,但比滑车神经麻痹常见[3,4]。在一项针对有明确病因动眼神经麻痹的大规模回顾性病例研究中,微血管缺血(不是神经病学急症,见下面的"诊断"章节)(表 6.2)是最常见的病因,占总病例数的17%~35%[3-6]。然而,动脉瘤性和肿瘤性病因几乎同样常见,高达病例总数的18%~19%,并且在各个研究中找不到明确病因的患者占很大比例。34%~61%的后交通动脉瘤(PComA)与动眼神经麻痹有关[7,8]。在 1996 年 Rucker 的研究中,转移性肿瘤占肿瘤病例的40%,其余为原发性颅内肿瘤[3]。致病性垂体腺瘤占肿瘤病例的28%。神经科急症被包括在分类为"其他"的病例中,其中包括感染性脑膜炎、硬膜下血肿和巨细胞动脉炎[3]。尽管这些诊断的每一个在动眼神经麻痹的病因中占不到1%,但这些疾病确实是急症,必须与颅神经功能障碍的良性病因相鉴别。

瞳孔是否受累在动眼神经麻痹病因的鉴

表6.2　动眼神经麻痹的病因

	外伤	肿瘤	血管性[c]	动脉瘤	不确定	其他
Rucker,1958,n=335	15[a]	11	19	19	28	8
Rucker,1966,n=274	12	18	17	18	20	15
Rush,1981,n=290 [b]	16	12	21	14	23	14
Park,2008,n=48	19	6	35	10.5	19	10.5

[a] 所给数值以总例数 n 百分比的形式给出。

[b] 广泛应用头部 CT 后的首个研究。

[c] 特指微血管性缺血。

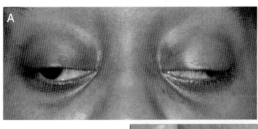
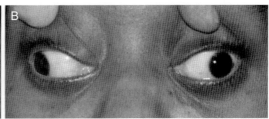
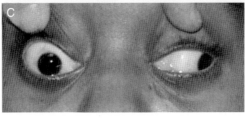

图 6.1　患者,女性,34 岁,在中脑出血后行中脑海绵状血管畸形切除后出现双侧动眼神经麻痹。双侧瞳孔扩大到 8mm 并且对光反射消失;双眼几乎完全不能上视,每只眼球有轻微的下陷。(A)最初的眼位是双眼睑下垂和外斜视。(B)尝试向右侧凝视时显示右眼充分外展(展神经功能正常),但是左眼完全不能内收。(C)试图左侧凝视时显示左眼充分外展(展神经功能正常),但是右眼完全不能内收。(见彩图)

别诊断中很重要(见下面的"临床表现和诊断"章节);然而,表 6.2 包括了引起动眼神经麻痹的所有病因,无论瞳孔功能如何。

　　双侧动眼神经麻痹(图 6.1 和图 6.2)比单侧动眼神经麻痹少见。在表 6.2 的系列研究中,病因学分布不仅包括单侧也包括了双侧动眼神经麻痹的病例。在最大的特别针对单一颅神经双侧受累频率的病例系列研究中,在全部 12 对颅神经单一神经同时受累的 578 例患者中,双侧动眼神经麻痹仅占 5%[9]。血管性的原因,包括蛛网膜下隙出血和脑干出血以及脑干梗死,是最常见的病因。

第 6 对颅神经(展神经)

　　展神经麻痹比动眼神经或滑车神经麻痹更常见,占司眼球运动的颅神经麻痹的 40%~50%[3,4]。在一项关于所有年龄段有明确病因的展神经麻痹的大规模回顾性系列病例研究中,发现比动眼神经麻痹变化性更大。在展神经麻痹中,大约 30% 是由于微血管性缺血(不是神经病学急症,见下面的"诊断"章节)和肿瘤(表 6.3),并且在大多数研究中,有 20%~30% 的患者找不到确切病因[3-6,10-13]。在针对儿童进行的

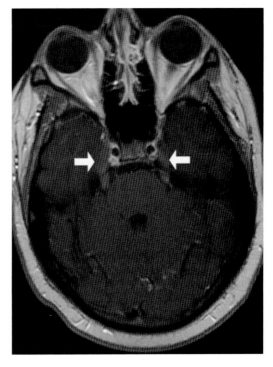

图 6.2　一位系统性淋巴瘤患者头部 MRI 轴位钆增强 T_1 加权像显示沿双侧第 5 对颅神经 (三叉神经)(箭头)走行有强化。检查时由于双侧海绵窦受累,患者双侧面部感觉缺失伴双侧动眼神经麻痹。

表6.3　展神经麻痹的原因

	外伤	肿瘤	血管性[b]	动脉瘤	不确定	其他
Rucker, 1958, *n*=545	16[a]	21	11	6	30	16
Shrader, 1960, *n*=104	3	7	36	0	24	30
Rucker, 1966, *n*=515	11	31	8	3	22	25
Robertson, 1970, *n*=133(儿童)	20	39	<1[c]	2	9	29
Keane, 1976, 双侧Ⅵ, *n*=125	10	22	0	0	2	66
单侧Ⅵ, *n*=143	14	18	2	1	4	61
Rush, 1981, *n*=419	17	14	18	3	30	18
Moster, 1984, *n*=49(年龄<50)	6	16	29	0	22	27
Lee, 1999, *n*=75(儿童)	12	45	0	0	5	37
Patel, 2004, *n*=137	12	5	35	2	26	20
Park, 2008, *n*=108	19	5	28	4	24	20

[a] 所给数值是总例数 *n* 的百分比。

[b] 特别指微血管性缺血(不包括 Robertson 对儿童的研究,见标记[c])。

[c] 在本病例血管性指的是动静脉畸形。

系列病例研究中,肿瘤是第 6 对颅神经功能障碍的最常见原因,在许多病例中,伴有视神经乳头水肿和眼球震颤[14,15]。1966 年 Rucker 的研究中,肿瘤病例的 40%是转移性肿瘤,最常见的是鼻咽癌[3]。其余为原发性颅内肿瘤。脑桥神经胶质瘤(大多数见于儿童)是最常见的原发性脑肿瘤,而垂体腺瘤只占肿瘤病例的 5%。神经科急症被包括在大量的分类为"其他"的病例中,包括高颅压、Wernicke 脑病、感染性脑膜炎、硬膜下血肿和巨细胞动脉炎。与动眼神经麻痹一样,这些疾病中的每一种只占总病例的一小部分,但是作为神经科急症它们非常重要[3,11]。

双侧展神经麻痹 (图 6.3) 明显较单侧少见,但比双侧动眼神经麻痹常见。表 6.3 中的系列病例研究包括了单侧和双侧病例在病因学分布上没有区分,Keane 的系列病例研究除外,在 Keane 的研究中对双侧展神经麻痹(125 例)和单侧展神经麻痹(143 例)的病因进行了比较[11]。此研究是在急性、住院患者背景下进行的,大多数双侧和单侧展神经麻痹被划归到"其他"组,常见的病因有蛛网膜下隙出血(SAH)、感染、卒中和颅内压增高。在特别专注

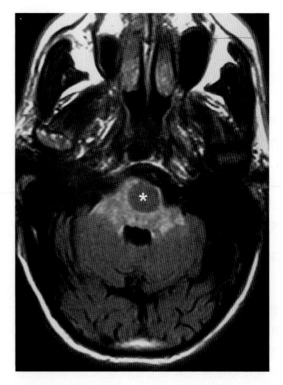

图 6.3　脑桥平面轴位头部 MRI T$_1$ 加权像显示一转移病灶周围有水肿。患者由于双侧展神经麻痹表现为双眼水平复视。

单一颅神经双侧受累频率分布的病例系列研究中,在所有 12 对颅神经中,单神经双侧同时受累的 578 例患者的 40% 为双侧展神经麻痹。外伤是最常见的病因[9]。

病理生理学和解剖

第 3 对颅神经(动眼神经)

成对的第 3 对颅神经核团位于导水管周围灰质腹侧上丘水平。每个核团包含下直肌、内直肌和下斜肌亚核提供同侧的神经支配;上直肌亚核提供对侧神经支配;Edinger-Westphal 核支配同侧副交感神经节前纤维到虹膜括约肌和睫状肌。单个中线尾部的中央亚核支配双侧上睑提肌。

动眼神经束从每侧神经核团的腹侧发出,穿过红核从中脑腹侧在脚间窝形成神经根。这些神经根汇集成神经干穿过蛛网膜下隙,位于小脑上动脉和大脑后动脉之间。在后交通动脉与颅内颈内动脉连接处,动眼神经走行非常接近后交通动脉(PCom)前部。在海绵窦里,动眼神经位于外侧硬膜壁内,在垂体和蝶鞍的外侧。在海绵窦的前面,动眼神经分成上下两个分支,尽管脑干病变时瞳孔和肌肉受累的表现形式提示功能区位于中脑[16-18]。下支支配下直肌、内直肌、下斜肌、虹膜括约肌和睫状肌。上支支配上直肌和上睑提肌。上支和下支通过眶上裂进入眼眶。副交感神经纤维支配虹膜括约肌和睫状体之前在眶部与睫状神经节发生突触。

最重要的动眼神经神经科急症发生在动眼神经穿过蛛网膜下隙在 PCom 与颈内动脉连接处紧邻 PCom 时。这是通过同侧神经直接动脉瘤压迫导致动眼神经障碍的 PCom 位置(图 6.4)。其他较少见的动眼神经神经科急症包括在中脑纤维束水平的缺血性或出血性卒中以及海绵窦内由于垂体卒中对单侧和双侧的动眼神经的压迫。

第 6 对颅神经(展神经)

成对的展神经核在第四脑室底部脑桥背侧,与面神经束紧邻。每个神经核团由形成第 6 对颅神经的外展运动神经元和在核水平交叉,并在内侧纵束内上行至对侧内直肌核的中间神经元组成。这些中间神经元有助于向其起源神经核同侧方向协同水平凝视。第 6 对颅神经纤维束从神经核的腹侧穿过脑桥,从脑桥下端腹侧穿出,通过蛛网膜下隙,然后在斜坡附近上行,穿透硬脑膜,在 Dorello 管内岩床突韧带(Gruber 韧带)下方通过。在海绵窦,第 6 对颅神经在窦体内是游离的,正好位于颈内动脉外侧。通过眶上裂进入眼眶支配外直肌。

由神经科急症引起的第 6 对颅神经麻痹常发生在脑桥第 6 对颅神经纤维束水平或是在第 6 对颅神经水平(在其通过 Dorello 管时)。脑桥缺血性或出血性梗死和 Wernicke 脑病累及前者,而颅内压的变化累及后者。

临床表现

第 3 对颅神经(动眼神经)

一般临床表现

第 3 对颅神经麻痹会导致其所支配的肌肉下直肌、上直肌、内直肌、下斜肌、提上睑肌或瞳孔括约肌瘫痪(图 6.1、图 6.5 和图 6.6)。这些结构可单独受累,任何部分组合受累,或同时全部受累。当所有这些肌肉同时麻痹时,这种完全性动眼神经累及其所支配的所有结构之典型表现是眼球"向下向外"(也就是说,眼睛下斜和外斜视)、上睑下垂、瞳孔散大光反应消失。在第 3 对颅神经完全麻痹时眼睛下视(下直肌受累)、上视(上直肌和下斜肌受累)以及内收(内直肌受累)都不能。第 3 对颅神经上支麻痹导致同侧眼睛的上睑下垂和上抬障碍(尤其眼外展位时),而第 3 对颅神经下支麻痹导致同侧眼睛上抬受

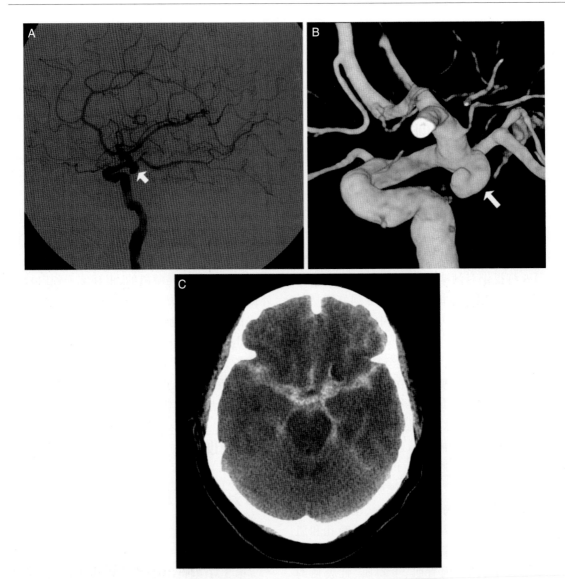

图 6.4　常规脑血管造影(左侧颈内动脉插管术)显示一个直径 6~7mm 的动脉瘤位于左侧颈内动脉和胚胎型后交通动脉连接处,常规图像(A)和三维重建图像(B)。患者,55 岁,表现为左侧动眼神经麻痹、晕厥、严重头痛和意识混乱。头部 CT 提示蛛网膜下隙出血 (C) 。图像由 Deborah Carson 和 Aman Patel 医生提供。

限、下视、内收伴有瞳孔受累。

　　脱离正轨的再生重建存在与否应在第 3 对颅神经临床检查中特意查找。当眼睛内收或下视时,眼睑上抬或瞳孔收缩是脱离正轨的再生重建或异常轴突再支配的证据[19,20]。这几乎总是由于压迫或外伤性原因造成的第 3 对颅神经功能障碍(图 6.6)。

　　应该确定是否仅第 3 对颅神经单独受累。应该进行全面的神经系统检查。为了确定第 4 对颅

神经和第 6 对颅神经没有受累,在试图向下注视时(第 4 对颅神经功能),受累眼睛的外展(第 6 对颅神经功能)和外展眼内旋应是完好的。

后交通动脉瘤

　　在确切证明是其他原因之前,任何瞳孔受累或部分第 3 对颅神经麻痹 (即使未累及瞳孔)[3,8,21]的病因都要考虑是后交通动脉瘤(在后交通动脉和颈内动脉连接处)。瞳孔尤其容

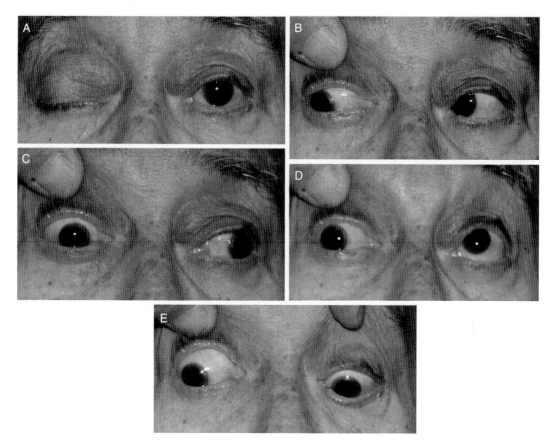

图 6.5　右侧海绵窦颈动脉动脉瘤引起的右侧动眼神经麻痹。瞳孔部分受累，右侧瞳孔比左侧大，光反射轻度减弱。(A)居中位，伴右眼完全眼睑下垂。(B)向右凝视，右眼外展正常。(C)向左凝视，右眼内收受限。(D)上视时，右眼不能上抬。(E)下视时，右眼还算完好地下视。(见彩图)

易受到 PComA 的累及，因为分布到虹膜瞳孔括约肌的副交感神经纤维在第 3 对颅神经走行到后交通动脉附近时，位于第 3 对颅神经的周围和上内侧[22,23]；虽然大多数病例在 1 周内会发展至瞳孔受累[8]，但所有后交通动脉瘤性部分动眼神经麻痹有 33% 在最初就诊时瞳孔功能正常。有 20%~36% 的后交通动脉瘤一出现症状就有完全的第 3 对颅神经麻痹[7,8]。在发病后 24 小时和 1 周内，完全的动眼神经麻痹分别为 46% 和 66%。有 14% 仍然是部分的和不完全的动眼神经麻痹[7]。

值得强调的是，瞳孔回避的完全性动眼神经麻痹这一术语指的是除瞳孔以外所有第 3 对颅神经支配的结构功能百分之百缺失。认为第 3 对颅神经麻痹伴有瞳孔回避不太可能

是后交通动脉瘤这是一常见的错误观点。这一观点绝对不正确，把这种错误观点应用到临床中会导致动脉瘤未被处理，破裂后造成蛛网膜下隙出血和死亡。当瞳孔回避发生在另外一个完全性动眼神经麻痹的背景下，才能有相当的自信认为病因是非动脉瘤性的。

第 3 对颅神经功能自发地改善可能发生在动脉瘤治疗之前，这不能阻止医生将潜在的后交通动脉瘤作为第 3 对颅神经麻痹的病因进行全面的诊断性评估[24]。在后交通动脉瘤引起的第 3 对神经功能障碍背景下，脱离正轨的再生重建通常发生在急性第 3 对颅神经麻痹后。没有急性第 3 对颅神经麻痹情况下，原发的脱离正轨的再生重建通常是由于海绵窦脑膜瘤或海绵窦内颈动脉动脉瘤所致；然而，在

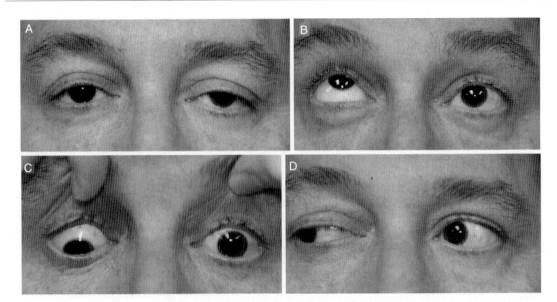

图 6.6 左侧海绵窦脑膜瘤引起的左侧动眼神经麻痹。左侧展神经功能完好(未显示)。在扩瞳前,双瞳孔不等大(未显示),相差 2mm,左侧瞳孔散大,光反应减弱。在所有图片中,瞳孔是药物散瞳后的。(A)左侧眼睑下垂,眼居中位。(B)努力上视时,左眼有轻微上视。(C)努力下视时,左眼轻微下视。(D)试图右视时,左眼轻度内收障碍。注意内收时睑裂增大,符合脱离正轨的再生重建。(见彩图)

后交通动脉瘤中也有报道[25-27]。

未破裂的动脉瘤可造成孤立的第 3 对颅神经功能障碍,或第 3 对颅神经功能障碍伴发蛛网膜下隙出血(图 6.4、图 6.7 和图 6.8)有其他神经系统症状体征。超过 60%由后交通动脉瘤所导致的同侧第 3 对颅神经麻痹患者有疼痛,即使没有蛛网膜下隙出血,且疼痛可能在发展至上眼睑下垂或复视之前 2 周就已出现[7,21]。疼痛一般位于同侧、眼周或球后,有人认为是由于走行在第 3 对颅神经旁边来自第 5 对颅神经眼支的感觉传入纤维受累所致[28]。然而,这个位置的疼痛伴有第 3 对颅神经麻痹不是后交通动脉瘤所特有的。也常见于微血管性第 3 对颅神经麻痹[29]。没有疼痛不能排除后交通动脉瘤作为第 3 对颅神经麻痹的原因。

虽然后交通动脉瘤是第 3 对颅神经麻痹最常见的动脉瘤性原因,但是任何囊状的或脑脊液池的动脉瘤都是神经科急症,并且第 3 对颅神经麻痹偶尔见于其他位置的动脉瘤,例如基底动脉尖端或脉络丛前动脉[21,30,31]。很罕见,蛛网膜下隙出血和第 3 对颅神经麻痹见于没

有确定的动脉瘤。在这种情况下,反复的诊断性检查可能发现或不能发现动脉瘤[32,33]。

脑干卒中

缺血性和出血性中,脑卒中由于损伤第 3 对颅神经纤维束可引起单侧或双侧第 3 对颅神经麻痹[34,35]。有报道,上支和下支受累引起的部分第 3 对颅神经麻痹(见本节前面"一般临床表现"部分),在没有眼球运动受损的情况下,单个眼肌受累和孤立的瞳孔散大和眼睑下垂也有报道[17,36-38]。尽管已报道过孤立的第 3 对颅神经功能障碍,但这种情况非常罕见,通常只存在伴随的神经系统体征。下面命名的脑干综合征最常与卒中伴发。现在综合征的描述与最初的描述有些变化[39]。所有都包括病灶同侧的第 3 对颅神经麻痹伴有病灶对侧的共济失调(Claude 综合征,小脑上脚受累),病灶同侧共济失调(Nothnagel 综合征,小脑上脚受累),病灶对侧偏瘫(Weber 综合征,大脑脚受累)(图 6.9),或病灶对侧舞蹈或震颤(Benedikt 综合征,红核受累)。在这些综合征

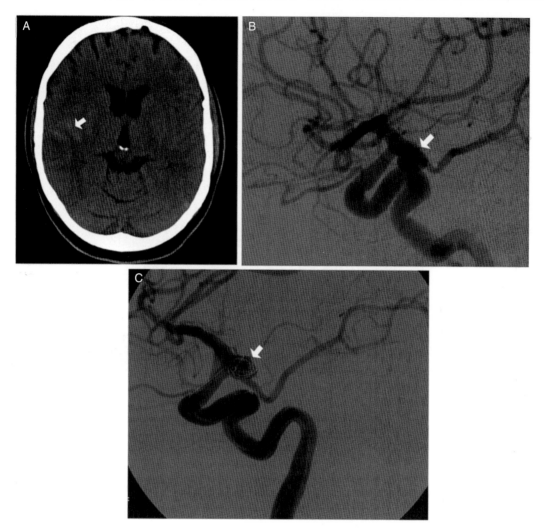

图 6.7　（A）头部 CT 显示右侧外侧裂局灶性蛛网膜下隙出血（箭头）。常规脑血管造影提示在右侧颈内动脉和右侧胚胎型大脑后动脉连接处一 6.5mm×6mm×5.4mm 动脉瘤，治疗前（B，箭头）和血管内弹簧圈栓塞后（C，箭头）。图像由 Deborah Carson 和 Aman Patel 医生提供。

中关于第 3 对颅神经麻痹的临床表现很少，但是在 Claude 综合征中，瞳孔回避的部分，第 3 对颅神经麻痹伴有内直肌受累可能最常见[40]。

　　第 3 对颅神经麻痹也可与垂直性核上性凝视麻痹同时发生，因为喙侧间质内侧纵束和 Cajal 间质核位于中脑，这些结构负责控制垂直凝视。35% 的中脑梗死存在第 3 对颅神经功能障碍[34]。髓内原因造成的第 3 对颅神经麻痹很少发生脱离正轨的再生重建，但是也有报道[41]。脱髓鞘病变也可单独累及第 3 对颅神经脑干纤维束[4,42,43]，或者从理论上说，可见于上述任

何组合。

颞叶钩回疝

　　在蛛网膜下隙，第 3 对颅神经紧靠内侧颞叶走行。继发于颅内压增高的颞叶钩回疝可导致第 3 对颅神经的压迫。临床上表现为疝出钩回，同侧的瞳孔突然扩大和光反应迟钝，被称为 "Hutchison 瞳孔"。

脑膜炎

　　感染性脑膜炎可继发于第 3 对颅神经在

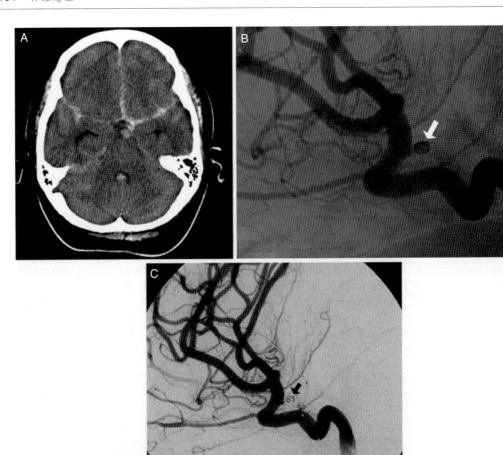

图 6.8　(A)头部 CT 提示蛛网膜下隙出血。常规脑血管造影显示在左侧颈内动脉和后交通动脉连接处一 3mm× 2mm×2.8mm 动脉瘤治疗前(B,箭头)和血管内弹簧圈栓塞后(C,黑箭头)。比较由此小动脉瘤引起的更广泛出血和图 6.7 中所示由大动脉瘤引起的小量出血。图像由 Deborah Carson 和 Aman Patel 医生提供。

脚间窝和蛛网膜下隙受累。通常,第 3 对颅神经麻痹会持续存在,但很少见的情况也可呈一过性发作。后一种情况可能是由于伴发的感染性血管炎造成的颅神经一过性缺血或由于颅内压增高所致[44,45]。患者会有典型的提示脑膜炎的体征,如发热、颈强直、视神经乳头水肿、克氏征和 Brudzinski 征。

垂体卒中

　　垂体卒中是以前存在的垂体腺瘤出血和坏死。可能是自发性的或继发于医疗手术,例如心脏外科手术(图 6.10)[46-48]。第 3 对颅神经位于海绵窦的硬膜壁内,正好在垂体和蝶鞍的外侧,垂体卒中导致垂体腺瘤突然向侧面扩大,造成单侧的或双侧的第 3 对颅神经麻痹[49]。可能作为孤立的体征出现[50,51](常伴有严重的头痛),但由于垂体瘤向上扩张压迫颅内视神经和视交叉,通常也可伴有严重的视力丧失。这种疾病是真正的急症,不仅因为如果视觉器官没有被迅速地减压,可能会出现永久性视力丧失,也因为有导致 Addisonian 危象(肾上腺皮质危象)的倾向。

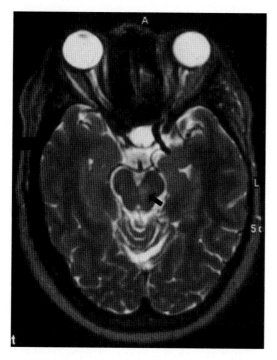

图 6.9　一例缺血性 Weber 综合征患者，右侧偏瘫和左侧动眼神经麻痹，T_2 加权像头部轴位 MRI 显示左侧中脑腹侧 T_2 高信号。

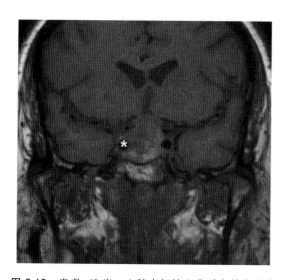

图 6.10　患者，62 岁，心脏支架植入术后突然出现右侧第 3 对颅神经麻痹，右侧视神经病、双颞侧偏盲和严重头痛，冠状位 T_1 加权像强化头部 MRI 显示垂体腺瘤。注意腺瘤内不均质的信号特征，提示肿瘤内曾发生过出血和(或)坏死。也注意肿瘤明显向右向外扩张(* 位置是海绵窦内右侧颈内动脉流空影)，这可解释为什么表现主要在右侧。

真菌性鼻窦炎

由曲霉病或毛霉菌引起的真菌性鼻窦炎可蔓延到眶尖或海绵窦，引起第 3 对颅神经功能障碍，经常伴有邻近结构的功能障碍。眶尖部包括视神经、第 5 对颅神经(三叉神经第一支，CN Ⅴ)、第 4 对颅神经(滑车神经，CN Ⅳ)和第 6 对颅神经 (展神经，CN Ⅵ)。在海绵窦内，包括第 5 对颅神经的第一和第二支、第 4 和第 6 对颅神经。眶尖受累时，也可出现眼球突出和结膜充血、肿胀。对于糖尿病和那些免疫抑制的患者尤其要考虑此诊断。

巨细胞动脉炎

巨细胞动脉炎出现眼球运动的症状不常见，但由于如果不及时诊断缺血性视神经病有双眼失明的高风险，所以确定这些症状很重要。据报道，第 3 对颅神经麻痹既可单独发生又可与缺血性视神经病同时发生[52,53]。对任何急性起病的第 3 对颅神经麻痹且年龄超过 70 岁的患者，至少应该询问有无典型的巨细胞动脉炎乏力、下颌跛行(咀嚼肌痛导致咀嚼暂停)以及头皮触痛的症状。

第 6 对颅神经(展神经)

一般临床表现

第 6 对颅神经麻痹导致同侧眼睛外展受限并且眼睛偏向另一侧 (内斜视)。凝视外展受损方向时，双眼水平复视和内斜视更严重。

脑干卒中

缺血性和出血性的脑桥卒中由于累及第 6 对颅神经纤维束可引起单侧的或双侧第 6 对颅神经麻痹。虽然孤立的第 6 对颅神经受损有报道，但常伴随其他神经科症状体征。下列命名的脑干综合征最常见于卒中。所有包括同侧第 6 对颅神经麻痹伴有对侧共济失调和同侧面部无力、Horner 综合征、耳聋以及面部感觉和味觉消失(Foville 综合征)；对侧偏瘫和同侧面瘫（Millard-Gubler 综合征）；或对侧偏瘫（Raymond 综合征）。脱髓鞘病变也可单独累及第 6 对颅神经纤维束，理论上，以上任何组合都可能发生。

Wernicke 脑病

意识障碍、眼肌麻痹、共济失调是 Wernicke 脑病典型的三联征。水平凝视功能障碍，包括第 6 对颅神经麻痹是 Wernicke 脑病常见的临床表现。眼球震颤是唯一的眼动特征，发生频率高于第 6 对颅神经麻痹，并且大多数患者既有眼球震颤又有单侧或双侧的第 6 对颅神经麻痹[57]。并存的眼球震颤一般是凝视诱发性眼球震颤，但也可是上视性眼球震颤。特征性 MRI 表现包括中脑背侧、第三脑室周围和内侧丘脑 T_2 高信号（图 6.11）。用硫胺素治疗数小时到数天内，第 6 对颅神经功能障碍将得到改善。

脑膜炎和颅内压改变

在蛛网膜下隙第 6 对颅神经受累可继发于感染或肿瘤性脑膜炎，要么是神经的直接受

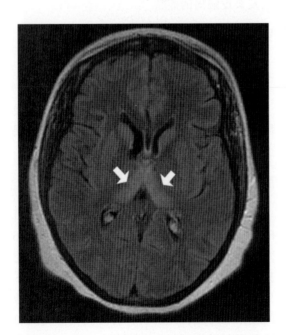

图 6.11 Wernicke 脑病患者的头部 MRI 轴位 T_2 加权像 FLAIR 像提示第三脑室周围丘脑内侧 T_2 高信号。

累，要么继发于颅内压升高。颅内压的改变使第 6 对颅神经尤其易于发生功能障碍，包括由于大脑静脉血栓所致的颅内高压（图 6.12）或特发性颅内压增高和自发性低颅压[58]。在过去曾经提到第 6 对颅神经易受颅内压改变影响是因为它在颅内走行长；然而，它比第 4 对颅神经短（滑车神经，CN Ⅳ），而第 4 对颅神经对这种伤害不易受损。更确切地说，很可能是第 6 对颅神经在进入 Dorello 管（见"第 6 对颅神经的病理生理和解剖"）处与硬膜相连，导致随着颅内压的改变，第 6 对颅神经容易被扭曲和牵拉[59]。在蛛网膜下隙，第 6 对颅神经与斜坡、椎动脉和基底动脉很靠近，可因斜坡肿瘤受累或受动脉瘤的压迫[60]。

垂体卒中

由垂体卒中引起的第 6 对颅神经功能障碍不如第 3 对颅神经功能障碍常见（见"第 3 对颅神经麻痹的临床表现"）[49]。如果确实有第 6 对颅神经麻痹，常与第 3 对颅神经同时受累。然而，曾有过 1 例垂体卒中表现为孤立的第 6 对颅神经麻痹最终死亡的报道[61]。

真菌性鼻窦炎

第 6 对颅神经麻痹可能由于真菌性鼻窦炎向眶尖或海绵窦扩展引起（更多关于真菌性鼻窦炎的细节见"第 3 对颅神经麻痹的临床表现"）。

巨细胞动脉炎

有报道称，第 6 对颅神经麻痹可发生于巨细胞动脉炎[62]（更多关于巨细胞动脉炎的细节见"第 3 对颅神经麻痹的临床表现"）。

诊断

第 3 对颅神经（动眼神经）

在所有第 3 对颅神经麻痹中，都应进行急诊影像学评估查找后交通动脉瘤，唯一例外的

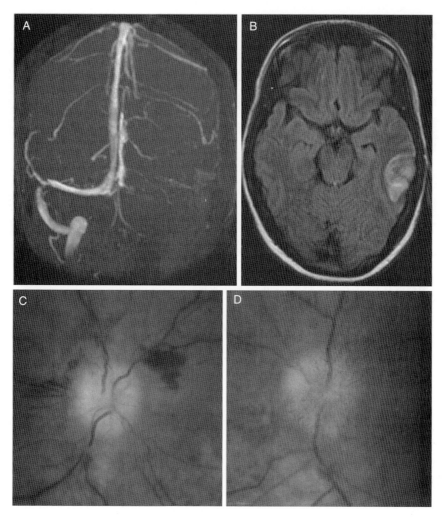

图 6.12　(A) MRV 显示急性静脉窦血栓在左侧横窦乙状窦没有信号。(B) 头部 MRI 轴位 T_2 加权 FLAIR 像显示左侧颞叶静脉性血栓。患者表现为严重头痛,由于双侧第 6 对颅神经麻痹出现双眼水平复视和严重双侧视乳头水肿(C,右眼;D,左眼)。(图 C、D 见彩图)

是瞳孔回避的完全性第 3 对颅神经麻痹,指的是完全上眼睑下垂以及下直肌、上直肌、内直肌和下斜肌功能完全缺失。在此情况下,瞳孔回避也必须很完整,没有瞳孔扩大、对光反应的幅度与未受累眼睛相比相等。然而,可能存在争议,每一位第 3 对颅神经麻痹的患者都应该行神经影像检查而不管瞳孔状况如何,因为曾报道过后交通动脉瘤引起第 3 对颅神经麻痹而没有瞳孔受累的罕见病例[3,21,63]。

在过去,作为"金标准"的常规颅内血管造影是精确评估存在后交通动脉瘤的唯一方法。

血管造影术伴随 1%~2% 的卒中风险,许多人认为超过 50 岁存在瞳孔回避的第 3 对颅神经麻痹患者不应进行常规血管造影,因为血管造影承担的风险超过诊断动脉瘤的可能性[64,65]。磁共振血管造影(MRA)和 CT 血管成像(CTA)(图 6.13) 已在很大程度上代替传统的脑血管造影作为检测动脉瘤首选的诊断方法;但通过研究,这两项检查哪个都不是 100% 敏感,所以传统的血管造影仍是金标准,当临床上高度怀疑动脉瘤而无创的影像检查正常时应该进行血管造影[66]。MRA 和 CAT 的敏感性

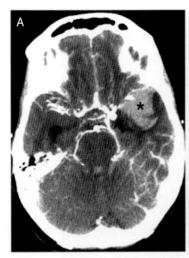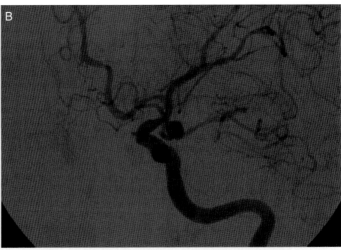

图 6.13 (A)CTA 显示左侧颞叶脑实质内出血(*)和一 5mm×7mm 左后交通动脉瘤。(B)常规血管造影提示治疗前的动脉瘤。图像由 Deborah Carson 和 Aman Patel 医生提供。

受技术质量以及放射科医生经验水平的影响很显著。足够大的能导致第 3 对颅神经麻痹的动脉瘤直径通常至少 4~5mm，但常小于 10mm[21]。MRA 对 5mm 或更大动脉瘤的敏感性在 90%~97% 之间，但对于小于 5mm 的动脉瘤敏感性下降到 60%~80%；CTA 检测动脉瘤的敏感性在 90%~100%，但对小于 5mm 的动脉瘤敏感性下降到 79%[67-74]。技术合格并正确解释的 MRA 会遗漏 1.5% 的引起第 3 对颅神经麻痹的如果不治疗会在未来 8 年内破裂的后交通动脉瘤[71]。即使同时行头部 CT 平扫，CTA 也不能检测到大部分第 3 对颅神经麻痹的非动脉瘤性原因。如果 CTA 和(或)传统血管造影有效地排除了动脉瘤，仍需要钆强化头部 MRI 查找其他的病因。

微血管性

尽管微血管性第 3 对颅神经麻痹不是神经病学急症，如果诊断确立不需要神经影像学检查，但它们是第 3 对颅神经麻痹最常见的原因之一，必须与其他引起第 3 对颅神经功能障碍的急性原因相鉴别。一位有血管危险因素的老年患者出现孤立的、痛性的、瞳孔回避的第 3 对颅神经麻痹，很可能是由于神经的微血管缺血所致；但正如上节在 PComA 引起的第 3

对颅神经麻痹"临床表现"中讨论过的，很大比例的后交通动脉瘤引起的第 3 对颅神经麻痹进展超过几天到数周，所以如果在瞳孔回避的第 3 对颅神经麻痹中，第 3 对颅神经的其他功能障碍是完全的，才能够比较有信心地作出微血管性动眼神经麻痹的诊断。如上所述，对所有的第 3 对颅神经麻痹都应进行急诊影像学评估查找后交通动脉瘤，唯一的例外是瞳孔回避的完全性第 3 对颅神经麻痹，指的是完全上睑下垂以及下直肌、上直肌、内直肌和下斜肌的功能完全缺失。在此情况下，瞳孔回避也必须很完整，没有瞳孔扩大、对光反应的幅度与未受累的眼睛相比相等。

多达 1/3 的微血管性第 3 对颅神经缺血患者中可见平均相差 0.8mm 不等大瞳孔的相对瞳孔受累；但瞳孔光反应通常存在[75]。相对瞳孔，受累也常见于压迫性占位病变[76]。罕有地，达到 2mm 的瞳孔大小不等见于微血管性神经缺血[77]。微血管性单颅神经病变需 8~12 周以上会自发缓解。如果没有完全自发缓解，应行包括头部磁共振成像及强化和腰椎穿刺术诊断性检查，以排除其他可能病因。在推测微血管性病因后出现了脱离正轨的再生重建，也应立即进行神经影像学检查，因为在这种情况下一般不发脱离正轨的再生重建。

头部创伤

闭合性机械性头部外伤引起的第3对颅神经麻痹可能是也可能不是神经病学急症。颅内（硬膜外、硬膜下或脑实质内）出血引起颅内压增高伴钩回疝所致的第3对颅神经麻痹是神经病学急症。第3对颅神经的直接外伤性机械损害可能不是神经病学急症。如果在头部外伤的情况下发现第3对颅神经功能障碍，应查找以前无症状的潜在病变，如后交通动脉瘤或颅底的颅内肿瘤[78,79]，除非头部外伤非常严重，通常伴有意识丧失和颅底骨折[80,81]。在轻微的头部外伤后出现第3对颅神经麻痹提示神经被牵拉或被潜在的病变压迫，尽管报道过没发现潜在病灶的病例[82-84]。

第6对颅神经（展神经）

突发的孤立的第6对颅神经麻痹是否需要急诊神经影像学检查是有争议的，尤其是年龄超过50岁并且有血管危险因素的患者[77,85]。

微血管性

尽管微血管性第6对颅神经麻痹不是神经病学急症，如果确定诊断不需行神经影像学检查，但它们是第6对颅神经麻痹最常见的原因之一，必须与其他引起第6对颅神经功能障碍的急性原因相鉴别。孤立的、痛性的第6对颅神经麻痹发生在有血管病危险因素的老年患者时，很可能是由于神经的微血管性缺血。与一定不能漏诊的后交通动脉瘤所致的第3对颅神经麻痹相比，在可能是孤立的微血管性第6对颅神经麻痹情况下，通常认为是否和何时进行神经影像学检查的决定不那么紧急。微血管性颅神经单神经病的自发缓解发生在8~12周以上。如果没有完全的自发缓解，就必须行神经影像学检查。

头部外伤

闭合性机械性头部外伤引起的第6对颅神经麻痹可能是也可能不是神经病学急症。创伤性脑内（硬膜外、硬膜下或脑实质内）出血

引起颅内压增高所致的第6对颅神经麻痹是神经病学急症。第6对颅神经的直接外伤性机械损害不是神经病学急症。这种机械损伤甚至可能由轻微的头部外伤引起并且无意识丧失[81]。

治疗和预后

第3对颅神经（动眼神经）

第3对颅神经麻痹的治疗包括潜在病因的治疗（动脉瘤、卒中、真菌性脑膜炎或鼻窦炎等）以及针对缓解双眼复视的治疗。如果有完全的上眼睑下垂，受累的眼睛基本上是被遮挡的。上眼睑下垂经常比眼球运动障碍和复视恢复得早。治疗包括遮住一只眼，在患者的镜片上放置临时Fresnel压贴棱镜片，如果不能改善且显示疾病已稳定数月，最终应该做斜视手术。所有第3对颅神经麻痹患者大约50%会完全或部分性恢复[4]。

关于颅内动脉瘤，每年的破裂的概率是0.05%~2%[86]。较高的破裂率与先前蛛网膜下隙出血史、症状表现、动脉瘤的位置和较大的动脉瘤直径有关；然而，即使是小的、未破裂的表现出第3对颅神经麻痹的动脉瘤可能会在治疗开始前破裂且导致死亡[21,30,86]。小动脉瘤真正的破裂风险不清楚[87]。治疗选择包括外科手术夹闭和神经介入血管内栓塞（图6.14）。大量文件记载了手术夹闭后第3对颅神经的恢复率，所有患者中有41%~57%的患者第3对颅神经完全恢复，93%的患者有一定程度上的恢复[21,86]。早期处理动脉瘤会改善预后[7,21]。症状发生2周内行手术夹闭的患者有64%达到了完全恢复，而治疗被延迟超过30天的患者只有14%的恢复[86,88]。血管内弹簧圈栓塞后的病情转归不明确，但是大部分至少有部分恢复[89,90]。就诊时存在完全的第3对颅神经功能障碍，对治疗后的恢复来说是一个预后不良的体征[30,91]。

第6对颅神经（展神经）

第6对颅神经麻痹的治疗包括潜在病因

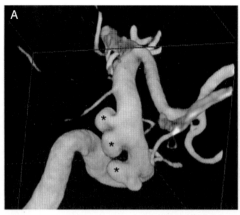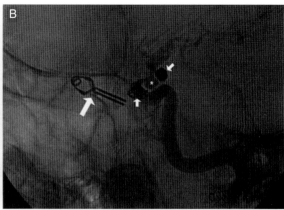

图 6.14 (A)三维常规血管造影重建图像显示三个未治疗的动脉瘤顺斜坡上左颈内动脉排列(3 个黑星号)。最近端的是垂体上动脉瘤。远端的两个位于后交通动脉区。(B)治疗后的血管造影显示不同的治疗方法。近端和远端左侧的动脉瘤是用血管内弹簧圈栓塞治疗的(小白箭头)。中间的动脉瘤(白星号)最终通过支架置入穿过其基部治疗的,因为弹簧圈无法通过导管。以前诊断的右侧颈内动脉瘤是通过手术夹闭治疗的,可能看到(大白箭头)。图像由 Deborah Carson 和 Aman Patel 医生提供。

的治疗(卒中、真菌性脑膜炎或鼻窦炎、颅内压增高等)以及针对缓解双眼复视的治疗。这可能包括遮住一只眼睛,在患者的镜片上放置临时 Fresnel 压贴棱镜片, 如果不能改善且显示病情已稳定数月,最终应该做斜视手术。所有第 6 对颅神经麻痹患者大约 50%会全部或部分恢复[4]。

小结

第 3 对颅神经和第 6 对颅神经麻痹,无论是孤立的或伴随神经系统的症状和体征,可能代表真正的神经病学急症,若未确诊可会有致死的高风险。对每一个患者都要进行系统的仔细检查,降低神经影像学检查的门槛,以避免陷入常见的诊断陷阱和错误观点。

参考文献

1. Miller NR, Newman NJ, Biousse V, Kerrison JB. Walsh & Hoyt's clinical neuro-ophthalmology. 6th ed. Philadelphia: Lippincott Williams & Wilkins; 2005.

2. Leigh RJ, Zee DS. The neurology of eye movements. 4th ed. New York: Oxford University Press; 2006.

3. Rucker CW. The causes of paralysis of the third, fourth and sixth cranial nerves. Am J Ophthalmol. 1966;61(5 Pt 2):1293–8.

4. Rush JA, Younge BR. Paralysis of cranial nerves III, IV, and VI. Cause and prognosis in 1,000 cases. Arch Ophthalmol. 1981;99(1):76–9.

5. Rucker CW. Paralysis of the third, fourth and sixth cranial nerves. Am J Ophthalmol. 1958;46(6):787–94.

6. Park UC, Kim SJ, Hwang JM, Yu YS. Clinical features and natural history of acquired third, fourth, and sixth cranial nerve palsy. Eye. 2008;22(5):691–6.

7. Soni SR. Aneurysms of the posterior communicating artery and oculomotor paresis. J Neurol Neurosurg Psychiatr. 1974;37(4):475–84.

8. Kissel JT, Burde RM, Klingele TG, Zeiger HE. Pupil-sparing oculomotor palsies with internal carotid-posterior communicating artery aneurysms. Ann Neurol. 1983;13(2):149–54.

9. Keane JR. Bilateral involvement of a single cranial nerve: analysis of 578 cases. Neurology. 2005;65(6):950–2.

10. Shrader EC, Schlezinger NS. Neuro-ophthalmologic evaluation of abducens nerve paralysis. Arch Ophthalmol. 1960;63:84–91.

11. Keane JR. Bilateral sixth nerve palsy. Analysis of 125 cases. Arch Neurol. 1976;33(10):681–3.

12. Moster ML, Savino PJ, Sergott RC, Bosley TM, Schatz NJ. Isolated sixth nerve palsies in younger adults. Arch Ophthalmol. 1984;102:1328–30.

13. Patel SV, Mutyala S, Leske DA, Hodge DO, Holmes JM. Incidence, associations, and evaluation of sixth nerve palsy using a population-based method. Ophthalmology. 2004;111(2):369–75.

14. Robertson DM, Hines JD, Rucker CW. Acquired sixth nerve paresis in children. Arch Ophthalmol. 1970;83:574–9.

15. Lee MS, Galetta SL, Volpe NJ, Liu GT. Sixth nerve palsies in children. Pediatr Neurol. 1999;20(1):49–52.

16. Saeki N, Yamaura A, Sunami K. Bilateral ptosis with pupil sparing because of a discrete midbrain lesion: magnetic resonance imaging evidence of topographic arrangement within the oculomotor nerve. J Neuroophthalmol. 2000;20(2):130–4.

17. Ksiazek SM, Repka MX, Maguire A, et al. Divisional oculomotor nerve paresis caused by intrinsic brainstem disease. Ann Neurol. 1989;26:714–8.

18. Bhatti MT, Eisenschenk S, Roper SN, Guy JR. Superior divisional third cranial nerve paresis: clinical and anatomical observations of 2 unique cases. Arch Neurol. 2006;63:771–6.

19. Sibony PA, Evinger C, Lessell S. Retrograde horseradish peroxidase transport after oculomotor nerve injury. Invest Ophthalmol Vis Sci. 1986;27(6):975–80.

20. Fernandez E, Pallini R, Gangitano C, et al. Oculomotor nerve regeneration in rats. Functional, histological, and neuroanatomical studies. J Neurosurg. 1987;67(3): 428–37.

21. Yanaka K, Matsumaru Y, Mashiko R, Hyodo A, Sugimoto K, Nose T. Small unruptured cerebral aneurysms presenting with oculomotor nerve palsy. Neurosurgery. 2003;52(3):553–7. discussion 6–7.

22. Kerr FWL, Hollowell OW. Location of pupillomotor and accommodation fibres in the oculomotor nerve: experimental observations on paralytic mydriasis. J Neurol Neurosurg Psychiatr. 1964;27:473–81.

23. Sunderland S. Mechanism responsible for changes in the pupil unaccompanied by disturbances of extraocular muscle function. Br J Ophthalmol. 1952;36: 638–44.

24. Arle JE, Abrahams JM, Zager EL, Taylor C, Galetta SL. Pupil-sparing third nerve palsy with preoperative improvement from a posterior communicating artery aneurysm. Surg Neurol. 2002;57:423–7.

25. Carrasco JR, Savino PJ, Bilyk JR. Primary aberrant oculomotor nerve regeneration from a posterior communicating artery aneurysm. Arch Ophthalmol. 2002;120(5):663–5.

26. Cox TA, Wurster JB, Godfrey WA. Primary aberrant oculomotor regeneration due to intracranial aneurysm. Arch Neurol. 1979;36(9):570–1.

27. Grunwald L, Sund NJ, Volpe NJ. Pupillary sparing and aberrant regeneration in chronic third nerve palsy secondary to a posterior communicating artery aneurysm. Br J Ophthalmol. 2008;92(5):715–6.

28. Lanzino G, Andreoli A, Tognetti F, et al. Orbital pain and unruptured carotid-posterior communicating artery aneurysms: the role of sensory fibers of the third cranial nerve. Acta Neurochir (Wien). 1993;120: 7–11.

29. Wilker SC, Rucker JC, Newman NJ, Biousse V, Tomsak RL. Pain in ischemic ocular motor cranial nerve palsies. Br J Ophthalmol. 2009;93:1657–9.

30. Friedman JA, Piepgras DG, Pichelmann MA, Hansen KK, Brown Jr RD, Wiebers DO. Small cerebral aneurysms presenting with symptoms other than rupture. Neurology. 2001;57(7):1212–6.

31. Ajtai B, Lincoff N. Pupil-sparing, painless compression of the oculomotor nerve by expanding basilar artery aneurysm: a case of pseudomyasthenia. Arch Neurol. 2004;61:1448–50.

32. Marquardt G, Niebauer T, Schick U, Lorenz R. Long term follow up after perimesencephalic subarachnoid hemorrhage. J Neurol Neurosurg Psychiatr. 2000;69: 127–30.

33. Kamat AA, Tizzard S, Mathew B. Painful third nerve palsy in a patient with perimesencephalic subarachnoid haemorrhage. Br J Neurosurg. 2005;19(3): 247–50.

34. Kim JS, Kim J. Pure midbrain infarction: clinical, radiologic, and pathophysiologic findings. Neurology. 2005;64(7):1227–32.

35. Mizushima H, Seki T. Midbrain hemorrhage presenting with oculomotor nerve palsy: case report. Surg Neurol. 2002;58(6):417–20.

36. Chen L, Maclaurin W, Gerraty RP. Isolated unilateral ptosis and mydriasis from ventral midbrain infarction. J Neurol. 2009;256(7):1164–5.

37. Ksiazek SM, Slamovits TL, Rosen CE, Burde RM, Parisi F. Fascicular arrangement in partial oculomotor paresis. Am J Ophthalmol. 1994;118(1):97–103.

38. Castro O, Johnson LN, Mamourian AC. Isolated inferior oblique paresis from brain-stem infarction. Perspective on oculomotor fascicular organization in the ventral midbrain tegmentum. Arch Neurol. 1990;47(2):235–7.

39. Liu GT, Crenner CW, Logigian EL, Charness ME, Samuels MA. Midbrain syndromes of Benedikt, Claude, and Nothnagel: setting the record straight. Neurology. 1992;42(9):1820–2.

40. Seo SW, Heo JH, Lee KY, et al. Localization of Claude's syndrome. Neurology. 2001;57(12):2304–7.

41. Messe SR, Shin RK, Liu GT, Galetta SL, Volpe NJ. Oculomotor synkinesis following a midbrain stroke. Neurology. 2001;57(6):1106–7.

42. Bentley PI, Kimber T, Schapira AH. Painful third nerve palsy in MS. Neurology. 2002;58(10):1532.

43. de Seze J, Vukusic S, Viallet-Marcel M, et al. Unusual ocular motor findings in multiple sclerosis. J Neurol Sci. 2006;243(1–2):91–5.

44. Azran MS, Waljee A, Biousse V, Frankel M, Newman NJ. Episodic third nerve palsy with cryptococcal meningitis. Neurology. 2005;64(4):759–60.

45. Keane JR. Intermittent third nerve palsy with cryptococcal meningitis. J Clin Neuroophthalmol. 1993; 13(2):124–6.

46. Pliam MB, Cohen M, Cheng L, Spaenle M, Bronstein MH, Atkin TW. Pituitary adenomas complicating cardiac surgery: summary and review of 11 cases. J Card Surg. 1995;10(2):125–32.

47. Cooper DM, Bazaral MG, Furlan AJ, et al. Pituitary apoplexy: a complication of cardiac surgery. Ann Thorac Surg. 1986;41(5):547–50.

48. Dubuisson AS, Beckers A, Stevenaert A. Classical pituitary tumour apoplexy: clinical features, management and outcomes in a series of 24 patients. Clin Neurol Neurosurg. 2006;109:63–70.

49. Kim SH, Lee KC, Kim SH. Cranial nerve palsies accompanying pituitary tumour. J Clin Neurosci. 2007;14:1158–62.

50. Chen Z, Murray AW, Quinlan JJ. Pituitary apoplexy presenting as unilateral third cranial nerve palsy after coronary artery bypass surgery. Anesth Analg. 2004;98(1):46–8.

51. Saul RF, Hilliker JK. Third nerve palsy: the presenting sign of a pituitary adenoma in five patients and the only neurological sign in four patients. J Clin Neuroophthalmol. 1985;5(3):185–93.

52. Lazaridis C, Torabi A, Cannon S. Bilateral third nerve palsy and temporal arteritis. Arch Neurol. 2005;62(11): 1766–8.

53. Oncel C, Bir F, Bir LS. Simultaneous ischemic optic neuropathy and third cranial nerve palsy in giant cell arteritis. J Neuroophthalmol. 2007;27(4):315–6.

54. Paik JW, Kang SY, Sohn YH. Isolated abducens nerve palsy due to anterolateral pontine infarction. Eur Neurol. 2004;52(4):254–6.

55. Fukutake T, Hirayama K. Isolated abducens nerve palsy from pontine infarction in a diabetic patient. Neurology. 1992;42(11):2226.

56. Barr D, Kupersmith MJ, Turbin R, Bose S, Roth R. Isolated sixth nerve palsy: an uncommon presenting sign of multiple sclerosis. J Neurol. 2000;247(9):701–4.

57. Victor M, Adams R, Collins GH. The Wernicke-Korsakoff syndrome and related neurological disorders due to alcoholism and malnutrition. 2nd ed. Philadelphia: F. A. Davis Company; 1989.

58. O'Carroll CP, Brant-Zawadzki M. The syndrome of spontaneous intracranial hypotension. Cephalalgia. 1999;19(2):80–7.

59. Hanson RA, Ghosh S, Gonzalez-Gomez I, Levy ML, Gilles FH. Abducens length and vulnerability? Neurology. 2004;62(1):33–6.

60. Pallini R, Sabatino G, Doglietto F, Lauretti L, Fernandez E, Maira G. Clivus metastases: report of seven patients and literature review. Acta Neurochir (Wien). 2009;151(4):291–6. discussion 6.

61. Warwar RE, Bhullar SS, Pelstring RJ, Fadell RJ. Sudden death from pituitary apoplexy in a patient presenting with an isolated sixth cranial nerve palsy. J Neuroophthalmol. 2006;26(2):95–7.

62. Jay WM, Nazarian SM. Bilateral sixth nerve pareses with temporal arteritis and diabetes. J Clin Neuroophthalmol. 1986;6(2):91–5.

63. Roman-Campos G, Edwards KR. Painful ophthalmoplegia: oculomotor nerve palsy without mydriasis due to compression by aneurysm. Headache. 1978; 19:43–6.

64. Cullom ME, Savino PJ, Sergott RC, Bosley TM. Relative pupil-sparing third nerve palsies. To arteriogram or not? J Neuro-ophthalmol. 1995;5:136–40.

65. Trobe JD. Isolated pupil-sparing third nerve palsy. Ophthalmology. 1985;92:58–61.

66. Bederson JB, Awad IA, Wiebers DO, et al. Recommendations for the management of patients with unruptured intracranial aneurysms: A Statement for healthcare professionals from the Stroke Council of the American Heart Association. Stroke. 2000;31(11):2742–50.

67. Hope JK, Wilson JL, Thomson FJ. Three-dimensional CT angiography in the detection and characterization of intracranial berry aneurysms. Am J Neuroradiol. 1996;17(3):439–45.

68. Ross JS, Masaryk TJ, Modic MT, Ruggieri PM, Haacke EM, Selman WR. Intracranial aneurysms: evaluation by MR angiography. Am J Neuroradiol.

1990;11(3):449–55.

69. Wilcock D, Jaspan T, Holland I, Cherryman G, Worthington B. Comparison of magnetic resonance angiography with conventional angiography in the detection of intracranial aneurysms in patients presenting with subarachnoid haemorrhage. Clin Radiol. 1996;51(5):330–4.

70. Horikoshi T, Fukamachi A, Nishi H, Fukasawa I. Detection of intracranial aneurysms by three-dimensional time-of-flight magnetic resonance angiography. Neuroradiology. 1994;36(3):203–7.

71. Jacobson DM, Trobe JD. The emerging role of magnetic resonance angiography in the management of patients with third cranial nerve palsy. Am J Ophthalmol. 1999;128(1):94–6.

72. Preda L, Gaetani P, Baena R, et al. Spiral CT angiography and surgical correlations in the evaluation of intracranial aneurysms. Eur Radiol. 1998;8(5): 739–45.

73. Young N, Dorsch NW, Kingston RJ, Markson G, McMahon J. Intracranial aneurysms: evaluation in 200 patients with spiral CT angiography. Eur Radiol. 2001;11(1):123–30.

74. Kupersmith MJ, Heller G, Cox TA. Magnetic resonance angiography and clinical evaluation of third nerve palsies and posterior communicating artery aneurysms. J Neurosurg. 2006;105(2):228–34.

75. Jacobson DM. Pupil involvement in patients with diabetes-associated oculomotor nerve palsy. Arch Ophthalmol. 1998;116(6):723–7.

76. Jacobson DM. Relative pupil-sparing third nerve palsy: etiology and clinical variables predictive of a mass. Neurology. 2001;56(6):797–8.

77. Chou KL, Galetta SL, Liu GT, et al. Acute ocular motor mononeuropathies: prospective study of the roles of neuroimaging and clinical assessment. J Neurol Sci. 2004;219(1–2):35–9.

78. Eyster EF, Hoyt WF, Wilson CB. Oculomotor palsy from minor head trauma. An initial sign of basal intracranial tumor. J Am Med Assoc. 1972; 220(8):1083–6.

79. Walter KA, Newman NJ, Lessell S. Oculomotor palsy from minor head trauma: initial sign of intracranial aneurysm. Neurology. 1994;44(1):148–50.

80. Jefferson A. Ocular complications of head injuries. Trans Ophthalmol Soc U K. 1961;81:595–612.

81. Dhaliwal A, West AL, Trobe JD, Musch DC. Third, fourth, and sixth cranial nerve palsies following closed head injury. J Neuroophthalmol. 2006;26(1): 4–10.

82. Muthu P, Pritty P. Mild head injury with isolated third nerve palsy. Emerg Med J. 2001;18(4):310–1.

83. Levy RL, Geist CE, Miller NR. Isolated oculomotor palsy following minor head trauma. Neurology. 2005;65(1):169.

84. Chen CC, Pai YM, Wang RF, Wang TL, Chong CF. Isolated oculomotor nerve palsy from minor head trauma. Br J Sports Med. 2005;39(8):e34.

85. Bendszus M, Beck A, Koltzenburg M, et al. MRI in isolated sixth nerve palsies. Neuroradiology. 2001;43(9):742–5.

86. Brennan JW, Schwartz ML. Unruptured intracranial aneurysms: appraisal of the literature and suggested

recommendations for surgery, using evidence-based medicine criteria. Neurosurgery. 2000;47(6):1359–71. discussion 71–2.

87. Lee AG, Hayman LA, Brazis PW. The evaluation of isolated third nerve palsy revisited: an update on the evolving role of magnetic resonance, computed tomography, and catheter angiography. Surv Ophthalmol. 2002;47(2):137–57.

88. Bhatti MT, Peters KR, Firment C, Mericle RA. Delayed exacerbation of third nerve palsy due to aneurysmal regrowth after endovascular coil embolization. J Neuroophthalmol. 2004;24(1):3–10.

89. Bulsara KR, Jackson D, Galvan GM. Rate of third nerve palsy recovery following endovascular management of cerebral aneurysms. Neurosurg Rev. 2007;30(4):307–10. discussion 10–1.

90. Stiebel-Kalish H, Maimon S, Amsalem J, Erlich R, Kalish Y, Rappaport HZ. Evolution of oculomotor nerve paresis after endovascular coiling of posterior communicating artery aneurysms: a neuro-ophthalmological perspective. Neurosurgery. 2003;53(6):1268–73. discussion 73–4.

91. Kyriakides T, Aziz TZ, Torrens MJ. Postoperative recovery of third nerve palsy due to posterior communicating aneurysms. Br J Neurosurg. 1989;3(1):109–11.

第 7 章

面神经麻痹

James M. Gilchrist

摘　要

　　面神经是最常见的颅神经病变,这是由于面神经走行长,并有许多易损部位。面神经病变的病因有很多,但 70% 被诊断为 Bell 麻痹,这一种特发性综合征却越来越多地被认为单纯疱疹病毒感染是大多数病例的病因。Ramsay-Hunt综合征(耳部带状疱疹)是第 2 位常见的病因。面神经病变会引起同侧面部表情肌瘫痪,可累及前额部肌肉,据此可与中枢性或上运动神经元损害引起的面瘫相鉴别。面神经疾病会影响味觉、听觉、流涎、流泪以及同侧面部和耳部的感觉。电生理检查和 MRI 扫描可确定诊断,但常常是不必要的。治疗主要针对潜在病因。在 Bell 麻痹病例中,业已证实给予短疗程类固醇有效。对患有严重的或完全的面神经病变或 Ramsay-Hunt 综合征的患者,最好保留针对疱疹病毒的抗病毒药物治疗。

关键词

　　抗病毒药物　Bell 麻痹　单纯疱疹病毒　带状疱疹　莱姆病Ramsay-Hunt 综合征　第 7 对颅神经病变　类固醇

引言

　　面神经,也称第 7 对颅神经,是最常诊断的颅神经病变。其原因主要归因于它的解剖结构和易见性。面神经的走行分为颅内部分和颅外部分,沿途有三个明显的弯曲并穿越几个可能难行的部位(脑桥侧面、桥小脑池、听神经也在里边走行的骨性面神经管、内耳及腮腺)。面神经麻痹表现完全都在脸上。面神经支配面部表情肌,它们是人类表达情感的主要方式,也是非语言交流的重要方面,还是美感的主要构成部分。所以我们对面部运动尤其敏感,任何面部不对称就会被立即发现并使人心烦。患者不会坐在家中等着新发生的面瘫恢复。症状出现后他们会立即赶到急诊室并十分焦虑。

流行病学

　　面神经病变是常见的神经系统综合征,约70% 被诊断为 Bell 麻痹[1]。Bell 麻痹年发病率是 25/10 万人[2],1/(60~70)人一生中有患此病的风险[3]。男性和女性发病率相同,10~70 多岁间，每 10 年的发病频率非常相似[2]。左侧和右侧发病没有差别，但双侧受累很少见，只有 0.3%~2%[4]。

Ramsay-Hunt 综合征是面神经病变的第 2 位常见原因，可见于儿童（16.7% 单侧面神经麻痹）和成人（18.1% 面神经麻痹），发病率接近，但很少发生在 6 岁以下的儿童[5]。无疹性带状疱疹似乎在 6~15 岁儿童中更常见，占此年龄段所有面神经病变的 1/3[6,7]。

病理生理学和发病机制

如果没有一点面神经解剖知识就不能真正理解面神经麻痹（图 7.1）。面神经的运动支起自脑桥外侧的面神经核。神经纤维离开面神经核后围绕展神经核走行形成一个袢（面神经内膝），然后向内侧从第 6 对颅神经核下部向上走行，于桥延交界处出脑。然后运动支穿过

小脑脑桥池进入内听道。面神经的感觉纤维在脑干和内耳道之间与运动纤维分离，常被称为中间神经。中间神经中有副交感神经纤维和终止于三叉神经脊束核的感觉纤维。

在内耳道，合成一干的面神经和听神经伴行。面神经向内耳道口（"耳孔"）走行，其分为几个骨性腔室，然后进入面神经管，也称为 fallopian 管。内耳孔是整个面神经管最窄的部分，不足 0.7mm[8]。然后面神经进入面神经管的迷路段，这样称呼是因为其非常接近前半规管。迷路段终止于膝状神经节，这里有感觉和副交感神经元细胞体。岩大神经在膝状神经节分出，向前至蝶腭和翼腭神经节，由此与副交感神经一起支配泪腺分泌。面神经管从膝状神经节始形成其第一个外膝被称作鼓室段。支配镫骨肌的神经在鼓管内发出分支。鼓室段终止于面神经管形成第二外部弯曲处，这次成 90°角。面神经管的最后一段颅内部分

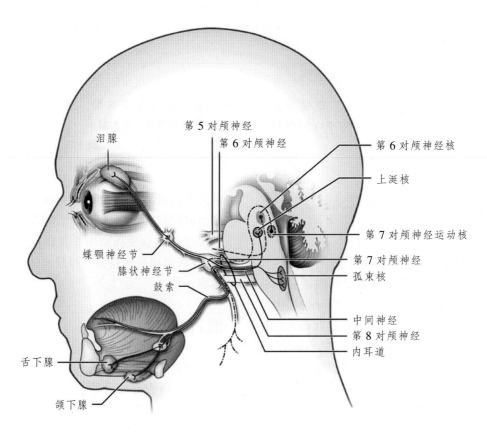

图 7.1 第 7 对颅神经的解剖。

叫乳突段,垂直下行至茎突孔,自此面神经变成颅外部分。

鼓索在乳突部自面神经分出,然后在与舌神经汇合之前进入鼓室。它发出副交感节前神经纤维支配舌下腺和颌下腺。鼓索也传导舌前 2/3 味觉。一旦面神经出颅就分成耳后支支配外耳和耳廓的感觉,虽然它也包含运动纤维。其他终末支支配面部表情肌,也有分支支配二腹肌和茎突舌骨肌。

面神经病变的可能病因变化多端(表7.1),同样多样的还有相关的病理生理学。越来越多的证据表明,Bell 麻痹与单纯疱疹病毒(HSV)感染有关。McCormick 在 1972 年首次提出 Bell 麻痹与 HSV 感染有关[9],且有证据表明,高达 79% 的 Bell 麻痹是由位于膝状神经节的再活化 HSV 感染造成的[10]。在 Bell 麻痹

表7.1 单侧面神经病变的原因

相对常见的	**脑膜炎**
Bell 麻痹(特发性)	传染性
单纯疱疹病毒	细菌性
Ramsay-Hunt 综合征(带状疱疹)	真菌性
莱姆病	结核性
无疹性带状疱疹	梅毒性
创伤	寄生虫性(旋毛虫病、脑囊虫病)
糖尿病	炎性
妊娠	白血病(儿童)
吉兰-巴雷综合征	**感染性**
肉瘤	HIV 血清阳转
肿瘤性脑膜炎	颅底骨髓炎
脑桥梗死	耳源性感染
脑桥出血	腮腺炎/脓肿
多发性硬化	乳突炎
脑干肿瘤	麻风病
手术钳/分娩创伤引起的面神经病变	脊髓灰质炎
听神经瘤	支原体
	流感
相对少见的	**其他**
脑桥	良性颅内高压
脑炎	Melkersson-Rosenthal 综合征(唇舌水肿、面瘫综合征)
脓肿	淀粉样变
先天/后天性	Wegener 肉芽肿
Mobius 综合征	多动脉炎
脑偏侧萎缩	干燥综合征
先天性下唇麻痹	HTLV-1(人类 T 淋巴细胞白血病病毒Ⅰ型)
川崎病	遗传性压迫易感性神经病
Albers-Schoenberg(骨硬化病)	家族性 Bell 病
婴儿高钙血症	CIDP
心面综合征	腓骨肌萎缩症
肿瘤	组织细胞增生症 X
脑膜瘤	干扰素治疗
胆碱酯瘤	硬化性骨化病
癌转移	乙二醇中毒
神经瘤	Wernicke-Korsakov 综合征
腮腺肿瘤	Stevens-Johnson 综合征(重症型多形红斑)

患者的唾液内通过 PCR 可见到 HSV 基因组片段率增加[11]，并且尸检时在人的膝状神经节中 PCR 也证实了此基因片段的存在[12,13]。Murakami 在 Bell 麻痹患者面神经内膜液中发现活跃的 HSV 基因序列[14]，且用再活化的 HSV 可在动物中诱导出面神经病变[15-18]。HSV 病毒的激活可能引起面神经管内面神经炎性改变，起初引起脱髓鞘，严重时会引起轴索损害和病变远端的沃勒变性[19]。

Ramsay-Hunt 在 1907 年首先描述了以其名字命名的疾病——Ramsay-Hunt 综合征[20]。Ramsay-Hunt 综合征是周围性面神经病变，伴有耳部或口的红斑水疱样皮疹（耳部带状疱疹）[20]。感染累及邻近的鼓室段面神经，引起（与 Bell 麻痹一样）炎症、水肿、脱髓鞘和可能的轴索损害。当水痘带状疱疹病毒（VZV）的抗体效价增加四倍或检测到 VZV 的 DNA 时，没有皮疹（耳部带状疱疹）也可诊断 Ramsay-Hunt 综合征[20]。有 2.4%~19%[5,21]被认为是 Bell 麻痹的患者实际上是 Ramsay-Hunt 综合征。

莱姆病面神经病变的原因可能不是由于脑膜炎。Halperin 检查了 31 例莱姆病面神经病变患者的脑脊液[22]，发现只有 11 例有脑脊液细胞数增多，有 9 例脑脊液蛋白增高，他认为脑膜炎可能与面神经病变伴发，而不是面神经病变的原因[22]。

临床表现

面神经病变男女均可发病，可发生于任何年龄[2]。面神经病变几乎都是单侧的[4]，只有 1%~2%是双侧的。查体时最明显的体征是病变同侧的面瘫，累及全部面部表情肌，虽然严重程度可能不同。这与脑桥面神经核以上水平病变（例如卒中所致）引起的面肌无力截然不同，后者仅引起对侧下面部肌肉的无力，前额肌不受累。支配上面部肌肉的面神经核接受双侧大脑半球皮层神经支配，而支配下面部肌肉的面神经核只接受对侧大脑半球的神经支配。

膝状神经节近心端或膝状神经节水平面神经病变由于镫骨肌麻痹会产生听觉过敏，但是单纯的面神经麻痹不会引起听觉丧失。而且副交感神经纤维损伤会引起腺体分泌失调，如流涎、流泪等功能减退或丧失。第二外膝（面神经管的鼓室段）处或其近心端病变由于鼓索受累会引起味觉障碍和口腔干燥。面神经病变位于茎乳孔近端时会引起同侧耳垂感觉障碍。面瘫部位表面主观或客观的麻木感很常见[2]。推测这可能是由于三叉神经的上颌支和蝶腭神经节之间的联系[23]。Bell 麻痹中有小部分患者[2]和 Ramsay-Hunt 综合征患者中大部分患者都有早期面部疼痛[20]。由于眼轮匝肌无力，眼睛不能完全闭合，所以眼角膜的保护很重要，尤其是晚上睡眠时。对眼睛不能完全闭合的患者应马上着手眼睛的润滑和用胶带把眼封上。单纯遮住眼睛不恰当，尤其是用纱布，因为那样会吸走眼泪和加重角膜损害。其他颅神经异常，比如听力丧失、耳鸣、吞咽困难、构音障碍和复视等症状常与面神经疾病的继发性原因伴发，需要进一步评估。

在 Ramsay-Hunt 综合征中，面肌无力在发病后 1 周达到高峰，有 52%的成人和 44%的儿童面肌无力严重至完全麻痹[5]。年龄超过 50 岁、完全麻痹及缺乏神经兴奋性提示预后不良[24]。80%~85%的患者预后良好[5]。与 Bell 麻痹不同，常合并其他颅神经病变（Ⅷ、Ⅸ或Ⅹ），有近 53%的成人患者有听力丧失，其中 38%的患者不能改善[5]。耳鸣和眩晕也很常见[5]。

有 5%~10%的莱姆病患者发生颅神经病变，其中 80%是面神经疾病[25]。莱姆病是双侧面神经疾病相对常见的病因。单侧或双侧面神经麻痹是最常见的神经系统表现，神经系统受累的患者占 50%[26]。莱姆病相关性面神经病变很少残留症状，即使不治疗，超过 90%的患者接近或完全恢复[22,27]。90%的患者在出现面神经病变时外周莱姆病血清学检验是异常的，但也可后来转为阳性[22]。Western blot 通常是阴性的，与面神经麻痹并存是莱姆病非常早期的临床表现，游走性红斑不常见[22]。

面神经麻痹的恢复时间取决于病理生理损害的类型和程度。神经失用或单纯脱髓鞘,病变会在数天至数周内当施万细胞将受损节段再髓鞘化时恢复。相对严重的病变引起轴索损伤和远端神经的沃勒变性,因为需要神经再生,则需要更长的时间恢复功能。再生很可能不完全,导致面神经麻痹的明显后遗症,比如永久的麻痹、继发于眼睛闭合不全造成的角膜损伤、面肌痉挛和联带运动等[28]。联带运动是一种现象,即某一肌肉随意运动也会引起其他肌肉的收缩。这种共同收缩或者由于脱离正常轨道的神经纤维再生或者由于神经元间接触传递(假突触传递)。面部的联带运动既可累及运动神经纤维,也可涉及泪腺和唾液腺的神经纤维,产生所谓的"鳄鱼的眼泪现象",味觉性过量唾液分泌也引起流泪。在有轴索损害证据的大部分 Bell 麻痹患者中,可见到面肌的联带运动[28]。

诊断

面神经麻痹的诊断不需要复杂的检查,床旁检查应该就能作出诊断。对急性单侧面肌无力最常见的诊断问题是在面神经病变和卒中之间,这在临床上并不困难。上运动神经元或"中枢性"面肌无力额肌不受累,不会引起听觉过敏、味觉障碍或疼痛,通常伴有面部以外的症状和体征。检查耳朵、鼓膜和嘴查找水疱很重要,在携带博氏疏螺旋体的鹿蜱虫-黑脚硬蜱流行地区,用酶联免疫吸附试验筛查莱姆病是必要的。腰椎穿刺不是常规检查,除非有复杂因素,比如多发颅神经疾病、假性脑膜炎或其他神经系统症状体征提示有面神经以外的受累。

最常用于检查面神经的电生理检查方法是直接面运动神经传导检查(神经电图)。大多数因为面部瘫而转到 EMG 实验室的患者都是为了了解预后,这与面神经病变是脱髓鞘的还是轴索病变直接相关。电生理诊断检查对判断预后很有帮助,但作用有限,因为运动神经纤维的沃勒变性在轴索损伤后 5~8 天才开始,在此之前 NCS 对评估预后价值不大[29]。

发病后 5~7 天直接运动神经诱发反应的波幅可能是最可行的方法[30-32]。当 CMAP 波幅低于健康侧的 10% 时,最大程度的恢复会延迟 6~12 个月,神经功能会中度或严重受限。如果波幅是健康侧的 10%~30%,恢复可能需要 2~8 个月遗留轻至中度的后遗症。如果 CMAP 波幅大于正常侧的 30%,预计病后 2 个月可能完全恢复[33]。

直接面运动神经刺激的潜伏期不如波幅测定有价值[34]。当发病 5~7 天后行此检查时,可发现三种类型的诱发反应:正常,患者会完全恢复,没有脱离正轨的愈合;相对于对侧潜伏期延长,通常预后好,但有联带运动的可能;没有反应,联带运动发病率高,有些患者没有恢复。

瞬目反射与床旁角膜反射有电生理相关性[32]。瞬目反射不同于直接面神经检查原因是,瞬目反射不仅检查面神经还检查三叉神经和脑桥,可评价直接刺激技术达不到的面神经近端部分。面部联带运动可通过扩展瞬目反射的设置条件至包括口轮匝肌或其他肌肉的表面记录电极进行评估[32]。瞬目反射作为一种评价预后的方法还不是特别有价值,因为其不比直接面神经研究提供更多信息,且受同样时间的限制。

目前没有电生理诊断技术能可靠地预测发病 24~48 小时内 Bell 麻痹的预后。在发病 5~7 天后,比较两侧 CMAP 波幅的不同看起来是评估最终预后最可靠的指标[30,32]。

钆强化的 MRI 可显示异常的面神经,但对孤立的单侧面神经病变通常不建议使用。大部分 Bell 麻痹患者和约 50% 的 Ramsay-Hunt 综合征患者都有钆强化表现[35]。强化也可见于莱姆病相关性面神经麻痹。远端管内段和迷路段的强化是唯一具有诊断可靠性的异常表现[36],但除了证实诊断外,强化不提供严重程度或预后的依据[35,37]。面神经麻痹恢复后,强化可持续数周至数月。对于怀疑继发性面神经麻痹的患者,应做 MRI 检查可明确有无脑桥病变、小脑脑桥角病变、内听道占位以及脑膜炎等。

鉴别诊断

正如以上讨论过的,最主要的是面神经病变和卒中之间的鉴别。一旦明确是面神经病变,就要区分是特发性面神经病变、Bell 麻痹,还是继发性面神经疾病(表 7.1)。70% 面神经病变是 Bell 麻痹[1]。如上所述的,提示继发因素的线索包括其他颅神经(面颊部轻度的主观和客观感觉丧失除外)和其他神经系统受累的症状体征。同时存在的伴有面神经病变的内科疾病(表 7.1)也是查找 Bell 麻痹以外疾病的原因。最常见的继发因素是耳部带状疱疹病毒引起的 Ramsay-Hunt 综合征,占面神经病变的 18%[5],并且如果没检查外耳道、嘴和舌的疱疹,就易误诊为 Bell 麻痹[20]。

双侧面神经麻痹虽不常见,但为病因学提供更多的线索。Bell 麻痹仍是最常见的病因[4],但仍需考虑吉兰-巴雷综合征和 Miller Fisher 综合征以及 HIV 感染、脑膜炎、多种脑桥病变和莱姆病[4]。

治疗

Bell 麻痹是由于面神经管内的炎症引起的,可能继发于 HSV 再激活,引起脱髓鞘,严重的会造成轴突丢失,这种病理生理学的理论引出一种假说,即类固醇和(或)抗病毒药物有助于 Bell 麻痹的恢复,会减少长期后遗症,如面肌麻痹、不全性麻痹和联带运动等。

评价类固醇或抗病毒药物或者两者联合治疗 Bell 麻痹是否真的有益,直到最近,几个入组少量病例的随机试验给出了阴性结果。最新的 2004 年出版的一篇关于类固醇治疗 Bell 麻痹的 Cochrane 系统评价分析中,仅包括 4 个试验入组 179 名患者[38]。类固醇组和对照组没有统计学差异。Cochrane 系统评价分析的作者在抗病毒药物治疗 Bell 麻痹中得出相同的结论[39]。他们发现只有 3 个随机试验符合入组标准,总共包括 246 名患者。受益与否尚不确定,同样害处也不确定。

尽管还存在争议,最近的 3 项研究和一项 Meta 分析已帮助澄清了此问题。在 2007 年,Hato 等[40]发表了一项关于伐昔洛韦和泼尼松与安慰剂加泼尼松治疗 Bell 麻痹的前瞻性、随机、多中心及安慰剂对照实验。伐昔洛韦剂量是 1000mg/d,连用 5 天,和泼尼松 60mg/d,连用 5 天,然后 30mg/d,用 3 天,然后 10mg/d,用 2 天。总的结果表明,伐昔洛韦和泼尼松龙联合治疗组 96.5% 的患者恢复,安慰剂加泼尼松龙治疗组恢复率为 89.7%,$P<0.05$,差异有统计学意义。在面神经完全麻痹的患者中差异最显著,如果将完全麻痹和严重麻痹的患者归为一组,完全改善率可提高至 9.1%(全组为 6.8%)[40]。

也是在 2007 年,Sullivan 等[41]发表了一项 Bell 麻痹发病 3 天内的前瞻性、随机、安慰剂对照试验。试验分成 4 组,分别为给予 10 天的泼尼松龙,或阿昔洛韦,或两种同时应用,或只给予安慰剂。泼尼松龙的剂量为 25mg,每日 2 次,阿昔洛韦 400mg,5 次/天。对 496 例患者进行了最终预后的分析。接受安慰剂治疗的患者 3 个月时的恢复率是 64.7%,到 9 个月时有 85.2% 的人恢复。用类固醇的与没用类固醇的比较,到 3 个月时的恢复率分别为 83% 和 63.6%,OR 值为 2.44;9 个月时恢复率分别为 94.4% 和 81.6%,OR 值为 3.32。抗病毒治疗结果不同,没有明显的获益:3 个月时,应用阿昔洛韦的为 71.2%,没用阿昔洛韦的为 75.7%,OR 值是 0.86;9 个月时用与不用阿昔洛韦的分别为 85.4% 和 90.8%,OR 值是 0.61。由此他们得出结论,Bell 麻痹早期应用类固醇治疗明显提高恢复的概率,但对阿昔洛韦"没有单独应用阿昔洛韦获益或阿昔洛韦联合泼尼松龙治疗获得额外益处的证据"[41]。对于中度面肌无力和严重麻痹的患者显示出泼尼松龙治疗有效[42]。

2008 年,Engstrom 等[43]发表另一项 72 小

时内 Bell 麻痹患者的前瞻性、双盲、随机、安慰剂对照实验。将患者随机分成 4 组,分别接受安慰剂加安慰剂组;泼尼松龙 60mg 应用 5 天加安慰剂组;伐昔洛韦 1000mg,每日 3 次,共 7 天加安慰剂组和泼尼松龙加伐昔洛韦组。入组 839 例,有 829 例同意接受治疗。主要的终点是完全恢复的时间。接受泼尼松龙治疗的与没有应用的相比,完全恢复的时间明显缩短(危险比是 1.40)。然而,应用伐昔洛韦和不应用者两组间完全恢复的时间没有差别(危险比是 1.01)。在 12 个月时,应用泼尼松龙组 72% 的患者恢复,而不用者是 57%,给予伐昔洛韦组是 58%。泼尼松龙治疗组 14% 的患者出现联带运动,而非泼尼松龙治疗组是 29%。

最后,在 2009 年,de Almeida 等[44]发表了一个有 18 项研究、入组 2786 名患者的关于糖皮质激素和(或)抗病毒治疗 Bell 麻痹的荟萃分析。发现皮质类固醇明显降低不满意结局的风险(相对危险降低 0.69)。单独抗病毒治疗不能降低预后差的风险,但与皮质类固醇合用,与单用类固醇获益差不多。

这些研究已经证实急性期应用皮质类固醇治疗发病 72 小时内的 Bell 麻痹患者有效。然而,抗病毒药物的作用引起进一步的争论。基于这些研究合理的治疗方案应该是对于中度的 Bell 麻痹患者单用类固醇治疗,而对重度或完全瘫痪的患者保留抗病毒治疗[10]。

其他治疗也有人考虑过,但仍存在争议。关于针刺治疗 Bell 麻痹的 Cochrane 系统评价分析有 6 项研究入组 537 例患者,但由于研究质量差,不能得出任何结论[45]。外科治疗 Bell 麻痹要经历一个易变的过程,有首选的减压点并随着时间推移按时间改变[46,47]。May,曾经是狂热的手术减压倡导者,改变了自己的想法转而相信手术是无效的[48]。最近一项关于外科减压的多中心、前瞻性研究是通过暴露中颅窝利用神经电图和针电极肌电图选择患者[46]。3 天内就诊的患者应用类固醇。在第 14 天,那些完全面神经麻痹且相对于未受累侧运动波幅下降>90% 的患者,且针电极肌电图上无自发的

MUP,都给予外科治疗。19 例满足条件的患者在 14 天内接受手术减压,18 例恢复良好。11 例患者拒绝外科手术,其中 4 例得到满意的结果,还有 7 例有部分恢复。另外 7 例患者在发病 14 天后行外科减压,结果与那些拒绝手术的患者类似。这项研究不是随机的和盲法的,并且患者数量很少。但是它也引起对预后差的患者采取早期外科减压治疗的重视[46]。

目前 Ramsay-Hunt 综合征缺乏前瞻性、随机对照研究。最大的回顾性研究是对 80 例患者给予口服泼尼松龙和静点阿昔洛韦治疗,根据治疗开始的时间分组[49]。3 天内接受治疗的患者 75% 完全恢复,4~7 天开始治疗的恢复率下降至 48%,而超过 7 天治疗的只有 30% 的人恢复[20,49]。口服抗病毒药的剂量与 HSV 的有效剂量不同,治疗 VZV 需要 3000mg/d 伐昔洛韦或 4000mg/d 阿昔洛韦连用 7 天,而治疗 HSV 需要 1000mg/d 阿昔洛韦或伐昔洛韦 5 天[10],由于抗病毒药抑制病毒复制,但不能消灭病毒,治疗必须在发病 3 天内开始才有效[10]。

目前还没有关于莱姆病导致的面神经疾病的前瞻性、随机性和对照治疗试验。患有莱姆病性面神经病变和脑脊液正常的患者口服抗生素是合适的[50]。几种口服和静点的抗生素有效[25,50]。莱姆病性面神经病变的患者是否应行脑脊液检查是一直有争议的问题之一,取决于如果存在脑膜炎是否应给予口服或静脉抗生素治疗[50,51]。"事实上,如果除了临床上或放射学上有明显的实质性 CNS 疾病外——这种感染的所有类型都同样地用口服抗生素治疗,这争议就显得没必要了"[25]。在流行地区,有面神经麻痹表现,有或无脑膜炎,有蜱接触史就应经验性地开始治疗。在莱姆病性面神经病变的恢复中类固醇是有促进作用、阻碍作用还是无效尚不明确[50]。治疗效果在成人和儿童之间是可相比的[50]。

小结

面神经疾病的主要表现是单侧面肌无力。

在急诊情况下,区分面神经疾病和卒中是最重要的。一旦诊断面神经疾病,鉴别主要是在 Bell 麻痹（占绝大多数病例）和继发性原因（Ramsay-Hunt 综合征和莱姆病最常见）之间进行。如果起病 72 小时内就诊,Bell 麻痹患者应该至少应用 5 天相对大剂量的皮质类固醇（泼尼松 60mg 或泼尼松龙 50mg）。如果面神经病变严重或完全瘫痪,应考虑针对 HSV 的一个疗程的抗病毒治疗。如果有耳道或嘴的疱疹,应给予抗病毒治疗。在莱姆病的流行地区, 对有蜱接触史的患者即使莱姆病 ELISA 阴性,应启动口服抗生素治疗。对于有面神经疾病且高度怀疑其他继发性原因的患者,包括多组颅神经病变、颅神经以外的神经系统症状和体征、发热、假性脑膜炎和有其他已知与面神经病变相关的内科疾病的,应行影像学和脑脊液检查。

参考文献

1. Peiterson E. Bell's Palsy: The Spontaneous Course of 2,500 Peripheral Facial Nerve Palsies of Different Etiologies. Acta Otolaryngol 2002;Suppl 549:4–30

2. Katusic SK, Beard M, Wiederholt WC, Bergstralh EJ, Kurland KT. Incidence, clinical findings, and prognosis in Bell's palsy, Rochester, Minnesota, 1968–1982. Ann Neurol. 1986;20:622–7.

3. Marson AG, Salinas R. Bell's palsy. West J Med. 2000;173:266–8.

4. Keane JR. Bilateral seventh nerve palsy: analysis of 43 cases and review of the literature. Neurology. 1994;44:1198–202.

5. Hato N, Kisaki H, Honda N, Gyo K, Murakami S, Yanagihara N. Ramsay Hunt Syndrome in children. Ann Neurol. 2000;48:254–6.

6. Furuta Y, Ohtani F, Aizawa H, Fukuda S, Kawabata H, Bergstrom T. Varicella-Zoster virus reactivation is an important cause of acute peripheral facial paralysis in children. Pediatr Infect Dis J. 2005;24:97–101.

7. Ogita S, Terada K, Niizuma T, Kosaka Y, Kataoka N. Characteristics of facial nerve palsy during childhood in Japan: frequency of varicella—zoster virus association. Pediatr Int. 2006;48:245–9.

8. Ge XX, Spector GJ. Labyrinthine segment and geniculate ganglion of facial nerve in fetal and adult human temporal bones. Ann Otol Rhinol Laryngol. 1981;90 suppl 85:1–12.

9. McCormick DP. Herpes-simplex virus as cause of Bell's palsy. Lancet. 1972;1:937–9.

10. Hato N, Murakami S, Gyo K. Steroid and antiviral treatment for Bell's palsy. Lancet. 2008;371:

11. Furuta Y, Fukuda S, Chida E, et al. Reactivation of herpes simplex virus type 1 in patients with Bell's palsy. J Med Virol. 1998;54:162–6.

12. Takasu T, Furuta Y, Sato KC, et al. Detection of latent herpes simplex virus DNA and RNA in human geniculate ganglia by the polymerase chain reaction. Acta Otolaryngol. 1992;112:1004–11.

13. Burgess RC, Micheals L, Bates Jr JF, Smith RJH. Polymerase chain reaction amplification of herpes simplex viral DNA from the geniculate ganglion of a patient with Bell's palsy. Ann Otol Rhinol Laryngol. 1995;104:574–81.

14. Murakami S, Mizobuchi M, Nakashiro Y, et al. Bell's palsy and herpes simplex virus: Identification of viral DNA in endoneural fluid and muscle. Ann Intern Med. 1996;124:27–30.

15. Sugita T, Murakami S, Yanagihara N, et al. Facial nerve paralysis induced by herpes simplex virus in mice, an animal model of acute and transient facial paralysis. Ann Otol Rhino Laryngol. 1995;104:574–81.

16. Hato N, Hitsumoto Y, Honda N, et al. Immunologic aspects of facial nerve paralysis induced by herpes simplex virus infection in mice. Ann Otol Rhinol Laryngol. 1998;107:633–7.

17. Takahashi H, Hitsumoto Y, Honda N, et al. Mouse model of Bell's palsy induced by reactivation of herpes simplex virus type 1. J Neuropathol Exp Neurol. 2001;60:621–7.

18. Honda N, Hato N, Takahashi H, et al. Pathophysiology of facial nerve paralysis induced by herpes simplex virus type 1 infection. Ann Otol Rhinol Laryngol. 2002;111:616–22.

19. Finsterer J. Management of peripheral facial nerve palsy. Eur Arch Otolaryngoscopy. 2008;265:743–52.

20. Sweeney CJ, Gilden DH. Ramsay Hunt syndrome. J Neurol Neurosurg Psychiatr. 2001;71:149–54.

21. Murakami S, Honda N, Mizobuchi M, et al. Rapid diagnosis of varicella zoster virus infection in acute facial palsy. Neurology. 1998;51:1202–5.

22. Halperin JJ. Facial nerve palsy associated with Lyme disease. Muscle Nerve. 2003;28:516–7.

23. Vanopdenbosch LJ, Verhoeven K, Casselman JW. Bell's palsy with ipsilateral numbness. J Neurol Neurosurg Psychiatr. 2005;76:1017–8.

24. Devreise PP, Moesker WH. The natural history of facial paralysis in herpes zoster. Clin Otolaryngol. 1988;13:289–98.

25. Halperin JJ. Nervous system Lyme disease. Infect Dis Clin North Am. 2008;22:261–74.

26. Pachner AR, Steere AC. The triad of neurologic manifestations of Lyme disease. Neurology. 1985;35:47–53.

27. Clark JR, Carlson RD, Sasaki CT, et al. Facial paralysis in Lyme disease. Laryngoscope. 1985;95: 1341–5.

28. Kimura J, Rodnitzky RL, Okawara S. Electrophysiologic analysis of aberrant regeneration after facial nerve paralysis. Neurology. 1975;25:989–93.

29. Gilliatt RW, Taylor JC. Electrical changes following section of the facial nerve. Proc R Soc Med. 1959;52:1080–3.

30. Dumitru D, Walsh NE, Porter LD. Electrophysiologic evaluation of the facial nerve in Bell's palsy. Am J

1818–20.

Phys Med Rehabil. 1988;67:137–44.

31. Kennelly KD. Electrophysiological evaluation of cranial nerves. Neurologist. 2006;12:188–203.

32. Engstrom M, Jonsson R, Grindlund M, Stalberg E. Electroneurographic facial muscle pattern in Bell's palsy. Otolaryngol Head Neck Surg. 2000;122:290–7.

33. Olsen PZ. Prediction of recovery in Bell's palsy. Acta Neurol Scand. 1975;52 suppl 61:1–119.

34. Taverner D. Electrodiagnosis in facial palsy. Arch Otolaryngol. 1965;81:470–7.

35. Korzec K, Sobol SM, Kubal W, Mester SJ, Winzelberg G, May M. Gadolinium-enhanced magnetic resonance imaging of the facial nerve in herpes zoster oticus and Bell's palsy: clinical implications. Am J Otol. 1991; 12:163–8.

36. Sartoretti-Schefer S, Wichmann W, Valavanis A. Idiopathic, herpetic, and HIV-associated facial nerve palsies: abnormal MR enhancement patterns. Am J Neuroradiol. 1994;15:479–85.

37. Engström M, Abdsaleh S, Ahlström H, Johansson L, Stålberg E, Jonsson L. Serial gadolinium-enhanced magnetic resonance imaging and assessment of facial nerve function in Bell's palsy. Otolaryngol Head Neck Surg. 1997;117:559–66.

38. Salinas RA, Alvarez G, Ferreira J. Corticosteroids for Bell's palsy (idiopathic facial paralysis). Cochrane Database Syst Rev 2004, Issue 4.

39. Allen D, Dunn L. Aciclovir or valaciclovir for Bell's palsy (idiopathic facial paralysis). Cochrane Database Syst Rev 2004, Issue 3.

40. Hato N, Yamada H, Kohno H, et al. Valacyclovir and prednisolone treatment for bell's palsy: a multicenter, randomized, placebo-controlled study. Otol Neurotol. 2007;28:408–13.

41. Sullivan FM, Swan IRC, Donnan PT, et al. Early treatment with prednisolone or acyclovir in Bell's palsy. New Engl J Med. 2007;357:1598–607.

42. Sullivan F, Swan I, Daly F. Prednisolone or acyclovir in Bell's palsy. New Eng J Med. 2008;358:306–7.

43. Engström M, Berg T, Stjernquist-Desatnik A, Axelsson S, Pitkäranta A, Hultcrantz M, Kanerva M, Hanner P, Jonsson L. Prednisolone and valaciclovir in Bell's palsy: a randomised, double-blind, placebo-controlled, multicentre trial. Lancet Neurol. 2008;7:993–1000.

44. de Almeida JR, Al Khabori M, Guyatt GH, Witterick IJ, Lin VWY, Nedzelski JM, Chen JM. Combined corticosteroid and antiviral treatment for bell palsy. A systematic review and meta-analysis. J Am Med Assoc. 2009;302:985–93.

45. He L, Zhou MK, Zhou D, et al. Acupuncture for Bell's palsy. Cochrane Database Syst Rev 2007, Issue 4.

46. Gantz B, Rubinstein JT, Gridley P, Woodworth GG. Surgical management of Bell's palsy. Laryngoscope. 1999;109:1177–88.

47. Adour KK, Diamond C. Decompression of the facial nerve in Bell's palsy: a historical review. Otolaryngol Head Neck Surg. 1982;90:453–60.

48. May M, Klein SR, Taylor FH. Idiopathic (Bell's) facial palsy: natural history defies steroid or surgical treatment. Laryngoscope. 1985;95:406–9.

49. Murakami S, Hato N, Horiuchi J, et al. Treatment of Ramsay Hunt syndrome with acyclovir-prednisone: significance of early diagnosis and treatment. Ann Neurol. 1997;41:353–7.

50. Halperin JJ, Shapiro ED, Logigian EL, et al. Practice parameter: treatment of nervous system Lyme disease. Neurology. 2007;69:91–102.

51. Shapiro E, Gerber M. Lyme disease and facial nerve palsy: more questions than answers. Arch Pediatr Adolesc Med. 1998;152:1183–4.

第 **8** 章

急性卒中的评价和处理

Ty Tiesong Shang, Dileep R. Yavagal,

Jose G. Romano, Ralph L. Sacco

摘 要

　　在美国,卒中是死亡的第 3 位原因、功能障碍的首位原因。几项新的治疗策略如缺血性卒中最初几小时内的血管再通治疗可降低死亡率和卒中相关残障。了解卒中流行病学和病理生理学以及掌握有证据支持的指南是高质量紧急急性卒中处理的基础。卒中典型地以局灶性神经功能缺损突然发作为特征。先进的神经影像学(CT 和 MRI)可帮助确定临床诊断并指导治疗。缺血性卒中到目前为止是卒中的常见类型,由于某一血管供血区突然动脉闭塞引起。常见病因包括心源性栓塞、颅外和颅内大动脉粥样硬化、腔隙性卒中和隐源性选定。没有禁忌证的急性缺血性卒中患者在症状出现 4.5 小时内应静脉给予 tPA。选定的患者在特定时间窗内血管内治疗会获益。大多数短暂性缺血发作(TIA)后,卒中发生在 90 天以内,绝大多数发生在 48 小时以内。TIA 患者,特别是高危患者的紧急评价和处理是非常重要的。颅内出血和蛛网膜下隙出血是致死性疾病。高血压和吸烟是常见的危险因素。临床症状以局灶性神经功能缺失伴有头痛和其他颅内压增高的体征为特征。在颅内出血的处理中血压管理至关重要。新近临床试验提示,大幅度的血压下降并不会使结果恶化。在蛛网膜下隙出血急性期,对动脉瘤实施紧急弹簧圈栓塞或夹闭阻止再出血是非常关键的。应密切监测迟发性脑血管痉挛。脑静脉血栓(CVT)不常见。头痛和癫痫是常见症状。抗凝治疗是 CVT 的主要治疗方法。

关键词

　　急性缺血性卒中　颅内出血　卒中　蛛网膜下隙出血　tPA

引言

　　卒中是一个综合征,表现为快速出现局灶性或完全性脑功能丧失的症状和(或)体征,除血管源性病因外无其他明显病因。在美国,卒中是严重和长期残障的首位原因,是死亡的第 3 位原因。每年大约有 80 万卒中患者[1]。在美国,平均每 4 秒就有 1 例卒中患者。在所有卒中中,87% 为缺血性、10% 为颅内出血、3% 为蛛网膜下隙出血。包括鉴别诊断和实施时间,敏感性特异性治疗的急性卒中急诊处理在卒中患者取得良好预后方面是非常重要的。近 20 年,急性卒中影像学和改变病情的疗法比如急性缺血性卒中(AIS)的溶栓治疗取得了令人兴奋的进步。在这一章我们回顾了现行流行病学、病理生理学以及建立在循证医学上的急性卒中的临床和影像学评价和治疗。

卒中的流行病学

急性缺血性卒中

经过年龄校正的首次缺血性卒中发生率,白人为 88/10 万,西班牙人为 149/10 万,黑人为 191/10 万[1]。55 岁以后每 10 年发生卒中的危险加倍。60~70 岁的个体卒中发生率近 13%,80 岁以上的人发生率为 27%[2]。在年轻人中,卒中发生率男性高于女性,但在老年人却不是这样。在对年龄做了校正之后,男女发病率比为 1.55[3]。缺血性卒中的总体死亡率为 8.1%[4]。

短暂性脑缺血发作

短暂性脑缺血发作(TIA)是由于脑、脊髓或视网膜血流减少所致的短暂性神经功能障碍,而没有脑组织永久死亡或急性梗死[5]。在美国,TIA 的发病率为每年 20 万~50 万。15% 完全性卒中患者先有 TIA 发作。1/3 表现为 TIA 的发作弥散加权磁共振成像(DWI)会有阳性发现。发生 TIA 后,90 天内发生卒中的风险为 3%~17.3%,在最初 30 天内最高,半数发生在 TIA 后最初 48 小时之内[6]。因此,在 TIA 发作时或发作后,紧急评价和开始适当的预防性治疗是非常重要的。

颅内出血

颅内出血(ICH)占所有卒中的 10%~15%。ICH 第 1 个月的死亡率据报道为 35%~52%[7]。病死率是 45%。死亡半数发生在 ICH 后最初 2 天内。仅 20%的 ICH 患者于 6 个月能生活自理[8]。

蛛网膜下隙出血

蛛网膜下隙出血(SAH)是致死性卒中亚型,占所有卒中的 3%~5%。大约 85%SAH 是由脑动脉瘤破裂引起的。10%的 SAH 患者为中脑周围(肺动脉瘤性),原因不清[9]。在美国,每年 SAH 的发病率是(10~20)/10 万或每年 3 万例[9]。SAH 发病率随着年龄增加而升高,女性比男性更常见,美国黑人比美国白人更常见。SAH 的死亡率高达 40%~50%[1]。绝大多数患者死于 SAH 发病的第一天。

脑静脉血栓

脑静脉血栓(CVT)是卒中的一种不常见的类型,为脑静脉、硬膜窦或皮层静脉血液凝块。CVT 少见,占所有卒中不足 1%[10]。在过去,由于缺乏精确的诊断技术,它的发病率可能被低估了。CVT 在年轻患者且女性更常见。在怀孕期间,CVT 的发病率是 0.6/10 万[11]。

病因

AIS 和 TIA

AIS 的危险因素见表 8.1 和表 8.2。AIS 是由于局限性脑区域供血减少造成脑组织坏死和功能障碍所致。缺血性卒中的常见机制是心

表8.1 缺血性卒中可控危险因素和相对危险[1]

因素	相对危险
心血管疾病	男性1.73
	女性1.55
高血压	1~4
吸烟	1.8
糖尿病	1.8~6
无症状颈动脉狭窄	2
血脂异常血症	1.5~2.5
肥胖	2.7
心房颤动	2.6~4.5
缺乏体育活动	2.7
绝经后激素替代治疗	1.4

表8.2　不可控的卒中危险因素[3]

年龄	老年
种族	黑人>西班牙人>白人
性别	男>女
遗传	例如 CADASIL、镰状红细胞疾病、Fabry 病

源性栓塞、动脉至动脉的栓塞、小血管阻塞和低灌注。一种以上的机制相互作用引起脑梗死，比如低灌注和栓塞，低的灌注压是不能冲刷掉栓子的[11,12]。

动脉粥样硬化是大血管病变的最常见病理表现。夹层、动脉炎和其他血管病，比如 Moya-Moya 和镰状红细胞相关血管病，是不太常见的累及颅外和颅内大血管的病理疾病。动脉粥样硬化是脂质沉积，平滑肌细胞、成纤维细胞和钙质对导致动脉硬化的刺激起反应的结果。动脉硬化斑块可经历诸如溃疡、血栓和斑块内出血等病理改变。这些病变过程可导致在斑块上血栓形成，这些血栓可造成栓塞，或伴有或不伴有在上面有血栓形成的斑块扩张，导致血管的闭塞。除了动脉粥样硬化，其他病理疾病也可引起血管的血栓性闭塞。

栓塞是卒中的最常见机制。栓子可是心源性的或源于动脉的（包括主动脉弓、颈动脉和椎动脉）[13,14]。最常引起心源性栓塞的疾病是心房颤动、风湿热疾病、心肌梗死后、修复的心脏瓣膜、心脏瓣膜赘生物。反常栓塞发生于卵圆孔未闭。栓子常常是血栓但也可能是在血管中流动的粒子，包括脂肪或碎片、空气、细菌和肿瘤细胞。

血管供血区的低灌注或低血流是另一个重要的卒中机制。低灌注可由全身血压下降或发生于狭窄或闭塞动脉远端。由于心脏骤停引起的全脑缺血会引起主要的大脑和小脑动脉供血区间称作"分水岭区"的最大损害[15]。位于大脑前、中和后动脉联结处的顶-颞-枕三角是全脑缺血最常累及的分水岭区。

颅内出血

高血压、年龄增长、吸烟、美国非洲裔、低密度脂蛋白胆固醇水平和低甘油三酯水平是颅内出血最重要的危险因素。引起 ICH 的首要病理改变是由高血压引起的小动脉脂质玻璃样变[16]。在老年人，脑淀粉样血管病是脑叶出血的常见原因。其他引起 ICH 的少见原因包括血管畸形、动脉瘤破裂、凝血疾病、抗凝和抗血栓药物引起的凝血障碍。ICH 更常见于男性，黑人比白人发病率要高，亚洲比美国和欧洲更常见[11]。

蛛网膜下隙出血

高血压、吸烟、酗酒和可卡因滥用是动脉瘤性蛛网膜下隙出血的危险因素[9]。在其他情况中存在蛛网膜下隙出血（SAH）的基因易感性，比如多囊肾和第 IV 型 Ehlers-Danlos 综合征。SAH 也可由非动脉瘤性疾病引起，比如外伤和颅内动脉夹层（其主要发生在后循环）。

脑静脉血栓

CVT 的危险因素包括口服避孕药、遗传性高凝状态（凝血因子 V Leiden 突变、蛋白 S 和蛋白 C 缺乏）、感染、恶性肿瘤和外伤。然而，在世界范围内产后阶段是 CVT 最常见的原因。大约 20% 的病例尽管进行了广泛的检查，评价仍不能确定病因[17]。

病理生理学

急性缺血性卒中

脑组织对氧气和葡萄糖消耗相对较高，因此特别容易受到缺血事件的损伤。数学模型估计在缺血性卒中时，每分钟大约 190 万神经元死亡[18]。缺血级联的最后结局是梗死。依据缺血损伤发生的时间和侧支循环而定，称作半暗带的可挽救的组织区域围绕在不可逆损伤组织或梗死核心周围。正常的脑血流（CBF）为50~60mL/100g脑组织/分钟。针对缺血，脑部会自动发挥调节机制，通过局部血管扩张、侧支开放和从血中增加氧气及葡萄糖的摄取，以代偿血流量的减少。当 CBF 降至 20mL/100g脑组织/分钟时，就会发生电静息和突触活动减少。这与神经症状相关。只有当 CBF 下降至10~12mL/100g 脑组织/分钟时，才发生神经元不可逆损伤[19]。

在分子和细胞水平，由缺血触动的损伤级联受多种因素的影响并可导致凋亡和坏死。缺血级联是一个复杂的过程，以细胞能量耗竭导致兴奋毒性、氧化应激、ATP 耗竭、离子传递系统障碍、膜去极化和血脑屏障功能障碍[20]。兴奋毒性是由细胞能量贮存耗竭触发的。谷氨酸盐，贮存在突出终端，正常情况下是通过能量依赖的过程从细胞外间隙清除。细胞外谷氨酸盐大量增加，导致钙离子通过 N-甲基 D-天冬氨酸盐（NMDA）和 α-氨基-3-羟基-5-甲基-4-异恶唑丙酸受体（AMPA）开放发生内流。细胞内钙离子浓度升高会激发与细胞死亡通道相关的酶和自由基的产生，最终导致坏死和凋亡[21]。

脑动脉的突然闭塞会导致一个梗死核心和周围的缺血半暗带。在梗死的核心，脑血流量明显减少，细胞快速死亡。这个区域被认为是不可逆损伤。半暗带现象首次由 Astrup 及其同事描述[22,23]。在半暗带脑组织中，损伤被认为是可逆的。在这里，脑血流降到了一个可造成神经功能障碍的危急值，但尚有足够的能量供应维持细胞膜电位。因此，如果脑血流适时恢复缺血半暗带中的脑组织是可挽救的。据估计，AIS 患者可挽救的脑组织开始会高达80%，而在症状出现后第一个 6~12 小时会下降[22,24]。在梗死核心和半暗带周围是良性血流减少区，其血流量比正常减少，但尚未低到随着时间的过去出现不可逆损伤的程度。良性血流减少区不会发展为梗死。

颅内出血

大约 50% 的颅内出血（ICH）位置较深，

35% 位于脑叶、10% 在小脑、6% 位于脑干[25]。与发病率和死亡率有关的因素包括最初 ICH 的量、脑积水造成的脑室扩张、出血后最初几个小时 ICH 体积的扩大、最初的临床状态和幕下的位置[26]。ICH 体积增大出现在发病不久以后。大约 72% 的 ICH 在最初的 24 小时内有血肿扩大。其中 1/3 的患者血肿扩大明显。血肿扩大大多数发生在发病 4 小时内，所有部位的颅内出血都是这样。虽然仍存争议，但越来越多的证据表明在血肿周围不存在半暗带。脑影像上所示的血肿周围的低密度区是由液体和蛋白弥散所致[27]。

蛛网膜下隙出血

蛛网膜下隙出血的血液进入到颅内室腔间隙引起明显的颅内压（ICP）升高，并导致化学性脑膜刺激。ICP 升高会导致脑血流减少和脑自动调节功能障碍，最终导致脑灌注下降和脑缺血[28]。动脉瘤性蛛网膜下隙出血的复发率在 SAH 后第一天最高（4%），在随后 4 天每天下降 1%~2%。在动脉瘤性蛛网膜下隙出血后第一个 2 周内自尚不稳固的动脉瘤再出血的危险高达 20%[28]。再出血的结果是非常严重的，死亡率高达 70%[29]。延迟入院和治疗、初始血压较高和较差的初始神经科情况与高的再出血率有关。

迟发性脑缺血与蛛网膜下隙血液产物刺激所致的颅内动脉痉挛有关。脑血流减少、内皮细胞功能障碍、炎症和遗传易感性都参与SAH 伴发的迟发性缺血。随着动脉瘤的早期处理（栓塞或夹闭），迟发性脑缺血现在是造成动脉瘤性 SAH 功能障碍的主要原因。

临床表现

急性缺血性卒中

缺血性卒中临床综合征典型地以局灶性神经功能缺损为特征。少部分患者表现为意识改变而不伴有明显的局灶性神经功能缺损，尤其是基底动脉闭塞。卒中的症状反映出局灶性缺血累及的脑组织区域。表8.3总结了主要动脉分支受累的临床表现。

在 AIS 中,脑损伤的临床定位是患者评价的重要步骤,但不应延迟 AIS 静脉给予 tPA 或优先给予血管内血管再通治疗(ERT)。

大血管卒中累及大脑中动脉、大脑前动脉和基底动脉及其主要分支的。小血管卒中(腔隙性脑梗死)一般归于受累血管的脂质玻璃样变和(或)血栓性闭塞。哪一支血管闭塞可通过面部、上肢和下肢无力的定位和程度来判定。MCA 病变常造成面部和上肢无力,下肢幸免。与之形成对照,ACA 供血区梗死,出现下肢无力,而面部和上肢幸免。在小血管综合征中,患者会表现为面部、上肢和下肢均无力。运动和感觉受累情况也帮助定位受累血管。大血管供血区梗死常常表现为无力,伴有感觉丧失。小血管中分,与之形成对照,通常导致无力或感觉丧失。失语、忽视、视野缺损和向脑缺血侧共同偏视是见于大血管闭塞时脑皮层损伤的4个典型体征。然而,这些体征并不是大血管闭塞所致皮层损伤所独有的,失语可见于皮层下丘脑梗死,共同偏视可见于脑干梗死。

当小动脉闭塞表现为腔隙综合征时,临床上是可以识别的。已有近20种被描述的腔隙综合征,其中4种有明确的临床综合征精确提示它们的定位。纯运动性腔隙性梗死通常定位于内囊后肢、脑桥基底部和放射冠。纯感觉性卒中通常见于丘脑或丘脑皮层投射。共济失调性轻偏瘫是由脑桥或放射冠腔隙性脑梗死累及脑桥小脑纤维所致。共济失调轻偏瘫的一种类型是口吃手笨综合征。脑干梗死患者通常表现为"交叉瘫体征":一侧颅神经麻痹对侧肢体瘫痪。

颈动脉夹层常常导致不完全 Horner 综合征,是由于交感通路第三级神经元发出的沿颈动脉丛上升的神经纤维受压引起的。不完全 Horner 综合征包括眼睑下垂和瞳孔缩小无汗缺乏。

颅内出血

根据临床症状、体征很难鉴别颅内出血和缺血性卒中。颅内出血的典型表现为突然发作的局灶性神经功能缺损伴随头痛、意识水平下降和血压升高。高血压性颅内出血最常见的部位是壳核。与急性缺血性卒中和蛛网膜下隙出血相比较,更多的颅内出血患者症状呈逐渐进展,这通常是因为进行性出血和血肿扩大。颅内出血比急性缺血性卒中意识水平下降、头痛

表8.3　急性缺血性卒中的临床表现

定位	体征和症状
ACA分布区	病变对侧无力和感觉丧失,下肢重于面部和上肢、淡漠、尿失禁、意志力丧失和跨皮层失语取决于哪个大脑半球受累
MCA分布区	无力和感觉丧失,面部、上肢重于下肢,失语(优势半球受累)或忽视(非优势半球受累)
PCA分布区	同向性偏盲,如有优势半球的胼胝体受累,有失读症无失写症,极少数累及大脑脚者有偏瘫
后循环	眩晕、视觉改变(视觉模糊或复视)、共济失调、四肢瘫和意识改变。脑干受累的强有力特征为交叉瘫体征(同侧颅神经和对侧身体受累)
眼动脉	单眼视力丧失(一过性黑矇或永久性视网膜中央动脉或分支闭塞),经常被形容为视物模糊、看东西发灰或眼前隔着帘子的感觉
脉络丛前动脉	累及基底节和内囊,表现为对侧偏瘫、偏身感觉缺失和沙漏形的同向视野缺损。因为属小的深穿支闭塞,脉络膜前动脉梗死很难与腔隙性梗死区分

更多见。深部血肿患者癫痫并不多见。

蛛网膜下隙出血

典型的蛛网膜下隙出血的临床表现为"有生以来最严重的头痛"。约 60% 患者将其描述为雷击样头痛。一些患者在蛛网膜下隙出血几天或几周前有轻微的头痛，认为是小量渗血（前哨出血）或动脉瘤囊扩张[30]。其他伴随症状有恶心、呕吐、精神状态改变、颈项强直。意识水平从嗜睡到昏迷不等。约 20% 患者有痫性发作。

脑静脉血栓

头痛是脑静脉血栓最常见的临床症状（75%）。据报道，50% 脑静脉血栓患者有癫痫。围生期妇女癫痫的发生率会更高[31]。其他神经科症状如恶心、视力障碍、视神经乳头水肿和精神状态改变与颅内压增高相伴随。头痛、癫痫和视神经乳头水肿是脑静脉血栓的典型三主征。昏迷和昏睡提示预后不良，死亡率高。

紧急的诊断方法和治疗

突然出现的神经科症状提示血管性病因。待患者气道、呼吸、循环（ABC）稳定后，专业医务人员可着手进行系统性检查，以确定症状的血管性原因，除外类似卒中的疾病，选择符合条件的患者进行急性治疗。路径包括明确症状出现的时间、进行针对性的神经科评估、解释神经影像学结果。如果症状发生的时间不能确定，应该努力确认最晚是什么时候患者神经功能正常。

急性缺血性卒中

诊断

美国食品药品管理局（FDA）批准急性缺血性卒中静脉溶栓治疗导致了急性缺血性卒中主要治疗模式的转变[32]。新近，美国心脏病协会（AHS）已经认可静脉应用 tPA 进行溶栓治疗的时间窗延长至 4.5 小时[33]。启动紧急初始评价以确定患者是否符合急性血管再通的条件。溶栓的禁忌证包括：①经查问患者或目击者，缺血性卒中发作的时间超过 4.5 小时的时间窗；②通过针对性的病史询问得知先前有手术或出血史；③病史或通过实验室检查确认有凝血障碍；④通过脑的影像学除外颅内出血或大范围细胞毒性水肿。

采用静脉溶栓或血管内治疗急性缺血性卒中取决于明确症状开始的时间。患者、亲属、目击者及护理人员均为有帮助的信息来源。超过有效时间窗给予溶栓治疗是无效的并可能导致颅内出血。醒来发现神经功能障碍患者必须假定症状发作时间为睡前或他们最后一次被观察到是正常的那一刻。

神经科查体主要是确认单侧大脑半球的体征或脑干功能障碍或与局灶性脑缺血相一致的局灶性功能障碍。应快速进行患者的 NIHSS 评分。NIHSS 评分是很有效的量化神经科检查的工具，用来测量脑卒中严重程度[29,34]。表现为局灶性神经功能缺失类似 AIS 的其他疾病应进行鉴别。这些疾病包括 Todd 麻痹、复杂性偏头痛、高血压脑病、先前功能障碍再加重、躯体转化型反应（见于癔症）、周围性前庭病变。在接受静脉途径 tPA 溶栓治疗的患者中，3.5%~14% 为貌似卒中发作的患者。最常见的貌似卒中的疾病是癫痫、复杂性偏头痛和躯体转化型反应。貌似卒中的患者通常比较年轻且极少有急性缺血性卒中的危险因素。在最近的一组病例中，当粗心大意地给予貌似卒中的患者静脉 tPA 治疗时，未发现无症状性 ICH 发生[35]。

疑似 AIS 患者的实验室检查包括血常规、血电解质和血糖、凝血酶原时间、活化的部分凝血活酶时间、INR 和肾功能指标。做这些化验的根本原因是确定是否存在溶栓禁忌证。对所有卒中患者推荐进行心肌酶和 12 导联心电图检查。

AIS 的急诊评价在大多数急救中心选择 CT 平扫。CT 可帮助查明颅内出血和早期缺血性改变,包括灰白质界线不清,特别是在岛叶皮层和豆状核区域、脑沟消失和动脉高密度征。然而,早期缺血改变本身并不是静脉应用 tPA 溶栓的禁忌证。可用来评价血管开放和缺血半暗带范围的先进大脑成像（CT 血管造影和 CT 灌注成像或核磁共振弥散加权成像和血管成像）对选择适合做血管内治疗的患者有价值,即那些有大血管闭塞并有可挽救脑组织的患者[3,36-39]。然而,这些方法的使用在急性缺血性脑卒中的急诊评价中是一个不断发展的领域。先进的影像学检查在选择适用于静脉 tPA 溶栓的患者方面没有提示作用,且会延误治疗时机,对患者造成伤害。时间窗超过 3 小时（或 4.5 小时）或当血管内治疗是唯一选择时,先进的影像学检查对选择接受急性 ERT（血管内再通治疗）可能获益大于风险的患者有很大价值。不可逆受损脑组织和缺血半暗带"不匹配"常用作选择接受血管内再通治疗患者的标准,更好的选择标准将最可能来自正在进行的研究,比如 MR RESCUE 研究。

紧急治疗

急性缺血性卒中治疗的目标是挽救缺血半暗带组织。如表 8.4 所示,美国心脏病协会急性卒中治疗指南强力推荐血管再形成是恢复缺血组织血流的重要手段[40]。

静脉注射化学溶栓

对精心选择的 AIS 患者进行溶栓治疗是 AIS 治疗的基石。一旦怀疑 AIS,符合条件的患者应尽早给予静脉 tPA 溶栓治疗（图 8.1）。主要依据 NINDS（国家神经疾病和卒中中心-组织型纤溶酶原激活剂试验）研究关于 tPA 试验研究结果,FDA（食品药品管理局）已经批准 AIS 在症状发生 3 小时内可给予静脉 tPA 溶栓治疗。这项以美国为基础的研究在 624 名患者中比较了静脉 rtPA 对安慰剂。在 3 个月后,静脉应用 rtPA 治疗的患者 30% 更可能有一个良好的结果,没有或伴有极轻微的残疾。AHA（美国心脏病协会）给予这种治疗 Ⅰ A 级推荐[31]。静脉 tPA 治疗对于任何缺血性卒中亚型均有益,包括心源性脑栓塞、动脉粥样硬化性血栓和腔隙性脑梗死。在 3 小时内应用 tPA 治疗的每 100 位患者中,有 32 例受益、3 例恶化。尽管缺血性卒中特别是脑栓塞后渗血比较常见,但绝大多数是无临床症状的。由梗死后出血转化所致的症状恶化与血肿引起的占位效应有关,与安慰剂组相比静脉 tPA 治疗者概率更高。在 NINDS 研究中,在 3 小时内静脉应用 tPA 治疗者出血率为 6.4%。静脉 tPA 治疗的纳入和排除标准见表 8.5。

根据 ECASS（欧洲急性卒中协作研究）Ⅲ期试验,最近 AHA 的指南推荐将静脉 tPA 治疗的时间窗延长至 4.5 小时[33]。在这个延长的时间窗中,每 100 例患者中 16 例获益、3 例恶化。静脉 tPA 治疗更可能获得生活自理（改良 Rankin 量表 0-1）(52.4% 对 45.7%)。症状性颅内出血发生率为 7.9%,与 ≤3 小时间窗的发生率相似。在写本书时,FDA 尚未批准在此时间窗内静脉 tPA 治疗,延长的时间窗也尚未

表8.4　急性卒中治疗指南

1 级推荐,A 级证据:获益>风险,应该进行,基于多个随机临床试验

　　IV rtPA<3 小时

1 级推荐,B 级证据:获益>风险,应该进行,基于单个随机临床试验或多个非随机临床试验

　　IV rtPA 3~4.5 小时

　　动脉内(IA)溶栓治疗大脑中动脉闭塞<6 小时

2a 级推荐,B 级证据:获益>风险,审慎进行,基于单个随机临床试验或多个非随机临床试验

　　应用美国食品药品管理局批准的血栓抓捕装置和血栓抽吸装置行机械血栓切除术<8 小时

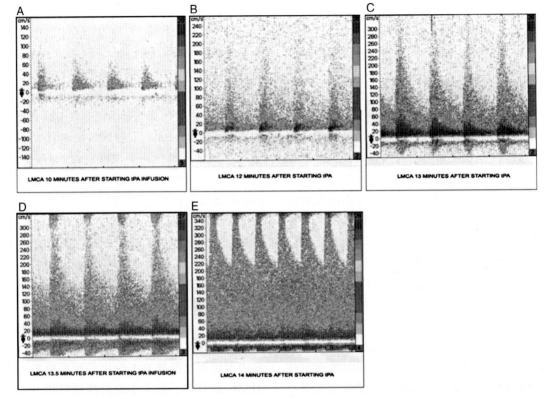

图 8.1　患者,男性,71 岁,突然出现左侧大脑中动脉综合征急性发作,起病后 2 小时。发作后 2.5 小时给予静脉 tPA。tPA 静脉治疗过程中通过 TCD 持续监测颅内血管状态显示血流迅速改善,提示左侧大脑中动脉血管再通。(A)TCD 显示左侧大脑中动脉闭塞。(C~E)TCD 显示静脉 tPA 治疗后左侧大脑中动脉血管逐渐再通。(见彩图)

表8.5　静脉tPA治疗急性缺血性卒中的适应证及禁忌证

纳入标准

1. 临床诊断为缺血性脑卒中,有可评估的神经功能缺损

2. 在症状出现 3 小时内可开始治疗

排除标准

1. 近 3 个月内有脑卒中或脑外伤史

2. 近 14 天内有大手术史

3. 近 21 天内有胃肠道或泌尿道出血史

4. 近 7 天内不可压迫部位的动脉穿刺

5. 收缩压>185mmHg 或舒张压>110mmHg

6. 发病前 48 小时内接受过肝素治疗,且目前有 PTT 升高

7. INR>1.7

8. 血小板计数<100 000

9. 血糖<50mg/dL 或>400mg/dL

10. 快速改善或症状轻微

11. CT 显示低密度范围大于大脑中动脉供血区的 1/3

在美国执行[32,33]。ECASS Ⅲ期试验增加了排除标准:年龄>80,NIHSS>25,卒中史和糖尿病史。未来指南可能会修订这些附加排除标准。超过 4.5 小时,无现有资料支持静脉 tPA 治疗可能使患者受益[33,41]。

急性缺血性卒中患者受益于在发病后 4.5 小时内静脉 tPA 治疗。静脉 tPA 治疗通常在急诊开始实施。静脉 tPA 治疗的给药剂量为 0.9mg/kg,最大剂量 90mg。总量的 10%静脉推注,其余量在 1 小时输注完。接下来的 24 小时内必须避免抗血小板药、抗凝药和侵入性操作。需密切监测血压,确保收缩压低于 180mmHg 或舒张压保持低于 105mmHg。

因为每一分钟都是至关重要的,在指南推荐的时间内开始静脉溶栓治疗是非常关键的(表 8.6)。初始的体格和神经系统检查应在患者抵达 10 分钟内完成。25 分钟内,患者要完

表8.6 急性缺血性卒中完成评价和开始治疗的时间表

时间间隔	时间目标（分钟）
入院见到医生	10
进入神经专科评价	15
入院至CT完成	25
入院至对CT作出解释	45
入院至开始静脉tPA治疗	60

成无强化头部 CT 扫描。无论在何种情况下，患者必须在到达急诊 60 分钟之内接受静脉 tPA 治疗，因为卒中发作至治疗开始间隔越长，静脉 tPA 治疗效果就会逐渐下降。

血管内方法治疗急性缺血性卒中

血管内再通治疗（ERT）作为 AIS 一种很有前途的治疗方法在不断进步。血管内治疗方法相比于静脉途径溶栓治疗具有很多优势。优势之一就是可将治疗时间窗延长至 8 小时。另一个优势是在大血块堵塞近端大血管（比如颈内动脉、基底动脉、大脑中动脉近端）时更有

效（图 8.2 和图 8.3）。血管内治疗也可以做到对闭塞血管的可视性。可视性有助于实施机械溶解术来加速血管再通，并能避免对血管自行再通的患者进行不必要的溶栓治疗。另外，对于不适合静脉途径溶栓的患者，如近期手术史或凝血异常的患者，单独使用机械溶解术或联合应用小剂量血块内溶栓会更安全。然而，血管内治疗要求有专门的中心和术者，这限制了它的广泛应用，也会造成治疗的延迟。那些在卒中发生 4.5~8 小时开始接受治疗者可使用此方法，对某些精心选择的病例，时间窗可更长一些，如基底动脉闭塞[40]。

支持血管内治疗方法的数据来自许多单中心研究和一个多中心研究。PROACT Ⅱ 研究中，3 期临床试验是关于大脑中动脉 M1 或 M2 段闭塞的患者在自症状发生长至 6 小时内接受动脉内药物溶栓治疗，结果显示血管再通（治疗组 66%，而对照组 18%）和功能改善（3 个月后改良的 Rankin 评分 ≤2 的治疗组为 40%，而对照组为 25%）[42]。

只要在卒中发生后 6 小时内能开始治疗，

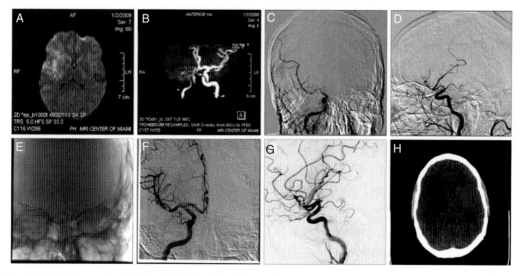

图 8.2 患者，男性，28 岁，在慢跑时突发左半身无力，症状出现 5.5 小时 NIHSS 评分为 16，他接受了静脉 tPA（0.9mg/kg）治疗和机械取栓术。出院时 NIHSS 评分为 3。(A)DWI 显示右侧大脑中动脉分布区限制弥散。(B)MRA 显示右侧颈内动脉及大脑中动脉血流减少。(C、D)血管造影显示右侧颈内动脉 T 型闭塞。(E) 显示 MERCI 取栓器在右侧大脑中动脉/颈内动脉。(F、G)取栓术后再次血管造影显示右侧颈内动脉/大脑中动脉再通。(H)第 10 天 CT 显示最终的梗死范围。

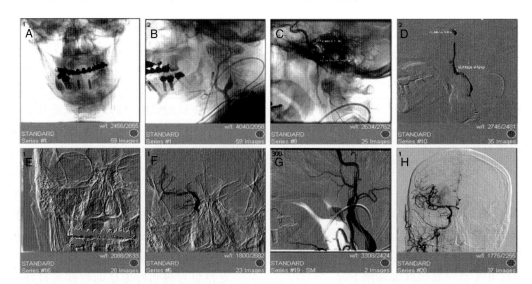

图8.3 患者,男性,60岁,突发右侧视力丧失和左侧偏瘫,NIHSS 评分为 13。发病后 20 分钟开始静脉 tPA 治疗,症状轻度好转。他接受了动脉 tPA 和紧急颈内动脉支架治疗。患者于次日出院,NIHSS 评分为 0。(A~D)血管造影显示颈内动脉全颈段夹层,测量长度为 8cm。(E、F)血管造影后动脉内给予 tPA 5mg 至闭塞的大脑中动脉 M1 段。(F、H)用 3 个套管式颅内支架和 1 个颈动脉支架,获得右侧颈内动脉重建,使血管完全再通。

由大脑中动脉闭塞导致的大范围梗死患者应推荐选择动脉内溶栓治疗。这是 AHA 给予的 I 级推荐,具有 B 级证据。这项治疗需要具备资质的介入医师在具备必要医疗设备、有治疗经验的卒中中心完成[40]。另有一些多中心临床试验正在进行,以确定半暗带影像学检查在优先选择患者进行血管内治疗方面的功效,以及评价是否静脉途径联合动脉内溶栓治疗会优于单独静脉途径 tPA 溶栓治疗。

急性缺血性卒中的早期支持治疗

卒中的早期支持治疗包括避免血氧饱和度下降、高热、高血糖和脱水(表 8.7)。应密切监测血压,避免低血压。缺血性卒中后,脑的自我调节功能丧失。因此,血压的变化可导致缺血组织高或低灌注,血压的突然降低可能导致不能建立有效侧支循环而引起梗死核心范围扩大。目前推荐除非收缩压高于220mmHg 或平均动脉压高于 130mmHg,否则不应用抗高血压药物治疗。如果给予溶栓治疗,收缩压应保持在 180mmHg 以下,舒张压应低于 105mmHg。如果血压增高需要使用降压药,短

表8.7　急性缺血性卒中的一般处理

血糖	避免低或高血糖
血压	避免低血压或过度高血压
心脏监测	连续心电监测
静脉液体入量	避免 D5W(5%葡萄糖水溶液)和静脉过度补液。75mL/h 的速度静脉给予等渗盐水
氧气	避免低氧血症
体温	避免高热
进食水	NPO(不要经口,直到语言评估)

效制剂如尼卡地平或拉贝洛尔为首选。血管扩张药,特别是硝苯地平,因可引起血压急剧下降而导致缺血半暗带区域血流减少,应避免使用。在存在明显心功能衰竭、冠状动脉缺血、主动脉夹层情况下,降压应更积极。抗血栓治疗可能防止血栓扩大或再次栓塞。抗血小板药(阿司匹林、阿司匹林+双嘧达莫和氯吡格雷)在卒中发病 48 小时内开始应用是有益的。在缺血性卒中急性阶段不推荐使用全量普通肝素或低分子肝素,因为出血风险大于可能的利益(预防缺血事件复发)[31,40]。在接受溶栓治疗

的患者中,抗血栓药包括抗血小板药和预防下肢深静脉血栓皮下注射的肝素需要停止 24 小时,之后如果影像学检查未显示梗死组织出血转化,可继续应用。此期间可使用机械性 DVT 预防措施。

短暂性脑缺血发作

典型的 TIA 持续少于 1 或 2 小时,但可能持续 24 小时。对 TIA 患者应根据风险分层进行评估。加利福尼亚评分、ABCD 评分以及较新的 ABCD2 评分(表 8.8)在临床对 TIA 风险分层中都曾经用过。随着 ABCD2 评分增加,2 天内卒中风险也增加。0~1 分风险为 0%,但 6~7 分风险就增加到 8.1%[5]。ABCD2 评分高的患者应该收住院密切观察并予以一个住院卒中患者的全面检查。

颅内出血

CT 扫描是评价疑似颅内出血最常用的影像学检查技术。AHA 指南推荐 CT 和 MRI 扫描作为疑似 ICH 患者首选的影像学检查。几项前瞻性研究业已证实,MRI 扫描对确认急性 ICH 和 CT 扫描效果相当,但对发现陈旧性出血(含铁血黄素)会更好[44]。CT 和 MRI 血管造影对识别 ICH 的原因比如动静脉畸形,以及发现继续出血是非常有价值的,但不是常规推荐。

在 ICH 后最初几小时内,最关键的步骤是阻止或减慢出血。等出血稳定后,对于观察

表8.8　ABCD2评分

ABCD2	评分
年龄	1 如果>60岁
血压	1 如果>140/90mmHg
临床症状	2 单侧肢体力弱
	1 仅仅语言障碍
糖尿病	1 如果有糖尿病史
持续时间	1 少于1小时
	2 大于1小时

中体征恶化或皮层出血的一小部分患者,可能会考虑去除血肿。最后,关注并发症如颅内压升高、占位效应以及癫痫是非常重要的。

急性 ICH 时,血压管理作为阻止或减慢出血的一种方法正在进行研究,但到目前为止,临床试验尚未得出关于血压管理参数的明确结果。目前 AHA 指南对急性自发性 ICH 的血压管理包括以下内容:如果 SBP(收缩压)> 200mmHg 或者 MAP(平均动脉压)> 150mmHg,应给予短效降压药持续静脉滴注积极降压,且要每隔 5 分钟监测 BP 一次。如果 SBP>180mmHg 或者 MAP>130mmHg,并有证据或怀疑 ICP(颅内压)升高时,应在监测颅内压的同时,考虑降低血压,保持脑灌注压> 60~80mmHg。如果收缩压 >180mmHg 或者 MAP>130mmHg,但没有证据或不怀疑 ICP 升高,可考虑适当降低血压,维持血压<160/ 90mmHg 或 MAP<110mmHg,并每隔 15 分钟进行一次临床查体[43]。

最近,INTERACT(Intensive Blood Pressure Reduction in Acute Cerebral Hemorrhage Trial) 和 ATACH (Antihypertensive Treatment in Acute Cerebral Hemorrhage) 试验提示早期强化降压治疗在临床中是可行的。降压治疗有很好的耐受性且可减少血肿扩大。但是在病后 3 个月结果没有差别[45,46]。研究结果确实证明积极降压治疗不会使临床结果变坏。这与血肿周围不存在缺血区域的认识是一致的。这些试验结果提示,在急性 ICH 期间积极降低血压是安全的。在写本综述的时候试验已进入Ⅲ期,期待来自这个研究的更多数据。

没有其他的药物治疗(如应用类固醇或因子Ⅶa)能明确改善颅内出血的预后。Ⅱ期试验有证据显示急性 ICH 在病后 4 小时内应用Ⅶ a 因子治疗可减少血肿扩大并改善 3 个月时的临床结果[47]。然而,Ⅲ期 FAST 试验未能证实明确的临床效果,尽管它再现了Ⅱ期试验减少血肿扩大的结果[48]。

总的来说,对于 ICH 患者外科去除血肿并非是有效的治疗。然而,对某些病例,如小量

颅内出血、小量脑室内出血或者年轻患者能在病后 2 小时内实施治疗,外科去除血肿可能有益[49]。

对于华法林引起的 ICH,推荐使用凝血酶原复合物浓缩物、rFⅦa 或者新鲜冰冻血浆进行治疗。

蛛网膜下隙出血

非强化 CT 扫描对发现蛛网膜下隙血液非常敏感。在最初 12 小时内敏感度是 95%。24 小时后下降至 90%。如果怀疑蛛网膜下隙出血而 CT 扫描阴性,需要行腰椎穿刺术发现 CSF 黄变,CSF 黄变出现在出血后 6~12 小时。未查出引起 SAH 的脑动脉瘤,CT 血管成像(CTA)相对于脑血管造影来说是创伤更小的另一选择。CTA 的敏感度则依赖于动脉瘤的位置和大小。总的来说,据报道 CTA 的敏感性和特异性分别为 77%~100% 和 79%~100%。MRI 很少用于诊断 SAH,但是 GRE 序列对于任何形式的颅内出血均敏感。FLAIR 序列在 SAH 亚急性期对诊断很有价值,此时 CT 和腰穿发现 SAH 的敏感度较低。

Fisher 等级评分可用来评估出血量及血管痉挛的风险。现在认为不仅脑池而且脑室内血液也能增加血管痉挛的风险[50]。Hunt-Hess 分级用来评估 SAH 的严重程度以及预后。

一旦发生 SAH 首先要保证动脉瘤不再破裂和防止再出血。用于阻止再出血的两项技术是动脉瘤弹簧圈栓塞和动脉瘤夹闭。急性脑积水应予脑室引流术治疗。对脑积水患者在脑室引流术前不应行 Hunt-Hess 临床等级评分[51]。应密切监测血压。严重高血压应予以治疗,但血压突然下降会导致脑组织低灌注,应该避免。然而,关于保持什么样的血压水平是合适的没有指南,有些证据提示收缩压应保持低于 160mmHg。

对于 SAH 患者不推荐预防性应用抗惊厥药,但有临床记录或者脑电图提示癫痫的患者应保留使用。支持此项推荐的依据是发现苯妥英钠的预防性应用与 SAH 较差的预后相关[52]。

破裂的动脉瘤应尽快行血管内弹簧圈栓塞术或动脉瘤夹闭术,防止再出血。这应该在出血后 4 天内血管痉挛风险升高前予以实施。外科夹闭或血管内弹簧圈栓塞都是保证破裂动脉瘤安全的有效方法。ISAT 试验显示血管内弹簧圈栓塞和外科夹闭动脉瘤相比较,1 年之内死亡或残疾的风险要低[53]。在美国,大多数大型治疗中心,这两项技术是互补的。后交通动脉瘤的 SAH 患者,Hunt-Hess 分级很低(=或>3),或者年龄>60 岁通常予以血管内栓塞方法治疗。年龄小于 60 岁、动脉瘤颈宽或者 Hunt-Hess 分级≤3 的患者,如果中心有经验丰富的神经血管外科医生,经常予以外科动脉瘤夹闭治疗。

超过 60% 的动脉瘤性蛛网膜下隙出血(aSAH)患者出现脑血管痉挛(cVSP),且这些患者中半数有症状。cVSP 可引起延迟性脑缺血和显著的致残率和致死率。在 aSAH 之后的第 3~7 天 cVSP 的风险会增加。血流动力学增强(3H 治疗,高血容量 hypervolemia、升高血压 hypertension、血液稀释 hemodilution)和血管内治疗,包括球囊血管成形术和动脉内注射血管扩张药已成为治疗 cVSP 的主要方法[54]。脑血管痉挛逐渐被认为是由于血管内皮功能紊乱。初步的临床研究报道他汀类药物、硫酸镁、克拉生坦(一种内皮素受体拮抗剂)可作为治疗 cVSP 的药物,但是结果不是结论性的。尚且需要多中心研究来明确什么治疗对于对抗 cVSP 是有效的。

脑静脉血栓

当头部 CT 强化扫描发现水肿、出血性梗死、索样征(高密度形成血栓的皮层静脉)、浓密的三角征(上矢状窦后方血栓)时常常怀疑 CVT。在 CT 强化扫描上,空三角征(上矢状窦和横窦的不充盈)是典型的表现。MRI 和 MRV 对评估 CVT 是最好的影像学技术[55,56]。在亚急性至急性期,14%~41% 的 CVT 患者可通过静脉闭塞部位 DWI 呈现高强度信号来识别。

MRI 的 DWI 对于预测 3 个月时仍持续存在静脉闭塞的风险可能有价值[57]。

抗凝是 CVT 的主要治疗。但是对出血性梗死的患者应用抗凝剂时应谨慎。大多数神经科医生推荐静脉肝素治疗。

小结

急性脑卒中的急诊处理在过去的 20 年中已发生重大变化。内科医生及健康护理人员运用这些有新证据基础的治疗方法处理这种常常有危机情况的患者是非常重要的。尤其在 AIS 时，能够减少残疾程度的治疗现在可以做到，但仅在症状发生后几小时内实施方可有效。住院系统治疗可大大提高患者接受有效治疗的人数并使结局改观。

致谢：我们感谢 Eugene Roberts 博士对编辑本章给予的帮助。

参考文献

1. Lloyd-Jones D, Adams RJ, Brown TM, Carnethon M, Dai S, De SG, Ferguson TB, Ford E, Furie K, Gillespie C, Go A, Greenlund K, Haase N, Hailpern S, Ho PM, Howard V, Kissela B, Kittner S, Lackland D, Lisabeth L, Marelli A, McDermott MM, Meigs J, Mozaffarian D, Mussolino M, Nichol G, Roger VL, Rosamond W, Sacco R, Sorlie P, Roger VL, Thom T, Wasserthiel-Smoller S, Wong ND, Wylie-Rosett J. Heart disease and stroke statistics—2010 update: a report from the American Heart Association. Circulation. 2010; 121(7):e46–215.

2. Appelros P, Stegmayr B, Terent A. Sex differences in stroke epidemiology: a systematic review. Stroke. 2009;40(4):1082–90.

3. Grysiewicz RA, Thomas K, Pandey DK. Epidemiology of ischemic and hemorrhagic stroke: incidence, prevalence, mortality, and risk factors. Neurol Clin. 2008;26(4):871–95. vii.

4. Rosamond WD, Folsom AR, Chambless LE, Wang CH, McGovern PG, Howard G, Copper LS, Shahar E. Stroke incidence and survival among middle-aged adults: 9-year follow-up of the Atherosclerosis Risk in Communities (ARIC) cohort. Stroke. 1999;30(4): 736–43.

5. Easton JD, Saver JL, Albers GW, Alberts MJ, Chaturvedi S, Feldmann E, Hatsukami TS, Higashida RT, Johnston SC, Kidwell CS, Lutsep HL, Miller E, Sacco RL. Definition and evaluation of transient isch-emic attack: a scientific statement for healthcare professionals from the American Heart Association/American Stroke Association Stroke Council; Council on Cardiovascular Surgery and Anesthesia; Council on Cardiovascular Radiology and Intervention; Council on Cardiovascular Nursing; and the Interdisciplinary Council on Peripheral Vascular Disease. The American Academy of Neurology affirms the value of this statement as an educational tool for neurologists. Stroke. 2009;40(6):2276–93.

6. Kleindorfer D, Panagos P, Pancioli A, Khoury J, Kissela B, Woo D, Schneider A, Alwell K, Jauch E, Miller R, Moomaw C, Shukla R, Broderick JP. Incidence and short-term prognosis of transient ischemic attack in a population-based study. Stroke. 2005; 36(4):720–3.

7. Broderick JP, Brott T, Tomsick T, Miller R, Huster G. Intracerebral hemorrhage more than twice as common as subarachnoid hemorrhage. J Neurosurg. 1993;78(2): 188–91.

8. Rothwell PM, Coull AJ, Giles MF, Howard SC, Silver LE, Bull LM, Gutnikov SA, Edwards P, Mant D, Sackley CM, Farmer A, Sandercock PA, Dennis MS, Warlow CP, Bamford JM, Anslow P. Change in stroke incidence, mortality, case-fatality, severity, and risk factors in Oxfordshire, UK from 1981 to 2004 (Oxford Vascular Study). Lancet. 2004;363(9425):1925–33.

9. Bederson JB, Connolly Jr ES, Batjer HH, Dacey RG, Dion JE, Diringer MN, Duldner Jr JE, Harbaugh RE, Patel AB, Rosenwasser RH. Guidelines for the management of aneurysmal subarachnoid hemorrhage: a statement for healthcare professionals from a special writing group of the Stroke Council, American Heart Association. Stroke. 2009;40(3):994–1025.

10. Stam J. Thrombosis of the cerebral veins and sinuses. N Engl J Med. 2005;352(17):1791–8.

11. Bailey EL, McCulloch J, Sudlow C, Wardlaw JM. Potential animal models of lacunar stroke: a systematic review. Stroke. 2009;40(6):e451–8.

12. Caplan LR, Hennerici M. Impaired clearance of emboli (washout) is an important link between hypoperfusion, embolism, and ischemic stroke. Arch Neurol. 1998;55(11):1475–82.

13. Grau AJ, Weimar C, Buggle F, Heinrich A, Goertler M, Neumaier S, Glahn J, Brandt T, Hacke W, Diener HC. Risk factors, outcome, and treatment in subtypes of ischemic stroke: the German stroke data bank. Stroke. 2001;32(11):2559–66.

14. Dirnagl U, Iadecola C, Moskowitz MA. Pathobiology of ischaemic stroke: an integrated view. Trends Neurosci. 1999;22(9):391–7.

15. Del SM, Eliasziw M, Streifler JY, Hachinski VC, Fox AJ, Barnett HJ. Internal borderzone infarction: a marker for severe stenosis in patients with symptomatic internal carotid artery disease. For the North American Symptomatic Carotid Endarterectomy (NASCET) Group. Stroke. 2000;31(3):631–6.

16. Sturgeon JD, Folsom AR, Longstreth Jr WT, Shahar E, Rosamond WD, Cushman M. Risk factors for intracerebral hemorrhage in a pooled prospective study. Stroke. 2007;38(10):2718–25.

17. Saadatnia M, Fatehi F, Basiri K, Mousavi SA, Mehr

GK. Cerebral venous sinus thrombosis risk factors. Int J Stroke. 2009;4(2):111–23.

18. Saver JL. Time is brain-quantified. Stroke. 2006;37(1): 263–6.

19. Jones TH, Morawetz RB, Crowell RM, Marcoux FW, FitzGibbon SJ, DeGirolami U, Ojemann RG. Thresholds of focal cerebral ischemia in awake monkeys. J Neurosurg. 1981;54(6):773–82.

20. Dugan LL, Choi DW. Excitotoxicity, free radicals, and cell membrane changes. Ann Neurol. 1994; 35(Suppl):S17–21.

21. Graham SH, Chen J. Programmed cell death in cerebral ischemia. J Cereb Blood Flow Metab. 2001;21(2): 99–109.

22. Astrup J, Siesjo BK, Symon L. Thresholds in cerebral ischemia—the ischemic penumbra. Stroke. 1981; 12(6):723–5.

23. Astrup J, Symon L, Branston NM, Lassen NA. Cortical evoked potential and extracellular K+ and H+ at critical levels of brain ischemia. Stroke. 1977; 8(1):51–7.

24. Kumar G, Goyal MK, Sahota PK, Jain R. Penumbra, the basis of neuroimaging in acute stroke treatment: current evidence. J Neurol Sci. 2010;288(1–2):13–24.

25. Flaherty ML, Woo D, Haverbusch M, Sekar P, Khoury J, Sauerbeck L, Moomaw CJ, Schneider A, Kissela B, Kleindorfer D, Broderick JP. Racial variations in location and risk of intracerebral hemorrhage. Stroke. 2005;36(5):934–7.

26. Davis SM, Broderick J, Hennerici M, Brun NC, Diringer MN, Mayer SA, Begtrup K, Steiner T. Hematoma growth is a determinant of mortality and poor outcome after intracerebral hemorrhage. Neurology. 2006;66(8):1175–81.

27. Wagner KR, Xi G, Hua Y, Kleinholz M, de Court Myers RE, Broderick JP, Brott TG. Lobar intracerebral hemorrhage model in pigs: rapid edema development in perihematomal white matter. Stroke. 1996; 27(3):490–7.

28. **Cahill J, Calvert JW, Zhang JH. Mechanisms of early brain injury after subarachnoid hemorrhage. J Cereb Blood Flow Metab. 2006;26(11):1341–53.**

29. Diringer MN. Management of aneurysmal subarachnoid hemorrhage. Crit Care Med. 2009;37(2):432–40.

30. Beck J, Raabe A, Szelenyi A, Berkefeld J, Gerlach R, Setzer M, Seifert V. Sentinel headache and the risk of rebleeding after aneurysmal subarachnoid hemorrhage. Stroke. 2006;37(11):2733–7.

31. Fischer C, Goldstein J, Edlow J. Cerebral venous sinus thrombosis in the emergency department: retrospective analysis of 17 cases and review of the literature. J Emerg Med. 2010;38(2):140–7.

32. The National Institute of Neurological Disorders and Stroke rt-PA Stroke Study Group. Tissue plasminogen activator for acute ischemic stroke. N Engl J Med. 1995;333(24):1581–7.

33. Del Zoppo GJ, Saver JL, Jauch EC, Adams Jr HP. Expansion of the time window for treatment of acute ischemic stroke with intravenous tissue plasminogen activator: a science advisory from the American Heart Association/American Stroke Association. Stroke. 2009;40(8):2945–8.

34. Lyden P, Lu M, Jackson C, Marler J, Kothari R, Brott T, Zivin J. Underlying structure of the National Institutes of Health Stroke Scale: results of a factor analysis. NINDS tPA Stroke Trial Investigators. Stroke. 1999;30(11):2347–54.

35. Chernyshev OY, Martin-Schild S, Albright KC, Barreto A, Misra V, Acosta I, Grotta JC, Savitz SI. Safety of tPA in stroke mimics and neuroimaging-negative cerebral ischemia. Neurology. 2010;74(17): 1340–5.

36. Albers GW, Thijs VN, Wechsler L, Kemp S, Schlaug G, Skalabrin E, Bammer R, Kakuda W, Lansberg MG, Shuaib A, Coplin W, Hamilton S, Moseley M, Marks MP. Magnetic resonance imaging profiles predict clinical response to early reperfusion: the diffusion and perfusion imaging evaluation for understanding stroke evolution (DEFUSE) study. Ann Neurol. 2006;60(5):508–17.

37. Davis SM, Donnan GA, Parsons MW, Levi C, Butcher KS, Peeters A, Barber PA, Bladin C, De Silva DA, Byrnes G, Chalk JB, Fink JN, Kimber TE, Schultz D, Hand PJ, Frayne J, Hankey G, Muir K, Gerraty R, Tress BM, Desmond PM. Effects of alteplase beyond 3 h after stroke in the Echoplanar Imaging Thrombolytic Evaluation Trial (EPITHET): a placebo-controlled randomised trial. Lancet Neurol. 2008;7(4):299–309.

38. Hacke W, Albers G, Al-Rawi Y, Bogousslavsky J, Davalos A, Eliasziw M, Fischer M, Furlan A, Kaste M, Lees KR, Soehngen M, Warach S. The Desmoteplase in Acute Ischemic Stroke Trial (DIAS): a phase II MRI-based 9-hour window acute stroke thrombolysis trial with intravenous desmoteplase. Stroke. 2005;36(1):66–73.

39. Hacke W, Kaste M, Bluhmki E, Brozman M, Davalos A, Guidetti D, Larrue V, Lees KR, Medeghri Z, Machnig T, Schneider D, von KR, Wahlgren N, Toni D. Thrombolysis with alteplase 3 to 4.5 hours after acute ischemic stroke. N Engl J Med. 2008;359(13): 1317–29.

40. Adams HP, del ZG, Alberts MJ, Bhatt DL, Brass L, Furlan A, Grubb RL, Higashida RT, Jauch EC, Kidwell C, Lyden PD, Morgenstern LB, Qureshi AI, Rosenwasser RH, Scott PA, Wijdicks EF. uidelines for the early management of adults with ischemic stroke: a guideline from the American Heart Association/American Stroke Association Stroke Council, Clinical Cardiology Council, Cardiovascular Radiology and Intervention Council, and the Atherosclerotic Peripheral Vascular Disease and Quality of Care Outcomes in Research Interdisciplinary Working Groups: the American Academy of Neurology affirms the value of this guideline as an educational tool for neurologists. Stroke. 2007;38(5):1655–711.

41. Lees KR, Bluhmki E, von Kummer R, Brott TG, Toni D, Grotta JC, Albers GW, Kaste M, Marler JR, Hamilton SA, Tilley BC, Davis SM, Donnan GA, Hacke W, Allen K, Mau J, Meier D, del Zoppo G, De Silva DA, Butcher KS, Parsons MW, Barber PA, Levi C, Bladin C, Byrnes G. Time to treatment with intravenous alteplase and outcome in stroke: an updated pooled analysis of ECASS, ATLANTIS, NINDS, and

EPITHET trials. Lancet. 2010;375(9727):1695–703.

42. Furlan A, Higashida R, Wechsler L, Gent M, Rowley H, Kase C, Pessin M, Ahuja A, Callahan F, Clark WM, Silver F, Rivera F. Intra-arterial prourokinase for acute ischemic stroke. The PROACT II study: a randomized controlled trial. Prolyse in acute cerebral thromboembolism. J Am Med Assoc. 1999;282(21):2003–11.

43. Broderick J, Connolly S, Feldmann E, Hanley D, Kase C, Krieger D, Mayberg M, Morgenstern L, Ogilvy CS, Vespa P, Zuccarello M. Guidelines for the management of spontaneous intracerebral hemorrhage in adults: 2007 update: a guideline from the American Heart Association/American Stroke Association Stroke Council, High Blood Pressure Research Council, and the Quality of Care and Outcomes in Research Interdisciplinary Working Group. Stroke. 2007;38(6):2001–23.

44. Fiebach JB, Schellinger PD, Gass A, Kucinski T, Siebler M, Villringer A, Olkers P, Hirsch JG, Heiland S, Wilde P, Jansen O, Rother J, Hacke W, Sartor K. Stroke magnetic resonance imaging is accurate in hyperacute intracerebral hemorrhage: a multicenter study on the validity of stroke imaging. Stroke. 2004;35(2):502–6.

45. Anderson CS, Huang Y, Wang JG, Arima H, Neal B, Peng B, Heeley E, Skulina C, Parsons MW, Kim JS, Tao QL, Li YC, Jiang JD, Tai LW, Zhang JL, Xu E, Cheng Y, Heritier S, Morgenstern LB, Chalmers J. Intensive blood pressure reduction in acute cerebral haemorrhage trial (INTERACT): a randomised pilot trial. Lancet Neurol. 2008;7(5):391–9.

46. Qureshi AI. Antihypertensive Treatment of Acute Cerebral Hemorrhage (ATACH): rationale and design. Neurocrit Care. 2007;6(1):56–66.

47. Mayer SA, Brun NC, Begtrup K, Broderick J, Davis S, Diringer MN, Skolnick BE, Steiner T. Recombinant activated factor VII for acute intracerebral hemorrhage. N Engl J Med. 2005;352(8):777–85.

48. Mayer SA, Brun NC, Begtrup K, Broderick J, Davis S, Diringer MN, Skolnick BE, Steiner T. Efficacy and safety of recombinant activated factor VII for acute intracerebral hemorrhage. N Engl J Med. 2008;358(20):2127–37.

49. Mendelow AD, Gregson BA, Fernandes HM, Murray GD, Teasdale GM, Hope DT, Karimi A, Shaw MD, Barer DH. Early surgery versus initial conservative treatment in patients with spontaneous supratentorial intracerebral haematomas in the International Surgical Trial in Intracerebral Haemorrhage (STICH): a randomised trial. Lancet. 2005;365(9457):387–97.

50. Claassen J, Bernardini GL, Kreiter K, Bates J, Du YE, Copeland D, Connolly ES, Mayer SA. Effect of cisternal and ventricular blood on risk of delayed cerebral ischemia after subarachnoid hemorrhage: the Fisher scale revisited. Stroke. 2001;32(9):2012–20.

51. van Gijn J, Hijdra A, Wijdicks EF, Vermeulen M, van Crevel H. Acute hydrocephalus after aneurysmal subarachnoid hemorrhage. J Neurosurg. 1985;63(3):355–62.

52. Naidech AM, Kreiter KT, Janjua N, Ostapkovich N, Parra A, Commichau C, Connolly ES, Mayer SA, Fitzsimmons BF. Phenytoin exposure is associated with functional and cognitive disability after subarachnoid hemorrhage. Stroke. 2005;36(3):583–7.

53. Molyneux A, Kerr R, Stratton I, Sandercock P, Clarke M, Shrimpton J, Holman R. International Subarachnoid Aneurysm Trial (ISAT) of neurosurgical clipping versus endovascular coiling in 2143 patients with ruptured intracranial aneurysms: a randomised trial. Lancet. 2002;360(9342):1267–74.

54. Macdonald RL, Pluta RM, Zhang JH. Cerebral vasospasm after subarachnoid hemorrhage: the emerging revolution. Nat Clin Pract Neurol. 2007;3(5):256–63.

55. Chu K, Kang DW, Yoon BW, Roh JK. Diffusion-weighted magnetic resonance in cerebral venous thrombosis. Arch Neurol. 2001;58(10):1569–76.

56. Wasay M, Azeemuddin M. Neuroimaging of cerebral venous thrombosis. J Neuroimaging. 2005;15(2):118–28.

57. Favrole P, Guichard JP, Crassard I, Bousser MG, Chabriat H. Diffusion-weighted imaging of intravascular clots in cerebral venous thrombosis. Stroke. 2004;35(1):99–103.

第 9 章

颅内出血

Pratik Vishnu Patel , Lucas Elijovich,
J. Claude Hemphill III

摘　要

　　ICH(颅内出血)占所有卒中的 10%~15%,但可导致不成比例的高致残率和死亡率。慢性高血压占颅内出血病因的大部分,其他常见的病因包括脑淀粉样血管病、拟交感神经药物的滥用和潜在的脑血管畸形。已确认的颅内出血临床结果基线预测因素包括最初的格拉斯哥昏迷评分量表、血肿的体积、是否有脑室内出血及出血量、幕下脑出血部位和高龄。虽然目前没有治疗颅内出血的有效方法，但最近几项大的临床试验业已证实颅内出血外科和内科治疗研究的可行性。颅内出血损伤机制的临床研究证实血肿扩大常见,即使患者没有凝血方面的疾病。基础研究提示血肿周围的损伤更可能与颅内血和铁的毒性(神经血液炎症)相关,而不是原发性的缺血损伤。目前颅内出血治疗指南强调血压的管理、凝血疾病的紧急和迅速纠正和小脑出血的手术治疗。关于脑叶出血的手术清除,微创手术血肿清除和积极的降压治疗的临床试验研究正在进行。

关键词

血肿扩大　高血压　颅内出血　神经重症监护

　　颅内出血(ICH)是常见的神经系统急症。其定义为血液进入脑实质，与蛛网膜下隙出血(SAH)和孤立的脑室内出血(IVH)截然不同。预计随着人口的老龄化,ICH 的发病率会增加[1];因此关于颅内出血的详尽知识对急诊室以及重症监护病房(ICU)的各位医护人员都很重要。神经科医生在处理这些患者中发挥着关键作用,也常常是唯一能全程理解 ICH 治疗范围的从业者,包括急诊室、ICU 和长期转归。除了参与日常医疗,神经科医生常常需要对急诊干预的效用、预后的判定以及针对 ICH 急性治疗新疗法的基础和临床试验更新的设计与实施作出重大决定。

流行病学

　　在美国，每年发生卒中大约有 70 万人,ICH 占 10%~15%[1]。ICH 的发病率在美国为(12~15)/10 万[2]。原发性 ICH 是由于小动脉破裂。大多数病例是由于长期高血压对小血管产生的作用,占所有 ICH 的 60%~70%[3]。脑淀粉样血管病（CAA）是正逐渐被认识的原发性 ICH 的原因,尤其在老年人。如果存在载脂蛋白 E 的 ε2 和 ε4 等位基因，淀粉样沉积所致反复出血的风险就会增至 3 倍[4]。继发性 ICH 发生在潜在病变的背景下,这些潜在疾病使患者易于发生出血(如血管畸形或肿瘤)。其他原发性和继发性颅内出血的重要原因包括凝血病、拟交感类药物的滥用、血管炎和烟雾病(表9.1)。ICH 的病因常常要综合考虑临床表现、患者的危险因素和出血的影像学特征。高血压脑出血的常见部位包括基底节、丘脑、小脑、脑桥被盖和脑叶深部白质(图 9.1)。由于 CAA 引起的出血常位于脑叶周边白质,接近灰质和白质交界区。

最近的荟萃分析和汇总的前瞻性数据研究使我们对颅内出血危险因素的认识逐步提高。在以前的研究中,曾报道过高血压、年龄、人种、大量饮酒和低 LDL-C 水平都有导致 ICH 的风险,结果不一致。高血压引起脑出血的相对风险是 3.68~5.55,并随着高血压程度的增高明显增加[5-7]。过量饮酒也会增加 ICH 的风险,与其易引起高血压无关(如果酒精摄入>36g/d,OR 值为 2.12;如果>100g/d,OR 值为 4.86)[8,9]。多项回顾性和前瞻性队列研究业已证明,高水平的 LDL-C 和甘油三酯对 ICH 风险有保护作用[6,10,11]。在最近一项回顾性研究中,低 LDL-C 水平(小于 100mg/dL 相对于大于 100mg/dL)与 ICH 患者死亡率风险增加相关[12]。SPARCL 试验也证实对近期卒中患者给予大剂量阿托伐他汀可能增加 ICH 的风险[13,14]。相反,一项前瞻性观察性研究发现,在发生 ICH 前应用他汀类药物,最初血肿体积较小,但对死亡率和功能转归无独立作用[15],而在另一项研究中(没有提及也没限制 ICH 的量),病前他汀类药物的应用与功能转归较好有关[16]。非白人种族 ICH 发病率更高。而这可能大部分是由于接受治疗的机会和后来高血压控制较差,但黑人和白人间 ICH 发生率的悬殊(黑人相对风险为 1.89)不能完全用社会经济因素来解释[6,17]。西班牙裔和亚洲人群 ICH 发生率也很高,这可用脑血管畸形比如海绵状血管畸形和烟雾病的高发率部分解释[18,19]。ICH 不可控的危险因素包括年龄(每 10 年相对风险增加 1.97)、男性(已被确定为 ICH 的危险因素)。男性由于高血压发病率高,更倾向于发生深部 ICH 而不是脑叶出血[20]。

虽然 ICH 占美国卒中的比例不大,但总致残率、致死率和经济负担很高。患 ICH 后不到 1/3 的患者能恢复到功能独立[21]。大多数系列研究中,ICH 近期死亡率大约为 40%,近年也没有明显改善,尽管有神经重症监护的发展。这是 ICH 缺乏有效治疗的直接反应,但也与护理的不一致性和早期护理的缺陷导致不良预后有关[22-25]。在 ICH 的幸存者中,90 天时健康相关生活质量比普通人群也明显下降,许多原始因素[年龄、最初神经功能缺损的严重程度、收缩压(SBP)、ICH 的量、深部出血还是脑叶出血以及神经功能的早期恶化]都左右着这种关系[26]。抑郁症在 ICH 幸存者中也很常见,会导致生活质量的下降[27]。ICH 的经济负担也是惊人的,美国每年达 60 亿美元,大约每个患者每年花费 16.5 万美元[28-30]。

病理生理学

在高血压性 ICH 易于引起小动脉(直径<100μm)破裂的潜在病理过程,被称为脂透明变性。这个过程的特点是内膜下成纤维细胞增

表9.1 非创伤性颅内出血的病因

原发性颅内出血	继发性颅内出血
高血压	血管畸形
脑淀粉样血管病	动静脉畸形
拟交感类药物滥用	海绵状血管畸形
可卡因	囊状动脉瘤
甲基苯丙胺(一种中枢兴奋药)	真菌性动脉瘤
凝血功能不全	硬膜动静脉瘘
	烟雾病
	缺血性卒中(出血转化)
	脑静脉窦血栓(出血转化)
	肿瘤(原发或转移)
	脑血管炎

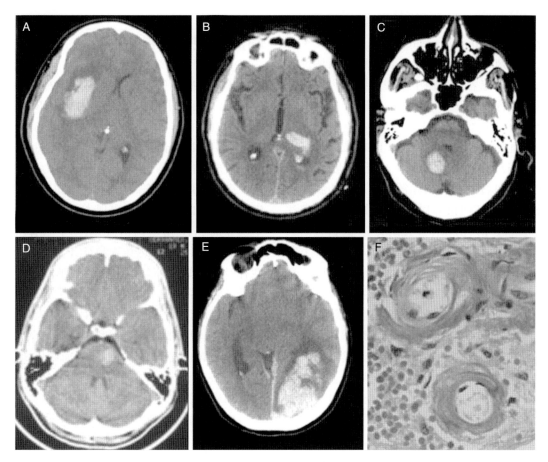

图 9.1　高血压性脑出血的典型部位。(A)壳核、(B)丘脑、(C)小脑白质、(D)脑桥肖盖、(E)脑叶白质。(F)H-E 染色显示小穿通动脉的脂质透明变性,这消弱了动脉壁,造成高血压性脑出血。显微图片由 UCSF 神经病理学的 Han Lee 医生和 Andrew W. Bollen 医生无偿提供。(图 F 见彩图)

生,充满脂质的巨噬细胞沉积和较大血管壁中层平滑肌细胞被胶原替代(图 9.1)[31]。这导致血管弹性下降并容易自发破裂。

　　颅内出血引起的神经功能丧失过去一直归因于出血引起的组织破坏,这是由首次出血血液切断白质纤维束并损伤神经元所致。新近,兴趣点从血肿机械效应引起损伤的重要性转换至对继发脑损伤机制的研究。观察到许多患者没有再出血但临床恶化,在同一时间背景下水肿出现并逐渐发展,而血凝块发生吸收和破坏,正是这些观察结果激发了这方面的研究。越来越多的证据表明,在血管源性水肿时,大量的并随着血凝块消融而增多的血浆蛋白对脑组织是有害的。回顾性的研究显示,相对血肿体积水肿所占比例比较高的患者预后差[32]。业已证明凝血酶和血红蛋白以及其降解产物通过谷氨酸介导的兴奋性毒性作用发挥神经毒性作用,加剧急性血肿周围的水肿,促进血脑屏障的破坏[33]。而且在血肿周围区域神经元和星形细胞内白介素-1 和基质金属蛋白酶(MMP)表达上调。在敲掉 MMP-9 基因并给予 IL-1 受体拮抗剂的 ICH 小鼠试验模型中,血肿周围水肿减轻[34,35]。总的来说,铁的潜在毒性作用以及一系列炎性介质导致"神经化学炎症"这一概念来描述可能导致 ICH 继发脑损伤的许多不同途径。这些小分子及其生化学信号通路,或甚至铁螯合剂如去铁胺,代表着未来急性 ICH 治疗中有前途的靶点，这正在进行动物和转化医学研究(translational research)[36-38]。一项关于寻找安全剂量的一期试验正在进行，以评价在急性ICH患者中使用甲磺酸去铁胺，并有可能成为特异性针对"神经化学炎症"的首个治疗干预方法[39,40]。

血肿周围缺血是关于ICH时ICH相关脑继发损伤机制研究的另一热点领域。应用SPECT和MRI灌注与弥散成像进行的脑血流研究，试图证明血肿周围半暗带，由于低灌注可造成额外损伤和神经元缺失[41-43]。这些结果受到质疑，新近CT灌注研究并未显示有半暗带，PET研究发现这些"半暗带"区域可能实际上是在代谢活动减低背景下的正常灌注区，动物实验研究提示低灌注区域没有氧代谢异常[44-46]。最近的PET研究显示，部分ICH患者于发病后3天左右而不是第1天或第7天糖代谢一过性局灶性增加[47]；这更增加了急性血肿周围出现代谢性(而不是缺血性)半暗带这一假说的可信度[48]。

在过去，ICH被认为是单相事件，最初的出血瞬间达到最大体积，再出血或血肿扩大少见，如果出现再出血或血肿扩大提示凝血障碍病或潜在的血管畸形。然而，现在许多研究业已证明血肿扩大在急性ICH早期很常见，即使没有潜在的病变或凝血功能障碍。在一项单中心前瞻性研究中，血肿扩大被定义为比基线血肿体积扩大33%以上，第一天于首次事件发生3小时进行CT扫描38%的患者会出现血肿扩大，首次CT扫描后1小时发生血肿扩大的占26%[49]。回顾性研究显示，近似的再出血发生率为18%~36%，6小时后晚发再出血比率较低，为2%~10%[50-52]。值得注意的是，在重组因子Ⅶa(rFⅦa)治疗急性ICH的二期研究中，发现安慰剂组有73%的患者在第一天出现某种程度的血肿扩大[53]。由于血肿扩大是总体预后的重要独立决定因素，应用止血剂治疗或甚至积极地血压调控以限制血肿增大被强烈推崇为有潜力的治疗靶点[54,55]。

临床表现和诊断

ICH的临床特点为突发局灶性神经功能障碍，常伴有严重的头痛。在CT和MRI神经影像学检查技术出现之前，突发症状伴有头痛常被引用为出血性卒中的明确特征。然而，发病时头痛不能可靠地区分出ICH，因为缺血性卒中患者头痛发生率高达30%[56]。如果患者为出血量较大的半球，ICH出现占位效应或继发于明显的IVH(脑室内出血)阻塞了脑脊液循环，可出现明显的颅内压增高(ICP)，除了局灶性神经功能缺损外常伴有恶心和呕吐并可快速进展至脑疝和昏迷。昏迷伴有针尖样瞳孔的独特表现应该马上提醒医生脑桥被盖出血的可能性。各种基线临床表现和神经影像学特征都可预测ICH的预后。这些包括血肿体积、格拉斯哥昏迷评分(GCS)、IVH、老年、幕下ICH部位和病前的认知功能障碍[57-63]。

CT扫描的广泛应用使得ICH的诊断相对直接，CT仍是应用最广的神经影像学技术。急性卒中时MRI磁敏感加权成像利用血红蛋白的顺磁特性可准确诊断ICH，与CT相比有很高的敏感性和特异性(图9.2)[64]。如果ICH发生在年轻患者(年龄<45岁)、非高血压脑出血的典型部位，或者无高血压病史患者，常规脑血管造影在确定血管畸形方面会有很大收获[65]。对出血看起来起源于脑室的患者我们也提倡进行血管影像学检查，因为这类人群血管造影阳性率很高[66]。有人提出在血管畸形不确定提出行前述常规血管造影检查时，多层CT血管成像可代替常规血管造影作为神经血管疾病的辅助检查[67]，但敏感性不够[68,69]。此外，在急性ICH患者中，CT血管造影的早期和延迟图像采集有助于确定有造影剂外渗的患者，这是血肿扩大和预后不佳的预测因素[70-76]。这种成像理论上能帮助启动对最可能正在经历血肿扩大患者的干预治疗，但还未得到证实。

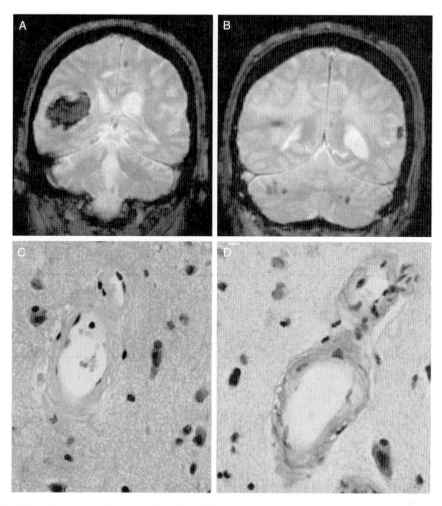

图 9.2　脑淀粉样血管病(CAA)的组织病理和神经影像。(A、B)MRI T$_2$ 磁敏感加权成像显示顶-枕叶的脑叶出血,数个无症状的微出血散在分布于大脑和小脑半球。(C)H-E 染色脑小动脉的光镜照片显示淀粉样物质沉积继发内膜增厚。(D)内膜上类淀粉物质沉积的刚果红染色对诊断 CAA 具有特征性。光镜照片由 UCSF 神经病理学的 Han Lee 医生和 Andrew W.Bollen 医生无偿提供。(图 C、D 见彩图)

ICH 的治疗

血压

急性 ICH 时血压(BP)增高很常见。在这种情况下,血压的处理仍是存在争议的,因为在平衡限制血肿扩大或再出血同时又要避免理论上的血肿周围脑实质低灌注引起继发缺血性脑损伤两者利害关系上存在担忧。急性 ICH 后血压增高是否容易导致血肿扩大研究

结果间有抵触[77-79]。然而,新近研究业已提出大多数情况下血肿周围的缺血不太可能是 ICH 相关脑损伤的主要因素[45,46,80]。即便这样,仍缺乏相关数据为具体的血压目标推荐提供证据,最近美国心脏病协会/美国卒中协会的 ICH 治疗指南仍推荐基于每个患者特点的个体化血压控制目标,比如推测的出血病因(高血压还是潜在的血管畸形)、慢性高血压史和基础血压,已知或怀疑有大血管狭窄血压明显降低可能会引起继发器官损伤[81]。指南有如下建议:①如果 SBP>200mmHg 或平均动脉压

(MAP)>150mmHg,要考虑积极的降压,给予持续静脉滴注并经常监测血压和神经系统体征;②如果 SBP >180mmHg 或 MAP > 130mmHg,有证据或怀疑 ICP 增高,要监测 ICP 并间断给予或持续静脉给药来降低血压,保证脑灌注压(CPP)在 60~80mmHg 之间;③如果 SBP>180mmHg 或 MAP>130mmHg,没有证据或不考虑 ICP 增高时,可给予持续或间断静脉内给药适度降压(如 MAP≤110mmHg 或 BP≤160/90mmHg),要常监测血压和神经系统查体。降压药的选择应依据诸如心率和内科并存病(例如肾衰竭或心力衰竭)个体化,我们通常首选影响心输出量的药物或动脉扩张剂,如静脉推注拉贝洛儿或静脉持续静点尼卡地平。我们尽量不用可能引起明显静脉扩张的药物,如肼屈嗪或硝普钠。目前有几个临床试验正在进行,探讨积极控制 BP 是否能限制血肿扩大并改善 ICH 后的临床转归[82,83]。最近发表的一项多中心随机前瞻性研究表明,强效降低 SBP 至目标值<140mmHg 与目标值<180mmHg 相比,降低明显,血肿扩大(较基线血肿体积扩大 33%以上)绝对风险 8%,但不增加不良反应事件的发生率[84];基于这些结果,更大的临床试验正在进行已验证是否这更低的血压目标能改善临床预后[85]。另一项近期的剂量级研究在 2009 年国际卒中会议上提出来,这项研究调查了通过尼卡地平静脉滴注将三个不同的血压目标(SBP 170~200mmHg,SBP 140~170mmHg,SBP 110~140mmHg)作为目标的耐受性和安全性,结果发现 SBP 急剧降低到这三个等级患者均可耐受,而这三组在神经系统功能恶化方面没有统计学差异[86]。

凝血病

ICH 更常见于接受抗凝剂和纤溶药物治疗的患者,华法林相关性 ICH 的风险随着 INR 值的增加而增加[87,88]。华法林相关性 ICH 比没有凝血障碍的 ICH 患者死亡率更高,华法林相关性 ICH 正在进行的出血会继续更长的一段时间[21,89]。明确的目标就是尽快紧急逆

转凝血障碍。过去曾用过维生素 K 和新鲜冻血浆(FFP),现在认识到这种方法不是最理想的,纠正速度非常缓慢或不能完全纠正凝血障碍[90]。现行指南[91]推荐维生素 K 静脉内缓慢推注同时给予更快速起效的逆转凝血障碍药物,因为给予维生素 K 后常需要数小时才能逆转华法林诱导的凝血障碍[92]。彻底纠正华法林造成的凝血障碍通常需要给予大剂量的 FFP,有效安排交叉配血、融化冻干血浆和输注速度,使之成为较缓慢的纠正方法。因此,最近开始关注应用浓缩因子制剂譬如凝血酶原复合物浓缩剂(PCC)或止血剂譬如重组因子Ⅶa。给予 PCC 通常比 FFP 更快地逆转增高的 INR 值[93-96],因此在控制正在进行的华法林相关凝血障碍所致的血肿扩大更有益。然而,在一项比较 PCC 和 FFP 的研究中,患者的 INR 值在 2 小时内得到纠正,FFP 和 PCC 对于血肿扩大的影响无差异[97]。这强烈提示是凝血病逆转的时间,而不是特殊药物造成的不同。当今很多关于华法林在危及生命的出血时逆转凝血疾病的应用指南强调除了维生素 K 外要应用快速逆转药物如 PCC 或 rFⅦa[91,98,99]。

止血药

血肿增大使预后恶化,甚至在没有凝血病时也很常见,这种认识引发了应用止血药可能会控制血肿扩大的浓厚兴趣。rFⅦa 是一种作为治疗血友病患者而发展起来的药物,目前正在研究其在治疗许多凝血功能正常的出血性疾病包括 ICH 的效果[100,101]。在一项二期临床试验中,纳入 399 名急性 ICH 患者,是在症状发生 3 小时内作出最初的 CT 诊断,在 CT 扫描后 1 小时内或者予安慰剂或者给予 rFⅦa 三种剂量中的一种(40、80 或 160μg/kg)。总体上,接受 rFⅦa 治疗的患者血肿轻微扩大,换句话说,引起致死的低并使功能预后得到改善,尽管会少量增加血栓事件如心肌梗死[55]。鉴于取得的这些令人鼓舞的结果,进行了包括 821 名患者的更大的三期临床试验,采用了基本上相同的入选标准,但比较安慰剂组和两种

剂量的（20 和 80μg/kg）。在这关键性的三期试验中，应用 rFⅦa 治疗再次明显地降低了血肿扩大，但死亡或严重功能残疾患者的比例没有统计学差异。总的血栓栓塞事件数三组间类似，但和安慰剂组比较，用 80μg/kg 治疗组动脉血栓栓塞事件数更高。针对二期临床试验结果的主要评论是安慰剂组明显比历史对照差，针对三期临床试验结果的主要批评是与安慰剂组相比，20 和 80μg/kg 组 IVH 患者的比例高[102]。三期临床试验的析因分析确定了一个亚组，这组患者在影像和临床上显示可从 rFⅦa 治疗中明显获益（年龄≤70 岁，ICH 量<60mL，IVH 量<5mL，起病到治疗时间间隔≤2.5 小时）；此亚组的效果在二期队列研究中也得到证实[103]。正在考虑用这些临床或其他神经影像学指标进行研究（如 CTA 造影剂外渗）。然而，到目前为止，止血药还不能推荐作为没有凝血障碍 ICH 患者的常规治疗方法。

抗血小板药物和 ICH

关于颅内出血前应用抗血小板药物对血肿扩大和转归的作用的报道意见并不一致，2007 年 AHA/ASA ICH 指南没有对这个问题发表意见[81,104-108]。因此，在临床实践中差异很大，有的执业医师提倡对服用抗血小板药物如阿司匹林或氯吡格雷的 ICH 患者输血小板，有的提倡实验室检查血小板功能，甚至有些医生选择不去治疗。对来自神经保护的 ICH 研究的安慰剂组进行检查未发现应用抗血小板药物和血肿扩大或预后间有相关性[107]。相反，最近发表的关于抗血小板应用和血小板功能的文献指出，血小板活性分析的结果（不仅仅是阿司匹林应用史）与 IVH 的发生、更高的 ICH 发生率，血肿扩大和 ICH 较差预后相关[109-111]。鉴于广泛应用抗血小板药物，进一步澄清应用抗血小板药物和血小板功能障碍对 ICH 发生、扩大和预后的影响是将来重大的研究方向。

重症监护管理：颅内压

中等量或大量 ICH 或 IVH 患者常存在 ICP 增高或需要治疗的脑积水。AHA/ASA 指南提倡在开始有创治疗前先常规应用无创治疗这一阶梯式治疗方案。无创治疗方法包括床头抬高 30°，保持颈部位于中立位置以促进颈静脉回流，足量的镇痛剂和镇静剂。有创治疗包括通过直接放置在脑室内的脑室外引流器（EVD）引流脑脊液。EVD 可持续测量 ICP 以及引流脑脊液来治疗 ICP 增高，但有出血或感染的些许风险。等渗透剂诸如甘露醇和高张盐水可用于降低 ICP，但甘露醇的过量应用可引起低血容量、肾衰竭和脑血管收缩。神经肌肉阻滞在难治性 ICP 增高的患者中也可考虑应用，但可能使感染和严重疾病神经肌肉病的风险增加。尽管过度通气可通过引起脑动脉血管收缩而快速降低增高的 ICP，但这种作用一般持续短暂（数小时）并降低脑血流量，产生继发脑损伤。因此，我们倾向于保留过度通气作为准备应用其他更确切内科或外科治疗时的姑息治疗方法。最后，应用其他疗法失败的患者也可考虑巴比妥昏迷治疗，但有低血压的重大风险并要求持续脑电监测来指导有效的剂量。32℃~34℃的低温麻醉也可短时间试用。巴比妥昏迷和低温麻醉方法在 ICH 中还没进行过系统研究，目前可作为抢救的二线治疗方法。

重症监护管理：发热、血糖、DVT 预防及癫痫预防

ICH 患者常有发热并且发热持续时间延长与预后不良相关[112]。因此，应积极治疗发热，甚至正在对全身感染进行相称的检测时。入院时的高血糖可预测 ICH 患者 14 天和 28 天的死亡率[113,114]。业已表明病情严重时对高血糖的强化胰岛素治疗会降低全身的发病率和死亡率，同时也降低严重疾病多神经病变和癫痫的发生[115,116]。所以对 ICH 患者警觉地避免高血糖并开始积极治疗以达到正常血糖是明智的。即使这样，专门在 ICH 患者中进行的随机试验尚未进行，而关于低血糖发作的可能性及其对脑损伤患者的特别损害作用已得到高度重视[117]。

深静脉血栓（DVT）和肺栓塞在 ICH 患者

中常见，在患者急性住院期间大约 2% 的患者被诊断 DVT[118]。在一项研究中，联合应用弹力袜和间断充气的压力装置使 ICH 患者第 10 天可检测到的无症状 DVT 发生率从 15.9% 降至 4.7%[119]。到目前为止，发表的其他专门针对 ICH 患者的干预研究调查了应用低剂量皮下肝素对预防 DVT 的作用[120]。在 ICH 发病第 2、第 4 或第 10 天开始给予普通肝素 5000U，每日 3 次。在第 2 天开始，服用肝素的患者与其他组患者相比，肺栓塞发病率明显降低，重要的是并没有增加颅内再出血。这小样本研究提示低剂量的皮下注射肝素可早在 ICH 患者发病第 2 天开始应用，可降低肺栓塞的发生率，没有明显增加血肿扩大的风险或住院期间的新发 ICH。在另一个医疗中心进行的 ICH 患者回顾性分析中，在卒中发生后开始给予小剂量（20mg）低分子肝素（LMWH）依诺肝素，没有出现血肿扩大也没有降低静脉血栓栓塞性并发症的数量[121]。另一项研究前瞻性地随访了 97 例 ICH 患者，对这些患者于入院后 36 小时内给予 LMWH（依诺肝素或达肝素剂量适于预防 DVT），发现没有增加血肿扩大的风险[122]。皮下普通肝素还是 LMWH 对 ICH 患者更好还没有专门研究。

ICH 急性期有癫痫发作（尤其是非惊厥性）的风险，一项对严重 ICH 患者持续 EEG 监测（cEEG）的研究发现，63 例患者中有 18 例（28%）有脑电图上的发作。在此研究中，中线移位愈明显癫痫发作的概率愈高且预后愈差[123]。另一项前瞻性队列研究表明，早期用苯巴比妥预防性治疗可使脑叶出血患者头 30 天内发生癫痫的风险降低[124]。然而，最近的两项研究提高了对 ICH 患者预防性应用抗癫痫药效用和安全性的关注，尤其是苯妥英钠。一项前瞻性队列研究中，苯妥英钠的应用与不良预后相关[125]。在对一项 ICH 神经保护临床试验中安慰剂组的回顾性分析中，预防性抗癫痫药与预后不良相关而没有降低早发或晚发癫痫的发生率[126]。因此，我们不提倡对 ICH 患者使用预防性抗癫痫药（尤其是苯妥英钠），但对无法解释的意识水平下降的 ICH 患者常常进行

cEEG（连续脑电监测）。

手术

对自发性 ICH 采取手术清除血肿的决定仍存在争议并充满临床不确定性，这在很大程度上受执业医师和患者会诊医生偏好的影响[127]。直至最近仅有一些小样本几乎全部是单中心试验，其中绝大多数不支持必须开颅清除 ICH 血肿。以前的这些研究为一项称作国际颅内出血外科手术试验（STICH）的标志性研究做好了准备[128]。这项国际性的多中心试验随机入选 1033 例发病 72 小时内入院的自发性幕上 ICH 患者，试验中由当地神经外科医生判定患者是否会从手术中获益。患者被随机分到早期手术干预组（在 24 小时内随机）或初始内科治疗组。疗效判定的主要指标是 6 个月时死亡或扩展格拉斯哥转归评分（GOS）评定的残障；根据最初出血预期的预后选取不同转归的截点[129]。血肿清除方法和内科治疗方法由当地治疗医师辨别决定，转归由发给患者或家属的调查问卷来评价；506 例患者被随机分到早期手术干预组；530 例被随机分到最初内科治疗组，但其中 26% 的患者最终接受了血肿清除术（大多是因为神经功能恶化）[130]。在一项意向治疗分析（一种分析随机化分组试验结果的方法，该试验中所有接受随机化分配治疗的患者都进入分析，将违反研究方案的病例依然纳入分析，以避免结果的误导）中，早期手术既没获益也没危害，因为无论死亡率还是功能转归都没有统计学差异。鉴于设计局限性，STICH 的结果不能用于得出手术清除血肿对幕上 ICH 不起作用这样的结论。然而，此研究的确表明大规模的外科 ICH 试验可成功地完成，早期手术对大多数患者来说不可能是包治百病的药方。值得注意的是，事先设定的亚组分析确定血肿距皮层表面距离 <1cm 的患者和经受开颅术而早期手术效果不明显的患者。根据亚组分析的结果，目前正在进行第二个国际多中心试验（STICH Ⅱ）验证对于脑叶血肿距离皮层表面 ≤1cm 的患者早期进行血肿清除与

初始保守治疗两种方法[131]。

有很多病例系列研究报道称自发性小脑出血血肿大(直径>3cm)或有脑干受压或脑积水的患者,手术干预治疗仍然可有满意的结局[132,133]。然而,还没有与 STICH 类似的针对小脑 ICH 前瞻性随机的外科手术试验。即使如此,大多数神经病学专家和神经外科医生普遍认为小脑 ICH 是可通过外科手术解决的病变,尤其是对有梗阻性脑积水或临床恶化的患者。2007 年 AHA/ASA 关于 ICH 治疗指南中推荐对于小脑出血>3cm 神经系统体征恶化或有脑干受压和(或)脑室梗阻引起脑积水的患者应尽早进行手术清除血肿[81]。

也考虑到许多微创开颅手术并有一些小样本的病例系列研究或试点临床试验。这些技术包括单纯血肿抽吸[134]、机械抽吸[135]、血肿内注入溶栓剂如尿激酶或重组纤溶酶原激活物并溶解物抽吸[136,137]和内镜抽吸血肿并血肿腔灌洗以及光凝出血血管[138]。NIH 资助的多中心试验目前正在开展,试验对象为 ICH [139]和 IVH[140]患者,比较导管指引下 tPA 血肿抽吸与传统内科治疗。

预测和自证预言的难题

近期工作业已提示在 ICH 早期不予实施心肺复苏术(DNR)或限制其他治疗方法(比如停止内科支持治疗)会独立影响患者的结局,甚至当对其他因素作出满意解释时[24,25,141-143]。而且研究发现医院之间和医师之间对这些医疗限制的使用有很大的差别[22,24,143]。这引发了对那些 ICH 后很早觉察到预后不佳而导致治疗限制和死亡或残障患者的关注,如果这些患者在开始得到积极的治疗可能会得到恢复。在一项单中心回顾性队列研究中,Becker 及其同事发现唯一预示 ICH 患者转归的重要因素是所提供的护理水平;撤除生命支持使所有其他预测转归的备选变量价值为零[22]。他们也发现,培训水平和专业能力不同的医生之间所治疗每个个体患者的预后差异很大。在另一项利

用来自加利福尼亚州 200 多个医院治疗的 8000 多名 ICH 患者的出院记录进行的研究中,入院 24 小时内使用 DNR 的早晚是影响 ICH 患者死亡的独立危险因素[24]。这提示一所医院内总的护理背景(积极的 vs 消极的)对预后有重要的影响,即使没有被证实有效的治疗方法。近期 AHA/ASA 的 ICH 指南推荐初始积极的全面的护理并避免在 ICH 后第一个 24 小时内使用新的 DNR[81]。

小结

虽然没有一个被认可的治疗证明可降低发病率和死亡率,但是近 10 年在对 ICH 病理生理和可能治疗的了解方面有了很大进步。对血肿扩大的重要性和继发损伤的其他原因的认识已帮助澄清损伤机制和提出新的治疗方法。内科和外科治疗急性 ICH 大型试验业已显示 ICH 治疗临床试验的可行性,这相对于缺血性脑卒中和 SAH 的干预治疗研究已经落后了。正在进行的基础研究也提示新的治疗靶点在临床背景下正在开始研究。鉴于取得的这些进展,我们有理由对 ICH 护理方面持乐观态度。

致谢:Hemphill 博士受 NIH/NINDS 的 k23NS41240 和 U10NS058931 资金的支持。他同样也受来自 Novo Nordisk 的支持。

参考文献

1. Qureshi AI, Tuhrim S, Broderick JP, Batjer HH, Hondo H, Hanley DF. Spontaneous intracerebral hemorrhage. N Engl J Med. 2001;344(19):1450–60.
2. Gebel JM, Broderick JP. Intracerebral hemorrhage. Neurol Clin. 2000;18(2):419–38.
3. McCormick WF, Rosenfield DB. Massive brain hemorrhage: a review of 144 cases and an examination of their causes. Stroke. 1973;4(6):946–54.
4. O'Donnell HC, Rosand J, Knudsen KA, et al. Apolipoprotein E genotype and the risk of recurrent lobar intracerebral hemorrhage. N Engl J Med. 2000;342(4):240–5.
5. Ariesen MJ, Claus SP, Rinkel GJ, Algra A. Risk factors for intracerebral hemorrhage in the general population: a systematic review. Stroke. 2003; 34(8):2060–5.

6. Sturgeon JD, Folsom AR, Longstreth Jr WT, Shahar E, Rosamond WD, Cushman M. Risk factors for intracerebral hemorrhage in a pooled prospective study. Stroke. 2007;38(10):2718–25.

7. Suh I, Jee SH, Kim HC, Nam CM, Kim IS, Appel LJ. Low serum cholesterol and haemorrhagic stroke in men: Korea Medical Insurance Corporation Study. Lancet. 2001;357(9260):922–5.

8. Juvela S, Hillbom M, Palomaki H. Risk factors for spontaneous intracerebral hemorrhage. Stroke. 1995; 26(9):1558–64.

9. Thrift AG, Donnan GA, McNeil JJ. Heavy drinking, but not moderate or intermediate drinking, increases the risk of intracerebral hemorrhage. Epidemiology. 1999;10(3):307–12.

10. Iso H, Jacobs Jr DR, Wentworth D, Neaton JD, Cohen JD. Serum cholesterol levels and six-year mortality from stroke in 350,977 men screened for the multiple risk factor intervention trial. N Engl J Med. 1989;320(14):904–10.

11. Yano K, Reed DM, MacLean CJ. Serum cholesterol and hemorrhagic stroke in the Honolulu Heart Program. Stroke. 1989;20(11):1460–5.

12. Ramirez-Moreno JM, Casado-Naranjo I, Portilla JC, et al. Serum cholesterol LDL and 90-day mortality in patients with intracerebral hemorrhage. Stroke. 2009;40(5):1917–20.

13. Amarenco P, Bogousslavsky J, Callahan 3rd A, et al. High-dose atorvastatin after stroke or transient ischemic attack. N Engl J Med. 2006;355(6):549–59.

14. Goldstein LB, Amarenco P, Szarek M, et al. Hemorrhagic stroke in the stroke prevention by aggressive reduction in cholesterol levels study. Neurology. 2007.

15. Eichel R, Khoury ST, Ben-Hur T, Keidar M, Paniri R, Leker RR. Prior use of statins and outcome in patients with intracerebral haemorrhage. Eur J Neurol. 2009.

16. Leker RR, Khoury ST, Rafaeli G, Shwartz R, Eichel R, Tanne D. Prior use of statins improves outcome in patients with intracerebral hemorrhage: prospective data from the National Acute Stroke Israeli Surveys (NASIS). Stroke. 2009;40(7):2581–4.

17. Qureshi AI, Suri MA, Safdar K, Ottenlips JR, Janssen RS, Frankel MR. Intracerebral hemorrhage in blacks. Risk factors, subtypes, and outcome. Stroke. 1997;28(5):961–4.

18. Gunel M, Awad IA, Finberg K, et al. A founder mutation as a cause of cerebral cavernous malformation in Hispanic Americans. N Engl J Med. 1996;334 (15):946–51.

19. Kuriyama S, Kusaka Y, Fujimura M, et al. Prevalence and clinicoepidemiological features of moyamoya disease in Japan: findings from a nationwide epidemiological survey. Stroke. 2008;39(1):42–7.

20. Labovitz DL, Halim A, Boden-Albala B, Hauser WA, Sacco RL. The incidence of deep and lobar intracerebral hemorrhage in whites, blacks, and Hispanics. Neurology. 2005;65(4):518–22.

21. Rosand J, Eckman MH, Knudsen KA, Singer DE, Greenberg SM. The effect of warfarin and intensity of anticoagulation on outcome of intracerebral hemorrhage. Arch Intern Med. 2004;164(8):880–4.

22. Becker KJ, Baxter AB, Cohen WA, et al. Withdrawal of support in intracerebral hemorrhage may lead to self-fulfilling prophecies. Neurology. 2001;56(6): 766–72.

23. Flaherty ML, Haverbusch M, Sekar P, et al. Long-term mortality after intracerebral hemorrhage. Neurology. 2006;66(8):1182–6.

24. Hemphill 3rd JC, Newman J, Zhao S, Johnston SC. Hospital usage of early do-not-resuscitate orders and outcome after intracerebral hemorrhage. Stroke. 2004;35(5):1130–4.

25. Zahuranec DB, Brown DL, Lisabeth LD, et al. Early care limitations independently predict mortality after intracerebral hemorrhage. Neurology. 2007;68(20): 1651–7.

26. Christensen MC, Mayer S, Ferran JM. Quality of life after intracerebral hemorrhage: results of the Factor Seven for Acute Hemorrhagic Stroke (FAST) trial. Stroke. 2009;40(5):1677–82.

27. Christensen MC, Mayer SA, Ferran JM, Kissela B. Depressed mood after intracerebral hemorrhage: the FAST trial. Cerebrovasc Dis. 2009;27(4):353–60.

28. Holloway RG, Witter Jr DM, Lawton KB, Lipscomb J, Samsa G. Inpatient costs of specific cerebrovascular events at five academic medical centers. Neurology. 1996;46(3):854–60.

29. Reed SD, Blough DK, Meyer K, Jarvik JG. Inpatient costs, length of stay, and mortality for cerebrovascular events in community hospitals. Neurology. 2001;57(2):305–14.

30. Taylor TN, Davis PH, Torner JC, Holmes J, Meyer JW, Jacobson MF. Lifetime cost of stroke in the United States. Stroke. 1996;27(9):1459–66.

31. Fisher CM. Pathological observations in hypertensive cerebral hemorrhage. J Neuropathol Exp Neurol. 1971;30(3):536–50.

32. Gebel Jr JM, Jauch EC, Brott TG, et al. Relative edema volume is a predictor of outcome in patients with hyperacute spontaneous intracerebral hemorrhage. Stroke. 2002;33(11):2636–41.

33. Gingrich MB, Junge CE, Lyuboslavsky P, Traynelis SF. Potentiation of NMDA receptor function by the serine protease thrombin. J Neurosci. 2000;20(12): 4582–95.

34. Butcher KS, Baird T, MacGregor L, Desmond P, Tress B, Davis S. Perihematomal edema in primary intracerebral hemorrhage is plasma derived. Stroke. 2004;35(8):1879–85.

35. Tejima E, Zhao BQ, Tsuji K, et al. Astrocytic induction of matrix metalloproteinase-9 and edema in brain hemorrhage. J Cereb Blood Flow Metab. 2007;27(3):460–8.

36. Aronowski J, Hall CE. New horizons for primary intracerebral hemorrhage treatment: experience from preclinical studies. Neurol Res. 2005;27(3): 268–79.

37. Wagner KR. Modeling intracerebral hemorrhage: glutamate, nuclear factor-kappa B signaling and cytokines. Stroke. 2007;38(2 Suppl):753–8.

38. Xi G, Keep RF, Hoff JT. Mechanisms of brain injury after intracerebral haemorrhage. Lancet Neurol. 2006;5(1):53–63.

39. Dose Finding and Safety Study of Deferoxamine in Patients with Brain Hemorrhage. http://clinicaltrials.gov/ct2/show/NCT00598572. Accessed September 21, 2009.

40. Selim M. Deferoxamine mesylate: a new hope for intracerebral hemorrhage: from bench to clinical trials. Stroke. 2009;40(3 Suppl):S90–1.

41. Kidwell CS, Saver JL, Mattiello J, et al. Diffusion-perfusion MR evaluation of perihematomal injury in hyperacute intracerebral hemorrhage. Neurology. 2001;57(9):1611–7.

42. Mayer SA, Lignelli A, Fink ME, et al. Perilesional blood flow and edema formation in acute intracerebral hemorrhage: a SPECT study. Stroke. 1998;29(9):1791–8.

43. Siddique MS, Fernandes HM, Arene NU, Wooldridge TD, Fenwick JD, Mendelow AD. Changes in cerebral blood flow as measured by HMPAO SPECT in patients following spontaneous intracerebral haemorrhage. Acta Neurochir Suppl. 2000;76:517–20.

44. Herweh C, Juttler E, Schellinger PD, et al. Evidence against a perihemorrhagic penumbra provided by perfusion computed tomography. Stroke. 2007; 38(11):2941–7.

45. Qureshi AI, Wilson DA, Hanley DF, Traystman RJ. No evidence for an ischemic penumbra in massive experimental intracerebral hemorrhage. Neurology. 1999;52(2):266–72.

46. Zazulia AR, Diringer MN, Videen TO, et al. Hypoperfusion without ischemia surrounding acute intracerebral hemorrhage. J Cereb Blood Flow Metab. 2001;21(7):804–10.

47. Zazulia AR, Videen TO, Powers WJ. Transient focal increase in perihematomal glucose metabolism after acute human intracerebral hemorrhage. Stroke. 2009;40(5):1638–43.

48. Vespa PM. Metabolic penumbra in intracerebral hemorrhage. Stroke. 2009;40(5):1547–8.

49. Brott T, Broderick J, Kothari R, et al. Early hemorrhage growth in patients with intracerebral hemorrhage. Stroke. 1997;28(1):1–5.

50. Fujii Y, Takeuchi S, Sasaki O, Minakawa T, Tanaka R. Multivariate analysis of predictors of hematoma enlargement in spontaneous intracerebral hemorrhage. Stroke. 1998;29(6):1160–6.

51. Fujitsu K, Muramoto M, Ikeda Y, Inada Y, Kim I, Kuwabara T. Indications for surgical treatment of putaminal hemorrhage. Comparative study based on serial CT and time-course analysis. J Neurosurg. 1990;73(4):518–25.

52. Kazui S, Naritomi H, Yamamoto H, Sawada T, Yamaguchi T. Enlargement of spontaneous intracerebral hemorrhage. Incidence and time course. Stroke. 1996;27(10):1783–7.

53. Davis SM, Broderick J, Hennerici M, et al. Hematoma growth is a determinant of mortality and poor outcome after intracerebral hemorrhage. Neurology. 2006;66(8):1175–81.

54. Ezzeddine MA, Suri MF, Hussein HM, Qureshi AI. Blood pressure management in patients with acute stroke: pathophysiology and treatment strategies. Neurosurg Clin N Am. 2006;17 Suppl 1:41–56.

55. Mayer SA, Brun NC, Begtrup K, et al. Recombinant activated factor VII for acute intracerebral hemorrhage. N Engl J Med. 2005;352(8):777–85.

56. Tentschert S, Wimmer R, Greisenegger S, Lang W, Lalouschek W. Headache at stroke onset in 2196 patients with ischemic stroke or transient ischemic attack. Stroke. 2005;36(2):e1–3.

57. Broderick JP, Brott TG, Duldner JE, Tomsick T, Huster G. Volume of intracerebral hemorrhage. A powerful and easy-to-use predictor of 30-day mortality. Stroke. 1993;24(7):987–93.

58. Cheung RT, Zou LY. Use of the original, modified, or new intracerebral hemorrhage score to predict mortality and morbidity after intracerebral hemorrhage. Stroke. 2003;34(7):1717–22.

59. Hemphill 3rd JC, Bonovich DC, Besmertis L, Manley GT, Johnston SC. The ICH score: a simple, reliable grading scale for intracerebral hemorrhage. Stroke. 2001;32(4):891–7.

60. Tuhrim S, Horowitz DR, Sacher M, Godbold JH. Validation and comparison of models predicting survival following intracerebral hemorrhage. Crit Care Med. 1995;23(5):950–4.

61. Tuhrim S, Horowitz DR, Sacher M, Godbold JH. Volume of ventricular blood is an important determinant of outcome in supratentorial intracerebral hemorrhage. Crit Care Med. 1999;27(3):617–21.

62. Rost NS, Smith EE, Chang Y, et al. Prediction of functional outcome in patients with primary intracerebral hemorrhage: the FUNC score. Stroke. 2008; 39(8):2304–9.

63. Hemphill 3rd JC, Farrant M, Neill Jr TA. Prospective validation of the ICH Score for 12-month functional outcome. Neurology. 2009;73(14):1088–94.

64. Kidwell CS, Chalela JA, Saver JL, et al. Comparison of MRI and CT for detection of acute intracerebral hemorrhage. J Am Med Assoc. 2004;292(15): 1823–30.

65. Zhu XL, Chan MS, Poon WS. Spontaneous intracranial hemorrhage: which patients need diagnostic cerebral angiography? A prospective study of 206 cases and review of the literature. Stroke. 1997;28(7): 1406–9.

66. Flint AC, Roebken A, Singh V. Primary intraventricular hemorrhage: yield of diagnostic angiography and clinical outcome. Neurocrit Care. 2008.

67. Hoh BL, Cheung AC, Rabinov JD, Pryor JC, Carter BS, Ogilvy CS. Results of a prospective protocol of computed tomographic angiography in place of catheter angiography as the only diagnostic and pretreatment planning study for cerebral aneurysms by a combined neurovascular team. Neurosurgery. 2004;54(6):1329–40. discussion 1340–1322.

68. Delgado Almandoz JE, Schaefer PW, Forero NP, Falla JR, Gonzalez RG, Romero JM. Diagnostic accuracy and yield of multidetector CT angiography

in the evaluation of spontaneous intraparenchymal cerebral hemorrhage. Am J Neuroradiol. 2009; 30(6):1213–21.

69. Yoon DY, Chang SK, Choi CS, Kim WK, Lee JH. Multidetector row CT angiography in spontaneous lobar intracerebral hemorrhage: a prospective comparison with conventional angiography. Am J Neuroradiol. 2009;30(5):962–7.

70. Becker KJ, Baxter AB, Bybee HM, Tirschwell DL, Abouelsaad T, Cohen WA. Extravasation of radiographic contrast is an independent predictor of death in primary intracerebral hemorrhage. Stroke. 1999;30(10):2025–32.

71. Goldstein JN, Fazen LE, Snider R, et al. Contrast extravasation on CT angiography predicts hematoma expansion in intracerebral hemorrhage. Neurology. 2007;68(12):889–94.

72. Kim J, Smith A, Hemphill 3rd JC, et al. Contrast extravasation on CT predicts mortality in primary intracerebral hemorrhage. Am J Neuroradiol. 2008; 29(3):520–5.

73. Wada R, Aviv RI, Fox AJ, et al. CT angiography "spot sign" predicts hematoma expansion in acute intracerebral hemorrhage. Stroke. 2007;38(4):1257–62.

74. Thompson AL, Kosior JC, Gladstone DJ, et al. Defining the CT angiography 'spot sign' in primary intracerebral hemorrhage. Can J Neurol Sci. 2009; 36(4):456–61.

75. Delgado Almandoz JE, Yoo AJ, Stone MJ, et al. Systematic characterization of the computed tomography angiography spot sign in primary intracerebral hemorrhage identifies patients at highest risk for hematoma expansion: the spot sign score. Stroke. 2009;40(9):2994–3000.

76. Ederies A, Demchuk A, Chia T, et al. Postcontrast CT extravasation is associated with hematoma expansion in CTA spot negative patients. Stroke. 2009;40(5):1672–6.

77. Jauch EC, Lindsell CJ, Adeoye O, et al. Lack of evidence for an association between hemodynamic variables and hematoma growth in spontaneous intracerebral hemorrhage. Stroke. 2006;37(8): 2061–5.

78. Kazui S, Minematsu K, Yamamoto H, Sawada T, Yamaguchi T. Predisposing factors to enlargement of spontaneous intracerebral hematoma. Stroke. 1997;28(12):2370–5.

79. Ohwaki K, Yano E, Nagashima H, Hirata M, Nakagomi T, Tamura A. Blood pressure management in acute intracerebral hemorrhage: relationship between elevated blood pressure and hematoma enlargement. Stroke. 2004;35(6):1364–7.

80. Powers WJ, Zazulia AR, Videen TO, et al. Autoregulation of cerebral blood flow surrounding acute (6 to 22 hours) intracerebral hemorrhage. Neurology. 2001;57(1):18–24.

81. Broderick J, Connolly S, Feldmann E, et al. Guidelines for the management of spontaneous intracerebral hemorrhage in adults: 2007 update: a guideline from the American Heart Association/

American Stroke Association Stroke Council, High Blood Pressure Research Council, and the Quality of Care and Outcomes in Research Interdisciplinary Working Group. Stroke. 2007;38(6):2001–23.

82. Koch S, Romano JG, Forteza AM, Otero CM, Rabinstein AA. Rapid blood pressure reduction in acute intracerebral hemorrhage: Feasibility and safety. Neurocrit Care. 2008.

83. Qureshi AI. Antihypertensive treatment of acute cerebral hemorrhage (ATACH): rationale and design. Neurocrit Care. 2007;6(1):56–66.

84. Anderson CS, Huang Y, Wang JG, et al. Intensive blood pressure reduction in acute cerebral haemorrhage trial (INTERACT): a randomised pilot trial. Lancet Neurol. 2008;7(5):391–9.

85. The Second Intensive Blood Pressure Reduction in Acute Cerebral Haemorrhage Trial (INTERACT2). http://clinicaltrials.gov/ct2/show/NCT00716079. Accessed September 21, 2009.

86. Qureshi AI, Palesch YY, the ATACH investigators. Antihypertensive treatment of acute cerebral hemorrhage (ATACH) trial: final results. Stroke. 2009:e111.

87. Fang MC, Chang Y, Hylek EM, et al. Advanced age, anticoagulation intensity, and risk for intracranial hemorrhage among patients taking warfarin for atrial fibrillation. Ann Intern Med. 2004;141(10):745–52.

88. The Stroke Prevention in Reversible Ischemia Trial (SPIRIT) Group. A randomized trial of anticoagulants versus aspirin after cerebral ischemia of presumed arterial origin. The Stroke Prevention in Reversible Ischemia Trial (SPIRIT) Study Group. Ann Neurol. 1997;42(6):857–65.

89. Flibotte JJ, Hagan N, O'Donnell J, Greenberg SM, Rosand J. Warfarin, hematoma expansion, and outcome of intracerebral hemorrhage. Neurology. 2004;63(6):1059–64.

90. Goldstein JN, Thomas SH, Frontiero V, et al. Timing of fresh frozen plasma administration and rapid correction of coagulopathy in warfarin-related intracerebral hemorrhage. Stroke. 2006;37(1):151–5.

91. Ansell J, Hirsh J, Poller L, Bussey H, Jacobson A, Hylek E. The pharmacology and management of the vitamin K antagonists: the Seventh ACCP Conference on Antithrombotic and Thrombolytic Therapy. Chest. 2004;126(3 Suppl):204S–33.

92. Guidelines on oral anticoagulation: third edition. Br J Haematol. 1998;101(2):374–387.

93. Lankiewicz MW, Hays J, Friedman KD, Tinkoff G, Blatt PM. Urgent reversal of warfarin with prothrombin complex concentrate. J Thromb Haemost. 2006;4(5):967–70.

94. Makris M, Greaves M, Phillips WS, Kitchen S, Rosendaal FR, Preston EF. Emergency oral anticoagulant reversal: the relative efficacy of infusions of fresh frozen plasma and clotting factor concentrate on correction of the coagulopathy. Thromb Haemost. 1997;77(3):477–80.

95. Yasaka M, Sakata T, Minematsu K, Naritomi H. Correction of INR by prothrombin complex concen-

trate and vitamin K in patients with warfarin related hemorrhagic complication. Thromb Res. 2002; 108(1):25–30.

96. Pabinger I, Brenner B, Kalina U, Knaub S, Nagy A, Ostermann H. Prothrombin complex concentrate (Beriplex P/N) for emergency anticoagulation reversal: a prospective multinational clinical trial. J Thromb Haemost. 2008;6(4):622–31.

97. Huttner HB, Schellinger PD, Hartmann M, et al. Hematoma growth and outcome in treated neuro-critical care patients with intracerebral hemorrhage related to oral anticoagulant therapy: comparison of acute treatment strategies using vitamin K, fresh frozen plasma, and prothrombin complex concentrates. Stroke. 2006;37(6):1465–70.

98. Baker RI, Coughlin PB, Gallus AS, Harper PL, Salem HH, Wood EM. Warfarin reversal: consensus guidelines, on behalf of the Australasian Society of Thrombosis and Haemostasis. Med J Aust. 2004;181(9): 492–7.

99. Hanley JP. Warfarin reversal. J Clin Pathol. 2004; 57(11):1132–9.

100. Mayer SA, Brun NC, Broderick J, et al. Safety and feasibility of recombinant factor VIIa for acute intracerebral hemorrhage. Stroke. 2005;36(1):74–9.

101. Mayer SA, Brun NC, Begtrup K, et al. Efficacy and safety of recombinant activated factor VII for acute intracerebral hemorrhage. N Engl J Med. 2008; 358(20):2127–37.

102. Bogousslavsky J, Piechowski-Jozwiak B. Prothrombotic recombinant activated factor VII in intracerebral haemorrhage: FAST but not focused? Lancet Neurol. 2008;7(8):670–2.

103. Mayer SA, Davis SM, Skolnick BE, et al. Can a subset of intracerebral hemorrhage patients benefit from hemostatic therapy with recombinant activated factor VII? Stroke. 2009;40(3):833–40.

104. Foerch C, Sitzer M, Steinmetz H, Neumann-Haefelin T. Pretreatment with antiplatelet agents is not independently associated with unfavorable outcome in intracerebral hemorrhage. Stroke. 2006;37(8): 2165–7.

105. Toyoda K, Okada Y, Minematsu K, et al. Antiplatelet therapy contributes to acute deterioration of intracerebral hemorrhage. Neurology. 2005;65(7): 1000–4.

106. Broderick JP, Diringer MN, Hill MD, et al. Determinants of intracerebral hemorrhage growth: an exploratory analysis. Stroke. 2007;38(3):1072–5.

107. Sansing LH, Messe SR, Cucchiara BL, Cohen SN, Lyden PD, Kasner SE. Prior antiplatelet use does not affect hemorrhage growth or outcome after ICH. Neurology. 2009;72(16):1397–402.

108. Toyoda K, Yasaka M, Nagata K, et al. Antithrombotic therapy influences location, enlargement, and mortality from intracerebral hemorrhage. The Bleeding with Antithrombotic Therapy (BAT) Retrospective Study. Cerebrovasc Dis. 2009;27(2):151–9.

109. Naidech AM, Bassin SL, Bernstein RA, et al. Reduced platelet activity is more common than

reported anti-platelet medication use in patients with intracerebral hemorrhage. Neurocrit Care. 2009.

110. Naidech AM, Bernstein RA, Levasseur K, et al. Platelet activity and outcome after intracerebral hemorrhage. Ann Neurol. 2009;65(3):352–6.

111. Naidech AM, Jovanovic B, Liebling S, et al. Reduced platelet activity is associated with early clot growth and worse 3-month outcome after intracerebral hemorrhage. Stroke. 2009;40(7):2398–401.

112. Schwarz S, Hafner K, Aschoff A, Schwab S. Incidence and prognostic significance of fever following intracerebral hemorrhage. Neurology. 2000; 54(2):354–61.

113. Fogelholm R, Murros K, Rissanen A, Avikainen S. Admission blood glucose and short term survival in primary intracerebral haemorrhage: a population based study. J Neurol Neurosurg Psychiatr. 2005; 76(3):349–53.

114. Kimura K, Iguchi Y, Inoue T, et al. Hyperglycemia independently increases the risk of early death in acute spontaneous intracerebral hemorrhage. J Neurol Sci. 2007;255(1–2):90–4.

115. Van den Berghe G, Schoonheydt K, Becx P, Bruyninckx F, Wouters PJ. Insulin therapy protects the central and peripheral nervous system of intensive care patients. Neurology. 2005;64(8):1348–53.

116. van den Berghe G, Wouters P, Weekers F, et al. Intensive insulin therapy in the critically ill patients. N Engl J Med. 2001;345(19):1359–67.

117. Vespa P, Boonyaputthikul R, McArthur DL, et al. Intensive insulin therapy reduces microdialysis glucose values without altering glucose utilization or improving the lactate/pyruvate ratio after traumatic brain injury. Crit Care Med. 2006;34(3):850–6.

118. Gregory PC, Kuhlemeier KV. Prevalence of venous thromboembolism in acute hemorrhagic and thromboembolic stroke. Am J Phys Med Rehabil. 2003; 82(5):364–9.

119. Lacut K, Bressollette L, Le Gal G, et al. Prevention of venous thrombosis in patients with acute intracerebral hemorrhage. Neurology. 2005;65(6):865–9.

120. Boeer A, Voth E, Henze T, Prange HW. Early heparin therapy in patients with spontaneous intracerebral haemorrhage. J Neurol Neurosurg Psychiatr. 1991;54(5):466–7.

121. Tetri S, Hakala J, Juvela S, et al. Safety of low-dose subcutaneous enoxaparin for the prevention of venous thromboembolism after primary intracerebral haemorrhage. Thromb Res. 2008;123(2):206–12.

122. Kiphuth IC, Staykov D, Kohrmann M, et al. Early administration of low molecular weight heparin after spontaneous intracerebral hemorrhage. A safety analysis. Cerebrovasc Dis. 2009;27(2):146–50.

123. Vespa PM, O'Phelan K, Shah M, et al. Acute seizures after intracerebral hemorrhage: a factor in progressive midline shift and outcome. Neurology. 2003;60(9):1441–6.

124. Passero S, Rocchi R, Rossi S, Ulivelli M, Vatti G. Seizures after spontaneous supratentorial

intracerebral hemorrhage. Epilepsia. 2002;43(10): 1175–80.

125. Naidech AM, Garg RK, Liebling S, et al. Anticonvulsant use and outcomes after intracerebral hemorrhage. Stroke. 2009.

126. Messe SR, Sansing LH, Cucchiara BL, Herman ST, Lyden PD, Kasner SE. Prophylactic antiepileptic drug use is associated with poor outcome following ICH. Neurocrit Care. 2009;11(1):38–44.

127. Gregson BA, Mendelow AD. International variations in surgical practice for spontaneous intracerebral hemorrhage. Stroke. 2003;34(11):2593–7.

128. Mendelow AD, Gregson BA, Fernandes HM, et al. Early surgery versus initial conservative treatment in patients with spontaneous supratentorial intracerebral haematomas in the International Surgical Trial in Intracerebral Haemorrhage (STICH): a randomised trial. Lancet. 2005;365(9457):387–97.

129. Mendelow AD, Teasdale GM, Barer D, Fernandes HM, Murray GD, Gregson BA. Outcome assignment in the international surgical trial of intracerebral haemorrhage. Acta Neurochir (Wien). 2003;145(8): 679–81. discussion 681.

130. Prasad KS, Gregson BA, Bhattathiri PS, Mitchell P, Mendelow AD. The significance of crossovers after randomization in the STICH trial. Acta Neurochir Suppl. 2006;96:61–4.

131. STICH II Trial Home Page. http://www.ncl.ac.uk/stich/. Accessed September 22, 2009.

132. Firsching R, Huber M, Frowein RA. Cerebellar haemorrhage: management and prognosis. Neurosurg Rev. 1991;14(3):191–4.

133. Kirollos RW, Tyagi AK, Ross SA, van Hille PT, Marks PV. Management of spontaneous cerebellar hematomas: a prospective treatment protocol. Neurosurgery. 2001;49(6):1378–86. discussion 1386–1377.

134. Tanikawa T, Amano K, Kawamura H, et al. CT-guided stereotactic surgery for evacuation of hypertensive intracerebral hematoma. Appl Neurophysiol. 1985;48(1–6):431–9.

135. Backlund EO, von Holst H. Controlled subtotal evacuation of intracerebral haematomas by stereotactic technique. Surg Neurol. 1978;9(2):99–101.

136. Niizuma H, Shimizu Y, Yonemitsu T, Nakasato N, Suzuki J. Results of stereotactic aspiration in 175 cases of putaminal hemorrhage. Neurosurgery. 1989;24(6):814–9.

137. Vespa P, McArthur D, Miller C, et al. Frameless stereotactic aspiration and thrombolysis of deep intracerebral hemorrhage is associated with reduction of hemorrhage volume and neurological improvement. Neurocrit Care. 2005;2(3):274–81.

138. Auer LM, Deinsberger W, Niederkorn K, et al. Endoscopic surgery versus medical treatment for spontaneous intracerebral hematoma: a randomized study. J Neurosurg. 1989;70(4):530–5.

139. Minimally Invasive Surgery plus T-PA for Intracerebral Hemorrhage Evacuation. http://mistietrial.com/default.aspx. Accessed September 21, 2009.

140. Hanley DF. Intraventricular hemorrhage: severity factor and treatment target in spontaneous intracerebral hemorrhage. Stroke. 2009;40(4): 1533–8.

141. Hemphill 3rd JC. Do-not-resuscitate orders, unintended consequences, and the ripple effect. Crit Care. 2007;11(2):121.

142. Hemphill 3rd JC, White DB. Clinical nihilism in neuroemergencies. Emerg Med Clin North Am. 2009;27(1):27–37.

143. Zahuranec DB, Brown DL, Lisabeth LD, et al. Ethnic differences in do-not-resuscitate orders after intracerebral hemorrhage. Crit Care Med. 2009;37 (10):2807–11.

第 10 章

痫性发作和癫痫持续状态

Sandipan Pati, Joseph I. Sirven

摘 要

癫痫是临床医生最常遇到的神经科急症之一。癫痫持续状态是癫痫急症中最严重的类型之一,有相当高的发病率和死亡率。然而,随着对本病病理生理和流行病学了解的深入,本病定义和治疗规范也发生了变革。本章仔细查阅了对癫痫,重点是癫痫持续状态的最新认识。对流行病学、病因学、诊断和治疗干预措施进行了讨论,并列出了成功治疗的方案。

关键词

癫痫 痫性发作 癫痫持续状态

引言

痫性发作是具戏剧性引人注目的事件之一,见于所有内科疾病,会马上立即被非专业人员认为是急症。然而,不是所有的痫性发作都是急症。只有当患者有可能伤害到自己或痫性发作持续很长时间时才应作为急症,需要马上处理。

据统计,急诊室就诊的患者中痫性发作估计占 1%~2%,多为婴幼儿、男性和非洲裔美国人[1]。尽管痫性发作很常见,有 11% 的人在人生某个阶段会发生,但癫痫在人群中的发生率仅为 3%[2]。因此,大多数痫性发作的患者并没有癫痫,相反仅是症状性痫性发作,症状性痫性发作是由明确的急性损伤引起的,例如脑肿瘤、头部外伤和颅内出血。明确的短暂性功能异常如电解质紊乱(如低钙血症)可诱发痫性发作。

急诊科医师会遇到许多临床情况,包括痫性发作:新发的痫性发作、癫痫患者的痫性发作,还有类痫性发作的情况。没有任何体征、症状或检查能清楚地区分痫性发作和非痫性发作事件(如晕厥、假性痫性发作)。临床病史依然是区分痫性发作和类痫性发作的最重要工具。

痫性发作

医生在评估一位刚经历了痫性发作的患者时,应首先确定患者生命体征正常和没有缺氧以及没有进一步的痫性发作。目前没有标准的工作步骤来评估每一个首次痫性发作的患者。采集病史应首先集中在确定是否真的发生了痫性发作,并评估发作的环境和特征。应该确定是否有先兆或发作后状态。应尽一切努力询问目击者和急救服务人员,以获取对痫性发作的清晰描述,避免误诊非癫痫事件。对癫痫潜在的病因进行彻底的医学回顾也很重要。询问有无睡眠不足、饮酒、违禁药品的应用、内科疾病、处方药和非处方药(包括兴奋剂和中草药)等。体格检查应该包括全面的神经系统和精神状态评估。痫性发作的鉴别诊断见表10.1。

诊断性检查

诊断性检查对于证实诊断和确立病因很有帮助(表10.2)。实验室检查很有必要,对于首次痫性发作应包括毒物筛查,寻找可能可引起痫性发作的药物, 如可卡因和其他兴奋剂。全血细胞计数、尿液分析、胸部 X 线片检查对确定感染很重要。电解质也需要检查,应包括葡萄糖、钠、钾、钙和镁。在有痫性发作和发热时, 应该行腰椎穿刺以排除中枢神经系统感染。神经影像学检查也是癫痫诊疗常规的一部分。CT 强化或 MRI 检查都应进行。对痫性发作的患者非强化 CT 不是足够彻底的影像学检查。如果患者已知有癫痫病史和正在服用抗癫痫药物(AED),检测此药的血药浓度有助于评估患者的依从性,因为抗癫痫药物在低

表10.1 癫痫的鉴别诊断
晕厥
有先兆的偏头痛
低糖血症
心因性非痫性发作
惊恐发作
阵发性运动障碍
急性肌张力障碍
偏侧面肌痉挛
非癫痫肌阵挛
睡眠障碍
异睡症
猝倒症
入睡抽动
短暂性脑缺血发作
广泛性全面记忆障碍

浓度下常可发生突发痫性发作。最后也是同样重要的, 首次痫性发作的脑电图检查很重要。脑电图的目的是如果癫痫已经停止发作,则是为了评估癫痫潜在复发的风险, 如果患者没有恢复到发病前水平, 脑电图可除外癫痫持续状态。

治疗

如果患者仅有一次痫性发作,常不需要用

表10.2 癫痫的诊断性检查

诊断试验	评估目的	注释
毒物筛查	导致痫性发作的阳性药物	寻找兴奋剂,如可卡因、酒精、违禁药物
电解质	代谢紊乱	低糖血症、低钠血症、低钙血症、低钾血症、低镁血症等都可引起癫痫
动脉血气分析	缺氧	缺氧是痫性发作的常见原因
尿液分析	尿路感染	
X线片	肺感染	
MRI或CT强化	任何结构性病变	首选头部 MRI。如果是 CT,需要强化
脑电图	痫样放电	首次发作必须做
血清抗癫痫药血药浓度	未达到治疗水平	只有癫痫病史的患者才应评估此项
腰穿	中枢神经系统感染	有癫痫和发热的患者以及有免疫功能低下的患者应做脑脊液分析

抗癫痫药,除非有明显结构性病灶或脑电图有明显的癫痫波,例如局部或广泛的发作间期尖/棘波。如果患者不止一次发作癫痫,那么应该开始药物治疗。在急诊科或住院情况下,用苯二氮䓬类药物如劳拉西泮和地西泮就足以达到短期控制。如果想让患者应用抗癫痫药一段时间,静脉给予抗癫痫药可能更适合,例如磷苯妥英钠、苯巴比妥、丙戊酸、左乙拉西坦和拉科酰胺。本章的治疗一节还将进一步讨论痫性发作的急诊治疗。

癫痫持续状态

1824 年首次使用 "癫痫持续状态" 这个术语来描述癫痫大发作快速接连发生,痫性发作间期没有完全恢复[3]。从那以后对癫痫持续状态的研究将我们的认识从老的概念"只是严重癫痫的丛集发作"转变为自我维持的独特的病理生理状况,预后可能较差。

定义

不同的专家对癫痫持续状态的定义不同。意识到这里面的一些差异很重要,因为与治疗和流行病学研究有关联。癫痫基金会美国工作组给癫痫持续状态的定义是"连续的痫性发作活动(部分的或全面的,惊厥性或非惊厥性)持续 30 分钟或更长时间,或间断痫性发作持续 30 分钟或更长但发作期间意识丧失未恢复"[4]。当符合上述标准时癫痫持续状态诊断成立。30 分钟的截止时间来自不同来源的科学证据:

(1)动物实验表明癫痫持续状态在 15~30 分钟内变成自我维持的;

(2)癫痫持续状态引起的损害在痫性发作后 30 分钟变得明显;

(3)当癫痫持续发作时会出现时间依赖性耐药。

因为延迟治疗可影响癫痫持续状态的预后,故已有人建议为了治疗的目的采用更窄的时间窗。因此,提出一个新的专用名词——早期或即将发生的癫痫持续状态——用来强调

对所有还没有处于癫痫持续状态的患者开始治疗的紧迫性。"即将发生的癫痫持续状态"定义是指连续的或间断的痫性发作持续超过 5 分钟,发作间期意识没有完全恢复[5]。5 分钟的理论基础是病理生理学,已被应用于其他(以治疗为目的)操作定义中[6]。

难治性癫痫持续状态这一术语是 Treiman 提出的,主要是为了强调在此持续很久的癫痫持续状态过程中运动和脑电图上的痫性表现变得不那么明显,但此期的预后和治疗与痉挛性癫痫持续状态是一样的[7]。有时难治性癫痫持续状态在对脑部造成严重损伤后出现新的发作。脑病表现的严重程度越大惊厥发作越难治。

Lowenstein 等[8]提议将癫痫持续状态定义为当连续的全身的惊厥性痫性发作持续超过 5 分钟和当有 2 次或更多次痫性发作而发作间期患者未恢复到基线水平意识时。全身惊厥性癫痫持续状态(GCSE)被分成三个明确的阶段,以便掌握从孤立痫性发作到癫痫持续状态的转化并在时间依赖性耐药的发展阶段中。图 10.1 用图例说明癫痫持续状态这种理论上的概念。

根据痫性发作的症状学、癫痫综合征或治疗方案以多种方法将癫痫持续状态分类。世界卫生组织和国际抗癫痫协会根据临床症候学和脑电图表现将 SE 进行分类(表 10.3)。明显的 GCSE 在反复发生的全身性惊厥发作而发作间期神经系统功能没有完全恢复时很容易识别。

部分控制的癫痫持续状态是指临床发作停止或仅有轻微的症状,但脑电图上仍有持续的癫痫表现。流行病学研究表明,10%的癫痫持续状态的患者经过治疗后仍属此类型。试验性研究表明未控制的放电可致神经元死亡。

难治性癫痫持续状态是指尽管用传统抗癫痫药物(AED)治疗,痫性发作持续超过 2 小时或每个小时发作 2 次或多次,发作间期没有恢复到基线水平[9]。然而,在临床实践中,对于应用一线 AED 没有反应的癫痫持续状态患者

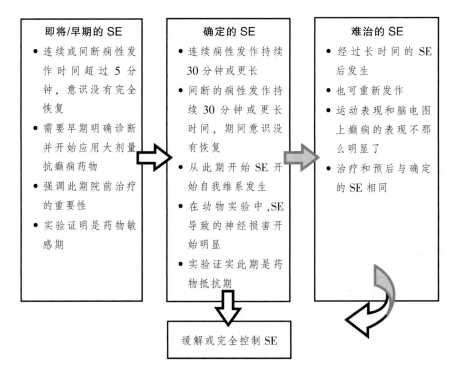

图 10.1 可根据图示的 3 个阶段更好地理解癫痫持续状态(SE),每阶段有确定的病理生理学表现和独特的治疗方法。箭头表明在这三个阶段表现出来的典型时间表。在表现为非连续痫性发作间期意识没有恢复的早期 SE 常常就开始了。然后发展为确定的 SE,意味着痫性发作至少 30 分钟意识没有恢复。在确定的 SE 以后,疾病或者治疗后缓解或者转化为难治性 SE。难治性 SE 可在治疗后缓解或持续不减弱地发作直至死亡。

表10.3　癫痫持续状态的分类(依据WHO和国际抗癫痫协会[1])

全面性癫痫持续状态	部分或局灶性癫痫持续状态
痉挛性的	简单部分性发作
	部分因素
强直阵挛性	运动性
强直性的	感觉性
阵挛性	躯体运动性
肌阵挛性	言语障碍
非痉挛性的	持续的部分性痫性发作
失神发作	(部分癫痫持续状态)
	复杂部分性发作
单侧SE	
偏侧阵挛性 SE	
不能分类的SE	
不规则的SE	

常被认为是难治的。首次 AED 治疗失败的再给予其他 AED 治疗很可能会疗效下降。

流行病学

癫痫持续状态的流行病学研究很难评估,因为它不仅发生于癫痫的患者,也见于急性全身性和神经系统疾病患者。虽然如此,仍有很多在不同人群中进行的回顾性和前瞻性流行病学研究促进了我们对癫痫持续状态的认识。估计在英国、美国和全世界每年 SE 发病分别为 1.4 万、15 万和 300 万例。

癫痫持续状态的年龄发病率曲线为 U 型,癫痫持续状态的复发率曲线也呈 U 型。发病率最高的是幼儿 (1 岁以下接近 160/10 万人)和老年人(大于 85 岁,接近 111/10 万)。一些研究表明,癫痫持续状态好发于男性,男女比例为(1.5~2):1[10]。老年人中 SE 的高发病率令人担忧，因为同时并存的内科疾病更常见，治疗通常复杂因此预后较差。在美国，癫痫持续状态花费估计每年达 40 亿美元，而全世界要超过 900 亿美元。

已经经历过癫痫持续状态的患者较有癫痫病但没有经历过癫痫持续状态的患者癫痫持续状态复发的风险更高。在一项系列研究中，1 岁以内复发更常见。在小儿、成人和老年人群中 SE 复发率分别是 35%、7% 和 10%。经历癫痫持续状态复发的患者总共约 13%[11]。SE 在进展性症状性癫痫持续状态的患者中复发率最高(大约为 80%)[12,13]。

据报道，有 1/5~1/3 的癫痫持续状态患者成为难治性癫痫持续状态，这意味着仅在美国，每年就有 5 万~6 万人成为难治性 SE[14]。难治性癫痫持续状态增加了住院时间和功能残障程度。非惊厥性癫痫持续状态(NCSE)和以局灶性运动性癫痫起病的是难治性癫痫持续状态的危险因素。

在 Richmond 的研究中，部分性癫痫持续状态继发全面性癫痫持续状态，是儿童和成人中最常见的癫痫类型，而全面的强直-阵挛性癫痫持续状态作为最终的癫痫类型是癫痫持续状态的主要表现形式。近 69% 的 SE 的成人和 64% 的 SE 的儿童最初的癫痫类型是部分性癫痫持续状态。当癫痫没有继发全身性大发作时，单纯部分性癫痫持续状态比复杂部分性发作更常见，无论是在儿童还是在成人[11]。

病因

病因学危险因素在儿童和成人之间是不同的。在成人 SE 最常见的病因是癫痫患者的抗癫痫药血药浓度低(占 34%)，远隔症状性原因 (占 24%) 和急性或既往的脑血管疾病(占 22%)。在儿童最常见的 SE 病因是感染伴发热(占 52%)，远隔症状性原因(占 39%)和癫痫患者抗癫痫药物浓度低(占 21%)。不同年龄段的病因详见表 10.4[15]。

表10.4　不同年龄组癫痫持续状态的病因

小儿组病因	成人组病因
感染伴发热(52%)	癫痫药血药浓度低(占 34%)
远隔症状性原因 (占 39%)	远隔症状性原因(占 24%)
癫痫患者抗癫痫药物浓度低(占21%)	急性或既往的脑血管疾病 (占 22%)
脑血管意外	代谢性
代谢性	低氧
特发性	酒精相关性
低氧	肿瘤
缺氧症	全身感染伴发热
CNS 感染	缺氧症
药物过量	肿瘤
创伤	药物过量
肿瘤	CNS 感染
出血	自发性
	出血

关于病因值得注意的一点是相当数量的患者没有癫痫病史，但表现为癫痫持续状态。弗吉尼亚州立大学进行的基于双胞胎登记的研究表明，遗传学在癫痫持续状态中发挥作用[16]。

病理生理学

当终止单次痫性发作的机制出现障碍，从而导致时间延长的或多发的自我维系的痫性发作时，就发生了癫痫持续状态。理解从孤立发作到自我维系的癫痫持续状态转换的机制有助于防止难治性癫痫持续状态和癫痫持续状态的后果(脑损伤和癫痫发生)。没有证据表明痫性发作在人类可转变为自我维系的，但有动物实验研究已创建了某种可能性的理论。目前有 3 个重要的基本机制与癫痫持续状态有关。

1.从孤立的痫性发作到癫痫持续状态:解释从孤立痫性发作到癫痫持续状态转化的实验性假说，包括离子通道的明显变化(钠离子、氯离子、钙离子的转移)、腺苷的形成/释放、电同步化和 GABA 介导的抑制失灵[17]。神经的损伤会降低痫性发作阈值和导致过度兴奋或抑制机制的失灵。使痫性发作终止的一些机制是由镁造成 NMDA（N-甲基-D-天冬氨酸）通道的阻滞,钾离子电传导的激活,于是神经元和神经肽 Y 复极化[18],以及 GABA 受体改变。这些终止机制任一个的功能障碍都会导致癫痫持续状态。另外,癫痫活动的扩展可能需要由兴奋性神经递质谷氨酸激活 NMDA 受体[19]。

一旦建立自我维系性癫痫持续状态,通过不依赖于连续痫性放电的基础改变,这种状态就会维持下去,仅几种药物可容易地终止其发作,所有这些药物直接或间接抑制谷氨酸能神经传递[20]。以惊厥前神经肽(P 物质,神经激肽B) 表达增加和提高兴奋性的抑制性神经肽(神经肽 Y、甘丙肽、生长激素抑制剂)耗竭形式的适应不良变化已有过描述。

2.时间依赖性耐药:动物实验中另一个重要发现是进行性时间依赖的耐药出现。这已归因于在海马齿状回颗粒细胞内 GABA 受体功能特性的改变。Kapur 和 MacDonald 提出在自我维系的癫痫持续状态 30 分钟抗苯二氮䓬类药物的抗惊厥作用将减少 20 倍[21]。Mazarati和 Wasterlain 在动物模型中显示了从不足的GABA 能抑制性受体介导的传递向过多的NMDA 兴奋性受体介导的传递机制转变[22]。抗惊厥药物如苯妥英钠也会失去作用,但更慢。钙调素从膜到胞浆的移动已被认为与苯妥英钠耐药有关[23]。尽管流行病学研究表明,早期治疗比晚期治疗更有效,但在人类还没有发生耐药性的证据。

3.癫痫诱导的神经元损伤和死亡:连续的痫性发作,即使没有痉挛动作,也会引起神经元的缺失,这种细胞死亡是通过兴奋性毒性机制造成过度的神经元放电所致[24]。另外,在癫痫持续状态过程凋亡很可能在细胞死亡中发挥重要作用[25]。在实验中,全身因素被控制,仍然会有脑损伤,注意到这一点很重要。已有报道死于癫痫持续状态(SE)的患者海马区的

神经元数量减少[26]。在动物实验中,已经显示30 分钟的痫性发作后在黑质网状部可见神经元损害,45~60 分钟的痫性发作后神经元损害可见于大脑皮层的第三、四层和海马 CA-1、CA-4 亚层[27]。经历癫痫持续状态后患者血清中神经元坏死标记物——神经元特异性烯醇化酶增加[28]。考虑到脑损伤的可能性,临床医师有必要迅速识别和治疗癫痫持续状态。

癫痫持续状态的全身变化和并发症

癫痫持续状态对全身的影响是大量儿茶酚胺释放的结果, 其与过度肌肉活动一起发生。Lothman 将此进行性改变过程分成两期:一期是开始痫性发作直至 30 分钟;痫性发作30 分钟后进入二期(图 10.2)[29]。作为交感驱使过度的结果, 身体对 GCSE 的反应既有全身的又有脑的并发症。全身的并发症更多局限于 NCSE。提前考虑到癫痫持续状态可能的并发症很重要, 因为它们是与癫痫持续状态相关的高患病率、高死亡率的基本原因。表10.5 详细列举了许多继发于癫痫持续状态的并发症[30]。

临床表现

从实用的目的考虑,根据痫性发作的临床表现将癫痫持续状态再分为惊厥性癫痫持续状态(局灶性或全身性)和非惊厥性癫痫持续状态(复杂部分性发作或失神发作)。

惊厥性癫痫持续状态

GCSE 是癫痫持续状态最常见和最严重的形式。动物试验和临床研究都详细描述过这种形式的癫痫持续状态从明显的到难治性的 GCSE 的演变过程。难治性 GCSE 的临床特征是重度昏迷伴惊厥发作, 局限于眼球的眼震样运动或肢体或躯干的间歇性短暂阵挛, 脑电图上双侧发作性放电[31]。全面性肌阵挛性癫痫持续状态主要见于儿童。惊厥性单

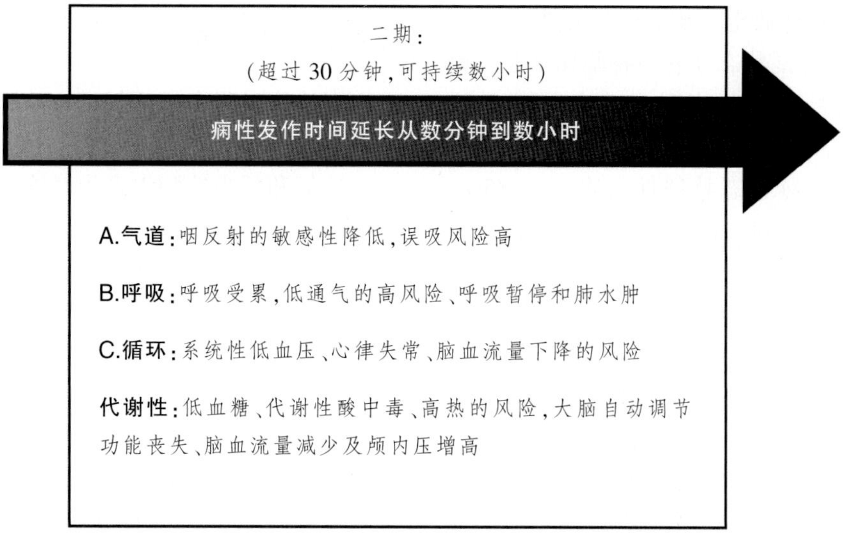

二期：

（超过 30 分钟，可持续数小时）

痫性发作时间延长从数分钟到数小时

A.**气道**：咽反射的敏感性降低，误吸风险高

B.**呼吸**：呼吸受累，低通气的高风险，呼吸暂停和肺水肿

C.**循环**：系统性低血压、心律失常、脑血流量下降的风险

代谢性：低血糖、代谢性酸中毒、高热的风险，大脑自动调节
功能丧失、脑血流量减少及颅内压增高

图 10.2　持续痫性发作的系统并发症概述如下。在 SE 期间必须使用危重症的 ABC。

表10.5　癫痫持续状态系统的和中枢神经系统的并发症

系统性	并发症
心血管系统	心律失常、心脏骤停、心动过速，心动过缓、充血性心力衰竭、高血压、低血压
呼吸系统	呼吸暂停、肺水肿、成人呼吸窘迫综合征、院内感染、误吸、喉痉挛、呼吸性酸中毒、肺栓塞
中枢神经系统	脑水肿、二氧化碳麻醉、脑缺氧、颅内出血
代谢性	代谢性酸中毒、高钾血症、低钠血症、低/高糖血症、脱水
肾脏	肾小管酸中毒、急性肾炎综合征、少尿或无尿、尿毒症、横纹肌溶解、肌红蛋白尿症
内分泌系统	垂体功能低下、泌乳素升高、高抗利尿激素、血浆皮质醇水平增高、体重减轻
其他	弥散性血管内凝血、肠动力丧失、全自主神经功能不全、多器官功能损害综合征、骨折

纯部分性癫痫持续状态（也就是部分性癫痫持续状态）典型特征是反复部分性运动性痫性发作，意识保留，自主神经系统的调节功能保留。反复的阵挛性抽动是主要的临床表现，抽动发生的部位取决于致痫灶在主要运动皮质层的位置[32]。

非惊厥性癫痫持续状态

非惊厥性癫痫持续状态(NCSE)的定义和临床特征多样且有争议。NCSE 的症状学表现范围从阴性症状(昏迷、紧张症、失语、意识混乱)到阳性症状(兴奋、自动症、谵妄、幻觉、精神错乱)[33]。除了失神癫痫持续状态和复杂部分性癫痫持续状态(CPSE)，NCSE 这一术语经

常用于严重迟钝或昏睡有轻微的或没有运动动作的患者。因此 NCSE 定义包括:①明确的脑电图上的癫痫活动;②周期性的癫痫样放电或节律性放电伴有临床的痫性发作;③节律性放电，临床和脑电图对治疗有反应[34]。

在一项对 570 例危重患者监测以发现亚临床癫痫或无法解释的意识水平下降的系列研究中，18%的患者有非惊厥性痫性发作，10%为 NCSE[35]。典型的失神性癫痫持续状态包括持久的失神发作伴有持续的或不持续的3Hz 尖波和发生于原发性全面性癫痫患者的癫痫波。孤立的意识障碍，有时伴有眼睑细微抽动，是基本症状。复杂部分性癫痫持续状态是指持久的癫痫发作，局灶性波动的或频繁反

复的脑电图痫性放电，起自颞叶或颞叶外区域，导致意识混乱状态伴有各种临床症状。临床表现包括意识不清、各种自动症（口消化道自动症、手势动作等）和言语障碍。睡眠中脑电图的癫痫持续状态特征性的表现为85%~100%的非快动眼（REM）睡眠期有多棘慢波放电。这常与某些癫痫综合征有关，如Landau-Kleffner和Lennox-Gastaut综合征[36]。

癫痫持续状态患者的辅助检查

癫痫持续状态的诊断常常是临床的。进行辅助检查是为了查找癫痫持续状态的病因，确定癫痫持续状态综合征的类型，以及与其他类似复杂部分性癫痫持续状态的急性神经科疾病（中毒、脑炎、代谢性疾病、假性癫痫持续状态）相鉴别。这些诊断性评价很重要，但不能延误治疗。来自不同的指南和系统性回顾的诊断性检查总结见表10.6。

处理

癫痫持续状态的处理分为三部分：院前处理、急性发作期处理（急诊部、重症监护病房）和长时间癫痫持续状态的处理，后者主要是在重症监护病房进行的。

院前处理[37]

在救护车内、家中或在护理机构，尽早治疗癫痫持续状态会更有效，且总的治疗费用会降低，预后会改善。院前频繁发作的癫痫患者无论是儿童还是成人直肠给予地西泮是安全有效的。护理人员静脉给予劳拉西泮（2mg）或地西泮（5mg）相对安全，并且是院前最好有文献证明的治疗。在儿童，鼻腔给予咪达唑仑对于终止痫性发作有效[38]。肌注劳拉西泮似乎是安全的且在成人是起效快速的，口服咪达唑仑对有功能障碍的成人（C级证据）及儿童（C级证据）患者有效。

在急诊和ICU的治疗

在治疗过程中保证气道、动脉血气监测、心电图和血压的监测很重要。在大多数病例中，缺氧和呼吸性酸中毒为气管插管的指征。1/3癫痫持续状态的成人动脉血pH值低于7，其主要原因是骨骼肌痫性发作产生乳酸性酸中毒。呼吸性酸中毒如果给予氧气和控制痉挛痫性发作会很快改善。保持大脑灌注压（CPP）在60mmHg以上。收缩压应该尽量保持在120mmHg以上，不允许降至90mmHg以下，尽管这可能需要使用升压药物。注意脑组织的供氧及电解质平衡，尽可能地防止脑水肿。脑水肿的治疗可给予10%~20%的甘露醇静脉输注（排除颅内出血之后，每次0.5~1.5g/kg，15~30分钟内输完）。如果这样做无效，可考虑辅助呼吸给予过度通气和静脉应用戊巴比妥。糖皮质激素治疗癫痫持续状态引起的脑水肿可能无效。在大多数病例中，由于儿茶酚胺的释放导致的高糖血症无需处理，在癫痫持续状态过程中对脑的损害也不如在脑缺血时严重，因为血液循环可将乳酸运出大脑。有研究表明，轻度的酸中毒有抗惊厥和神经保护作用[39]。在成人，低糖血症的治疗是静脉给予100mg维生素 B_1 后（防止可能发展为Wernicke脑病），静推50%葡萄糖50mL。在儿童，建议初始剂量为25%的葡萄糖2mL/kg。

癫痫持续状态的药物治疗

静脉注射的苯二氮䓬类药物，是通过增强GABA对反复的神经元放电发挥抑制作用的药物，为首选的抗癫痫药物，终止痫性发作有效率至少达79%。苯妥英钠和丙戊酸钠是二线用药，巴比妥和利多卡因归为三线药物。这些药物的详细描述见表10.7[40]。对癫痫持续状态的治疗有许多草案/药物方案。图10.3是其中之一[41]。不仅仅是适用有特效的药物或特定的用药顺序，在终止癫痫持续状态中最重要的因素是根据估计的体重和mg/kg的要求以足

表10.6　癫痫持续状态患者的诊断性检查

检查	适应证	注释
电解质（钠，钙，镁，血糖）	根据考虑的病因和患者的病史决定检查	在儿童异常平均达到 6%
血清AED浓度	在儿童，也可能在长期接受 AED 的成人（B级）	AED 浓度低，在有 SE 的癫痫患者中高达 32%
毒物分析	初始检查没有病因学证据时进行（C级）	在儿童吃进毒物作为诊断的频率至少为 3.6%。血和尿都要送检。不作为常规检查
血培养	没有足够的数据支持或否认血培养是否应作为常规的检查（U级证据）。如果高度怀疑系统染或发热性 SE 的病例中进行	在 SE 患儿中血培养阳性率为 2.5%
腰穿	没有足够的数据支持或否认是否应常规行腰穿检查（U级证据）。但在新生儿 SE 通常需要	在发热性 SE 患儿细菌性脑膜炎阳性率为 12%。20% 的患者 SE 后脑脊液中有非特异性反应性白细胞增多
头部CT	当有临床适应证或病因不清时要考虑行头部 CT（C级）。在包括部分性发作的 SE 病例和首次神经系统检查中有局灶性体征证据的患者头部 CT 是必需的。在急诊的，在首次发现儿平所有需要紧急神经外科干预的结构病性变	没有足够的证据支持或否认推荐为常规神经影像学检查（U级证据）。复杂部分性 SE、单纯部分性 SE 和全面惊厥性 SE 均需要 CT 扫描。当非强化的 CT 提示有血管畸形或硬膜下血肿时需要行强化 CT
头部MRI	没有足够的证据支持或否认推荐为常规的神经影像学检查（U级证据）。应行头部 MRI 补充头部 CT 所提供的信息，应用于所有头部 CT 正常但病因诊断不清的患者	在非急诊情况下对脑结构的评估优于 CT。诊断阳性率高
脑电图	用于明确 SE 的电生理学临床类型，指导抗癫痫病的维持治疗，确定可能发展的癫痫综合征。当考虑非惊厥性 SE 或难治性 SE 时以及接受长效预防性药物或药物诱导昏迷的患者（C级）需行检查	通常不作为急诊检查，除非考虑降发性发作的来源有疑问时（非癫痫性发作性疾病或假性痫性发作）
基因和遗传代谢异常研究	没有足够的证据支持或否认发现病史提示代谢性疾病时推荐进行（U级证据）。在儿童，在最初的检查未发现病因且既往病史有提示代谢性疾病时推荐代谢性检查	已认为非惊厥原性 SE 与环形染色体 20 综合征有关

推荐等级的分类（来自美国神经病学学会）[1]：

A 级推荐要求至少两个一致的 I 级研究；

B 级推荐要求至少一个 I 级研究或至少两个一致的 II 级研究；

C 级推荐要求至少一个 II 级研究或两个一致的 III 级研究；

U 级推荐数据不充分或有争议，根据现有知识，检查未被证实。

分析总结源自美国神经病学医学会实践参数教育指南和 Perias 等人的综述[1]。

表10.7　癫痫持续状态治疗中一些常用药物简介

通用名/常用途径	负荷剂量	维持量	半衰期/达峰浓度时间	注释
一线药物				
地西泮/IV	0.15mg/kg以5mg/min的速度	不经常用于维持治疗；	28~54h/2~30min达峰浓度	地西泮胺在45~90min峰浓度，治疗浓度维持8h，而IV地西泮是2h
劳拉西泮/IV	0.1mg/kg以2mg/min的速度	反复给药至最大量2mg/min；	8~25h/30~120min达峰浓度	长效抗惊厥效果优于地西泮。在VA合作研究中（Treiman等）低血压26%，呼吸抑制不足20%
咪达唑仑/IV	0.2mg/kg缓慢静推	0.75~10mg/(kg·min),12~24h	3h/30min达峰浓度	由于生物利用率差峰浓度低，不推荐在急性癫痫时使用，注意呼吸抑制，可肌注
氯硝西泮/IV	0.05~0.1mg/kg		18~39h/10~30min达峰浓度	主要的缺点是支气管黏液溢支气管肺病。临床经验有限
二线药物				
苯妥英钠/IV	20~50mg/kg（最大量30mg/kg）	<50mg/min[在老年人、危重症和肝病患者降至0.3mg/(kg·min)]	24h(变化很大)/15min后达峰	总应监测心率、血压和心电图，因为有心律失常和低血压的风险。当去除了生理盐水之外的大多数静脉液体混合时会沉淀，常引起耗输液部位的血管炎
磷苯妥英钠/IV	20~50mg/kg（最大量30mg/kg）	<50mg/min苯妥英等效量	24h(变化很大)/20min达峰	可以口服。与PHT(苯妥英钠)相比价格高，不会产生代谢性疾病的识改变
丙戊酸/IV	苯妥英钠等量	4~8mg/kg,tid	15h/20min达峰	不用于急性肝病的儿童或遗传性疾病的患者
左乙拉西坦/IV	20~40mg/kg,1500~3000mg 25min以上	1500mg，口服，bid	12h	FDA未批准用于持续状态
三线药物				
拉科酰胺/IV	200mg超过30~60min	200mg，口服	12h	FDA未批准用于持续状态。心电图可能有PR间期延长
苯巴比妥/IV	20mg/kg以50~75mg/min的速度（最大量30mg/kg）	2~4mg/kg,qd	96h/30~60min内达峰	半衰期最长，受年龄影响；新生儿最高；在VA研究中，报道的副作用有低血压(34.1%)和心脏节律异常(3.3%)
三聚乙醛/IV、直肠、鼻饲管	100~200mg/kg稀释至5%的溶液	20mg/(kg·h)[0.4mL/(kg·h)5%溶液]	6h/静脉给药马上达峰，其他途径需30~120min	直肠途径生物利用率达80%。静脉溶解度必须≤5%，因为在身体温度时溶度下降(7.8%)副作用有肺水肿，肺出血和右心衰竭
利多卡因/IV	1.5~2mg/kg	0.6~0.9mg/(kg·h)(最大量300mg/h)	2h/4~8min达峰	剂量依赖性CNS抑制。可引起心动过缓和低血压
丙泊酚/IV	1~2mg/kg缓慢静推	2~15mg/(kg·h)	2h/5min内达峰	推荐在ICU持续监测心电图和血压。常见副作用是心动过缓和低血压
苯巴比妥/IV	10~15mg/kg	0.5~1mg/(kg·h)	10~20h	通过脑电图监测疗效，计算降压时呼吸抑制常见。低血压和呼吸抑制率和血压监测
硫喷妥钠盐/IV	100~200mg	3~5mg/(kg·h)	12~36h	诱导昏迷需要在ICU人工呼吸。其应用仅能应用24~48h

	成人	儿童	一般步骤
即将发生 SE(院外治疗) 5 分钟	• 地西泮 0.2mg/kg 直肠给药(12 岁以上),大约 10~15mg 　或 • IV 劳拉西泮 2mg,可再重复一次 　或 • IV 地西泮 5mg,可重复一次	• 地西泮 0.5mg/kg 直肠给药(2~5 岁),0.3mg/kg 直肠给药(6~11 岁) 　或 • IV 劳拉西泮 0.2mg/kg 　或 • IV 地西泮 0.5mg/kg,2mg/min 可重复一次	• 侧卧位 • 清理气道 • 移走身旁有害物
完全的 SE(在急诊室) 5~30 分钟	• 静脉咪达唑仑 0.2mg /kg 推注,0.05mg/(kg·h) 　或 • IV 劳拉西泮最高 0.1mg/kg 　或 • IV 地西泮最高达 0.25~0.4mg/kg 　和 • IV 磷苯妥英钠 15~18mgPE/kg,最大量 150mgPE/min 　或 • IV 苯妥英钠 15~18mg/kg,最快速度 50mg/min • 对 PTS(外伤后癫痫)正常口服丙戊酸可能药物未达治疗剂量的患者或即使给予苯妥英钠痫性发作仍持续的患者,可考虑 IV 丙戊酸钠 25mg/kg	• IV 劳拉西泮 0.1mg/kg 　或 • IV 地西泮 0.3mg/kg 　和 • IV 磷苯妥英钠 15~18mgPE/kg,最大剂量是 150mgPE/min 　或 • IV 苯妥英钠 15~18mg/kg,最快速度是 50mg/min • 如果癫痫仍持续考虑静脉用苯巴比妥 15~20mg/kg,最快速度是 100mg/min	• 气道、氧气和心脏呼吸功能监测 • IV 通道、ECG 和 SpO_2 监测 • IV 葡萄糖、硫胺素 • 对 2 岁以下儿童 IV 维生素 B_6 100 mg • 采血,做最初的化验检查 • 需要时测 AED 浓度 • 患者病情稳定后考虑影像学检查 • EEG,尤其是如果考虑假性癫痫持续状态时
难治性 SE(重症监护病房) >30 分钟	• 丙泊酚负荷量 2~5mg/kg[IV 2~10mg/(kg·h)] 　或 • 咪达唑仑负荷量 0.2mg/kg[IV 0.1~2mg/(kg·h)] 　或 • 戊巴比妥负荷量最高达 10mg/kg,25mg/min[IV 0.5~2mg/(kg·h)] 如果癫痫仍未控制 • 托吡酯经鼻胃管 150~750mg,bid 如果仍未控制 • 考虑吸入性麻醉或氯胺酮 • 考虑手术干预		• 重症监护:通气和血流动力学治疗 • 颅内压增高:如果有体征测定并治疗 • 持续 EEG 监测:脑电图上的癫痫,麻醉的深度 • 最佳的 AED 维持治疗

图 10.3　成人和儿童癫痫持续状态的治疗草案,时间从痫性发作发病开始计算。Adapted from three different sources:Chen and Wasterlain[6];Alldredge et al[37];Lowenstein et al[8]。

够的剂量快速给药。

某些已被试用于癫痫持续状态，特别是难治性癫痫持续状态的不太常用的抗癫痫药如下。

1. 镁剂[42]：对子痫和低镁血症引起的痫性发作镁剂有效。在子痫患者中，血清镁的目标浓度在 3.5~6.0mEp/L。静注 5g 硫酸镁需 5~30 分钟以上，随后以 1g/h 的速度持续静注可维持此血镁浓度。

2. 非麻醉制剂的麻醉药：异氟烷、甲苯咪酯、氯胺酮已被用于治疗难治性 SE。但这些药物的临床试验很有限。由于肾上腺急性出血，甲苯咪酯有引起肾上腺功能不全的高风险[43]，而氯胺酮有相当大的呼吸抑制、呼吸暂停、喉痉挛的风险[44]。

3. 维生素 B_6：此药物被用于治疗 3 岁以下有慢性癫痫病史儿童的难治性 SE，或治疗已确诊的新生儿癫痫持续状态或婴儿期难治性癫痫持续状态[45]。

4. 新型抗癫痫药物：托吡酯[46]和左乙拉西坦[47]已用于治疗难治性癫痫持续状态。

一些用于癫痫持续状态特殊类型的抗癫痫药物总结如下[48]。

1. 全面惊厥性癫痫持续状态：初始治疗可静脉注射劳拉西泮或苯巴比妥或苯二氮䓬类-苯妥英钠合剂。20%~35%的患者最初治疗无效。磷苯妥英钠或苯妥英钠是不错的第二选择，全身麻醉是第三选择。

2. 典型的失神性癫痫持续状态(NCSE)：静脉或口服苯二氮䓬类药物是最基本的治疗措施。

3. 复杂部分性癫痫持续状态(NCSE)：口服、直肠或静脉给予苯二氮䓬类药物作为初始治疗(方案与 GCSE 类似)。

4. 昏迷的 NCSE：静脉注射苯二氮䓬类药物和苯妥英钠(磷苯妥英钠)或苯巴比妥钠和麻醉剂一起应用。

5. 不典型的失神性癫痫持续状态(NCSE)：口服或静脉应用丙戊酸钠。

6. 睡眠中脑电异常的癫痫持续状态：口服氯巴占。

7. 肌阵挛性癫痫持续状态(缺氧、非进展性脑病后)：氯硝西泮、吡拉西坦。

8. 新生儿癫痫持续状态：苯巴比妥钠是新生儿痫性发作最常用药物。

难治性癫痫持续状态的治疗

难治性癫痫持续状态需要积极的治疗，但还没有确定最佳的治疗方法。难治性癫痫持续状态最好在重症监护病房由多学科的治疗小组治疗，同时持续监测血流动力学参数和脑电图。没有脑电图，很难证实抗癫痫药物治疗的疗效，因为 GCSE 患者临床症状停止后在高达 48%的患者中可检出亚临床的脑电图痫性发作活动。然而，值得注意的是，脑电图结果的获得延迟不能延误治疗。也应尽早处理并发症。持续静脉麻醉剂(咪达唑仑、丙泊酚、硫喷妥钠、戊巴比妥)通常用于难治性 GCSE。在持续静脉注射麻醉剂的 Meta 分析中，总的起效速度与咪达唑仑组和丙泊酚治疗组相似，最终治疗失败戊巴比妥组(3%)低于咪达唑仑(21%)和丙泊酚组(20%)[49]。有文献报道过难治性癫痫持续状态的不同手术方法，包括病灶局部切除术、胼胝体切除术、大脑半球切除术和软膜下横纤维切断术。亦有报道迷走神经刺激在几例病例中是有效的。硬膜下电极低频刺激在难治性癫痫持续状态中已被用于抑制痫性发作。

预后

癫痫持续状态的死亡率波动在 11%~34%，成人(15%~49%)高于儿童(3%~15%)[50]。癫痫持续状态的患者第一个月内死亡率是 21%，主要是合并有高死亡率疾病的急性症状性癫痫持续状态患者[51]。在成人，癫痫持续状态常继发于缺氧症、低氧症、卒中、代谢紊乱、脑瘤和头部外伤，这些都有较高的死亡率。在儿童，高死亡率通常与严重的急性脑病和进展性脑病相关，热性的及特发性癫痫持续状态死亡率最低。

病因、癫痫持续状态从开始发作到接受内科治疗的时间、痫性发作的持续时间、年龄、对早期治疗的反应,这些都是预测癫痫持续状态预后的因素。癫痫持续状态患者后来癫痫再发的可能性和发生难治性癫痫的概率增加。其他严重的并发症包括认知功能障碍,如近期记忆力下降和 IQ 评分减低[52]。急性症状性癫痫持续状态(41%)后发生无谓癫痫的风险要比单次痫性发作(13%)后高出 3×34 倍,癫痫持续状态后发生热性惊厥的风险比单纯热性惊厥后更高[53]。

小结

癫痫持续状态是大内科和神经科的急症。在不同种族(黑人中最高)、性别(男性更高)和年龄(儿童和老年人中最高)中发病率有差别。在成人和儿童中病因不同。提到病因,重要的一点是没有癫痫病史的个体可表现为癫痫持续状态。持续性、全面性惊厥性痫性发作持续超过 5 分钟或 2 次或多次发作间期意识未恢复到基础水平时,即认为是癫痫持续状态。癫痫持续状态在不同阶段的进展都有详尽的描述。癫痫持续状态要求尽早治疗,因为在动物实验中已证实有时间依赖的耐药。即使用目前最好的治疗,50%的难治性 GCSE 患者会死亡。因此,迫切需要比现有药物能更有效更安全地终止痫性发作的新治疗措施。

参考文献

1. Pallin DJ, Espinola JA, Leung DY, Hopper DC, Camargo Jr CA. Seizure visits in US emergency departments: epidemiology and potential disparities in care. Int J Emerg Med. 2008;1(2):97–105.
2. Hauser WA, Annegers JF, Rocca WA. Descriptive epidemiology of epilepsy: contributions of population-based studies from Rochester, Minnesota. Mayo Clin Proc. 1996;71:576–86.
3. Trousseau A. Lectures on Clinical medicine Delivered at the Hotel Dieu, Paris, 1868. Vol 1 (P V Bazire, trans) London: New Sydenham Society, 1868.
4. Dodson WE, DeLorenzo RJ, Pedley TA, Shinnar S, Treiman DM, Wannamaker BB. The treatment of convulsive status epilepticus: Recommendations of the Epilepsy Foundation of America's Working Group on Status Epilepticus. J Am Med Assoc. 1993;270: 854–9.
5. Clark LP, Prout TP. Status epilepticus: a clinical and pathological study in epilepsy. [An article in 3 parts]. Am J Insanity. 1903;60:291–306. 60: 645–75, 61:81–108.
6. Chen JWY, Wasterlain CG. Status epilepticus: pathophysiology and management in adults. Lancet Neurol. 2006;5:246–56.
7. Treiman DM, Walton NY, Kendrick C. A progressive sequence of electroencephalographic changes during generalized convulsive status epilepticus. Epilepsy Res. 1990;5:49–60.
8. Lowenstein D, Bleck T, Macdonald R. It's time to revise the definition of status epilepticus. Epilepsia. 1999;40:120–2.
9. Bleck TP. Refractory status epilepticus. Curr Opin Crit Care. 2005;11:117–120.
10. Logroscino G, Hesdorffer DC, Cascino G, Annegers JF, Hauser WA. Time trends in incidence, mortality, and case fatality after first episode of status epilepticus. Epilepsia. 2001;42:1031–5.
11. DeLorenzo RJ, Pellock JM, Towne AR, Boggs JG. Epidemiology of status epilepticus. J Clin Neurophysiol. 1995;12:316–25.
12. Hesdorffer DC, Logroscino G, Hauser WA, Cascino G. Risk of and predictors for recurrence in status epilepticus. Epilepsia. 1995;36 Suppl 4:149.
13. Shinnar S, Maytal J, Krasnoff L, Moshe SL. Recurrent status epilepticus in children. Ann Neurol. 1992;31: 598–604.
14. Jagoda A, Riggio S. Refractory status epilepticus in adults. Ann Emerg Med. 1993;22:1337–48.
15. DeLorenzo RJ, Hauser WA, Towne AR, et al. A prospective population-based epidemiologic study of status epilepticus in Richmond, Virginia. Neurology. 1996;46:1029–35.
16. Corey LA, Pellock JM, Boggs JG, Miller LL, DeLorenzo RJ. Evidence for a genetic predisposition for status epilepticus. Neurology. 1998;50(2): 558–60.
17. Kapur J, Lothman EW. NMDA receptor activation mediates the loss of GABAergic inhibition induced by recurrent seizures. Epilepsy Res. 1990;5:103–11.
18. Vezzani A, Ravizza T, Moneta D, et al. Brain-derived neurotrophic factor immunoreactivity in the limbic system of rats after acute seizures and during spontaneous convulsions: temporal evolution of changes as compared to neuropeptide Y. Neuroscience. 1999;90: 1445–61.
19. Kamphius W, de Rijk TC, Talamini LM, lopes da Silva FH. Rat hippocampal kindling induces changes in the glutamate receptor mRNA expression patterns in dentate granule neurons. Eur J Neurosci. 1994;6: 1119–27.
20. Gerfin-Moser A, Grogg F, Rietschin L, Thompson SM, Streit P. Alterations in glutamate but not GABAA receptor subunit expression as a consequence of epileptiform activity in vitro. Neuroscience. 1995;67: 849–65.
21. Kapur J, Macdonald RL. Rapid seizure-induced reduction of benzodiazepine and Zn2+ sensitivity of

hippocampal dentate granule cell GABAA receptors. J Neurosci. 1997;17:7532–40.

22. Mazarati AM, Wasterlain CG. N-methyl-D-aspartate receptor antagonists abolish the maintenance phase of self-sustaining status epilepticus in rate. Neurosci Lett. 1999;265:187–90.

23. Mazarati AM, Baldwin RA, Sankar R, Wasterlain CG. Time-dependent decrease in the effectiveness of anti-epileptic drugs during the course of self-sustaining status epilepticus. Brain Res. 1998;814:179–85.

24. Sloviter RS. Decreased hippocampal inhibition and a selective loss of interneurons in experimental epilepsy. Science. 1987;235:73–6.

25. Pollard H, Charriaut-Marlangue C, Cantagrel S, et al. Kainate-induced apoptotic cell death in hippocampal neurons. Neuroscience. 1994;63:7–18.

26. Corsellis JA, Bruton CJ. Neuropathology of status epilepticus in humans. Adv Neurol. 1983;34:129–39.

27. Nevander G, Ingvar M, Auer R, Siesjö BK. Status epilepticus in well-oxygenated rats causes neuronal necrosis. Ann Neurol. 1985;18(3):281–90.

28. DeGiorgio CM, Correale JD, Gott PS, et al. Serum neuron-specific enolase in human status epilepticus. Neurology. 1995;45:1134–7.

29. Lothman E. The biochemical basis and patho-physiology of status epilepticus. Neurology. 1990;40 (Suppl1):13–23.

30. Simon RP. Physiologic consequences of status epilepticus. Epilepsia. 1985;26 Suppl 1:S58–66.

31. Treiman DM, DeGiorgio CM, Salisbury S, Wickboldt C. Subtle generalized convulsive status epilepticus. Epilepsia. 1984;25:653.

32. Treiman DM. Status epilepticus. Ballieres Clin Neurol. 1996;5:821–39.

33. Kaplan PW. Nonconvulsive status epilepticus in the emergency room. Epilepsia. 1996;37:643–50.

34. Walker MC. Diagnosis and treatment of nonconvulsive status epilepticus. CNS Drugs. 2001;15(12):931–9.

35. Pandian JD, Cascino GD, So EL, Manno E, Fulgham JR. Digital video electroencephalographic monitoring in the neurological-neurosurgical intensive care unit: clinical features and outcome. Arch Neurol. 2004;61: 1090–4.

36. Yan Liu X, Wong V. Spectrum of epileptic syndromes with electrical status epilepticus during sleep in children. Pediatr Neurol. 2000;22(5):371–9.

37. Alldredge BK, Gelb AM, Isaacs SM, et al. A comparison of lorazepam, diazepam, and placebo for the treatment of out-of-hospital status epilepticus. N Engl J Med. 2001;345:631–7.

38. Harbord MG, Kyrkou NE, Kyrkou MR, et al. Use of intranasal midazolam to treat acute seizures in paedi-atric community settings. J Paediatr Child Health. 2004;40:556–8.

39. Giffard RG, Monyer H, Christine CW, Choi DW. Acidosis reduces NMDA receptor activation, glutamate neurotoxicity, and oxygen glucose deprivation neuronal injury in cortical cultures. Brain Res. 1990;506:339–42.

40. Chapman MG, Smith M, Hirsch NP. Status epilepticus. Anesthesia. 2001;56:648–59.

41. Lowenstein DH. The Management of Refractory Status Epilepticus: An Update. Epilepsia. 2007; 47(Suppl 1):35–40.

42. (The Collaborative Eclampsia Trialists): Which anti-convulsants for women with eclampsia? Evidence from the Collaborative Eclampsia trial. Lancet 1995; 345:1455–1463.

43. Brown JK, Hussain IH. Status epilepticus. II. Treatment. Dev Med Child Neurol. 1991;33: 97–109.

44. Mewasingh LD, Sekhara T, Aeby A, et al. Oral ketamine in paediatric non-convulsive status epilepticus. Seizure. 2003;12:483–9.

45. Appleton R, Choonara I, Martland T, et al. the treatment of convulsive status epilepticus in children. The Status Epilepticus Working Party, Members of the Status Epilepticus Working Party. Arch Dis Child. 2000;83:415–9.

46. Kahriman M, Minecan D, Kutluay E, et al. Efficacy of topiramate in children with refractory status epilepticus. Epilepsia. 2003;44:1353–6.

47. Rossetti AO, Bromfield EB. Determinants of success in the use of oral levetiracetam in status epilepticus. Epilepsy Behav. 2006;8:651–4.

48. Walker MC. Treatment of nonconvulsive status epilepticus. Int Rev Neurobiol. 2007;81:287–97.

49. Claassen J, Hirsch LJ, Emerson RG, Mayer SA. Treatment of refractory status epilepticus with pento-barbital, propofol, or midazolam: a systematic review. Epilepsia. 2002;43:146–53.

50. Logroscino G, Hesdorffer DC, Cascino G, et al. Short-term mortality after a first episode of status epilepticus. Epilepsia. 1997;38:1344–9.

51. DeLorenzo RJ, Towne AR, Pellock JM, Ko D. Status epilepticus in children, adults and the elderly. Epilepsia. 1992;33 Suppl 4:S15–25.

52. Dodrill CB, Wilensky AJ. Intellectual impairment as an outcome of status epilepticus. Neurology. 1990;40(5 Suppl 2):23–7.

53. Hesdorffer DC, Logroscino G, Cascino G, Annegers JF, Hauser WA. Risk of unprovoked seizure after acute symptomatic seizure: effect of status epilepticus. Ann Neurol. 1998;44:908–12.

第 **11** 章

中枢神经系统感染

Karen L. Roos

摘 要

作为神经科急症的中枢神经系统感染有脑膜炎、脑炎、局灶性感染性占位性病变(脑脓肿、硬膜下积脓)和脊髓硬膜外脓肿。本章就这些神经感染性疾病的诊断及处理进行综述。

关键词

脑膜炎　脑炎　硬膜下积脓　脊髓硬膜外脓肿

脑膜炎

在因头痛发热到急诊室就诊的患者中,脑膜炎是最令人不安的疾病。经典的脑膜炎三联征有发热、头痛和脑膜刺激征(即由于疼痛被动屈曲颈部时有抵抗感)。项强是一个特征性体征,提示脑膜受到任何原因造成的刺激。

病毒性脑膜炎

病毒性脑膜炎的临床表现有发热、头痛、恶心、畏光和脑膜刺激征。病毒性脑膜炎的患者急性起病,主诉严重头痛,典型患者意识清楚。他们可以表现为嗜睡,但不会出现昏睡或昏迷。他们不会出现癫痫或局灶性神经系统缺损。

导致病毒性脑膜炎的最常见病毒为肠道病毒。这些肠道病毒包括柯萨奇病毒、埃可病毒和肠道病毒 68–71。单纯疱疹病毒 2 型

(HSV–2)、人类免疫缺陷病毒(HIV)和以节肢动物为媒介的病毒(虫媒病毒)也是脑膜炎相当常见的病原体。

细菌性脑膜炎

细菌性脑膜炎患者可以亚急性起病,进行性加重超过 24~72 小时, 也可在几小时内爆发性起病。细菌性脑膜炎首发临床症状包括:发热、头痛、嗜睡、昏睡、意识混乱、恶心、呕吐和畏光。意识水平的改变是区别细菌性脑膜炎与病毒性脑膜炎的唯一临床症状。40%的细菌性脑膜炎患者会出现癫痫发作,典型的发生于起病第一周内。在儿童,出现细菌性脑膜炎症状之前常有上呼吸道感染或中耳炎[1]。在疾病早期可能不出现颈项强直,所以没有颈抵抗不能除外细菌性脑膜炎的诊断[2]。无论是儿童还是成人,呕吐都是细菌性脑膜炎常见但易被忽略的症状。

易导致细菌性脑膜炎和与细菌性脑膜炎

相关的疾病如下：①肺炎；②耳炎、乳突炎、鼻窦炎；③糖尿病；④酗酒；⑤伴有颅底骨折的头外伤；⑥无脾；⑦先天性或获得性C3、C5-C9补体缺乏或低或无丙种球蛋白血症；⑧心内膜炎。在患者就诊时，往往不知道患者有这些易导致细菌性脑膜炎和与细菌性脑膜炎相关的疾病，注意到这一点非常重要。

细菌性脑膜炎最常见的致病菌是肺炎链球菌和脑膜炎奈瑟菌。随着儿童和成人四价脑膜炎双球菌糖共轭疫苗（血清组A/C /W-135/Y)的疫苗接种，由脑膜炎奈瑟菌所致的细菌性脑膜炎发病率下降了。此疫苗不包含血清组B，而它导致了脑膜炎球菌性疾病1/3的病例[3]。

由耳炎、乳突炎或鼻窦炎所致的脑膜炎可能由链球菌属(包括肺炎链球菌)革兰阴性厌氧菌、金黄色葡萄球菌、嗜血杆菌属或肠杆菌所致。先天性或获得性补体缺乏，免疫球蛋白缺乏或无脾的患者有患脑膜炎奈瑟菌或肺炎链球菌感染脑膜炎的风险。细胞介导免疫缺陷的患者有感染单核细胞增多性李斯特菌脑膜炎的风险。并发心内膜炎的脑膜炎可能由于感染绿色链球菌、金黄色葡萄球菌、牛链球菌、the HACEK组(嗜血菌属，伴放线的放线杆菌属，人心杆菌，啮蚀艾肯菌和金氏杆菌)或肠球菌。神经外科术后和(或)脑室引流术后脑膜炎患者可能是由于葡萄球菌、革兰染色阴性杆菌或厌氧菌感染所致。

躯干、下肢、黏膜和球结膜，偶尔在手掌和足底出现弥散性的斑丘疹和(或)淤斑疹是典型的脑膜炎球菌菌血症的表现。皮疹的部位在躯干和下肢更加提示脑膜炎球菌菌血症可能，病毒性的斑丘疹常常出现在头部和颈部。

无菌性脑膜炎

无菌性脑膜炎是过去的术语，现在很少使用。1925年由wallgren描述的无菌性脑膜炎诊断标准如下：①急性起病；②发热、头痛、脑膜刺激征；③单核细胞为主的典型脑膜炎脑脊液改变；④脑脊液涂片及细菌培养无细菌；⑤无脑膜旁感染灶；⑥自限性良性病程[4-6]。无

菌性脑膜炎这一术语实际上仅适用于病毒性脑膜炎、后颅窝术后脑膜炎和药物诱导脑膜炎，因此应被冠以这些术语而不是"无菌性脑膜炎"。在药物诱导及后颅窝术后脑膜炎中，脑脊液糖的浓度可能降低。

莱姆病

由于伯氏疏螺旋体所致的莱姆病是新英格兰、明尼苏达州、威斯康星州、大西洋中部各州部分地区及加利福尼亚北部区域的流行病。伯氏疏螺旋体脑膜炎的患者出现有头痛、乏力、部分有肌痛和关节痛。也可能出现单侧或双侧面神经麻痹或神经根痛。要询问和检查患者典型的游走性红斑性病变。

结核性脑膜炎

持续几周的头痛、发热、盗汗或出现发热、精神状态改变及局灶性神经缺损等爆发性表现的患者推测可能为结核性脑膜炎。

鉴别诊断

发热、头痛和项强三联征的鉴别诊断包括细菌性或病毒性脑膜炎、真菌性脑膜炎、结核性脑膜炎、梅毒性脑膜炎、药物诱导的无菌性脑膜炎、癌性或淋巴瘤性脑膜炎和与炎性疾病相关的无菌性脑膜炎（系统性红斑狼疮、结节病、干燥综合征等)。如果表现是头痛和项强，应与蛛网膜下隙出血鉴别[7]。如果除了典型的三联征，还有意识障碍、局灶性神经缺损或新发癫痫出现时，鉴别诊断应包括病毒性脑炎、颅内静脉系统血栓、蜱传播的细菌性感染和颅内感染性病灶。HIV感染患者表现为脑膜刺激征时，除了HIV引起的脑膜炎外，鉴别诊断还包括新型隐球菌、结核分枝杆菌、苍白密螺旋体导致的脑膜炎。

初始治疗

伴有发热和头痛的患者应该按细菌性脑膜炎处理，直到被排除。初始处理的建议包括辅助治疗和抗菌治疗以及区分细菌性脑膜炎

和病毒性脑膜炎最有效的诊断性检查。这些诊断性检查包括革兰染色、细菌血培养、血清降钙素和 C 反应蛋白、脑脊液分析。细菌性脑膜炎患者的血清降钙素(>2ng/mL)和 C 反应蛋白(>40mg/L)明显高于病毒性脑膜炎,在获得脑脊液结果之前可以帮助做出诊断。

细菌性脑膜炎的经验性抗菌治疗包括抗生素治疗,针对鉴别诊断中单纯疱疹病毒性脑炎的阿昔洛韦治疗,以及在蜱叮咬季节针对蜱咬细菌性感染的多西环素治疗。

最常见的社区获得性的细菌性脑膜炎病原体在儿童和成人是肺炎链球菌和奈瑟脑膜炎球菌。细菌性脑膜炎的经验性治疗是基于发病诱因的和伴发的疾病(表 11.1),以及基于对青霉素和头孢菌素耐药的肺炎链球菌可能是病原体。在大于 1 个月的婴儿、儿童和 55 岁以下的成人,经验性的治疗包括三代或四代头孢菌素, 或者头孢曲松 [儿科用量,100mg/(kg·d), 间隔 12 小时一次;成人用量,2g,每 12 小时一次]或头孢吡肟[儿科用量,150mg/(kg·d),间隔 8 小时一次;成人 2g,每 8 小时一次]加上万古霉素[儿科用量 40~60mg/(kg·d),间隔 6~12 小时一次,;成人用量 45~60mg/(kg·d),8 小时一次]。在有耳炎、乳突炎、鼻窦炎、神经外科手术及头外伤等发病诱因的疾病患者经验性地加用甲硝唑(1500~2000mg/d 间隔 8 小时一次)以覆盖厌氧菌。在年龄大于 55 岁的患者或由于慢性疾病、器官移植、妊娠、AID、恶性肿瘤或免疫抑制治疗而致细胞免疫受损的患者,如果没有给予复方新诺明预防性的治疗,经验性治疗方案中应加用氨苄西林以涵盖单核细胞增多性李斯特菌。对于单核细胞增多性李斯特菌脑膜炎的重症患者应在庆大霉素基础上加氨苄西林。氨苄西林的剂量是 2g 每 4 小时一次, 庆大霉素的剂量是 7.5mg/(kg·d),8 小时一次。在治疗可能为肺炎球菌脑膜炎的患者时,在抗生素应用之前或首次应用时应加用地塞米松(婴儿和 2 个月以上的儿童:0.15mg/kg 静脉注射每 6 小时一次,用 2~4 天;成人:10mg 静脉注射每 6 小时一次,用 4 天)。地塞米松应在抗菌药物首次应用之前 15~20 分钟或与抗菌药物同时使用。

表11.1 基于发病诱因的和伴发的疾病的经验型抗生素治疗

易患疾病	致病细菌	抗生素
新生儿	B 群链球菌,大肠埃希菌,单核细胞增多性李斯特菌	氨苄西林+头孢噻肟/氨基糖苷类
儿童和成人-社区获得性	肺炎链球菌和脑膜炎奈瑟菌	三代或四代头孢菌素+万古霉素
中耳炎、乳突炎,鼻窦炎	链球菌菌属, 革兰阴性厌氧菌 (拟杆菌, 梭杆菌),金葡菌,嗜血杆菌属,肠杆菌科	三代或四代头孢菌素+万古霉素+甲硝唑
超过55岁和有慢性病的	肺炎链球菌,革兰阴性杆菌,脑膜炎奈瑟菌,单核细胞增多性李斯特菌,流感嗜血杆菌	三代或四代头孢菌素+万古霉素+氨苄西林
心内膜炎	绿色链球菌,金葡菌,牛链球菌,HACEK 组,肠球菌	三代或四代头孢菌素+万古霉素
免疫抑制	肺炎链球菌,单核细胞增多性李斯特菌,流感嗜血杆菌	三代或四代头孢菌素+万古霉素+氨苄西林
外科手术后	葡萄球菌,革兰阴性杆菌	万古霉素+美罗培南或万古霉素+头孢他啶
脑室内置管	葡萄球菌,革兰阴性杆菌,厌氧菌	万古霉素+美罗培南+甲硝唑或万古霉素+头孢他啶+甲硝唑

在怀疑单纯疱疹病毒性脑炎的患者，经验性治疗应加用阿昔洛韦 10mg/kg，每 8 小时一次。在蜱叮咬的季节，如果怀疑蜱传播的细菌性感染，应经验性加用多西环素 100mg，每 12 小时一次。多西环素在妊娠、哺乳的妇女及 8 岁以下的儿童是相对禁忌的。

神经影像

有下列指标之一的患者建议在腰穿之前行头 CT 检查：异常的意识水平、新发的癫痫、局灶性神经功能缺损、免疫抑制状态、视盘水肿或眼底显影不清。来自囊虫病疫区的患者因为有脑室内脑囊虫的风险，也应在腰穿之前行头 CT 检查。

反对腰穿检查之前行影像检查的主要观点是影像检查会使腰穿推迟 2~3 小时，随之会延迟启动抗菌治疗。如果满足上述任一标准，应完善血培养，开始对症及抗菌治疗，行颅脑 CT 检查，然后进行脑脊液分析。

脑脊液分析

细菌性脑膜炎脑脊液异常表现有：

- 脑脊液初压>180mmH$_2$O。
- 脑脊液多形核白细胞数增多；脑脊液留取后应立即分析，因为脑脊液的血细胞在 90 分钟后开始溶解。
- 糖的浓度降低；大约 58% 的细菌性脑膜炎患者糖的浓度低于 40mg/dL。正常脑脊液糖/血清糖为 0.6，70% 细菌性脑膜炎患者的脑脊液糖/血清糖低于 0.31。
- 蛋白浓度增高。
- 60%~90% 的细菌性脑膜炎患者的 CSF 中检测出革兰染色阳性病原体[8]。但是革兰染色标本检测出细菌的可能性取决于病原体存在的数量。当脑脊液细菌的浓度大于 10^{5}CFU/mL 时，大多数涂片呈阳性。当脑脊液细菌浓度是 10^{3}CFU/mL 或更低时，只有 25% 的涂片呈阳性[1]。
- 检测常见脑膜炎病原体抗原的胶乳凝集反应检测，在脑膜炎细菌病原体的快速检测

中不再常规使用或推荐检查。

- 已开发出脑脊液的 PCR 分析检测脑脊液中细菌的核酸。常规使用的是 16S 核糖体 DNA 保存序列广谱菌落 PCR，在很多医院也有检测奈瑟脑膜炎菌和肺炎链球菌的 PCR。能做脑脊液的 PCR 分析检测大肠杆菌、无乳链球菌、金黄色葡萄球菌、流感嗜血杆菌、单核细胞增多性李斯特菌和肺炎支原体的医院很少[9]。
- 细菌 PCR 的敏感性和特异性还没有得到证实。PCR 不能代替培养，因为培养对抗菌药物敏感性的检测是至关重要的。

病毒性脑膜炎脑脊液的典型异常有：

- 脑脊液初压正常。
- 脑脊液淋巴细胞增多。
- 糖浓度正常或略低。
- 蛋白正常或略高。

表 11.2 列出了一系列对怀疑脑膜炎患者的脑脊液诊断性检查。每一个发热、头痛、和有脑膜刺激征的患者都应做的脑脊液基本检测包括：①细胞计数和分类；②糖和蛋白浓度；③革兰染色和细菌培养；④肠道病毒群的病毒培养；⑤如果可能行广谱菌落 PCR（16S 核糖体 DNA）；⑥肠道病毒群的反转录酶 DNA。列于表 11.2 的余下的诊断性检查应该根据发病季节（例如是否有蚊子叮咬）、居住地和旅游史（例如真菌抗原和抗体，莱姆病螺旋体抗体）和危险因素（例如 HIV，单纯疱疹病毒 2 型，VDRL）来决定。爆发性起病和亚急性病程的患者要考虑到结核分枝杆菌所致的脑膜炎。

脑脊液的革兰染色在几分钟内就可完成。当革兰染色阳性时，结果会通知给医生。表 11.3 列出了病原体革兰染色的表现。不要把第一管脑脊液送检革兰染色，因为第一管中的脑脊液有被表皮葡萄球菌污染的风险，表皮葡萄球菌见于正常皮肤。这会导致脑脊液革兰染色阳性球菌的假阳性结果。

肠病毒性脑膜炎在疾病的早期最初表现为脑脊液多形核白细胞占优势，在 24 小时内

表11.2　脑膜炎的脑脊液检查

细胞计数和分类
糖和蛋白浓度
染色和培养
　革兰染色和细菌培养
　墨汁染色和真菌培养
　病毒培养
　抗酸图片和结核分枝杆菌培养
抗原
　隐球菌多糖抗原
　组织胞浆多糖抗原
PCR(聚合酶链反应)
　广谱细菌 PCR(16S 核糖体 DNA)
　特异性脑膜炎抗原 PCR
　肠道病毒的反转录酶 PCR
　单纯疱疹病毒 1 型和 2 型 PCR
　西尼罗河病毒 PCR
　E-B 病毒 PCR
　带状疱疹病毒 PCR
　结核分枝杆菌 PCR
　HIV RNA PCR
抗体
　单纯疱疹病毒(血清∶脑脊液抗体比值<20∶1)
　带状疱疹病毒 IgM 和 IgG 抗体指数
　节肢动物传播病毒(西尼罗病毒 IgM)
　伯氏疏螺旋体抗体指数
　球孢子菌补体结合抗体
　VDRL,FTA-ABS

表11.3　病原体在革兰染色时的表现

病原体	革兰染色
脑膜炎奈瑟菌	饼干或肾形革兰阴性双球菌
肺炎链球菌	革兰阳性柳叶形双球菌常成对而不是短链状
大肠埃希菌	革兰阴性杆菌
铜绿假单胞菌	革兰阴性杆菌
单核细胞增多性李斯特菌	革兰阳性杆菌 [a]
金葡菌	革兰阳性球菌
表皮葡萄球菌	革兰阳性球菌

[a] 单核细胞增多性李斯特菌在临床标本尤其是脑脊液革兰染色时可表现为球菌,常误诊为肺炎球菌。单核细胞增多性李斯特菌类似白喉杆菌因此可能被忽略为污染。

感染早期脑脊液多形核白细胞增多,在疾病头一周内转变为淋巴细胞或单核细胞增多。西尼罗河病毒脑膜炎患者可以有持续性的脑脊液嗜中性粒细胞增多。脑脊液 PCR 可检查检测西尼罗河病毒,但其敏感性和特异性尚未得到证实。西尼罗河病毒脑膜炎最佳诊断性检查是检测脑脊液西尼罗河病毒 IgM,但却要在症状出现后 7 日才能出现阳性结果。确定节肢动物传播的病毒是脑膜炎的致病菌经常依靠血清学。按照疾病预防和控制中心的定义,一个确诊的虫媒病毒脑膜炎病例指的是在虫媒病毒可能传播期出现轻度神经系统症状的发热性疾病加上至少下列情形之一:①在急性与恢复期血清中, 血清抗体滴度增高 4 倍或以上;②从组织、血液和脑脊液中分离出病毒;③Ⅰ脑脊液中虫媒病毒的特异性免疫球蛋白 IgM 抗体存在。

莱姆病脑膜炎的诊断常常以血清 ELISA 法(酶联免疫吸附法)检测伯氏疏螺旋体抗体开始。阳性结果要用蛋白质印迹证实。脑脊液检查显示淋巴细胞增多,糖正常,蛋白轻至中度增高。能够检测到鞘内抗伯氏疏螺旋体抗体。基于脑脊液抗体的出现是鞘内产生抗体的证据这一假设,脑脊液显示有抗伯氏疏螺旋体

过渡到脑脊液淋巴细胞增多。肠道病毒群能够在脑脊液培养中被分离出或经脑脊液反转录酶聚合酶链反应(RT-PCR)技术检测到,或两种都可以。在急性期和 4 周之后的恢复期送检血清检测的 IgG 会呈 4 倍的增高。用 PCR 可以检测到脑脊液中单纯疱疹病毒 2 型 DNA。大多数伴有原发生殖器疱疹的脑膜炎病例中,脑脊液 HSV-2 培养阳性,但在生殖器疱疹反复发作的脑膜炎病例中很少是阳性。可以检测脑脊液中 HIV-1 RNA 水平,也可以从脑脊液中培养该病毒。

在节肢动物传播病毒所致的脑膜炎中,在

抗体不是神经莱姆病的确诊证据。明确对某一病原体鞘内产生抗体不仅仅要求检测到脑脊液的抗体，因为抗体能被动的由血清转运至脑脊液，且莱姆病的抗体在脑脊液中会持续存在数年。推荐用抗体指数检测鞘内抗体的产生。抗体指数是一比率，是（脑脊液抗疏螺旋体IgG/血清抗疏螺旋体IgG）与（脑脊液全部IgG/血清全部 IgG）的比率[10]。一般来讲，抗体指数>1.3~1.5 被认为是阳性。

在症状性和非症状性梅毒性脑膜炎中特征性的脑脊液异常表现是脑脊液单核细胞增多，蛋白轻度的增高和 VDRL 阳性。脑脊液 FTA-ABS 阳性不是神经梅毒的诊断性指标，但是阴性可排除该诊断。

在结核性脑膜炎中，脑脊液糖的浓度常常仅轻度下降(35~40mg/dL)。

细菌性脑膜炎的治疗

脑膜炎病原体一经确认，就应调整抗生素的治疗。表 11.4 列出了根据细菌病原体所推荐的抗生素，当药敏结果出来后，治疗应进一步修改。表 11.5 列出了推荐的剂量。

美国感染疾病协会(IDSA)针对细菌性脑膜炎治疗的实践指南[11]和欧洲神经协会联盟[EFNS] 对社区获得性细菌性脑膜炎的指南[12]推荐对可疑的或证实的肺炎球菌脑膜炎的成人应用地塞米松(0.15mg/kg，每 6 小时一次，用 2~4 天)。首次地塞米松应该在首次抗菌药物治疗之前 10~20 分钟或至少同时应用。除了上述情况，EFNS 专门工作组推荐在怀疑肺炎球菌或 b 型流感嗜血杆菌脑膜炎的儿童应用地塞米松。IDSA 实践指南推荐在患 b 型流感嗜血杆菌脑膜炎的婴儿和儿童应用地塞米松作为辅助治疗，但是在患肺炎球菌性脑膜炎的婴儿和儿童应用地塞米松作为辅助治疗仍存在争议。可能的益处大于可能的风险就推荐使用。IDSA 实践指南也承认"一些专家在所有怀疑细菌性脑膜炎的成人中开始使用地塞米松，因为脑膜炎的病原体在最初评价时经常是不能确定的"[11]。

表11.4　细菌性脑膜炎推荐的特异性抗生素治疗

微生物	抗生素
肺炎链球菌	
青霉素敏感MIC<0.1mg/L	青霉素 G 或头孢曲松(或头孢噻肟或头孢吡肟)
青霉素中敏MIC 0.1~1.0mg/L	头孢曲松(或头孢噻肟或头孢吡肟或美罗培南)
青霉素耐药MIC>1mg/L或头孢噻肟或头孢曲松MIC≥1mg/L	头孢吡肟(或头孢噻肟或头孢曲松)+万古霉素
脑膜炎奈瑟菌	青霉素 G 或氨苄西林
	对青霉素耐药的用头孢曲松或头孢噻肟
单核细胞增多性李斯特菌	氨苄西林
	氨苄西林+庆大霉素(见文中)
无乳链球菌(B组链球菌)	氨苄西林或青霉素 G 或头孢吡肟
大肠埃希菌和其他肠道细菌	头孢曲松或头孢噻肟或头孢吡肟
铜绿假单胞菌	美罗培南或头孢吡肟或头孢他啶
金葡菌	
甲氧西林敏感	萘夫西林或苯唑西林
耐甲氧西林	万古霉素
表皮葡萄球菌	万古霉素或利奈唑胺
流感嗜血杆菌	头孢曲松或头孢噻肟或头孢吡肟
革兰阳性厌氧菌–放线菌，短棒菌苗	甲硝唑
革兰阴性厌氧菌–梭杆菌，拟杆菌	

表11.5　抗生素治疗推荐剂量

抗菌药物	日剂量（间隔给药时间用 h 表示）
氨苄西林	新生儿150mg/（kg·d）（q8h） 婴幼儿和儿童300mg/（kg·d）（q6h） 成人12g/d（q4~6h）
头孢吡肟	婴幼儿和儿童150mg/（kg·d）（q8h） 成人6g/d（q8h）
头孢噻肟	新生儿100~150mg/（kg·d）（q8~12h） 婴幼儿和儿童225~300mg/（kg·d） （q6~8h） 成人8~12g/d（q4~6h）
头孢曲松	婴幼儿和儿童80~100mg/（kg·d）（q12h） 成人4g/d（q12h）
庆大霉素	新生儿5mg/（kg·d）（q12h） 婴幼儿和儿童7.5mg/（kg·d）（q8h） 成人5mg/（kg·d）（q8h）
美罗培南	婴幼儿和儿童120mg/（kg·d）（q8h） 成人6g/d（q8h）
甲硝唑	婴幼儿和儿童30mg/（kg·d）（q6h） 成人剂量1500~2000mg/d（q6h）
乙氧萘青霉素	新生儿75mg/（kg·d）（q8~12h） 婴幼儿和儿童200mg/（kg·d）（q6h） 成人9~12g/d（q4h）
青霉素G	新生儿0.15~0.2mU/（kg·d）（q8~12h） 婴幼儿和儿童0.3mU/（kg·d）（q4~6h） 成人2400万U/d（q4~6h）
利福平	婴幼儿和儿童10~20mg/（kg·d） （q12~24h） 成人600~1200mg/d（q12h）
万古霉素	新生儿20~30mg/（kg·d）（q8~12h） 婴幼儿和儿童60mg/（kg·d）（q6h） 成人45~60mg/（kg·d）（q6~12h）[a]
脑膜炎奈瑟球 菌预防用药	利福平600mg 2次/d 2天或头孢曲 松250mg肌注

[a] 脑室内万古霉素用法：儿童 10mg/d，成人 20mg/d。

病毒性脑膜炎的治疗

病毒性脑膜炎用非甾体抗炎药和阿米替林治疗。首次腰穿一般是治疗性的，可缓解头痛数小时，但头痛会再次出现，对于肠病毒性脑膜炎，可能接下来的数周都会有头痛。

莱姆病脑膜炎的治疗

莱姆病脑膜炎在成人和 8 岁以上的儿童用多西环素治疗，200~400mg/d，分两次给药，疗程 10~14 天。

梅毒性脑膜炎的治疗

梅毒性脑膜炎治疗用青霉素 G 静脉滴注，3~4mU，每 4 小时给药一次，用药 10~14 天。

脑炎

对每个发热、头痛和具备以下一个或一个以上表现的患者应考虑脑炎可能：意识改变，行为异常或混乱，新出现的癫痫发作和局灶性神经缺损症状。发热是预期的，但发热从不是恒定的临床变现。

脑炎可能是由于休眠的儿童时期感染的疱疹病毒（单纯疱疹病毒-1 和水痘带状疱疹病毒）复活引起，也可为疱疹病毒、虫媒病毒、蜱传播的细菌或狂犬病毒的原发感染。

流行病学线索对于确定脑炎的病原体很有帮助，包括季节、职业暴露、娱乐活动、旅游史、患者的免疫状态、新近的或慢性疾病及治疗（例如恶性血液病和使用免疫调节剂有伴发进行性多灶性白质脑病的风险）、疫苗接种史和当地社区的流行疾病[13]。

单纯疱疹病毒 -1

单纯疱疹病毒-1 型脑炎为亚急性起病，有发热、单侧头痛、行为异常、局灶性癫痫发作和局部神经缺损表现（最常见的是构音障碍和轻偏瘫）。除发热和头痛外，意识障碍和找词困难是最常见的表现。

虫媒病毒（蚊媒病毒）

虫媒病毒感染可能导致伴有头痛的轻度热性疾病，一种无菌性脑膜炎或脑炎。在脑炎症状出现前可能表现为流感样前驱症状；发热、全身不适、肌痛、恶心、呕吐。继而出现意识模糊和癫痫发作。患有西尼罗河病毒脑炎的患者可能有震颤、斑丘疹或玫瑰疹。西尼罗河病毒脑炎和路易斯病毒脑炎的患者可能由于脊髓前角细胞受累出现急性非对称性迟缓性无力(类似脊髓灰质炎综合征)或帕金森病样表现。

水痘-带状疱疹病毒

当既往感染的潜伏的病毒复活就可能发生水痘-带状疱疹病毒脑炎。由潜伏的水痘-带状疱疹病毒复活所致的水痘-带状疱疹病毒脑炎在发病之前会出现皮肤的带状疱疹,或与弥散的水痘样皮疹伴发或无水痘皮疹或近期有带状疱疹病史。大约40%的带状疱疹病毒脑炎患者无带状疱疹或水痘病史。

水痘-带状疱疹病毒脑炎特征性的临床表现有头痛、全身不适感、意识障碍和局灶性神经缺损症状和体征。水痘-带状疱疹病毒脑炎是由于皮层和皮层下灰质和白质缺血和出血性梗死所致。在受累的脑动脉内可发现多核巨细胞、包涵体、疱疹病毒微粒、水痘-带状疱疹病毒 DNA 和抗原。在急性带状疱疹数月后血管病变可能会复发并表现为短暂性脑缺血发作[14]。带状疱疹病毒复活也可导致脱髓鞘病变或者出现伴有脑积水、意识改变和步态异常的脑室炎或脑室周围炎。

蜱媒细菌感染

引起脑炎最常见的蜱媒感染是立氏立克次体 (落基山斑疹热)。落基山斑疹热表现为发热、头痛、意识改变(昏睡、混乱、谵妄和昏迷)癫痫和局灶性神经功能缺损症状。淤点性皮疹是落基山斑疹热的特征。落基山斑疹热的皮疹最初是常见于腕部和踝部的 1~5mm 大小粉红色斑点,继而向心性扩散到胸部、面部和腹部。落基山斑疹热的皮疹通常不会累及黏膜。伴有手掌和足底的淤点的腋窝和踝部周围病损是落基山斑疹热的特征。淤斑最初压之变白,但几天后开始固定并转为暗红或紫色。病变部位的活检可确诊。

埃立克体通常导致轻微的病症。但两种人埃立克体可以导致发热、头痛和意识状态的改变。头痛通常剧烈[15]。埃立克体是感染单核细胞和多形核淋巴细胞的细菌。人单核细胞性埃立克体病是由查菲埃立克体所致,人粒细胞无形体病是由嗜吞噬细胞无形体所致。

E-B 病毒

脑炎可以继发于急性 E-B 病毒感染,表现为类感染性免疫介导的脱髓鞘性疾病或表现为脑脊髓神经根炎。

狂犬病

狂犬病是由于被蝙蝠咬伤而出现的局灶性神经缺损(偏瘫或偏身感觉障碍)、舞蹈样动作、肌阵挛、癫痫和幻觉。病态恐惧性痉挛不是蝙蝠狂犬病的主要表现。

鉴别诊断

有意识水平改变或急性精神错乱的患者都应与脑病鉴别。脑病可以为感染性、自身免疫性、代谢性、中毒性、缺血或缺氧性。尽管脑炎的特异性诊断检查有血清学、MRI,尤其是 FLAIR、DWI 像和脑脊液分析,但对脑病的常规检查应按表 11.6 所列提纲进行。

初步处理

初步处理应该做血革兰染色、血培养、如果有条件行细菌核酸 PCR。随后针对细菌性、病毒性脑炎和蜱媒感染性疾病给予经验性治

表11.6　脑病的常规检查

代谢性	感染性	中毒性
电解质	全血细胞计数和分类	血清和尿毒物分析
糖	血培养	
肌酐	胸部 X 线	
肝功检查	尿液分析	
氨	尿培养	

疗,包括地塞米松、三代或四代头孢菌素、万古霉素、氨苄西林(对于符合上述标准的患者)、阿昔洛韦和多西环素。

诊断

血清学

表 11.7 是脑炎的系列血清学检查。决定做哪项检查应根据患者的发病季节、居住地或旅行地、职业、娱乐活动以及危险因素的不同而个体化。

在蚊虫叮咬季节,生活在疫区或去过疫区的患者,血清学检查应该包括针对路易斯脑炎病毒、西尼罗河脑炎病毒及其他蚊虫传播病毒的 IgM 和 IgG 抗体。ELISA 检测阳性的西尼罗河病毒 IgG 和 IgM 抗体滴度应该通过更特异性的噬菌斑中和实验和细胞培养所证实。如果有暴露于蝙蝠的可能性,血清学检查应送检

表11.7　脑炎的血清学检测

IgM 和 IgG 抗体检测
　圣路易斯脑炎病毒
　西尼罗河脑炎病毒 [a]
　东方马脑炎病毒
　西部马脑炎病毒
　日本脑炎病毒
　登革热病毒
　E-B 病毒(VCA IgM 和 IgG 和 EBNA)
　水痘-带状疱疹病毒
　单纯疱疹病毒脑炎-1 型
　狂犬病毒
　HIV
蜱传播细菌感染
　间接免疫荧光法检测落基山斑疹热 bIgG 和 IgM [b]
　查菲埃立克体、嗜吞噬细胞无形体

[a] ELISA 检测阳性的西尼罗河病毒 IgG 和 IgM 抗体滴度应通过更特异性的蚀斑减少中和实验和细胞培养证实。

[b] 立克体感染除了间接荧光抗体实验外,还有越来越多的 ELISA 法、流式免疫测定和 PCR 法可用。

狂犬病毒 IgM 和 IgG。

在蜱叮咬的季节,应利用 IFA 和 PCR 做落基山斑疹热的血清学 IgG 和 IgM 检查。推荐数天内采集系列血样检查抗体滴度的上升。立克次体感染在疾病的早期血清学检查灵敏度低[16]。并非所有患者都有血清学反应。应做皮肤病变活检。查菲埃立克体或嗜吞噬无形体感染是通过血清学和血涂片查找桑葚体诊断的, 这是埃立克体包涵体,在单核细胞(E.chaffeensis)或多形核白细胞(A.phagocytophilum)内。

利用血清学诊断急性 E-B 病毒感染。急性 E-B 病毒感染可检测到抗病毒外壳抗原(VCA) IgM 抗体阳性和病毒相关核抗原抗体(抗 EBNAIgG)阴性。VCA IgG 抗体在 IgM 抗体之后形成。在随后的血样中(收集发病后 36 天)VCA IgG 抗体滴度应下降,而抗 EBNA IgG 滴度增加。检测到 VCAIgG 抗体,无 EBNA 抗体也是近期感染的证据。

神经影像

单纯疱疹病毒-1

90%单纯疱疹病毒脑炎成人患者在起病 48 小时内 MR FLAIR ,T_2 加权像和 DWI 序列显示颞叶异常高信号病变(图 11.1)。

蚊媒病毒

由虫媒病毒(日本脑炎病毒、西尼罗河病毒、圣路易斯脑炎病毒)所致的脑炎 ,T_2 加权像及 FLAIR 像可见丘脑、黑质及基底节高信号病变。

水痘-带状疱疹病毒

水痘-带状疱疹病毒脑炎神经影像上可以表现为皮层及皮层下灰质及白质的缺血或出血性梗死,脱髓鞘病变或脑室旁增强改变。

JC 病毒

在进行性多灶性白质脑病中 ,T_2 及

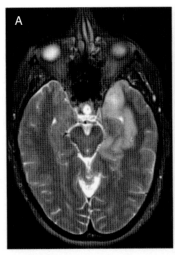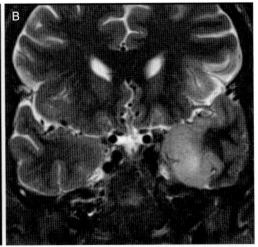

图 11.1　(A)磁共振轴位。(B)冠状位 T$_2$ 加权像显示单纯疱疹病毒-1 型脑炎在左颞叶前内侧异常高信号。图片由 Darren O'Neill 博士提供。

FLAIR 序列可见一个或多个无强化的皮层下白质高信号病变。

脑脊液分析

病毒性脑炎腰穿的特征性表现为脑脊液初压增高,淋巴细胞增多,蛋白轻中度增高,糖浓度正常(罕见轻度下降)。

单纯疱疹病毒-1 型

HSV 脑炎在发病 72 小时内脑脊液 HSV-1 PCR 检查可能表现假阴性,在起病 10 日后检出率下降。在起病 8 日后脑脊液中开始检测到 HSV-1 抗体,大约持续 3 个月。血清:脑脊液抗体滴度比值<20:1 是近期 HSV-1 脑炎的诊断性指标。

蚊媒病毒

西尼罗河病毒脑炎患者可有脑脊液淋巴细胞或中性粒细胞增多。西尼罗河病毒脑炎或脊髓炎最好的检查是脑脊液 IgM 抗体测定。该抗体在一周或更长时间是阳性。血清西尼罗河病毒 IgM 和 IgG 是病毒感染的证据,但不能依此诊断西尼罗河病毒脑炎。脑脊液西尼罗河病毒核酸 PCR 检测灵敏度低,但特异性达 100%。

蜱传播的细菌感染

落基山斑疹热、人类单核细胞埃立克体病、人类嗜吞噬无形体病,脑脊液淋巴细胞可能增多,但通常是轻度增多。

水痘-带状疱疹病毒

水痘-带状疱疹病毒脑炎最佳检测方法是检测到脑脊液中水痘-带状疱疹病毒 IgM 抗体。

易犯的错误

E-B 病毒 DNA 可在外周血隐性感染的单核细胞中检测到,在任何中枢神经系统感染性疾病的脑脊液中都可呈阳性。

脑脊液中检测到 HHV-6 核酸不能作为 HHV-6 是脑炎病原体的确诊依据。需送检脑脊液 HHV-6IgM。

少见疾病

表现为颅神经麻痹和共济失调的菱脑炎(脑干脑炎)可能是由于 HSV-1、肠道病毒 71 或单核细胞增多性李斯特菌所致。

表 11.8 列出了脑炎的脑脊液诊断性检查。

治疗

HSV-1 脑炎治疗用阿昔洛韦 10mg/kg，每 8 小时一次，疗程 21 天。

水痘-带状疱疹病毒性脑炎治疗用阿昔洛韦 10~15mg/kg，每 8 小时一次，至少用 14 天。

蜱媒细菌感染治疗用多西环素 100mg，每 12 小时一次，最少 7 天，退热后至少用 48 小时。

表11.8　脑炎的脑脊液诊断性检查

细胞计数和分类

糖和蛋白浓度

染色和培养

　革兰染色和细菌培养

　墨汁染色和真菌培养

　病毒培养

　抗酸染色和结核分枝杆菌培养

抗原

　新型隐球菌多糖抗原

　组织胞浆多糖抗原

PCR

　广谱细菌 PCR（16S 核糖体 DNA）

　特异性脑膜病原体 PCR

　肠道病毒反转录酶 PCR

　单纯疱疹病毒 1、2 型 PCR

　西尼罗河病毒 PCR

　E-B 病毒 PCR

　水痘-带状疱疹病毒 PCR

　JC 病毒 PCR

　结核分枝杆菌 PCR

　HIV RNA PCR

　狂犬病毒 RT-PCR

抗体

　单纯疱疹病毒（血清：CSF 比率<20:1）

　水痘-带状疱疹病毒

　节肢动物传播性病毒

　粗球孢子菌补体结合抗体

　狂犬病毒

已研制很多药物用于蚊媒病毒性脑炎的治疗，其中很多药专门用于治疗西尼罗河病毒脑炎。这些药物包括利巴韦林、干扰素和静脉途径的含有高效价抗西尼罗河病毒抗体的免疫球蛋白。在这些药中，迄今为止，没有任何一种药物是有效的，但研究试验仍在继续。

类感染或感染后脑炎

类感染或感染后免疫介导的脑炎在病毒感染后数天至数周发病，例如 H1N1 或疫苗接种[17]。这是一种中枢神经系统急性的单时相的炎性疾病。主要是白质病变，但灰质也可受累。典型的表现为在病毒感染性疾病或疫苗接种后数天到数周后突发起病，出现多灶性神经功能缺损和意识改变。在磁共振 T_2 加权像和 FLAIR 像上显示在皮层下白质、小脑、脑室周围白质和脑干双侧不对称性的异常增高信号区。在 T_1 加权像上钆强化后病变出现结节样、斑点样、环状或不均匀强化。脑脊液检查分析提示淋巴细胞或单核细胞增多、糖正常、蛋白增高。可以检测到髓鞘碱性蛋白和寡克隆区带。治疗是静脉大剂量糖皮质激素。对糖皮质激素治疗无反应的患者推荐应用血浆交换。

感染性占位性病变

脑脓肿或硬膜下积脓可以表现为发热、头痛、局灶性神经缺失症状和意识水平的改变。感染性占位性病变的致病菌可以通过可疑的感染源推测到（例如，鼻窦炎、中耳炎、龋齿、外伤和神经外科手术），但总体来讲，最初经验性的抗菌治疗应联合三代或四代头孢菌素、万古霉素和甲硝唑（表 11.5）。神经影像可以显示病变。硬膜下积脓需紧急神经外科清除，因为在硬膜外腔一旦感染形成，很快就会形成积脓。随着积脓的扩大，由于占位性病变扩张和脑疝形成会出现明显的颅内压增高风险。致病菌或脑脓肿病原体的确定可以通过立体定向抽吸、革兰染色和病变部位脓液的培养确定。而硬膜下积脓的病原体可以通过革兰染色和外科清除脓肿时脓液的培养确定。一旦确定致病菌及知道抗生素敏感试验结果，应调整相应的抗菌药物的治疗（表11.5）。

脊髓硬膜外脓肿

脊髓硬膜外脓肿是椎管内硬膜外腔的化脓性感染。硬膜外脓肿可以源自远隔感染的血源性播散，邻近感染的直接扩散（例如皮肤或软组织感染），或者在有创椎管操作中微生物在硬膜外腔接种。脊髓硬膜外脓肿的危险因素包括糖尿病、静脉注射毒品、外伤、免疫抑制状态和有创操作（硬膜外腔注射、脊髓导管和脊髓手术)[18]。硬膜外脓肿在脊髓硬膜外后方更常见，但有报道称在与骨髓炎/椎间盘炎相关的硬膜外脓肿中在硬膜外前方更常见[19]。

脊髓硬膜外脓肿的临床表现由 Heusner 在1948年描述[20]。首发症状是在硬膜外脓肿相应脊髓水平的后背痛。大约50%的患者有发热。随后由于神经根受压出现神经根痛。继而出现四肢肌肉轻瘫、病变水平以下感觉丧失及二便失禁的神经功能缺损症状。最终为截瘫及病变水平以下所有感觉的丧失。

脊髓硬膜外脓肿最常见的致病菌为金黄色葡萄球菌、凝固酶阴性葡萄球菌和革兰阴性杆菌[21]。脓肿直接的机械性压迫或感染性的血栓性静脉炎所致的缺血或二者同时作用造成的脊髓损伤。脊髓硬膜外脓肿可发生在硬膜外腔的背侧（图11.2）或腹侧（图11.3)[21]。

磁共振钆增强扫描是明确脊髓硬膜外脓肿的首选方法。红细胞沉降率和C反应蛋白几乎总是增高的，经常出现外周血白细胞增多。

经验性抗生素治疗是先用万古霉素和三代或四代头孢菌素。紧急的椎板切除术及脓性物质抽吸清除可以使脊髓减压和确定致病菌。当致病菌已明确以及抗菌药物敏感试验结果出来后，应随之调整抗菌治疗。术前神经系统检查对预后的估计最重要。瘫痪已超过24~36小时的患者因为瘫痪已不可逆，不是紧急减压手术的指征[22]。

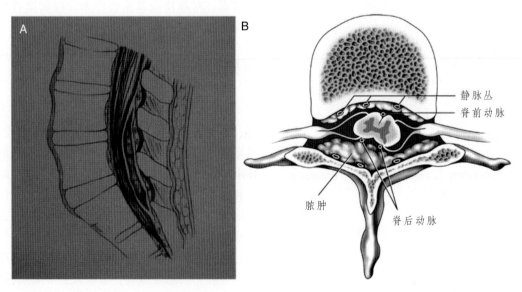

图 11.2 位于背侧硬膜外的脊髓硬膜外脓肿。(A)矢状位和(B)轴位像。来自 Roos KL 所著的《神经系统感染性疾病原理》。(From Roos KL, ed. Principles of Neurologic Infectious Diseases. New York: McGraw-Hill, 2005, p. 346. Reproduced with permission of the McGraw-Hill Companies.)

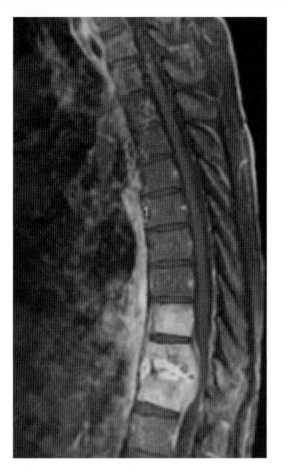

图 11.3 强化后 T_1 矢状位 MRI 显示 T10–11 水平椎间盘隙骨髓和腹侧硬膜外腔广泛异常增强，伴有椎间盘炎/骨髓炎和硬膜外腹侧脓肿。导致明显的占位效应及胸段脊髓远端受压。T9 椎体亦有异常强化。图片由 Darren O'Neill 博士提供。

参考文献

1. Klein JO, Feigin RD, McCracken GH. Report of the task force on diagnosis and management of meningitis. Pediatrics. 1986;78S:959–82.

2. Valmari P, Peltola H, Ruuskanen O, et al. Childhood bacterial meningitis: initial symptoms and signs related to age, and reasons for consulting a physician. Eur J Pediatr. 1987;146:515–8.

3. Gardner P. Prevention of meningococcal disease. N Engl J Med. 2006;355:1466–73.

4. Connolly KJ, Hammer SM. The acute aseptic meningitis syndrome. Infect Dis Clin North Am. 1990;4:599–622.

5. Adair CV, Gauld RL, Smadel JE. Aseptic meningitis, a disease of diverse etiology: clinical and etiologic studies on 854 cases. Ann Intern Med. 1953; 39:675–704.

6. Wallgren A. Une nouvelle maladie infectieuse du systeme nerveux central: (Meningite aseptique aigue). Acta Pediatr. 1925;4:158–82.

7. Schut ES, de Gans J, van de Beek D. Community-acquired bacterial meningitis in adults. Pract Neurol. 2008;8:8–23.

8. Marton KL, Gean AD. The spinal tap: a new look at an old test. Ann Intern Med. 1986;104:840–8.

9. Chiba N, Murayama SY, Morozumi M, Nakayama E, et al. Rapid detection of eight causative pathogens for the diagnosis of bacterial meningitis by real-time PCR. J Infect Chemother. 2009;15:92–8.

10. Blanc F, Jaulhac B, Fleury M, de Seze J. Relevance of the antibody index to diagnose lyme neuroborreliosis among seropositive patients. Neurology. 2007;69: 953–8.

11. Tunkel AR, Hartman BJ, Kaplan SL, Kaufman BA, et al. Practice guidelines for the management of bacterial meningitis. Clin Infect Dis. 2004;39:1267–84.

12. Chaudhuri A, Martin PM, Kennedy PGE, Andrew Seaton R, et al. EFNS guideline on the management of community-acquired bacterial meningitis: report of an EFNS task force on acute bacterial meningitis in older children and adults. Eur J Neurol. 2008; 15:649–59.

13. Tunkel AR, Glaser CA, Bloch KC, Sejvar JJ, Marra CM, Roos KL, Hartman BJ, Kaplan SL, Scheld WM, Whitley RJ. The management of encephalitis: clinical practice guidelines by the Infectious Diseases Society of America. Clin Infect Dis. 2008;47:303–27.

14. Gilden DH, Cohrs RJ, Mahalingam R. VZV vasculopathy and postherpetic neuralgia: progress and perspective on antiviral therapy. Neurology. 2005;64:21–5.

15. Sexton DJ, Dasch GA. Rickettsial and ehrlichial infections. In: Roos KL, editor. Principles of neurologic infectious diseases. New York: McGraw-Hill; 2005. p. 327–42.

16. Kirkland KB, Wilkerson WE, Sexton DJ. Therapeutic delay and mortality in cases of Rocky Mountain spotted fever. Clin Infect Dis. 1995;20:1118–21.

17. Akins PT, Belko J, Uyeki TM, Axelrod Y, et al. H1N1 encephalitis with malignant edema and review of neurologic complications from influenza. Neurocrit Care. 2010;13:396–406.

18. Reihsaus E, Waldbaur H, Seeling W. Spinal epidural abscess: a meta-analysis of 915 patients. Neurosurg Rev. 2000;232:175–204.

19. Lury K, Smith JK, Castillo M. Imaging of spinal infections. Semin Roentgenol. 2006;41(4):363–79.

20. Heusner AP. Nontuberculous spinal epidural infections. N Engl J Med. 1948;239:845.

21. Darouiche RO. Spinal epidural abscess. N Engl J Med. 2006;355:2012–20.

22. Darouiche RO. Spinal epidural abscess and subdural empyema. In: Roos KL, Tunkel AR, editors. Bacterial infections of the central nervous system, Handbook of clinical neurology. Edinburgh: Elsevier; 2010. p. 91–100.

第 12 章

无力(吉兰-巴雷综合征)

Mengjing Huan, A. Gordon Smith

摘要

急性肌无力是常见的神经科急症,导致急性肌无力最常见的神经肌肉病变之一是吉兰－巴雷综合征(GBS)。本章复习了 GBS 的流行病学、发病机制、临床表现和 GBS 变异型并对治疗选择进行了讨论,包括有循证医学证据的免疫调节治疗和可实施的对症处理。最后,本章讨论了 GBS 的预后以及急性炎症性脱髓鞘性多发性周围神经病(AIDP)和慢性炎症性脱髓鞘性多发性周围神经病(CIDP)的鉴别诊断。本章旨在提高对这种经典神经肌肉疾病的认识及诊断和治疗水平。

关键词

急性肌无力 脱髓鞘性神经病 吉兰－巴雷综合征 周围神经病

急性肌无力是一个常见的神经科主诉,包括很多病因。对于任何神经病学上的评估,疾病过程在神经轴上的定位是确定诊断的第一步。本章将重点介绍周围神经系统病变导致的急性无力, 重点是吉兰-巴雷综合征(GBS)。GBS 是急性迟缓性瘫痪最常见的病因, 年发病率为(1.2~2.3)/10 万[1-3]。诊断和治疗水平的提高已经使 GBS 的死亡率下降。临床医师应该能够快速评估和治疗 GBS 患者, 并能识别表现与 GBS 相似的其他疾病。

1859 年,Octave Landry 对 10 例伴有或不伴有感觉症状的"上升性麻痹"患者进行了描述。遗憾的是最初的病理研究没有检查周围神经。5 年后,Louis Dumenil 对"Landry 上升性麻痹"的周围神经病理进行了首次描述[4]。Landry 报道的病例与最终定义为 GBS 的病例类似[5]。1916 年,法国神经病学家 Georges Guillain、Jean-Alexandre Barre 和 Andre Strohl 报道了两名士兵表现为急性迟缓性瘫痪、腱反射消失并自行恢复的病例[6]。这两名士兵的脑脊液检查蛋白量升高而细胞数正常。这就构成了 GBS 的经典临床表现:急性上升性无力伴有腱反射减弱或消失以及 CSF 蛋白细胞分离。

流行病学

工业化国家根除脊髓灰质炎以后,吉兰-巴雷综合征成为急性肌无力的最常见原因。发病率随着年龄增长而增加,年龄越大恢复越慢越不完全。GBS 也发生于婴儿或儿童。男女比例为 1.5:1[2]。

虽然存在地域差异，但 GBS 在世界范围内都有分布。在北美和欧洲，GBS 多表现为 AIDP，占所有病例的 90%~95%。轴索型和颅神经型占美国病例的 5%~10%。在日本、中国、中部和南部美洲，轴索型占病例的 1/3 到 50%[2]。这可能是免疫原暴露差异的反映，阐明了该病的发病机制。遗传易感性的不同也可能存在。局部区域发病率暂时升高，也是由于暴露于某些免疫原增加。例如 1991~1992 年夏季在中国北方轴索型 GBS 的发病率增加，最终证实与空肠弯曲菌的感染增加有关。在这个研究中电生理和尸检检查显示运动神经存在严重的轴索损害而感觉神经相对完好[7]。对这些病例的观察促进了轴索运动型 GBS 亚型——急性运动轴索型神经病的确立。

许多感染与 GBS 有关。报道约 2/3 病例在发病前 1 个月内有前驱感染[8]。在有前驱感染的病例中，上呼吸道感染最常见（38%~50%），其次是胃肠道感染（17%~27%）[8,9]。空肠弯曲菌是已确定的最常见的前驱感染，此外还有巨细胞病毒、EB 病毒、肺炎支原体、流感嗜血杆菌[10-12]。

疫苗接种与 GBS 的潜在关系尚存在争议。以前的狂犬病疫苗来源于乳鼠大脑或成熟的羊脑，曾报道可诱发 GBS 样综合征，有时伴有脑脊髓炎[13-15]。目前还没有发现来源于鸡胚胎的狂犬病疫苗与 GBS 有关[16]。另一个明确的联系是在 1976 年实施猪流感疫苗接种后 GBS 的发病率明显升高[17]。在 10 周内大约 450 亿美国人接种 H1N1 流感疫苗，在这些接种过疫苗的人群中患 GBS 的风险显著升高。在最早的回顾性研究中，6 周内接受疫苗接种的人群 GBS 的发病率为 8.8/100 万，而普通人群在 6 周期间发病率为（0.7~4.6）/100 万。后来的研究对这些数据进行了再分析，发现疫苗接种后 GBS 的发病率持续升高[18]。虽然这种联系的确切本质仍不明确，但这提示猪流感疫苗接种与 GBS 存在因果关系。迄今为止，没有数据支持新的 H1N1 疫苗接种有增加患 GBS 的危险。1976 年以后的其他流感疫苗还没有证明与 GBS 的发生有因果关系。个别学者报道过接种流感、肝炎、破伤风疫苗后 GBS 的发病率或病例数增加[19-21]。其他研究还没有发现疫苗接种后 GBS 病例数增多[22-24]。也有报道接种共轭四价体流脑疫苗后出现 GBS 病例，但还没有建立明确的因果关系[22]。有 GBS 病史患者的预后还不是很明确。一项对 GBS 支持治疗和辅助治疗的 Cochrane 回顾分析提示在 GBS 急性期也许在出现症状后一年内不应该给予免疫治疗，尽管免疫治疗后 GBS 复发的危险总体来说很小[25]。然而，应该对每一位有 GBS 病史的患者都应进行风险和获益分析。

病理生理学和发病机制

与前驱感染并可能与免疫接种有关的流行病学提示免疫功能障碍是 GBS 的发病基础。病理学研究、伴生的抗糖脂抗体以及免疫调节治疗有效进一步支持这一点。识别不同亚型有助于 GBS 的病理生理学讨论：经典的 AIDP 型（急性炎症性脱髓鞘性多发性神经病）、轴索型和颅神经型，这些类型将在 GBS"临床变异型"中详细描述。

病理学研究

AIDP 的病理学研究业已证实周围神经和神经根多处存在单核细胞浸润[26]。巨噬细胞吞噬施万细胞或完好的髓鞘，导致脱髓鞘。病情严重时可以出现轴索受损[27]。

在急性运动性轴索型神经病（AMAN）中，巨噬细胞侵嗜郎飞结并侵入轴索和施万细胞轴膜之间，出现沿轴索的传导阻滞。中国北方的 AMAN 型不仅进展快而且恢复也快，提示轴索传导是跳跃式的，但真正的轴索变性较轻或主要累及远端[28,29]。这也可能与年轻人轴索修复快有关，因为中国北方患病人群主要为儿童和青年人。然而，大多数轴索型 GBS 患者进展迅速、病情更严重并遗留残余功能障碍，反映原发轴索损伤伴有沃勒变性。有运动和感觉受累的患者，急性运动感觉性轴索型神经病

（AMSAN），恢复也较慢。巨噬细胞侵蚀类型与 AMAN 型相似，除了脊神经背根也受累外。提出 AMSAN 可能提示轴突受到更严重的免疫损害，产生真正的轴索变性导致尽管最初的免疫攻击停止但修复很慢。轴索型均存在神经或神经根小淋巴细胞浸润。尸检研究发现抗体和补体激活可能是轴索型主要的免疫异常机制，它们在郎飞结聚集可能阻断钠通道[30]。

抗神经节苷脂抗体

除了 AIDP 外抗神经节苷抗体在很多 GBS 变异型中存在（表 12.1）。神经节苷脂是携带有一个（如，GM1 代表"单"）或更多（GD1 代表"二"，GT1 代表"三"）唾液酸分子细胞外糖残基的鞘糖脂（图 12.1）。它们存在于很多组织中但在神经组织中尤其丰富。一些研究报道

表12.1　GBS亚型和相关抗神经节苷脂抗体

GBS变异型	抗体
AIDP	不清楚
AMAN	GM1、GM1b、GD1a、Ga1Nac-GD1a
AMSAN	GM1、GM1b、GD1a
Miller Fisher综合征	GQ1b、GT1a
咽–颈–臂型	GT1a
叠加综合征 AIDP 和 Miller Fisher综合征	GQ1b、GM1、GM1b、GD1a、Ga1Nac-GD1a

发现许多抗神经节苷脂抗体与 GBS 某一亚型有关。与某一亚型的关联可能是由于这些神经节苷脂抗体在神经系统不同部位分布不同。也有抗神经节苷脂复合体（如，一种以上神经节苷脂）抗体与不同的需进一步界定的亚型相关。

Adapted from Hughes[2].

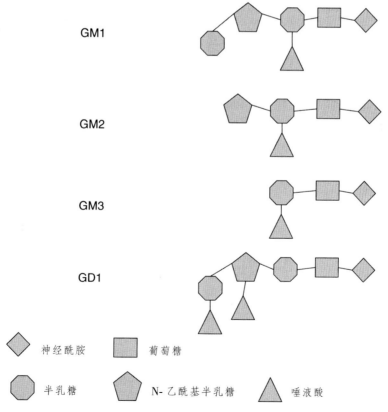

图 12.1　神经节苷脂示意图。GM1 或 GM2 或 GM3 中的"M"代表只有一个唾液酸基团（NANA）。直接跟在 G（代表神经节苷脂）后面的数字代表与神经酰胺相连的葡萄糖、N- 乙酰基半乳糖和半乳糖的不同组合。例如，GD1 除了多一个唾液酸基团（NANA）外与 GM1 是一样的。

GBS 样综合征可在人和动物模型中由抗神经节苷脂免疫反应诱发。例如,有一段时期注射牛神经节苷脂被广泛用来治疗如疼痛、坐骨神经痛和卒中, 在这些患者中有一小部分出现 AMAN 症状。他们也有抗 GM1 抗体[31]。然而, 如抗高纯度 GM1 免疫反应产生高抗体滴定度而没有疾病的临床证据的其他研究,这种机制更加复杂。提出一种蛋白,不是 GM1,在产生临床症状的连接中是必需的,因为直接注射抗神经节苷脂抗体并不能导致疾病[32]。

大多数 AMAN 患者存在 GM1 抗体。Fisher 综合征患者与 GQ1b 抗体的相关性更强,超过 90% 的 Fisher 综合征患者存在 GQ1b[33]。抗体和临床表现之间存在对应关系。例如,相对于背神经根损害 GM1 更常见于腹神经根损害患者,存在 GM1 抗体的 GBS 会有更多的运动症状。同样,GQ1b 抗体在以颅神经受损为主要症状的颅神经型中更常见而不是脊神经根型[34]。然而,如表 12.1 所示,同一抗体可能存在于不同亚型中。它们也可能存在于其他以免疫介导的神经病为主要表现的疾病中,例如 GM1 抗体可见于多灶性运动神经病中。

除了抗神经节苷脂抗体外,神经节苷脂复合体抗体在某些 GBS 患者中业已发现。例如,在一些需要机械通气的重症病例中业已发现抗 GD1a/GD1b 和(或)GD1b/GT1b 复合体抗体。在这些患者中,单一神经节苷脂抗体(如GD1a)没有或很少。在一些没有 GQ1b 抗体的 Fisher 综合征患者中, 取而代之的可能是抗 GD1b/GM1 复合体抗体[35,36]。抗神经节苷脂复合体抗体可能与抗单一神经节苷脂抗体一样激活补体系统并导致髓鞘或轴索受损[35]。这些抗体的确切意义还需要进一步界定。

抗神经节苷脂抗体通过补体激活导致神经损害。这些抗体与神经膜上的神经节苷脂或复合体结合导致补体定置和膜攻击复合体(MAC)形成。通过 MAC 上的孔洞钙内流引发顺流而下的事件导致神经功能障碍和损害[37]。这种机制提示用可阻止补体激活或 MAC 定置的药物可能会治愈该病。

分子模拟

空肠弯曲菌感染可先于任何亚型的 GBS, 但 AMAN 是最常见的临床综合征。空肠弯曲菌菌株与伴随康神经节苷脂抗体一起可以预示临床表现的类型。产生 AMAN 症状的空肠弯曲菌菌株在细菌细胞壁上有唾液酸结构,当注入兔体内时能模拟 GM1 产生抗 GM1 抗体[38,39]。引发 Miller Fisher 亚型的空肠弯曲菌菌株常携带 GQ1b-、GT1a-或 GD3-样抗原决定簇在注入动物模型后可产生相似的病理反应。其他病原体也可能通过分子模拟导致 GBS 症状。流行性感冒病毒具有 GQ1b-或 GM1-样细菌细胞壁成分,肺炎支原体可以诱导产生半乳糖脑苷脂抗体[33,40,41]。因此,提出由前驱感染产生的这些抗体可能使患者神经系统中的神经节苷脂发生交叉反应,构成 GBS 发病机制的分子模拟基础。然而, 不是所有 GBS 病例都有确切的前驱感染,因此,肯定存在诱导产生这些抗体的其他机制。另外,AIDP 也可存在前驱感染,但还没有发现抗神经节苷脂抗体。因此,分子模拟与抗神经节苷脂抗体一起为 GBS 发病机制提供了一些有限的解释但并不完整。

临床表现

GBS 经典的临床表现是几天至几周内逐渐进展的肌无力和反射消失。根据定义,GBS 肌无力症状达高峰的时间不足 4 周,借此与 CIDP 区别,CIDP 进展或复发的病程至少 8 周。这个定义不包括病程在 4~8 周之间的亚急性炎性脱髓鞘性多发性周围神经病(SIDP)[42]。这是 AIDP 或 CIDP 之外的独立亚型还是 AIDP 或 CIDP 的极端还存在争议。一般来说,50% 的 GBS 患者肌无力症状在 2 周内达到高峰,90% 患者在 4 周内达高峰[43]。通常患者症状能自行好转,但这种好转可能经历数周到数月的缓慢过程。

据报道很多患者首发感觉症状(感觉异

常)先于运动症状。然而,单纯以感觉丧失为主诉并不常见,尤其是仅有轻微的或没有肌无力症状。肌无力是导致患者就诊的主要症状,大多数是双侧对称受累。虽然很多经典病例被描述为上升性无力,但由于通常炎症位于神经根导致近端受累症状,真正的手套袜套类型并不常见。严重病例也可能出现延髓性麻痹症状。呼吸肌无力是最令人头痛的症状。一项研究提示 9.1%以 GBS 住院的患者需要机械通气[3]。治疗不能行走患者的治疗试验报道重症患者 1/3 以上需要气管插管[21]。

GBS 的主要特点是反射减弱或消失。大多数患者有受累肢体反射消失,虽然在早期阶段或极少数病例,仅可见反射减弱。反射消失有助于将周围神经受累和中枢神经系统疾病区分开来,脊髓损伤导致的无力伴脊休克除外。如果临床表现为肢体无力但反射正常,则应该考虑 GBS 以外的诊断。

虽然感觉症状不会成为 GBS 经典的主诉,但 GBS 患者经常会有严重的疼痛。在急性期,疼痛可能由炎症所致。在对 55 例 GBS 患者进行的前瞻性研究中,89.1%存在疼痛,50%存在严重疼痛[44]。后背和腿疼痛很常见并于第 8 周以后缓解,可能反映了炎性多神经根病变。肢体疼痛也很常见并且持续时间更长。在慢性恢复期,疼痛可能是由于轴索损伤和可能存在感觉纤维再生有关[21]。假性脑膜炎、肌肉、关节、内脏疼痛也有描述[45]。总之,疼痛的严重程度与肌无力严重程度和呼吸肌受累无关。

在 GBS 中自主神经病变也很普遍,包括交感神经和副交感神经异常。大多数患者都有一定程度的自主神经功能障碍,在严重的病例,突然自主神经功能衰竭可以导致死亡。自主神经症状包括心律失常、血压不稳定、对药物的异常血流动力学反应、直肠和膀胱功能障碍、瞳孔异常和汗液分泌异常[46]。建议常规心电监测和谨慎应用短效血流动力学药物。虽然很难预测哪一个患者会出现自主神经受累,但轴突损害和重症病例会有更大风险。一项研究报告了表皮内神经纤维密度降低和出现自

主神经功能不稳定之间的关系[47]。

恢复通常很慢,需经数周至数月时间。预后一般较好,很少有病例复发,但不包括 CIDP 和最初治疗后症状加重的患者。表 12.2 列出了影响预后的因素。预后差的因素包括年龄大、心脏病或肺部疾病病史、GBS 症状迅速进展、轴索损害亚型和自主神经功能不稳定。即使在发达国家给予积极的支持治疗死亡率仍为 3%~8%[48]。死亡原因包括危重病的并发症,如呼吸机相关性感染、肺栓塞和自主神经功能紊乱引起的心律失常[49]。大约 80%的患者完全恢复,或仅有如反射减弱或失神经支配的电生理证据等亚临床异常。5%~10%的患者遗留有严重的肌无力。恢复的速度和程度通常取决于发病的严重程度和速度以及轴索受累的程度,因为轴索再生比髓鞘要慢得多。相关感染也会

表12.2 影响GBS预后的各种因素

影响 GBS 预后的因素
患者人口统计数据
差:50 岁或 60 岁以上
伴发心脏或肺部疾病
相关的前驱感染
差:前驱腹泻(而不是呼吸道)疾病
CMV
好:EBV
临床表现
差:发病快、发现时病情进展
需要人工通气
有危重疾病的感染并发症
轴索亚型
自主神经功能障碍
好:Miller Fisher 亚型不伴有明显的 GBS 叠加
中国瘫痪综合征(AMAN 亚型)
电生理特征
差:明显的轴索损伤
CMAP 正常不足 20%[129]

年龄在预测 GBS 预后中是首要因素,可能与神经修复和再生能力减低有关。免疫学差异和共病也发挥作用。轴索型和前驱感染会导致不良预后。呼吸或自主神经功能障碍会影响急性期死亡率和发病率。

影响预后。由空肠弯曲菌感染导致的前驱性腹泻疾病与延迟恢复有关 [50]。巨细胞病毒(CMV)感染恢复时间也较长，而 EB 病毒感染症状较轻、预后较好[51]。疲劳可能是一个造成功能障碍的症状，即使在运动功能恢复较好的患者。疲劳可能是由于遗留的不完全的轻微无力在临床检查中未能发现。然而，疲劳的病因，60%~80%是不清楚的[52,53]。

儿童 GBS

婴儿和儿童 GBS 的发病率低于成人，年发病率约为 1/10 万[54]。虽然儿童 GBS 的临床特征与成年人相似，但有重要区别。婴幼儿可能会出现肌张力低下、喂养困难、因疼痛变得烦躁和活动减少，这些开始可能提示儿童精神状态改变。近端肌肉和颅神经受累更常见，发生于 30%~45% 的儿童[55,56]。另一个主要的临床区别是疾病的病程较短[55]。大多数病例 2 周内恢复，通常到 4 个月很少留有临床症状。长期遗留功能缺失很少见或仅留有轻微症状。90%以上的患者都能完全恢复[57]。死亡率也较低，为 1%~2%，主要由于呼吸和自主神经的心血管并发症[58]。

临床亚型

急性炎症性脱髓鞘性多发性神经根病变(AIDP)

在欧洲和北美国家 AIDP 是最常见的类型，上面所描述的临床特征基本上都属于它。如果没有电生理检查常常很难区分 AIDP 与轴索型。然而，相对于轴索再生髓鞘再生所需时间较短，所以 AIDP 一般来讲预后较好。

轴索型(AMAN, AMSAN)

轴索型 GBS 自 1986 年才被认识[59]。主要为轴索受累的证据是电生理检查存在显著的运动和(或)感觉电位波幅降低但无传导速度减慢或潜伏期延长。也有较早的突出的失神经支配肌电图证据。几例这类患者的尸检研究已经证实轴突变性为主要形式[60]。自从承认轴索型 GBS 为一个独立临床类型以来，根据是否有感觉受累将这种类型分为两类。AMAN 指没有感觉受累的轴索型 GBS，AMSAN 指运动和感觉均受累的轴索型 GBS。这两种轴索型在亚洲和美国中南部更常见。

1991 年中国北部爆发轴索型运动神经病，与空肠弯曲菌感染有关[7]。这些患者肌力迅速下降，但症状恢复也较快，随着时间的推移症状完全恢复。电生理检查和尸检结果显示主要为轴突损伤，脱髓鞘证据很少，因此，被归为 AMAN[7,60]。它们与急性运动和感觉轴索神经病有明显不同，急性运动和感觉轴索神经病通常病程更长并留有明显的神经功能缺损[59]。认为预后不同是由于中国的 AMAN 病例为末端传导阻滞，而急性运动和感觉轴索神经病为广泛的轴突变性。

轴索型一般预后较差，包括 AMSAN 和 AMAN(中国的爆发型病例例外)。该型进展迅速，恢复慢并且不完全，更容易累及呼吸肌(需要机械通气)和自主神经。该型的病理生理学在前一部分已经叙述。此外，通常存在相应的抗神经节苷脂抗体(表 12.1)。

颅神经型

Miller Fisher 综合征是最常见的 GBS 颅神经型。典型的三联征包括共济失调、反射消失和眼外肌麻痹[61]。诊断不需要同时具备所有这些症状。也可能存在不同程度的肢体无力、感觉异常和自主神经功能紊乱，可能存在 Miller Fisher 和经典 AIDP 的叠加综合征[62]。Miller Fisher 综合征的症状一般能完全恢复[63]，考虑到这些患者最终能自发恢复对这些患者是否给予免疫调节治疗存在争议。90%的 Miller Fisher 综合征患者 GQ1b 抗体阳性，也可存在其他抗体，在叠加综合征中也存在另外的抗体(表 12.1)[64]。

咽-颈-臂型 GBS 也有报道。顾名思义，在这种亚型中常伴有延髓功能障碍并且出现较早。颈部和肩部无力比腿部无力更明显。也可出现面肌和眼外肌无力、共济失调，提示与Fisher综合征叠加。下肢无力可轻可重，如果没有下肢无力则可以保留腱反射。病例肌无力"递减"模式和下肢腱反射存在会给诊断增加困难。1986年首次报道3例这种亚型患者[65]。在100例这种亚型患者中，在无力发生前存在空肠弯曲菌前驱感染的占31%，一半患者GT1a抗体阳性，30%~40% GQ1b、GM1、GM1b、GD1a或Ga1NAc-GD1a抗体阳性[66]。这一观察结果提示GBS其他亚型和咽颈臂亚型之间存在叠加，也支持这样一个概念即这些疾病在临床上存在连续性存在通过特定免疫应答可以测定的生理和解剖变异。

中枢神经系统受累

Bickerstaff脑炎是累及中枢神经系统为特征的GBS亚型。症状通常始自颅神经或肢体无力，后来逐渐进展至意识障碍，可导致昏迷。在迟缓性瘫痪的肢体可以引出病理征，进一步提示中枢神经、周围神经均受累。在一项对62例患者的研究中，抗GQ1b抗体阳性率为66%[67]。尸检发现中枢神经系统淋巴细胞炎性浸润以及周围神经轴索变性证据。评估急性意识状态改变患者时要想到Bickerstaff脑炎很重要，因为给予免疫调节治疗可能会加快患者恢复。然而，类似于大多数GBS患者绝大多数Bickerstaff脑炎患者为单向病程并可显著恢复。发病率和死亡率取决于严重并发症和自主神经功能障碍。

诊断

经典GBS诊断通常并不困难。诊断主要根据临床表现，辅助检查可以支持诊断但不能作为确诊的依据。掌握上述临床表现并认识到临床表现的广泛性有助于识别少见的亚型。脑脊液(CSF)和电生理检查有助于确定GBS的诊断。然而，在疾病早期脑脊液和电生理检查常常正常，它们的敏感性和病程有关。因此，治疗应在脑脊液和电生理发现异常之前基于临床表现做出判断。对快速进展患者尤其如此，早期治疗可能至关重要。

脑脊液检查

脑脊液蛋白细胞分离(脑脊液蛋白浓度升高而细胞数正常)是GBS的特征性表现。在第一周脑脊液通常正常，在出现症状后第二周末大于90%患者出现蛋白细胞分离[68]。在一项Miller Fisher综合征大宗病例系列研究中，只有1/4的患者在第一周出现脑脊液蛋白浓度升高，第三周84%病例出现脑脊液蛋白浓度升高[69]。因此，早期没有脑脊液蛋白浓度升高不能排除诊断。

脑脊液细胞数升高，尤其是以多形核白细胞为主，提示其他疾病。这些疾病包括感染性疾病，如莱姆病、HIV、CMV、EBV或脑膜癌病。然而，有报道符合GBS诊断标准的病例脑脊液细胞数增多。一项研究报道5例急性进展性GBS脑脊液细胞数大于50/WBS/mm³[70]。值得注意的是，所有患者于发病后4~100天死亡，尸检显示脱髓鞘性多发性神经根炎。HSV、CMV、EBV、VZV、肠道病毒、蜱传播的脑炎病毒和螺旋体免疫组化染色均为阴性。作者的结论是GBS可以见到脑脊液细胞数增多并以多形核白细胞(PMN)为主，尽管这是不典型的并且临床病程也不同于典型GBS。当脑脊液细胞数显著升高时，应对感染、肿瘤或其他自身免疫性疾病进行全面筛查。

电生理

电生理检查有助于将GBS分为脱髓鞘型和轴索型(表12.3)。在发病5周以内87%患者存在神经传导异常，10%没有明确的评价[71]。在疾病的早期阶段，由于神经或神经根受累不完全，可能不完全符合诊断标准。对早期检查正常或不确定的不典型病例1~2周后重复检查很有必要。最早的变化包括最小F波潜伏期延长。传导阻滞也是获得性脱髓鞘的重要特征，但是近端病变可能很难探出。一项研究报告10%的病例存在传导阻滞[72]。运动神经传导

表12.3　吉兰-巴雷综合征电生理诊断标准

吉兰-巴雷综合征及其亚型的诊断标准

AIDP

至少两根神经中的每一根有下列至少一点，或在一根神经中至少有下列两点如果所有其他难以兴奋和 dCMAP>10% LLN

　　运动传导速度<90% LLN（85% 如果 dCMAP<50%正常值下限）

　　远端运动潜伏期>110% ULN （或>120%如果 dCMAP<100% LLN）

　　pCMAP/dCMAP 率<0.5 和 dCMAP>20% LLN

　　F 反应延迟>120% ULN

AMSAN

除了一根神经有一个脱髓鞘表现，如果 dCAMP<10% LLN 没有 AIDP 特征

感觉动作电位波幅<LLN

AMAN

除了一根神经有一个脱髓鞘表现，如果 dCAMP<10% LLN 没有 AIDP 特征

感觉动作电位波幅正常

难以兴奋

在所有神经中 dCMAP 缺失或仅在一根神经中存在，加上 dCAMP<10% LLN

---

dCMAP 给予远端刺激后复合肌肉动作电位；pCMAP 给予近端刺激后复合肌肉动作电位；LLN 正常下限；ULN 正常上限。

在 AIDP 亚型中，传导速度和潜伏期受累为主而波幅相对完好，为脱髓鞘型。不具备脱髓鞘特征而波幅降低定为轴索亚型。这仅见于 AMAN 中的运动反应，而在 AMSAN 中见于运动和感觉反应。有时损害相当严重以至于引不出反应；就不能分为脱髓鞘为主还是轴索病变为主。

Adapted from Hughes[2], with data from Hadden[130] and Ho[131].

异常首先发生，接着出现感觉神经传导异常。在 AIDP，轴索损害特点稍后出现表现为感觉神经波幅降低和复合肌肉动作电位以及行针电极肌电图时纤颤波和正锐波。轴索损害的电生理评估可能有助于预测；那些轴索受损为主的患者恢复时间较长并很可能恢复不完全[73]。在神经传导反应缺失或波幅明显下降的情况下，描述最初过程是脱髓鞘还是轴索病变可能有一定难度。可能不能区分原发性脱髓鞘和轴索受损。

在 GBS 电生理检查中另一个表现被称为"正常腓肠神经-异常正中神经类型"。这通常在其他神经传导异常出现之前的早期阶段可以见到。与糖尿病神经病变或运动神经元病或对照组相比，正中神经感觉反应降低而腓肠神经反应相对完好的这种类型更常见于炎性神经病（AIDP 和 CIDP）[74]。腓肠神经波幅正常而正中神经反应消失的这种极端类型只见于 AIDP 和 CIDP。

在没 Miller Fisher 亚型中，即使没有肢体症状，也可能存在感觉神经传导异常[75]。感觉丧失可能导致共济失调。除了重叠综合征病例中，运动神经很少或严重受损，除了在叠加综合征中。关于是否感觉神经异常主要是脱髓鞘[76]还是轴索病变[77,78]报道并不一致。近端面部神经传导异常也有描述，主要为脱髓鞘表现[79]。

病因及鉴别诊断检查

在某些情况下，相关感染的诊断性检查可能会对预后（临床表现一章有关于预后的详细描述）有帮助。在有前驱腹泻史或 AMAN 临床表现的患者，需进行粪便培养和血清学检查查找空肠弯曲菌。其他感染性疾病的诊断检查包括急性期和恢复期的 CMV、EBV 和肺炎支原体的血清学检查。例如，GQ1b 抗体阳性对诊断 Miller Fisher 亚型和叠加综合征有较高的敏感性和特异性。然而，这些检查常常需要几天或更长时间，所以一般必须根据推测开始免疫调节治疗。

支持治疗方面的检查

除了 GBS 的诊断性检查外，也需要有助于支持治疗的其他检查。对住院的或危重患者，进行全面的实验室检查、血常规、凝血功能和尿液分析有助于建立一个基线便于以后随访。倘若自主神经功能障碍为主要表现，应该做一个基线心电图检查，如果患者有症状、病

情危重或在初步筛查时发现异常需要连续心脏和血流动力学监测。呼吸方面的评价需要进行 X 线胸片和肺功能检查。提示需要无创性呼吸支持或机械通气的呼吸窘迫征象见表 12.4[80]。

鉴别诊断

神经系统任何部位的病变均可以出现肌无力症状。沿神经轴定位仍然是患者评估的第一步。无力的分布、肌张力和反射在中枢病变和周围性损害之间有明显不同。一旦定位在周围神经系统，存在或不存在感觉症状及感觉症状的分布和反射的改变有助于神经根或神经病变与运动神经、神经肌肉接头处病变或肌肉疾病的鉴别。

表12.4　呼吸窘迫的征象

呼吸窘迫的征象
预警征象
有吞咽和发音困难的延髓性麻痹
呼吸浅快
心动过速
咳嗽无力
发音断续
使用辅助呼吸肌
胸腹反常呼吸
端坐呼吸
斜方肌和颈部肌肉无力
每分钟呼吸次数少于 20 次
饮水呛咳
客观评估
血氧饱和度降低和夜间发生的血氧饱和度降低
最大肺活量<15mL/kg，或<1L，或比以前下降 50%
最大吸氧压力>-30cmH$_2$O
最大呼气压力<40cmH$_2$O

在呼吸衰竭之前认识到这些临床症状和体征提前做好机械通气等保护措施防止 GBS 患者出现呼吸循环骤停。最初和随后按计划进行的有床旁肺活量测定的肺功能监测可以追踪 GBS 患者呼吸功能障碍的进展。Adapted from Mehta[80].

表 12.5 列出了引起的急性肌无力其他原因，包括与 GBS 类似的中枢和外周神经系统疾病。

当临床定位在下运动神经元或更周围的部分，实验室检查对鉴别急性多发性神经病的不同病因有帮助。当病变局限在下运动神经元时，要进行大便培养查找脊髓灰质炎病毒（在有关地理区域），也要检查 CSF 西尼罗病毒

表12.5　神经轴不同部位病变所致急性迟缓性瘫痪的鉴别诊断

急性迟缓性瘫痪的鉴别诊断
中枢神经系统
脑干卒中或脑炎
脊髓病-外伤性、横惯性脊髓炎、占位性病变
运动神经元病
脊髓灰质炎
非脊髓灰质炎肠道病毒感染
西尼罗河病毒导致类脊髓灰质炎综合征
神经根或神经病变
吉兰-巴雷综合征
白喉导致神经疾病
急性间歇性血卟啉病
血管炎性神经病
危重病神经病变
HIV 血清转化脊髓神经根炎
神经包柔螺旋体病
淋巴瘤神经病
中毒：重金属、乙烷、
蜱虫性麻痹
神经肌肉接头处疾病
重症肌无力：包括包括药物引起或加重的 MG
肉毒中毒
有机磷酸中毒
肌肉疾病
低钾血症
低磷酸盐血症
周期性瘫痪
横纹肌溶解
炎症性肌病
危重病性肌病

以上是中枢和周围性原因引起急性弛缓性瘫痪，定位诊断会使鉴别诊断的范围缩窄。

IgM 抗体[81]。非脊髓灰质炎肠道病毒可引起急性迟缓性瘫痪。可疑病例应送检脑脊液肠道病毒 PCR 和脑脊液病毒培养。因为累及下运动神经元,除非并发急性脊髓炎,否则以肌无力为主不会有感觉症状。在急性神经病中,在相称的临床背景下应进行药物、毒物、重金属筛查,尿胆原和 δ-氨基乙酰丙酸的浓度以及血管炎性物质(ESR,ANA,ENA,ANCA,冷球蛋白等)的检测[82]。

有几种感染引起的类 GBS 的多发性神经根病(表 12.6)。HIV 血清转化表现类似 AIDP,但是通常存在脑脊液细胞数增多。在血清转化阶段,用 Western blot 进行血清学检查可能不总是阳性结果,需要进行 PCR 检测病毒载量。类似于 GBS,神经包柔螺旋体病可以表现为脑膜炎及多发性神经根病,很像 GBS,在鉴别诊断时要考虑到。与 HIV 感染导致的多发性神经根病类似,常见脑脊液细胞数增多。白喉也可以表现多发性神经根病,但通常以球部症状为主而肢体症状相对较轻(占 98%,而 GBS 仅为 10%)[82]。白喉所致的神经病在电生理上也表现为脱髓鞘特征。病前的咽喉痛很像 GBS 的前驱感染。呼吸功能障碍很常见,20% 的患者需要机械通气。由于超过 1~2 个月的持续恶化以及存在继发性加重的双峰式病程,临床病程延长。总死亡率和残余发病率比 GBS 高很多[83]。

蜱虱性麻痹是导致急性迟缓性瘫痪的另一原因。蜱虱叮咬后,通常出现对称性上升性肌无力发展历经数小时至数天。有更多局限性肌无力的报道。多数病例在去除蜱虱后肌无力自发改善,北美种群需要经过几个小时,而澳大利亚种群需要几天。感觉障碍也可出现。蜱虱性麻痹的病理生理尚不明确,但有人推测钠离子通道障碍导致传导阻滞和神经肌肉异常[84,85]。对急性迟缓性瘫痪的病例,尤其是 10 岁以下和近期有在蜱虱地区暴露史的人群,应仔细进行蜱虱方面的检查,这是很重要的。

神经肌肉接头病变也可以导致急性肌无力。在婴儿和幼儿,肉毒杆菌中毒引起的肌无力伴有自主神经症状,包括便秘和瞳孔散大。这组症状提示应检测大便标本查找肉毒杆菌并进行电生理检查查找突触前膜的缺陷。幸运的是,GBS 在婴幼儿相对罕见,但对急性瘫痪的婴幼儿仍应考虑到该病。在成人,也可能是未曾诊断的重症肌无力急性表现。重症肌无力不会有感觉症状,据此可以和 GBS 鉴别。

当以纯感觉综合征为表现时,不可能是 GBS。明显的感觉缺失包括近端肢体和躯干通常提示感觉性神经病。病因包括 Hu 抗体阳性的副肿瘤综合征和干燥综合征相关神经病。以感觉障碍为主没有无力症状的 GBS 有少数报道。然而,电生理检查仍然存在运动神经传导异常[86]。因此,GBS 在临床上几乎没有无力症状是可能的,但电生理仍然有运动受累的表现。相比而言,感觉神经病患者运动神经传导正常。电生理检查有助于确诊仅有亚临床运动神经受累的罕见不典型 GBS。

治疗

GBS 的治疗主要包括两种方法。第一是免疫治疗以改变病程,加快恢复,改善神经科预后。第二是恢复期的支持治疗。

免疫调节治疗

血浆置换

1978 年的病例研究首次报道了血浆置换的疗效[87]。随后一系列关于血浆置换的随机对照研究显示血浆置换比单纯支持治疗疗效更好。总的来说,中度和严重病例应用血浆置换会取得显著效果[88-93]。纳入研究的大多数病例在出现肌无力 2 周以内给予治疗,只有一项研究在发病 1 个月内给予治疗。多数病例为中到重度病变,中到重度病变定义为不能独自行走。1 个月内进行 3~8 次血浆置换后 GBS 严重程度评分显著改善,能独立行走患者比例显著增加。在一项研究中,治疗组住院时间缩短(48.4d vs 53.0d),需要机械通气的时间也减少

表12.6　GBS与类似疾病的区别特点

综合征	受累形式	实验室异常	诊断性电生理检查异常	其他表现
GBS	对称性，近端和远端，运动>感觉，自主神经功能障碍	脑脊液细胞数正常，蛋白升高	运动和感觉神经传导速度表现为脱髓鞘或轴索病变	存在前驱感染
脊髓灰质炎	运动：下肢>上肢>延髓，不对称性肌痛，感觉过敏，自主神经功能障碍	脑脊液细胞数升高，蛋白升高	感觉正常，运动传导波幅减低	感染后2~5天
西尼罗病毒感染	运动功能障碍除非合并有感觉改变，不对称性，自主神经障碍	脑脊液细胞数升高，蛋白升高，脑-送检脑脊液 IgM	感觉正常，运动传导波幅降低	一些类似 AIDP 的症状
HIV 血清转化神经根病	类似 GBS	脑脊液细胞数升高，蛋白升高，脑-送检血清学检查和脑脊液病毒载量	运动和感觉神经传导速度表现为脱髓鞘或轴索病变	在血清转化早期检测病毒载量
急性 B.burgdorferi 螺旋体神经根神经病	颅神经（面神经）麻痹，同时存在脑膜炎，疼痛，无力发轻度感觉受累	脑脊液细胞数升高，蛋白升高，脑-送检血清学检查和脑脊液 csf 查 IgG 抗体	轴索型	感染后1~2个月
白喉	延髓麻痹，病程/双峰型病程，自主神经功能障碍	脑脊液细胞+/-，脑脊液蛋白+/-，压力升高	表现脱髓鞘：潜伏期延长，波幅降低	系统性感染伴多器官衰竭
蜱瘫痪	上升性运动>感觉，自主神经功能障碍	脑脊液正常	传导阻滞，潜伏期延长，速度正常，RNS 正常	
肉毒中毒	仅运动受累，早期便秘，瞳孔扩大	脑脊液正常	神经肌肉突触前膜障碍，小 CMAP	
重症肌无力	仅运动受累	脑脊液正常	神经肌肉突触后膜障碍	

CSF:脑脊液，NCS:神经传导速度检查，RNS:重复神经电刺激，NMJ:神经肌肉接头处，CAMP:复合运动电位。

本表列出了类似 GBS 的疾病及特征性疾病受累形式，典型脑脊液结果及电生理异常。GBS 仍然是基于受累形式的临床诊断，并依据受累形式与其他疾病鉴别。辅助检查有助于确诊。

(11.7~15.3 天)[89]。

法国合作组织对 304 例不能行走的 GBS 患者进行研究,随机分为两组分别给予 4 次和 2 次血浆置换治疗。接受 4 次血浆置换组几天内明显改善可以在扶持下行走(20 vs 24),需要机械通气的天数(15 vs 37),住院天数(21 vs 26),和 1 年时完全恢复的比例(64% vs 48%)[94]。症状较轻的患者给予 2 次血浆置换,与对照组相比也能达到上述效果,但是症状严重组(需要机械通气)给予 6 次血浆置换比给予 4 次能获得更大的改善。给予 6 次血浆置换副作用也增加。根据这些数据,对中、重症患者推荐给予 4 次血浆置换,轻症患者给予 2 次血浆置换。许多临床医师继续给予 5 次血浆置换,尤其是对那些快速进展或严重肌无力的患者。

血浆置换的副作用包括感染、血压不稳定、心律失常、血管并发症和肺动脉栓塞。然而,在这三项研究中对这些并发症做了很好的记录,结果并不比对照组发生的频率高[90,93,94]。

静脉注射免疫球蛋白(IVIG)

在 IVIG 被系统研究时,血浆置换已经纳入成人 GBS 的标准治疗。对成年患者没有安慰剂对照试验。然而,几项对儿童患者的研究比较了 IVIG 与支持治疗显示 IVIG 治疗显著加快了患儿的恢复[95-97]。

大多数研究对 IVIG 与血浆置换的效果进行了比较,发现多项结果指标相当,与最初血浆置换研究的结果类似[98-101]。一项研究报道给予 IVIG 治疗比给予血浆置换治疗复发率有轻度下降趋势,但是结果没有统计学意义[98,101]。单纯 IVIG 治疗与血浆置换治疗后再给予 IVIG 相比效果没有显著差异[101]。在这些试验中 IVIG 的剂量为每天 0.4g/kg,连用 5 天。一项儿科的研究将这个剂量和每天 1.0g/kg 连用 2 天进行了比较效果没有任何差异,尽管 2 天组早期复发率轻度增加 (5 天疗程组为 0/23,2 天疗程组为 5/23,P=0.049)[97]。早期"复发"可能是由于在这些患者中存在治疗相关

性症状波动, 在这些患者中他们的 IVIG 疗程结束太早。这个问题将下面将做更全面的探讨。可能的话很多临床医师更倾向于给予 2g/kg 应用 2 天以上。

IVIG 的并发症比血浆置换少。副作用包括恶心呕吐、无菌性脑膜炎、慢性肾衰竭急性加重、血栓和输液部位痛性红斑[101]。由于与血浆置换相比 IVIG 并发症相对较少并投药容易,因此 IVIG 已经成为 GBS 治疗的首选方法。

激素治疗

口服或静脉应用激素治疗 GBS 未显示获益。基于 GBS 炎症反应和免疫介导的病理过程,早在 20 世纪 50 年代就试用激素治疗[102]。有 6 项对照试验研究:4 项研究显示口服激素恢复较慢,两项研究显示静脉应用甲泼尼龙恢复也没有使恢复显著加快,循证医学 meta 分析进一步支持上述结果[103-109]。另一项试验评价了静脉应用甲泼尼龙加 IVIG 对单独应用 IVIG,发现 4 周内功能障碍评分提高一分的患者比例有轻微增加,但在第 8 周在行走能力方面或能独立行走的时间方面未显示差异[107]。有证据显示口服激素恢复较慢,很少有证据证明静脉激素治疗 GBS 有效。

治疗时机

多数 GBS 的随机对照试验对中、重症(不能独立行走) 患者在出现症状 2 周内开始治疗。一些试验在发病 4 周内开始治疗但仍然能从治疗中获益。没有试验关注严重上肢无力、延髓麻痹或呼吸肌无力或严重 Miller Fisher 综合征患者的治疗时机,但对这些严重功能障碍的患者早期治疗这似乎更恰当。

轻症患者

法国合作组织对仍能行走的轻症患者进行研究发现在血浆置换组运动迅速恢复的比例很大[98]。然而,如果患者在几近恢复时(发病后 3~4 周)时来就诊而仍然有轻度临床症状,可以不再需要治疗。然而,残留症状,尽管轻

微,也会影响功能。对每例患者都应分别进行评估。除外叠加综合征的 Miller Fisher 综合征一般为自限性疾病,多数能完全恢复。如果症状没有严重到引起明显不适或神经功能障碍,则不需要治疗。

重复治疗

对症状复发或那些病情严重治疗开始很早的患者常常会考虑给予第二个疗程。图 12.2[110] 描述了 GBS 的病程以及抗神经节苷脂抗体滴度变化和 IVIG 的治疗效果。如果在 IVIG(或血浆置换)第一个疗程的作用消退后抗神经节苷脂抗体的滴度仍然很高,那么可能会发生病情恶化。一项小规模非对照研究对 IVIG 第二个疗程进行了评价,发现 IVIG 第二个疗程是有效的[111]。对在首次给予 IVIG 治疗后 14~21 天内症状没有进一步改善的 4 例患者给予重复治疗,几天内症状得到改善。两例患者具备脱髓鞘特征,而另外两例具备轴索受损特征。在临床实践中,如果首次治疗后症状恶化,尤其在抗体持续产生阶段,通常给予重复治疗。

由于这种理论上的考虑,如果在起病最初几天内给予了 IVIG 初次治疗,那么在第一疗程完成后 1~2 周可以再次给予 IVIG 治疗。

一个密切相关的问题是"治疗相关的症状波动"。治疗相关的症状波动(GBS-TRF)是指发病 2 个月内症状首次改善或稳定后病情恶化,8%~16%GBS 患者会出现 GBS-TRF[112-114]。GBS 复发是指明确的症状发作临床完全恢复并间隔 2 个月,如果恢复不完全需有 4 个月的时间间隔。这与慢性炎性脱髓鞘性多发性周围神经病(CIDP)不同,CIDP 患者可以长时间没有临床症状,腱反射正常存在,不需要治疗。一些表现为 GBS-TRF 的患者实际上可能是 CIDP,因为在 IVIG 治疗之间会出现复发并需要进一步慢性免疫抑制治疗。CIDP 患者表现为急性发作的高达 20%,但与真正的 GBS 相比,通常较少存在前驱感染、面肌瘫痪、呼吸系统并发症和自主神经功能障碍[115]。当患者在症状发生后 9 周症状恶化或当症状恶化发生 3 次或更多时应该考虑 CIDP 急性发作的诊断[116]。表 12.7 列出了 GBS-TRF、复发的 GBS、CIDP

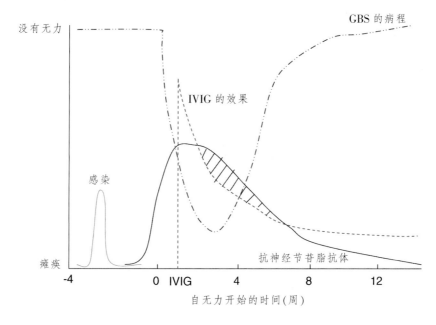

图 12.2　这张图显示了 GBS 抗体滴度的变化。附加的是 IVIG 的效果。如果在治疗后抗体滴度仍然高,临床症状可能会进一步恶化,认为这是与治疗相关的症状波动。再给予第二个疗程可能会降低抗体滴度并减轻症状。摘自于 van Doom[21],附以 IVIG 对免疫球蛋白水平的药物代谢动力学(data from Bonilla[110])。

表12.7 GBS治疗相关的症状波动(GBS-TRF)、GBS复发、A-CIDP急性发作之间的比较

	GBS-TRF	GBS 复发	A-CIDP
至症状加重时间	<2个月	>2个月	数月
至症状最重的时间	8天		26d
发病2年内症状波动或恶化数	≤2		≥3
症状最重时GBS残障分数	≥3,总的来说更严重		范围广,总的来说更轻

This is based on data extracted from Liselotte et al[116], and represents a statistical analysis of the difference in timing, number of exacerbation, and severity that may aid in differentiating between these entities.

急性发作之间的区别。然而,在发病的最初4周,将这3种疾病完全区分开是不可能的,如果尽管给予了治疗,症状还在进展或病程完全不同于典型的 GBS,就需要重新考虑诊断。

另一种有时考虑重复治疗的情况是症状没有好转的重症患者。对几周以后症状没有好转的重症患者,无症状明确进展时,也常常会考虑再给一个疗程的 IVIG,但目前没有资料支持这种做法。

新兴疗法

许多单克隆抗体有可能用于 GBS 和各种亚型的治疗。在抗-GQ1b 抗体阳性的 Miller Fisher 综合征小鼠模型中已应用艾库组单抗(Eculizumab)阻断补体激活。Eculizumab 阻断人类 C5a 和 C5b-9 形成,在体外保护抗 GQ1b 抗体预培养的神经肌肉接头处电生理和结构的正常。对腹腔内注射抗 GQ1b 诱导的神经病和呼吸衰竭的小鼠注射 Eculizumab 可以防止疾病的表现[117]。有报道一例继发于同种异体造血干细胞移植治疗骨髓异常增生的 GBS 病例应用妥昔单抗(Rituximab)有效[118]。然而,肿瘤坏死因子抑制剂,比如英利昔单抗(infliximab)、依那西普(etanercept)和阿达木单抗(adalimumab),当用于治疗风湿类疾病时可能会诱发 GBS 样综合征[119]。单克隆抗体成为 GBS 有效治疗方法之前需要进一步研究。

应用免疫吸附法治疗 GBS 也已尝试。一例病例报道描述了一个 12 岁男孩空肠弯曲菌感染后应用针对 IgG 和 IgM GM1 抗体的免疫吸附法治疗获益[120]。另一病例报道描述了一例感染肺炎支原体后出现抗半乳糖脑苷脂 IgM 抗体阳性的重症 GBS 的患者应用 IVIG 治疗无效后应用免疫吸附法治疗[121]。免疫吸附法的优点是不像 IVIG(免疫球蛋白)或血浆置换(新鲜冰冻血浆)需要大量血液制品,减少了过敏反应及血源性感染的发生。在这两例患者中,不需要大口径的静脉液路一次输入 2L 血浆,因此大大减少了中心静脉置管并发症的风险。免疫吸附疗法可能最终会在对标准治疗无效地存在某些抗神经节苷脂抗体患者的治疗中发挥作用。

对症治疗

对 GBS 患者一般的支持措施包括呼吸和心血管状况、球部功能、膀胱直肠功能障碍和疼痛的评估。这些将在下面进一步讨论。由于免疫调节治疗减少了患者活动并可能增加血栓的风险,所以深静脉血栓和肺动脉栓塞的预防很重要。其他支持治疗包括预防感染、褥疮性溃疡和挛缩。

呼吸支持

呼吸支持在严重神经肌肉性无力中是最重要的急救措施。约 25% 不能独立行走的 GBS 患者需要呼吸机支持[2]。恰当的呼吸支持是以对呼吸状况的准确评估开始的。呼吸衰竭的临床征象和参数见表 12.4。所有 GBS 患者均应进行基线肺功能检查,包括用力肺活量、最大吸气压力和最大呼气压力。对在就诊前无力快速进展、就诊时没有扶持已不能行走、和(或)有明显延髓性麻痹的患者,应按一定时间

间隔进行肺功能测定。是否给予机械通气主要取决于临床表现。当呼吸参数降到邻近或低于表 12.4 所列指标时结合临床判断考虑使用呼吸机。很多时候,数值的变化趋势比绝对数字更有意义。动脉血气分析对评价患者呼吸状况很有价值,但在提示神经肌肉背景下呼吸衰竭方面常常晚了一步。在严重呼吸肌无力可能已经需要插管的患者动脉血气分析可能是正常的。神经肌肉无力导致呼吸衰竭的患者会出现低氧血症和代偿性呼吸性酸中毒($PaCO_2$ 和碳酸氢盐升高,PH 正常或轻度降低)。PH 和碳酸氢盐升高而氧分压、二氧化碳分压正常提示夜间低通气。一旦对患者实施插管,应对肺功能进行监测观察脱机和拔管的可能性。成功拔管的预测指标包括呼气末负压不低于 $-50mmH_2O$ 和肺活量比插管前提高 > 4mL/kg[122]。插管 2 周后考虑气管切开,尤其是如果参数比基线没有改善时。

自主神经功能支持

所有患者均应行基线心电图检查。因为入院时病情的走势常常是不明确的,所以最初常常需要进行心脏节律和血流动力学指标的监测。对存在自主神经功能障碍患者和那些病情进展快且严重的患者需要进一步持续监测。阿托品可用于治疗心动过缓。经皮心脏起搏器对 Ⅱ 度或 Ⅲ 度心脏传导阻滞患者是必需的。如果存在有症状的血流动力学不稳定,当血压变化较快和对药物的反应可能会有改变时可选择短效制剂进行治疗。高血压可用可以滴定的制剂,比如尼卡地平或艾司洛尔。低血压可以采取特伦德伦伯格卧位(Trendelenburg's position)、静脉输液和升压药物。阿片类药物和镇静类药物应慎用。便秘和尿潴留可能需要灌肠和导尿。患者可能会对几类药物的敏感性增加,这些药物应避免使用或在密切监测下使用(表 12.8)[123]。

疼痛

GBS 患者的疼痛治疗常常使用神经性的

表12.8　GBS患者自主神经功能不稳定可表现为对血管活性药物反应增强

与 GBS 自主神经不稳定性增加有关的药物
降压反应放大:酚妥拉明、硝酸甘油、依酚氯铵、硫喷妥钠、硫酸吗啡、呋塞米
升压反应放大:去甲肾上腺素、麻黄碱、阿托品、异丙肾上腺素
诱发心律失常:琥珀酰胆碱

这些药物应禁用或慎用。应选用其他短效药物治疗有症状的血流动力学或心脏节律不稳定。Adapted from Dalos[123].

和阿片类止痛药。一项纳入 18 例需要呼吸支持 GBS 患者的小规模随机对照研究将加巴喷丁与安慰剂做了对比,发现:15mg/(kg·d)(分 3 次服用)可使疼痛分数从 7.2 减少至 2.3,也减少了阿片类药物的需要量[124]。在一项纳入 12 例患者的小型研究中服用卡马西平(300mg 连用 3 天)也可以取得类似效果[125]。口服或胃肠道外给予阿片类镇痛药常常是必要的,有一项研究表明 75%患者接受过这种治疗[44]。另外,应用阿片类药物需警惕自主神经功能障碍是尤其重要的。GBS 患者的慢性恢复期也可以出现疼痛,常常使用神经性的和长效鸦片类止痛药。

物理治疗

GBS 患者急性期的物理治疗可以防止长期制动导致的并发症,如肌肉挛缩。还没有对照研究关注那些物理治疗在急性期是有益的。在恢复期,尽管仅残留相对很小的神经功能缺损,但疲劳是非常突出的(80%),主要是由于在这些患者中长时间功能性活动减少。尽管金刚烷胺能缓解疲劳,但并未发现明显效果[126]。有一病例报道称相当强度的锻炼计划(如:以最快心率的 70%水平做骑静止自行车运动持续 30 分钟,每周 3 次持续 16 周)可以改善疲劳和功能转归[127]。另一项研究观察了 GBS(16 例患者)或 CIDP(4 例)后严重疲劳的患者有氧健身运动的效果,结果发现有氧运动可以改善不适、疲劳、心理健康和功能状态[128]。因此，应为恢复期 GBS 患者制定一项规律的、有一定强度的健身计划以提高远期功能。

小结

GBS 是导致急性无力最常见的神经肌肉疾病。经典临床特征是对称性肌无力、腱反射消失和脑脊液蛋白细胞分离。临床上可见到几种变异型。鉴于该病是免疫介导的，血浆置换、IVIG 和支持治疗使 GBS 患者的治疗效果得到很大改善。GBS 发病机理的进一步了解可能给目前治疗反应差而功能障碍恢复不好的患者提供新的治疗策略。

临床要点

脑脊液细胞数增多提示其他感染、炎症或肿瘤疾病而不是 GBS。

临床上已出现无力的肢体腱反射存在可除外 GBS 的诊断。

没有近端无力的肢体末端"袜套样"分布的无力和感觉缺失需高度怀疑其他原因导致的急性神经病，尤其是中毒（如金属、药物、化学溶剂等）。这是由于 GBS 通常累及神经根和末梢神经，导致近端和远端无力。

严重的、非局限性的背痛可能是 GBS 的一个特点。疼痛通常严重，这是 GBS 还没有被认识的一个方面。

儿童可能表现出活动减少、由于疼痛导致的易激惹和进食差。在这种背景下反射消失可能是重要线索。

GBS 仍是一种临床诊断。早期脑脊液和电生理检查正常很常见，如果存在其他临床表现与诊断一致不应推迟治疗。不需要进行辅助检查后再治疗。

Western blot 血清学检查在 HIV 血清转化早期阶段可能是阴性的，需要 PCR 进行诊断。当存在危险因素和脑脊液细胞数增多提示 HIV 相关的多发性神经根神经病时这是很

重要的。

如其他神经肌肉病导致的呼吸肌无力、血氧饱和度降低和血气分析异常一样，呼吸衰竭都是在晚期发生。监测是临床体征、用力肺活量、最大吸气量和呼气压是评价呼吸衰竭更有价值的指标。

类固醇激素对治疗 GBS 无效并可能有害。

如果首次免疫治疗后病情没有改善或恶化，可能存在治疗相关性症状波动需重复治疗。大于 3 次复发或出现新症状可能提示 CIDP 急性发作，需要类固醇激素和继续预定的治疗。

在 GBS 患者恢复期应进行适当运动以使 GBS 患者得到最大恢复并减少 GBS 后的疲劳。

参考文献

1. Hahn AF. Guillain-Barré syndrome. Lancet. 1998;352:635–41.
2. Hughes RA, Cornblath DR. Guillain Barré syndrome. Lancet. 2005;366:1653–66.
3. Alshekhlee A, Hussain Z, Sultan B, Katirji B. Guillain Barré syndrome: incidence and mortality rates in US hospitals. Neurology. 2008;70:1608.
4. Dumenil L. Paralysie peripherique du mouvement et du sentiment portant sur les quatre membres. Atrophie des rameaux nerveux des parties paralysies. Gazette Hebdomadaire de Medicin. 1864;1: 203–6.
5. Pearce JM. Octave Landry's ascending paralysis and the Landry-Guillain-Barre-Strohl syndrome. J Neurol Neurosurg Psychiatr. 1997;62:495–500.
6. Guillain G, Barre J, Strohl A. Sur un syndrome de radiculo-nevrite avec hyperalbuminose du liquide cephalorachidien sans reaction cellulaire. Remarques sure les caracteres cliniques et graphiques des reflexes tendineux. Bull Soc Med Hop Paris. 1916;28: 1462–70.
7. McKhann GM, Cornblath DR. Clinical and electrophysiological aspects of acute paralytic disease of children and young adults in northern China. Lancet. 1991;338(8767):593–7.
8. Winer JB, Hughes RA, Anderson MJ, et al. A prospective study of acute idiopathic neuropathy. II. Antecedent events. J Neurol Neurosurg Psychiatr. 1988;51:613–8.
9. Koga M, Yuki N, Hirata K. Antecedent symptoms in Guillain-Barré syndrome: an important indicator for clinical and serological subgroups. Acta Neurol Scand. 2001;103:278–87.
10. Hadden RD, Karch H, Hartung HP, et al. Preceding

infections, immune factors, and outcome in Guillain-Barré syndrome. Neurology. 2001;56:758–65.

11. Jacobs BC, Rothbarth PH, van der Meche FG, et al. The spectrum of antecedent infections in Guillain-Barré syndrome: a case–control study. Neurology. 1998;51:1110–5.

12. Guillain-Barre Syndrome Study Group. Guillain-Barré syndrome: an Italian multicentre case–control study. Neurol Sci. 2000;21:229–34.

13. Toro G, Vergara I, Roman G. Neuroparalytic accidents of antirabies vaccination with suckling mouse brain vaccine: clinical and pathologic study of 21 cases. Arch Neurol. 1977;34:694–700.

14. Appelbaum E, Greenberg M, Nelson J. Neurological complications following antirabies vaccination. J Am Med Assoc. 1953;151:188–91.

15. Hemachudha T, Griffin DE, Chen WW, Johnson RT. Immunologic studies of rabies vaccination-induced Guillain-Barré syndrome. Neurology. 1988;38(3):375–8.

16. Haber P, Sejvar J, Mikaeloff Y, DeStefano F. Vaccines and Guillain-Barré syndrome. Drug Saf. 2009;32(4):309–23.

17. Schonberger LB, Bregman DJ, Sullivan-Bolyai JZ, et al. Guillain-Barré syndrome following vaccination in the National Influenza Immunization Program, United States, 1976–1977. Am J Epidemiol. 1979;110:105–23.

18. Safranek TJ, Lawrence DN, Kurland LT, et al. Reassessment of the association between Guillain-Barré syndrome and receipt of swine influenza vaccine in 1976–1977: results of a two-state study. Expert Neurology Group. Am J Epidemiol. 1991;133(9):940–51.

19. Lasky T, Terracciano GJ, Magder L, et al. The Guillain-Barré syndrome and the 1992–1993 and 1993–1994 influenza vaccines. N Engl J Med. 1998;339:1797–802.

20. Souayah N, Nasar A, Suri MF, Qureshi AI. Guillain-Barré syndrome after vaccination in United States. A report from the CDC/FDA Vaccine Adverse Event Reporting System. Vaccine. 2007;25:5253–5.

21. Van Doorn PA, Ruts L, Jacobs B. Clinical features, pathogenesis, and treatment of Guillain-Barré syndrome. Lancet Neurol. 2008;7:939–50.

22. Haber P, DeStefano F, Angulo FJ, et al. Guillain-Barré syndrome following influenza vaccination. J Am Med Assoc. 2004;292:2478–81.

23. Hughes R, Rees J, Smeeton N, Winer J. Vaccines and Guillain-Barré syndrome. Br Med J. 1996;312:1475–6.

24. Pritchard J, Mukherjee R, Hughes RA. Risk of relapse of Guillain-Barré syndrome or chronic inflammatory demyelinating polyradiculoneuropathy following immunization. J Neurol Neurosurg Psychiatr. 2002;73:348–9.

25. Hughes RA, Wijdicks EF, Benson E, et al. Multidisciplinary Consensus Group. Supportive care for patients with Guillain-Barré syndrome. Arch Neurol. 2005;62(8):1194–8.

26. Asbury AK, Arnason BG, Adams RD. The inflammatory lesions in idiopathic polyneuritis. Its role in pathogenesis. Medicine. 1969;48:173–215.

27. Prineas JW. Pathology of the Guillain-Barré syndrome. Ann Neurol. 1981;9 suppl 1:6–19.

28. Kuwabara S, Bostock H, Ogawara K, et al. The refractory period pf transmission is impaired in axonal Guillain-Barré syndrome. Muscle Nerve. 2003;28:683–9.

29. Hiraga A, Mori M, Ogawara K, et al. Differences in patterns of progression in demyelinating and axonal Guillain-Barré syndromes. Neurology. 2003;61:471–4.

30. Hafer-Macko C, Hsieh ST, Li CY, et al. Acute motor axonal neuropathy: an antibody-mediated attack on axolemma. Ann Neurol. 1996;40:635–44.

31. Illa I, Ortiz N, Juarez C, et al. Acute axonal Guillain-Barré syndrome with IgG antibodies against motor axons following parenteral gangliosides. Ann Neurol. 1995;38:218–24.

32. Dasgupta S, Li D, Yu RK. Lack of apparent neurological abnormalities in rabbits sensitized by gangliosides. Neurochem Res. 2004;29:214–5.

33. Mori M, Kuwabara S, Miyake M, et al. Haemophilus influenzae has a GM1 ganglioside-like structure and elicits Guillain-Barré syndrome. Neurology. 1999;52: 1282–4.

34. Chiba A, Kusunoki S, Obata H, et al. Ganglioside composition of the human cranial nerves, with special reference to pathophysiology of Miller Fisher syndrome. Brain Res. 1997;745:32–6.

35. Willison HJ. Ganglioside complexes: new autoantibody targets in Guillain-Barré syndromes. Nat Clin Pract Neurol. 2005;1(1):2–3.

36. Kusunoki S, Kaida KI, Ueda M. Antibodies against ganglioside and ganglioside complexes in Guillain-Barré syndrome: new aspects of research. Biochemica et Biophysica Acta. 2008;1780:441–4.

37. Willison HJ. Gangliosides as targets for autoimmune injury to the nervous system. J Neurochem. 2007;103 Suppl 1:143–9.

38. Yuki N, Yamada M, Koga M, et al. Animal model of axonal Guillain-Barré syndrome induced by sensitization with GM1 ganglioside. Ann Neurol. 2001;49:712–20.

39. Yuki N, Susuki K, Koga M, et al. Carbohydrate mimicry between human ganglioside GM1 and Campylobacter jejuni lipooligosaccharide causes Guillain-Barré syndrome. Proc Natl Acad Sci USA. 2004;101:11404–9.

40. Koga M, Yuki N, Tai T, Hirata K. Miller Fisher syndrome and Haemophilus influenzae infection. Neurology. 2001;57:686–91.

41. Susuki K, Odaka M, Mori M, et al. Acute motor axonal neuropathy after mycoplasma infection: evidence of molecular mimicry. Neurology. 2004;62:949–56.

42. Oh SJ, Kurokawa K, de Almeida DF, et al. Subacute inflammatory demyelinating polyneuropathy. Neurology. 2003;61(11):1507–12.

43. Loffel NB, Rossi LN, Mumenthaler M, et al. The Landry-Guillain-Barré syndrome: Complications, prognosis, and natural history in 123 cases. J Neurol Sci. 1977;33:71–9.

44. Moulin DE, Hagen N, Feasby TE, et al. Pain in Guillain-Barré syndrome. Neurology. 1997;48: 328–31.

45. Pentland B, Donald SM. Pain in Guillain-Barré syndrome: a clinical review. Pain. 1994;59:159–64.

46. Zochodne DW. Autonomic involvement in Guillain-Barré syndrome: a review. Muscle Nerve. 1994;17(10): 1145–55.

47. Pan CL, Tseng TJ, Yin YH, et al. Cutaneous innervation in Guillain-Barré syndrome: pathology and clinical correlations. Brain. 2003;126:386–97.

48. Rees JH, Thompson RD, Smeeton NC, Hughes RA. Epidemiological study of Guillain-Barré syndrome in south east England. J Neurol Neurosurg Pyschiatr. 1998;64:74–7.

49. Winer JB, Hughes RA, Osmond C. A prospective study of acute idiopathic neuropathy. I. Clinical features and their prognostic value. J Neurol Neurosurg Pyschiatr. 1988;51:605–12.

50. Visser LH, Schmitz PIM, Meulstee J, et al. Prognostic factors of Guillain-Barré syndrome after intravenous immunoglobulins or plasma exchange. Neurology. 1999;53:598–604.

51. Van Koningsveld R, van Doorn PA, Schmitz PI, et al. Mild forms of Guillain-Barré syndrome in an epidemiologic survey in the Netherlands. Neurology. 2000;54:620–25.

52. Garssen MP, van Koningsveld R, van Doorn PA. Residual fatigue is independent of antecedent events and disease severity in Guillain-Barré syndrome. J Neurol. 2006;253:851–6.

53. Merkies IS, Schmitz PI, Samijn JP, et al. Fatigue in immune-mediated polyneuropathies. European Inflammatory Neuropathy Cause and Treatment Group. Neurology. 1999;53:1648–54.

54. Morris AM, Elliott EJ, D'Souza RM, et al. Acute flaccid paralysis in Australian children. J Paediatr Child Health. 2003;39:22–6.

55. Bradshaw DY, Jones Jr HR. Guillain-Barré syndrome in children: clinical course, electrodiagnosis, and prognosis. Muscle Nerve. 1992;15:500–6.

56. Delanoe C, Seibre G, Landrieu P, et al. Acute inflammatory demyelinating polyradiculopathy in children: clinical and electrodiagnostic studies. Ann Neurol. 1998;44:350–6.

57. Ryan MM. Guillain-Barré syndrome in childhood. J Paediatr Child Health. 2005;41:237–41.

58. Jones HR. Childhood Guillain-Barré syndrome: clinical presentation, diagnosis and therapy. J Child Neurol. 1996;11:4–12.

59. Feasby TE, Hahn AF, Brown WF, et al. Severe axonal degeneration in acute Guillain-Barré syndrome: evidence of two different mechanisms? J Neurol Sci. 1993;116:185–92.

60. Griffin JW, Li CY, Ho TW, et al. Pathology of the motor-sensory axonal Guillain-Barré syndrome. Ann Neurol. 1996;39(1):17–28.

61. Fisher M. An unusual variant of acute idiopathic polyneuritis (syndrome of ophthalmoplegia, ataxia and areflexia). N Engl J Med. 1956;255(2):57–65.

62. Odaka M, Yuki N, Hirata K. Anti-GQ1 IgG antibody syndrome: clinical and immunological range. J Neuro Neurosurg Psychiatr. 2001;70(1):50–5.

63. Mori M, Kuwabara S, Fukutake T, et al. Clinical features and prognosis of Miller Fisher syndrome. Neurology. 2001;56:1104–6.

64. Willison HJ, O'Hanlon GM. The immunopathogenesis of Miller Fisher syndrome. J Neuroimmunol. 1999;100:3–12.

65. Ropper AH. Unusual clinical variants and signs in Guillain-Barré syndrome. Arch Neurol. 1986;43(11): 1150–52.

66. Takahide N, Koga M, Misakii O, et al. Continuous spectrum of pharyngeal-cervical-brachial variant of Guillain-Barré syndrome. Arch Neurol. 2007;64(10): 1519–23.

67. Odaka M, Yuki N, Yamada M, et al. Bickerstaff's brainstem encephalitis: clinical features of 62 cases and a subgroup associated with Guillain-Barré syndrome. Brain. 2003;126:2279–90.

68. Van der Merche FG, van Doorn PA. Guillain-Barré syndrome and chronic inflammatory demyelinating polyneuropathy: immune mechanisms and update on current therapies. Ann Neurol. 1995;37 suppl 1: S14–31.

69. Nishimoto Y, Odaka M, Hirata K, Yuki N. Usefulness of anti-GQ1b IgG antibody testing in Fisher syndrome compared with cerebrospinal fluid of patients with Guillain-Barré syndrome. J Neuroimmunol. 2004;148: 200–5.

70. Ruaschka H, Jellinger K, Lassmann H, et al. Guillain-Barré syndrome with marked pleocytosis or a significant proportion of polymorphonuclear granulocytes in the cerebrospinal fluid: neuropathological investigation of five cases and review of differential diagnosis. Eur J Neurol. 2003;10(5): 479–86.

71. Albers JW, Bonofrio PD, McGonagle TK. Sequential electrodiagnostic abnormalities in acute inflammatory demyelinating polyradiculoneuropathy. Muscle Nerve. 1985;8(6):528–39.

72. Al-Shekhlee A, Rami N, Hachwi N, Preston DC, Katirji B. New criteria for early electrodiagnosis of acute inflammatory demyelinating polyneuropathy. Muscle Nerve. 2005;32:66–72.

73. Chio A, Cocito D, Leone N, et al. Guillain-Barré syndrome: a prospective, population-based incidence and outcome survey. Neurology. 2003;60(7): 1146–50.

74. Bromberg MB, Albers JW. Patterns of sensory nerve conduction abnormalities in demyelinating and axonal peripheral nerve disorders. Muscle Nerve. 1993;16(3):262–6.

75. Durand MC, Goulon-Goeau C, Schweitzer A, et al. Electrophysiologic study of 10 cases of Miller Fisher syndrome. Rev Neurol (Paris). 2001;157(1):72–9.

76. Jamal GA, Ballantyne JP. The localization of the lesion in patients with acute ophthalmoplegia, ataxia and areflexia (Miller Fisher syndrome). A serial multimodal neurophysiological study. Brain. 1988;111: 95–114.

77. Scelsa SN, Herskovitz S. Miller Fisher syndrome: axonal, demyelinating, or both? Electromyo Clin Neurophys. 2000;40(8):497–502.

78. Fross RD, Daube JR. Neuropathy in the Miller Fisher syndrome: clinical and electrophysiologic findings. Neurology. 1987;37:1493–8.

79. Aranyi Z, Szabo G, Szepesi B, Folyovich A. Proximal conduction abnormality of the facial nerve in Miller Fisher syndrome: A study using transcranial magnetic stimulation. Clin Neurophys. 2006;117(4):821–7.

80. Mehta S. Neuromuscular disease causing acute respiratory failure. Respiratory Care. 2006;51(9):1016–21.

81. Solomon T, Willison H. Infectious causes of acute flaccid paralysis. Curr Opin Infect Dis. 2003;16(5): 375–81.

82. Crone C, Krarup C. Diagnosis of acute neuropathies. J Neurol. 2007;254(9):1151–69.

83. Logina I, Donaghy M. Diphtheritic polyneuropathy: a clinical study and comparison with Guillain-Barré syndrome. J Neurol Neurosurg Psychiatr. 1999;67: 433–8.

84. Grattan-Smith PJ, Morris JG, Johnston HM, et al. Clinical and neurophysiological features of tick paralysis. Brain. 1997;120:1975–87.

85. Krishnan AV, Lin CS, Reddel SW, et al. Conduction block and impaired axonal function in tick paralysis. Muscle Nerve. 2009;40:358–62.

86. Oh SJ, LaGanke C, Claussen GC. Sensory Guillain-Barré syndrome. Neurology. 2001;56:82–6.

87. Brettle RP, Gross M, Legg NJ, et al. Treatment of acute polyneuropathy by plasma exchange. Lancet. 1978;2(8099):1100.

88. Raphael JC, Chevret S, Hughes RAC, Annane D. Plasma exchange for Guillain-Barré syndrome. Cochrane Database of Systematic Reviews 2002; 2: article number CD001798.

89. Farkkila M, Kinnunen E, Haapanen E, Livanainen M. Guillain-Barré syndrome: quantitative measurement of plasma exchange therapy. Neurology. 1987;37(5): 837–40.

90. French Cooperative Group on Plasma Exchange in Guillain-Barré Syndrome. Efficiency of plasma exchange in Guillain-Barré syndrome: role of replacement fluids. Ann Neurol. 1987;22(6):753–61.

91. Greenwood RJ, Newsom-Davis J, Hughes RAC, et al. Controlled trial of plasma exchange in acute inflammatory polyradiculoneuropathy. Lancet. 1984; 8382(63):877–9.

92. Osteman PO, Fagius J, Lundemo G, et al. Beneficial effects of plasma exchange in acute inflammatory polyradiculoneuropathy. Lancet. 1984;8415:1296–9.

93. The Guillain-Barré syndrome Study Group. Plasmapheresis and acute Guillain-Barré syndrome. Neurology. 1985;35(8):1096–104.

94. The French Cooperative Group on Plasma Exchange in Guillain-Barré Syndrome. Appropriate number of plasma exchanges in Guillain-Barré syndrome. Ann Neurol. 1997;41:298–306.

95. Gurses N, Uysal S, Cetinkaya F, et al. Intravenous immunoglobulin treatment in children with Guillain-Barré syndrome. Scand J Inf Dis. 1995;27(3):241–3.

96. Wang R, Feng A, Sun W, Wen Z. Intravenous immunoglobulin in children with Guillain-Barré syndrome. J Appl Clin Ped. 2001;16(4):223–4.

97. Korinthenberg R, Schessl J, Kirschner J, Monting JS. Intravenously administered immunoglobulin in the treatment of childhood Guillain-Barré syndrome: a randomized trial. Pediatrics. 2005;116(1):8–14.

98. van der Meché FGA, Schmitz PIM, Dutch Guillain-Barré Study Group. A randomized trial comparing intravenous immune globulin and plasma exchange in Guillain-Barré syndrome. N Eng J Med. 1992;326(17): 1123–9.

99. Bril V, Ilse WK, Pearce R, Dhanani A, Sutton D, Kong K. Pilot trial of immunoglobulin vs. plasma exchange in patients with Guillain-Barré syndrome. Neurology. 1996;46(1):100–3.

100. Nomura T, Hamaguchi K, Hosakawa T, Hattori T, Satou T, Mannen T, et al. A randomized controlled trial comparing intravenous immunoglobulin and plasmapheresis in Guillain-Barré syndrome. Neurol Ther. 2001;18(1):69–81.

101. Plasma Exchange/Sandoglobulin Guillain-Barré Syndrome Trial Group. Randomized trial of plasma exchange, intravenous immunoglobulin, and combined treatments in Guillain-Barré syndrome. Lancet. 1997;349(9047):225–30.

102. Stillman JS, Ganong WF. The Guillain-Barré syndrome: report of a case treated with ACTH and cortisone. N Eng J Med. 1952;246:293–6.

103. Shukla SK, Agarwal R, Gupta OP, Pande G, Singh M. Double blind controlled trial of prednisolone in Guillain-Barré syndrome - a clinical study. Clinician - India. 1988;52(5):128–34.

104. Singh NK, Gupta A. Do corticosteroids influence the disease course or mortality in Guillain-Barré syndrome? J Assoc Phys India. 1996;44(1):22–4.

105. Bansal BC, Sood AK, Gupta AK, Yadav P. Role of steroids in the treatment of Guillain Barre syndrome - a controlled trial. Neurol India. 1986;34(5):329–35.

106. Guillain-Barré Syndrome Steroid Trial Group. Double-blind trial of intravenous methylprednisolone in Guillain-Barré syndrome. Lancet. 1993;8845: 586–90.

107. Van Koningsveld R, Schmitz PIM, van der Meche FGA for the Dutch Guillain-Barré Syndrome Study Group. Effect of methylprednisolone when added to standard treatment with intravenous immunoglobulin for Guillain-Barré syndrome: randomized trial. Lancet. 2004;363:192–6.

108. Hughes RAC, Newsom-Davis JM, Perkin GD, Pierce JM. Controlled trial of prednisolone in acute polyneuropathy. Lancet. 1978;2:750–3.

109. Hughes RA, Swan AV, van Koningsveld R, van Doorn PA. Corticosteroids for Guillain-Barré syndrome. Cochrane Database Syst Rev. 2006; 19(2).

110. Bonilla FA. Pharmacokinetics of immunoglobulin administered via intravenous or subcutaneous routes. Immunol Aller Clin North America. 2008;28(4): 803–19.

111. Farcas P, Avnun L, Frisher S, et al. Efficacy of repeated intravenous immunoglobulin in severe unresponsive Guillain-Barré syndrome. Lancet. 1997;350:1747.

112. Kleyweg RP, van der Meche FG. Treatment related fluctuations in Guillain-Barré syndrome after high-dose immunoglobulins or plasma exchange. J Neurol Neurosurg Psychiatr. 1991;54:957–60.

113. Ropper AE, Albert JW, Addison R. Limited relapse in Guillain-Barré syndrome after plasma exchange. Arch Neurol. 1988;45:314–5.

114. Visser LH, van der Meche FG, Meulstee J, van Doorn PA. Risk factors for treatment related clinical fluctuations in Guillain-Barré syndrome. Dutch Guillain-Barré study group. J Neurol Neurosurg Psychiatr. 1998;64:242–44.

115. Odaka M, Yuki N, Hirata K. Patients with chronic inflammatory demyelinating polyneuropathy initially diagnosed as Guillain-Barré syndrome. J Neurol. 2003;250:913–6.

116. Liselotte R, van Koningsveld R, van Doorn PA. Distinguishing acute-onset CIDP from Guillain-Barré syndrome with treatment related fluctuations. Neurol. 2005;65:138–40.

117. Halstead SK, Zitman FMP, Humphreys PD, et al. Eculizumab prevents anti-ganglioside antibody-mediated neuropathy in a murine model. Brain. 2008;131(5):1197–208.

118. Ostronoff F, Perales MA, Stubblefield MD, Hsu KC. Rituximab-responsive Guillain-Barré syndrome following allogeneic hematopoietic SCT. Bone Marrow Transplant. 2008;42(1):71–2.

119. Shin IS, Baer AN, Kwon HJ, et al. Guillain-Barré and Miller Fisher syndromes occurring with tumor necrosis factor alpha antagonist therapy. Arthritis Rheum. 2006;54(5):1429–34.

120. Hirai K, Kihara M, Nakalima F, et al. Immunoabsorption therapy in Guillain-Barré syndrome. Pediatr Neurol. 1998;19(1):55–7.

121. Arakawa H, Yuhara Y, Todokoro M, et al. Immunoabsorption therapy in a child with Guillain-Barré syndrome subsequent to Mycoplasma infection: a case study. Brain Dev. 2005;27:431–3.

122. Nguyen TN, Badjatia N, Malhotra A, et al. Factors predicting extubation success in patients with Guillain-Barré syndrome. Neurocrit Care. 2006;5(3): 230–4.

123. Dalos NP, Borel C, Hanley DF. Cardiovascular autonomic dysfunction in Guillain-Barré syndrome: therapeutic implications of Swan-Ganz monitoring. Arch Neurol. 1988;45:115–7.

124. Pandey CK, Bose N, Garg G, et al. Gabapentin for the treatment of pain in Guillain-Barré syndrome: A double-blinded, placebo-controlled, crossover study. Anesth Analg. 2002;95:1719–23.

125. Tripathi M, Kaushik S. Carbamezapine for pain management in Guillain-Barré syndrome patients in the intensive care unit. Crit Care Med. 2000;28: 655–8.

126. Garssen MP, Schmitz PI, Merkies IS, et al. Amantadine for treatment of fatigue in Guillain-Barre syndrome: a randomized, double blind, placebo controlled, crossover trial. J Neurol Neurosurg Psychiatr. 2006;77(1):61–5.

127. Pitetti KH, Barrett PJ, Abbas D. Endurance exercise training in Guillain-Barré syndrome. Arch Phys Med Rehabil. 1993;74:761–5.

128. Garssen MP, Bussmann JBJ, Schmitz PI, et al. Physical training and fatigue, fitness, and quality of life in Guillain–Barré syndrome and CIDP. Neurology. 2004;63:2393–5.

129. Cornblath DR, Mellits ED, Griffin JW, et al. Motor conduction studies in Guillain-Barré syndrome: description and prognostic value. Ann Neurol. 1988;23(4):354–9.

130. Hadden RDM, Cornblath DR, Hughes RAC, et al. Electrophysiological classification of Guillain-Barré syndrome: clinical associations and outcome. Ann Neurol. 1998;44:780–8.

131. Ho TW, Mishu B, Li CY, et al. Guillain-Barré syndrome in northern China. Relationship to *Campylobacter jejuni* infection and anti-glycolipid antibodies. Brain. 1995;118:597–605.

第 **13** 章

脊髓压迫症和脊髓病

William F. Schmalstieg, Brian G. Weinshenker

摘 要

有急性脊髓病症状和体征的患者需要迅速进行神经科评价,重点是明确和处理可治疗的疾病。对压迫性病变来说,脊髓 MRI 是评价病变首选的影像学方法。当存在脊髓压迫时,通常应该手术治疗。未发现压迫性病变时,精确的病变定位分析、非神经科临床表现、MRI 所见和血清学检查会缩窄鉴别诊断的范围。主要考虑的诊断包括脱髓鞘性、血管性、炎性、感染性和副肿瘤性疾病。非压迫性脊髓病变常常经验性地应用大剂量皮质类固醇治疗;辅助检查对确定复发性或进展性疾病的患者很重要,这些患者会从预防性治疗中获益。初始免疫抑制剂治疗后症状继续进展的患者,血浆置换可能有效,偶尔活检对明确诊断可能有益。

关键词

中枢神经系统 脱髓鞘性自身免疫性疾病 MRI 脊髓炎 脊髓压迫症 脊髓病 横贯性

急性脊髓病是潜在灾难性疾病,可能导致不可逆的运动和身体控制功能丧失。急性脊髓病的许多病因是可治性的,快速诊断和适当的治疗能预防和减少对脊髓永久性损害的程度。急性脊髓综合征的诊断和治疗延误很常见,会导致神经功能的丧失[1]。而且,一些引起脊髓病的炎性疾病虽然会稳定或缓解,但以后会复发;对这种疾病患者保持预防性治疗会使患者从中获益,因此即使出现了自发的或经治疗缓解的患者,评估复发的风险仍至关重要。

本章主要描述急性或亚急性脊髓疾病的临床表现、检查和治疗,其中包括鉴别压迫性和非压迫性脊髓病的诊断流程以及在各种非

压迫性脊髓病因的鉴别(图 13.1)。关键因素是疑诊和确诊的高指数, 主要依靠神经影像学,有时需其他化验室检查支持。本章最后是推荐的治疗方法。

病理生理学

对脊髓解剖的复习是为了更好地讨论急性脊髓病变的病理生理和临床表现。脊髓位于延髓和脊髓圆锥之间,其末端终止于第一腰椎椎体水平。脊髓大部分由大的有髓纤维束组成,与临床最相关的有:

1.皮质脊髓侧束包含同侧运动纤维。

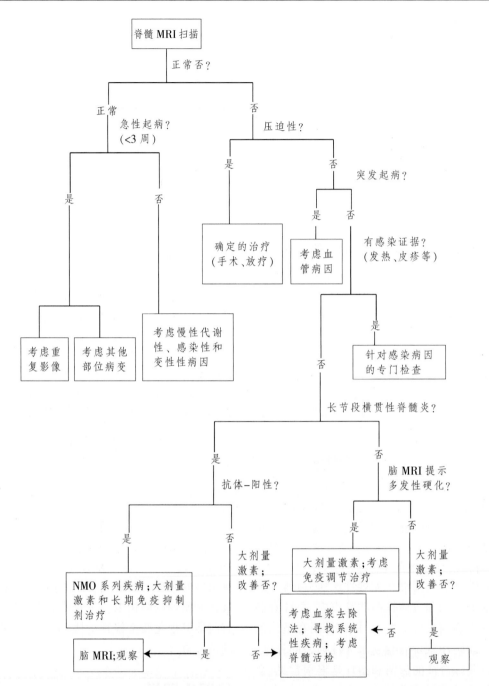

图 13.1 急性和亚急性脊髓病诊断和治疗流程(NMO 视神经脊髓炎;LETM 长节段横贯性脊髓炎;MS 多发性硬化)。

2.脊髓丘脑束司对侧痛温觉。

3.脊髓后索司同侧关节位置觉和震动觉。

供应脊髓的动脉包括一根脊髓前动脉和两根脊髓后动脉,它们起自椎动脉。脊前动脉

也接受许多来自胸主动脉和腹主动脉发出的节段动脉血供。脊前动脉供应皮质脊髓侧束和脊髓丘脑束,后索由脊后动脉供血。脊髓的静脉是通过硬膜外静脉丛回流的。

脊髓被脑脊膜(软脑膜、蛛网膜、硬脑膜)包裹,外面又被脊椎所环绕。椎体在脊髓的前方,侧面是椎弓根,后方是椎板和棘突。

在压迫性损害中,例如硬膜外脓肿或转移性疾病,都会造成硬膜外静脉丛受阻,从而损伤脊髓。静脉回流障碍引起血管源性水肿,随后是,在某种程度上,由前列腺素和其他炎性细胞因子介导的炎性级联反应(炎症瀑布)。同时,脊髓外部机械压迫和脊髓内部肿胀联合作用破坏神经轴突的传导。随后炎症导致脊髓局部脱髓鞘和脊髓明显的缺血[2]。

血管闭塞或其他血管性疾病可引起急性脊髓损伤。脊前动脉供应的脊髓部分是最易受累的。脊前动脉的饲养血管血流受限会产生分水岭缺血,尤其是在由 Adamkiewicz 大动脉供血的末梢区域,这可见于外科夹闭主动脉过程中。其他引起脊前动脉阻塞的原因包括主动脉夹层、动脉粥样硬化、心源性栓塞、高凝状态及来自椎间盘碎片的纤维软骨栓塞。另一种不常见的但很重要的与脊髓病变相关的血管异常是硬膜动静脉瘘。在这种情况下,硬膜动脉与静脉异常的连接使静脉压增高,导致脊髓损伤,并引起硬膜外静脉丛明显肿胀,这是本病重要的影像学表现。

正如在鉴别诊断一节中详尽说明的,许多脱髓鞘性、炎性和感染性疾病都会造成脊髓实质的内在损伤。对这些疾病病理生理的详尽描述超出本篇文章的范围,且其中许多疾病的发病机理目前还不清楚。

最近一个值得注意的发现是 NMO-IgG 抗体,一种临床证实的视神经脊髓炎(NMO)的生物标记物,是造成以前被认为是"特发性横贯性脊髓炎"的重要原因。NMO 是一种炎性脱髓鞘疾病,以视神经炎和长节段的横贯性脊髓炎反复严重发作为特征性[3]。NMO-IG 抗体的攻击目标是 AQP4(水通道蛋白4),其在血脑屏障的星形细胞终足高度表达。目前证据表明这种抗体是致病原因,不仅仅是自身免疫疾病或疾病严重程度的标志物。视神经脊髓炎患者头 MRI 显示的病灶出现在已知表达高水平

AQP4 的区域[4]。另外,从 NMO-IgG 阳性患者提取的 IgG 抗体转移到小鼠体内,可再现在人 NMO 中所见的类似病灶[5,6]。在离体情况下如果有 AQP4 自身抗体和激活补体存在就会发生针对星形胶质细胞的抗体和补体介导的细胞毒性反应,这可解释 NMO 患者病理标本中的组织损害[7]。AQP4 特异性自身抗体引起损伤的其他机制包括由于 AQP4 与内部调节钾通道和兴奋性氨基酸转运蛋白 EAAT2 的物理结合引起钾和谷氨酸稳态的破坏。

鉴别诊断

急性脊髓病的鉴别诊断范围很广,包括结构性、血管性、脱髓鞘、感染性、炎性、肿瘤性和副肿瘤性疾病(表 13.1)。

结构性

脊髓外部压迫是急性脊髓病重要的和可治愈的病因。通常可通过 MRI 影像学直接诊断这些疾病。图 13.2 显示了原发性肺癌脊柱转移引起脊髓压迫的典型例子。对这些疾病保持高度警惕性很重要,因为除了疼痛外最初可能没有其他症状,可迅速出现神经系统恶化。

尽管在外伤或急性椎间盘突出时可表现为急性病程,但在先天性椎管狭窄和(或)退行性椎间盘病变基础上出现的脊髓压迫往往表现为亚急性或慢性症状。MRI 可以清楚显示这些异常情况。

间或,继发于慢性椎管狭窄的脊髓病变患者,常常是由于先天和获得性因素的联合作用,MRI 上会表现出明显的纵向长节段的脊髓异常信号。这些脊髓内部异常会使临床医生忽略潜在的由于压迫而产生亚急性缺血性脊髓病的椎管狭窄,或者明显的脊髓压迫归因于髓内病变引起的脊髓水肿,而不是原发的压迫过程。这种情况会误诊为视神经脊髓炎、横贯性脊髓炎或脊髓肿瘤。然而,继发于椎管狭窄的脊髓病变患者通常症状进展数个月,而横贯性脊髓炎(包括特发性或与 NMO 相关的)会

表13.1　急性和亚急性脊髓病的病因

外部压迫

　转移瘤脊髓压迫

　硬膜外脓肿

　椎管狭窄

　椎间盘突出

　脊柱骨折

　髓外造血

　硬膜外脂肪增多症

　寰枢椎不稳

脊髓空洞症

血管性

　脊髓梗死

　髓内血肿

　硬膜动静脉瘘

脱髓鞘性

　多发性硬化

　视神经脊髓炎

　特发性横贯性脊髓炎

　急性播散性脑脊髓炎

病毒感染

　疱疹病毒

　西尼罗河病毒

　登革热病毒

　小核糖核酸病毒(包括肠道病毒、脊髓灰质炎病毒)

　狂犬病病毒

细菌感染

　衣原体

　支原体

　梅毒

　结核

　莱姆病(少见)

寄生虫感染

　血吸虫病

　圆线虫病

炎性

　干燥综合征

　系统性红斑狼疮

　Wegener 肉芽肿病

　白塞病

(待续)

表13.1(续)

结节病

中毒性或代谢性

　一氧化二氮中毒

　铜缺乏

　维生素 B_{12} 缺乏(少见)

医源性

　放射性脊髓炎

　疫苗后脊髓炎

　鞘内化疗

肿瘤

　硬膜内、髓外肿瘤(脑膜瘤、神经纤维瘤)

　髓内肿瘤(星形细胞瘤、室管膜瘤)

　淋巴瘤样肉芽肿病

　血管内淋巴瘤

副肿瘤性脊髓炎

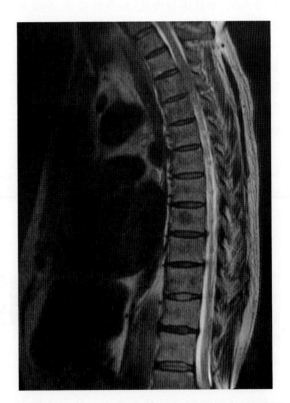

图 13.2　矢状位 T_2 MRI，肺癌转移引起的胸段脊髓受压。

在数天至数周内加重至最严重程度。而且,与狭窄相关的钆强化趋向于局限性,位于受压迫最严重的区域,而纵向延伸的脊髓炎或肿瘤的强化通常会累及数个椎体节段(图 13.3)[8]。

不常见的硬膜外压迫原因包括髓外造血、硬膜外脂肪增多症、寰枢椎不稳等。髓外造血见于许多血液系统疾病,在罕见情况下,硬膜外间隙可能受累。已报道的原因有地中海贫血、骨髓增生异常综合征和真性红细胞增多症。症状常常经过 1 个月至数月进展[9]。硬膜外脂肪增多症是硬膜外间隙过多脂肪沉积形成的一种疾病。脊髓压迫可作为本病的结果,尤其是既往存在椎管狭窄的患者。危险因素

包括内源性或外源性糖皮质激素过量、肥胖和糖尿病[10]。本病常引起慢性进展性压迫性神经症状,但也有数篇与硬膜外脂肪沉积相关的急性脊髓病的报道[11]。寰枢椎不稳通常与潜在的疾病有关,通常见于风湿性关节炎或 21- 三体综合征患者[12,13]。寰枢椎脱位的患者也可表现为进行性脊髓病或急性脊髓损伤。

脊髓空洞症通常表现为慢性进行性脊髓中央损伤综合征。特征性临床表现包括早期出现的深在、定位不精确的疼痛,随后病变水平的痛觉丧失和进展性运动症状[14]。当脊髓空洞位于颈髓时,由于支配上肢的运动传导通路位于支配下肢和躯干传导束的内侧,无力首先出

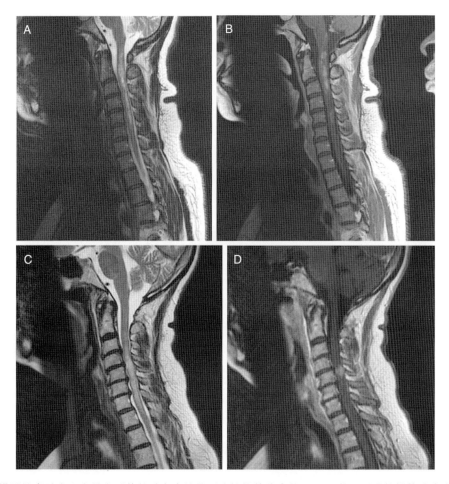

图 13.3 横贯性脊髓炎和有纵向延伸的髓内病灶的压迫性椎管狭窄的 MRI 比较;压迫性椎管狭窄在脊髓受压最严重部位伴有局灶性环形强化。(A)横贯性脊髓炎,矢状位 T_2 MRI。(B)横贯性脊髓炎,矢状位 T_1 MRI 有强化。(C)压迫性椎管狭窄,矢状位 T_2 MRI。(D)压迫性椎管狭窄,矢状位 T_1 MRI 有强化。

现在上肢。当运动症状造成麻烦或出现无痛性损害，尤其是烧伤时，这种疾病的患者会来急诊就诊。罕见的情况，在外伤[15]或做 Valsalva 动作[16]时，脊髓空洞可造成急性脊髓损害。

血管性

在没有压迫性病灶情况下，突然发生严重的运动和脊髓丘脑束性感觉功能障碍而脊髓后索感觉功能相对保留提示脊前动脉分布区的卒中。这是胸主动脉或腹主动脉手术操作的严重并发症，在手术背景下很容易明确诊断。但是脊髓梗死也可自发出现，偶尔没有明确的可认定的有助于诊断的危险因素。

提示脊髓前部梗死的 MRI 所见包括脊髓中央 T_2 高信号而脊髓后部没受累且脊髓肿胀。钆强化有各种表现，突然发生的脊髓病变没有强化更倾向于是梗死而不是炎性改变。图 13.4 和图 13.5 展示了典型的脊髓梗死的演变过程。

脊髓内血肿不常见。这些症状是腰穿罕见的但严重的并发症，尤其是应用抗凝药物的患者。一项针对 342 名应用肝素抗凝患者的研究表明行腰椎穿刺术后发生脊髓血肿的风险是

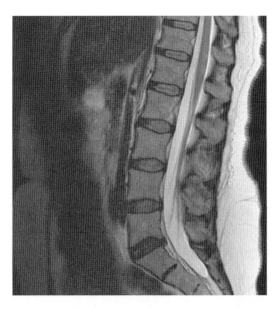

图 13.4 脊髓梗死早期有斑片状 T_2 信号改变以及脊髓远端肿胀，矢状位 T_2 MRI。

2%，而未应用抗凝药物的对照组患者则无血肿的发生[17]。近期有脊髓手术、硬膜外麻醉或凝血障碍病史的患者也有发生脊髓血肿的风险。出血也可破入蛛网膜下腔、硬膜下或硬膜外，硬膜外血肿最常见[17]。患者会表现出新发的、严重的脊柱痛和快速进展的神经功能缺损。

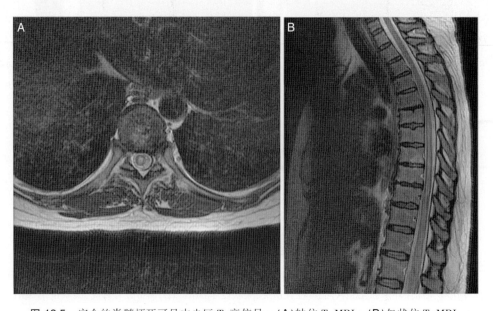

图 13.5 完全的脊髓梗死可见中央区 T_2 高信号。(A)轴位 T_2 MRI。(B)矢状位 T_2 MRI。

这些疾病可以很容易地通过 MRI 明确诊断。

对脊髓动静脉瘘(AVF)要保持高度警惕，因为这是一种可治愈的进展性脊髓病。在大部分病例中，本病经数月的发展出现脊髓病的表现。有些患者呈阶梯式病程，反复发作病情恶化，与直立姿势或轻微的活动有关。虽然本病在 70 多岁老年男性最常见，但对于所有的无法解释的进展性或亚急性脊髓病患者都应考虑到此潜在可逆性的疾病[18]。脊髓内 T_2 异常高信号延延伸至圆锥并且钆强化是典型的但不是特异性的脊髓硬膜外 AVF 的 MRI 表现。T_2 上没有任何异常信号对硬膜 AVF 患者来说极不常见，提示其他诊断。存在代表硬膜外静脉丛扩张的血管流空影是更特异性的表现(图 13.6)，但在标准的 MRI 影像上仅见于不足 50% 的患者。平卧脊髓造影术对检测扩张的硬膜外静脉高度敏感；但此操作的有创性和很高的假阳性率限制了脊髓造影作为筛查手段的应用[18]。对于阶梯式或进行性起病的脊髓病患者，影像学提示硬膜外 AVF 的，应行全面的脊髓血管造影。发现产生进展性脊髓病的动静脉瘘可能在高达脑干水平，因此在临床和影像学筛查所见强烈提示存在动静脉瘘时，临床医生需要下决心去检查患者的异常病变。

脱髓鞘疾病

急性脊髓病变患者相当一部分是脱髓鞘疾病。将患有 MS 或有发展成 MS 风险的患者与那些不太常见的脱髓鞘疾病，如 NMO、急性播散性脑脊髓炎(ADEM)和特发性横贯性脊髓炎患者鉴别开来，对评估患者的预后并选择合适的治疗方法预防复发很重要。

对于表现为新发的不完全性脊髓病变患者，脊髓 MRI 下列特征可能提示 MS 相关病灶(图 13.7)：

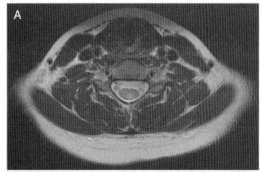

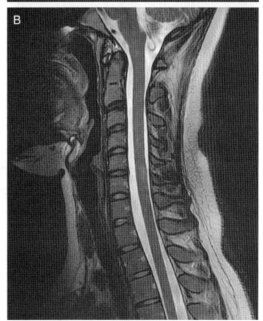

图 13.7　多发性硬化引起的典型脊髓病灶。(A)轴位 T_2 MRI。(B)矢状位 T_2 MRI。

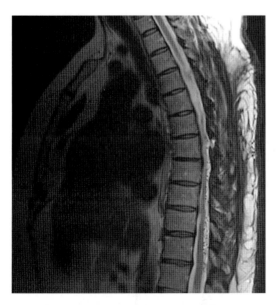

图 13.6　在硬脊膜 AVF 硬膜外静脉丛扩张导致的特征性的血管流空影，矢状位 T_2 MRI。

1.边界清楚的局灶性的 T_2 高信号。

2.在轴位横断面仅影响部分脊髓,通常位于脊髓的周边,但不是绝对的。

3.病变不超过 2 个椎体节段。

4.脊髓轻度或没有肿胀[19]。

在脊髓病灶符合这些标准的患者中,详细询问任何以前发作性神经系统症状的病史可能会揭示既往 MS 恶化的病史,这有助于诊断。头部 MRI 扫描可能发现典型的多发性硬化脑部病灶(局灶性 T_2 高信号病灶,位于室旁,近皮质或脑干)。然而,由于确定的(如偏头痛)或不确定的原因引起的非特异性脑部病灶不能被假定为多发性硬化的特征性表现。另外,NMO 也常出现脑部病灶,不能除外 NMO 的诊断[20]。

脑脊液(CSF)检查常常在这样的背景下进行,虽然在临床及影像学证据高度预示可能是多发性硬化的患者中脑脊液检查可以是不必要的。脑脊液中寡克隆区带的检测,最好通过琼脂糖上的等电位聚焦随后进行免疫检测,寡克隆区带是不依赖于 MRI 能预测最终发展成多发性硬化的指标[21]。而且,由于寡克隆区带并不出现在所有的多发性硬化患者中,且可见于其他炎性、感染性、肿瘤疾病中,所以寡克隆区带不能作为多发性硬化"诊断"的特异性指标,并且不能单凭此结果指导治疗决定。脑脊液中有核细胞计数>50/μL 及嗜中性粒细胞增多等结果提示不是多发性硬化。

多发性硬化中,超过 3 个或 3 个以上椎体节段的长节段脊髓信号改变不常见。有些作者主张在亚洲人群中存在一种与 NMO 不同的视神经脊髓变异型 MS,且纵向长节段的脊髓病变可见于这些患者中[22]。尽管如此,在有一次或多次严重视神经炎发作既往史的情况下出现长节段横贯性脊髓炎(LETM)时高度怀疑 NMO,并应促使医生进一步行 NMO-IgG 抗体的检测。这种荧光免疫抗体检测法在经典 NMO 患者中敏感性和特异性分别为 75% 和 >90%[3,23]。

头 MRI 有助于疑似 NMO 的诊断评价。在 NMO 患者中头 MRI 病变很常见。在一项纳入 60 例 NMO 患者的系列研究中,60% 头 MRI 有异常[20]。有报道在 NMO 患者中 MRI 的病灶位于已知表达高水平水通道蛋白-4 的区域,包括下丘脑和室旁区[4]。然而,NMO 患者的脑部病灶通常有别于 MS 的特征性病变。

MNO 的脑脊液表现与 MS 不同;寡克隆区带在 NMO 中不常见的, 急性发作期大约 25% 的患者脑脊液中细胞增多超过 50 白细胞/μL 以及中性粒细胞数增多[24]。偶尔有患者脑脊液 NMO-IgG 抗体阳性而血清中结果阴性[25]。

Wingerchuk 及其同事提出下面"确诊 NMO"的诊断标准:

1.视神经炎病史。

2.急性脊髓炎病史。

3.至少存在 3 个支持条件中的 2 个:①MRI 显示连续的脊髓病灶超过 3 个以上的椎体节段(图 13.8);②出现 NMO 症状时头 MRI 不符合 MS 的诊断标准;③NMO-IgG 血清阳性[23]。

没有视神经炎病史也不能除外 NMO 谱系疾病。有些孤立的 LETM(急性横贯性脊髓炎)患者以后会出现 NMO 典型表现。有些患者会有反复发作的脊髓炎却无视神经炎的表现, 可能为 NMO 的局限型。在单次发作的 LETM 中, NMO-IgG 抗体阳性强烈预示之后会复发;一项系列研究表明 LETM 患者一年内再次发生脊髓炎和(或)视神经炎的风险为 55%[26]。

ADEM 时可出现急性脊髓病变症状, ADEM 是中枢神经系统多发性脱髓鞘性疾病,典型地发生在感染后或疫苗接种后;更多见于儿童。在经典病例中,MRI 显示多发性钆强化的 CNS 病灶。区别 ADEM 和 MS 最特异性标准,且是诊断所必需的,是脑炎[27]。

对称的、严重的急性脊髓病("完全横贯性脊髓炎")患者和(或)孤立的 NMO-IGG 阴性的 LETM 患者,可能是患有孤立的炎性脱髓鞘性横贯性脊髓炎 (即特发性横贯性脊髓炎)或

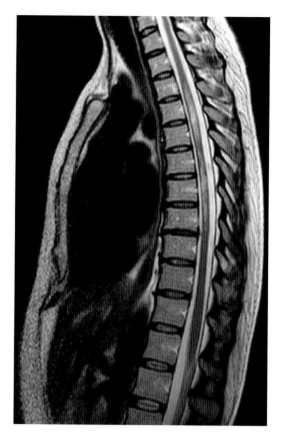

图 13.8　NMO 引起的纵向长节段脊髓信号改变,矢状位 T_2 MRI。

是非特异性的,但脑脊液细胞数增多(尤其是超过 50 个 $WBC/\mu L$)往往提示感染可能性。但类感染性脊髓病的患者一般不能回忆起或没有近期疾病的症状。对 23 例血清学或脑脊液检查证实的类感染性脊髓病患者的回顾性分析中,只有 9 例(39%)患者能回忆起前一个月与感染过程一致的症状[28]。

病毒是类感染性脊髓病最常见病因[28]。对病因不明的脊髓病,应进行脑脊液疱疹病毒 PCR 检测(单纯疱疹病毒 1 和 2 型,E-B 病毒、水痘带状疱疹病毒、巨细胞病毒、人类疱疹病毒 6),因为这些病毒是类感染性脊髓病最常认定的病因,且特异性抗病毒治疗有效[28]。众多的其他病毒包括腺病毒、柯萨奇病毒 B 病毒、肠道病毒、麻疹病毒[28]和登革热病毒[29]都被认为是感染性或类感染性脊髓炎的病因。

某些病毒感染累及中枢神经系统时特征性地产生急性弛缓性瘫痪而感觉功能正常。典型的例子是脊髓灰质炎,此病目前在发达国家极其罕见,但近年来有报道此病从流行地区输入[30]以及在没有按时接种疫苗的社区有个别人到人的传播[31]。相似的临床表现业已与肠道病毒 70(急性出血性结膜炎)和肠道病毒 71(手足口病)[32]以及西尼罗河病毒的流行联系在一起[33]。在少数病例中,狂犬病脑脊髓炎也表现为上升性迟缓性瘫痪伴有脊髓信号改变[34]。

类感染性脊髓炎可能与近期细菌感染有关,常常为衣原体和支原体[28]。结核分枝杆菌感染可引起脊髓炎,可由于直接侵袭脊髓或在椎体受累基础上压迫(Pott 病)。细菌性脊髓炎可由梅毒螺旋体(梅毒)[35]或伯氏疏螺旋体(莱姆病)感染[36]引起;这两种情况都不常见。

真菌和寄生虫感染是急性脊髓炎少见病因,但对于免疫抑制和(或)有旅游暴露风险的患者应该考虑到。与急性脊髓病相关的感染包括血吸虫病[37]、圆线虫病、念珠菌病[28]和芽生菌病[38]。

其他感染性、炎性或肿瘤疾病。正如下面要讨论的,血清和脑脊液化验可揭示这些患者类感染病因的证据;如果这些检查没有阳性提示,要注意临床和影像学随访。对于临床症状进行性恶化超过 3 周或 MRI 显示病变加重的患者,应考虑脊髓活检来除外肿瘤或其他可治疗的炎性疾病,如神经结节病。

感染性

除了外源性感染灶如硬膜外脓肿产生的压迫外,一些病原体通过直接感染脊髓或通过诱导类感染,推测是一种自身免疫过程,产生急性或亚急性脊髓病。

应高度怀疑感染性疾病的临床表现包括现在或近期有过发热、脑膜刺激征、皮疹、系统性疾病的症状、新近旅行或有免疫抑制。虽然

炎性

除了炎性脱髓鞘性疾病,其他系统性炎性

疾病也可引起急性或亚急性脊髓病。脊髓病可作为干燥综合征或系统性红斑狼疮的并发症而发生。与这些综合征相关的抗体（如 ANA，SS-A）在视神经脊髓炎（NMO）和其他炎性脱髓鞘疾病中可见到。对 153 例 NMO 谱系患者的血清学调查发现 ANA 和 SSA 抗体阳性率分别达 44% 和 16%[39]。因此在急性脊髓炎病例中不能单独依据血清抗体结果做出系统性红斑狼疮和干燥综合征的诊断，除非符合这些疾病特异性的诊断标准。

白塞病是一种慢性、复发性炎性疾病，特点是反复发作的口腔口疮性溃疡和其他全身性表现包括反复生殖器溃疡、眼和皮肤损害[40]。脊髓和其他神经系统累及见于少数患者，或者是由于在中枢神经系统内直接形成病灶或继发于大血管结构受累发生的梗死[41]。针刺试验阳性（无菌针头刺入皮下后 24~48 小时出现直径≥2mm 的结节）是此病诊断的支持指标，但此试验不敏感，不能作为独立的诊断依据[40]。没有其他实验室指标或影像学表现对该病是唯一的，因此诊断需要存在其他特征性系统表现。

结节病是一种累及多个器官的系统性非坏死性肉芽肿性炎性疾病。约 5% 的患者神经系统受累，其中有一半患者以神经系统症状为首发表现[42]。如果没有系统性疾病，神经结节病的诊断很难。脊髓影像学表现包括在脑实质结节状强化、脑膜强化和神经根强化，这些表现可能提示此病。据报道 27%~51% 的患者脑脊液寡克隆区带阳性；寡克隆区带阳性不能想当然地就诊断为多发性硬化[43,44]。尽管既不敏感也没特异性，但血清 ACE 水平升高 可能提示结节病。对于影像学表现怀疑结节病和病因不清的脊髓病患者，可以活检（例如肿大的淋巴结）以寻找系统性结节病的证据，这对诊断很有帮助。胸部 CT 可显示肺门淋巴结肿大。盲眼结膜活检有时可显示特征性的非干酪样肉芽肿性炎症。在孤立的中枢神经系统受累的病例中，这样的检查不会有结果，最好的办法是经验性皮质类固醇激素治疗，既达到治疗

目的又达到诊断目的；症状的明显和持续改善提示结节病是一个尝试性的诊断但是一个可接受的诊断。

中毒/代谢性

代谢性疾病往往引起慢性脊髓病，许多患者直到出现一定程度的功能障碍时才来就诊。大多数情况下，详细询问病史可揭示脊髓病的症状存在已久。然而，鉴于这些疾病的诊断和治疗风险最小，在遇到病因不明的亚急性或慢性脊髓病时应进行有限的代谢检查，如血清维生素 B$_{12}$、甲基戊二酸、和铜水平的检测。

急性脊髓病有的继发于进食了有毒的主食（如木薯、山黧豆）或娱乐食物滥用（如进食了掺假的"牙买加姜汁酒"提取物导致的磷酸三甲苯酯中毒）；其中许多情况具有褊狭的历史和地域相关性[45]。一个特例是接触一氧化二氮（笑气）后脊髓病。一氧化二氮通过使钴胺素不可逆氧化导致继发性的维生素 B$_{12}$ 缺乏从而产生脊髓病[45]。原来存在亚临床维生素 B$_{12}$ 缺乏的个体尤其易患病。此病在娱乐性食物滥用后持续发生[46]，个别见于接受笑气麻醉的患者[47]或在通风差的牙科诊所工作的牙科医生[46]。对于娱乐食品食用者，特别询问关于一氧化二氮的使用很重要，因为他们可能不愿意承认此坏习惯且不知道其潜在毒性。

医源性

接受癌症放疗的患者当脊髓在放疗范围内时可发生放射性脊髓炎。这种情况可发生在放疗期间急性发病或延迟发病。对于有癌症病史的患者，首先应排除肿瘤直接转移到脊髓，再考虑放射因素导致的脊髓病，这点很重要。

自身免疫性脊髓炎可发生于疫苗接种后。典型的疫苗接种后脑脊髓炎发生在接种老式狂犬疫苗个体中，但也有报道疫苗接种后脑脊髓炎发生于其他常见疫苗接种后，例如流感、百日咳、白喉破伤风、MMR（麻疹、腮腺炎和风疹混合疫苗）和乙型肝炎疫苗接种后[48]。然而，疫苗接种后脊髓病的发生可能纯属巧合，

有近期疫苗接种史也应检查以发现其他可治的病因。

亚急性脊髓病也可由鞘内注射几种化疗药物所致,包括甲氨蝶呤、阿霉素、长春新碱和阿糖胞苷[45]。

肿瘤和副肿瘤性

髓内肿瘤如星形细胞瘤和室管膜瘤,髓外硬膜内肿瘤如脑膜瘤和神经纤维瘤,也可亚急性起病类似硬膜外肿瘤或横贯性脊髓炎。MRI能清晰显示这些肿瘤,虽然有时与炎性病变混淆。通常需要活检明确诊断。

淋巴增生性恶性肿瘤,如淋巴瘤样肉芽肿和血管内淋巴瘤,可侵犯脊髓,呈亚急性病程。尽管在淋巴瘤样肉芽肿病例中存在寡克隆区带且 CSF E-B 病毒 PCR 阳性增加了疑诊指数,但有信心的诊断仍需中枢神经系统或其他受累部位的活检证实。

副肿瘤性疾病也可表现为脊髓炎。对于有癌症病史和吸烟的患者要高度怀疑副肿瘤综合征。这种情况下应做副肿瘤自身抗体的血清学检查。某些影像学表现也要怀疑副肿瘤病因;我们曾见过很多患者有 T_2 高信号病灶,局限在单个脊髓束,通常对称性地位于脊髓两侧(图 13.9)[49]。副肿瘤综合征可产生神经系统多灶性损害,类似其他疾病如 NMO。尤其是脑衰反应调节蛋白-5(CRMP-5)IgG 抗体可引起自身免疫性脊髓炎和视神经炎[50,51]。

其他部位病变

在明显的急性脊髓病情况下,如果神经影像学没有发现脊髓异常表现,那责任病灶可能在神经系统其他部位。对于有双侧运动感觉症状的患者最主要的鉴别诊断是急性神经病变,比如格林巴利综合征。除了上升性无力之外,腱反射消失、没有确切的感觉平面、脑脊液蛋白增高而细胞数正常等表现都支持此诊断。在单纯运动症状的患者中,肌病及神经肌肉接头疾病可误诊为脊髓病。大脑镰旁占位性病变(如脑膜瘤)和双侧大脑前动脉分布区梗死偶尔也可表现为类似脊髓病的双下肢无力症状。

然而,MRI 没有显示脊髓异常也不能自动得出病变不在脊髓的结论。轻微的影像学异常,如偶见于脊髓早期梗死时的脊髓肿胀没有信号改变,或症状性硬膜外脂肪瘤样病,在最初阅片时可能会忽略。也应该考虑到慢性代谢性、变性疾病或感染性疾病(如艾滋病性脊髓病、HTLV-1 所致的热带痉挛性轻截瘫)"急性"

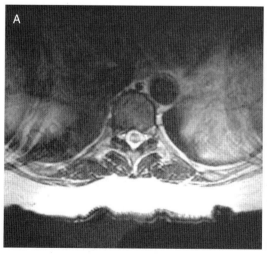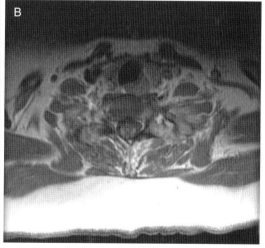

图 13.9 肾细胞癌时副肿瘤性脊髓炎引起的脊髓中央和外侧柱信号改变。(A)轴位 T_2 MRI。(B)钆增强的轴位 T_1 MRI。

起病的可能性，尽管这些疾病在短期的随访中很少进展。偶尔，慢性脊髓病的患者尽管症状长期存在症状但在功能受影响之前不会去就医。

流行病学

在以人群为基础的研究中，转移性脊髓压迫症是晚期癌症常见的并发症，见于约 2.5%~6% 的系统性恶性肿瘤患者[52,53]。有近 20% 的患者脊髓压迫是癌症的主要症状[54]。某一具体癌症引发的转移一般来说与该癌症的相对发病率是平行的，大约一半的转移是由乳腺癌、前列腺癌和肺癌所致[52]。然而某些恶性肿瘤包括肾细胞癌[52]、多发性骨髓瘤和淋巴瘤[54]更容易导致脊髓压迫，而胃肠道肿瘤包括结肠直肠癌和胰腺癌很少发生转移[53]。

多发性硬化是相对常见的疾病(在美国人群中患病率估计是 0.9/1000 人[55])并且大部分患者在做出诊断时已有脊髓受累的影像学证据[56]，MS 在急性脊髓病中占相当大的比例。脊髓的 MS 斑块常引起轻微的症状，并且高达 2/3 的患者无症状[57]。首发或已确诊的 MS 常表现为不对称性运动和感觉受累(即"部分横贯性脊髓炎")这样的轻症脊髓病[58]。

非外伤性急性脊髓病的其他病因不常见。例如，一项回顾性研究表明：在没有神经系统疾病既往史的患者中，急性横贯性脊髓炎的发病率为 1.3~4.6 例/年/百万人[59,60]。同样，在城市转诊中心每年收治的 10 000 人中，仅有 2 例诊断为硬膜外脓肿[61]。然而，总之，这些相对少见的疾病组成一组重要的需要特殊治疗的疾病群体。

新发的非压迫性脊髓病的病因在就诊时常不能确定。最近法国的系列研究报道：170 例急性脊髓病患者有 101 例在发病时病因不能明确。54% 的患者后来诊断为 MS(45 人)、NMO(5 人)、结缔组织病(5 人)。在这几种疾病中许多患者会获益于维持治疗以预防复发。此结果强调了在急性非压迫性脊髓病患者中诊断性检查的重要性，因为有这种表现的许多患者患的是可治愈的疾病，如果不治疗有可能导致严重的远期功能残障。

人口统计学和其他危险因素

年龄、性别、民族、和人种会提示急性脊髓病的具体病因更可能是什么或更不可能是什么。与急性脊髓病选择性病因相关的人口统计学特征列于表 13.2[18,62-65]。急性脊髓病的大多数病因不受人口学限制，在一个具体患者中，年龄、性别、民族和人种不能排除任何病因。

对与生活习惯或其他内科病史相关的危险因素认定同样重要。与脊髓病特定病因相关的危险因素列于表 13.3。

临床表现

综合征

脊髓疾病的临床表现常用临床综合征来描述。与特定病因相关的脊髓综合征见表 13.4。尽管见到的临床表现类型有助于缩小鉴别诊断的范围，但这些综合征没有一种对具体疾病具有诊断价值。因此，其他特征性临床表现、影像学表现和其他诊断性检查结果的认定对确诊是非常必要的。

表13.2　与脊髓病特定病因相关的人口统计学因素

转移性脊髓压迫症：恶性肿瘤的既往史，老年患者和儿童；青年人不常见

多发性硬化：发病的中间年龄在 30~40 岁；女性更常见

视神经脊髓炎：复发型女性更常见；在美国与 MS 相比非高加索人占的比例更高

脊髓梗死：风险随着年龄增加；男性

硬膜动静脉瘘：更常见于 70~80 岁；男性多见

系统性红斑狼疮/干燥综合征：女性多见

白塞病：最常见于中东和远东裔；更常见于中东裔男性患者且男性更严重

结节病：更常见于女性；非洲裔美国人比高加索人风险高 3~4 倍

表13.3　与脊髓病特定病因相关的危险因素

吸烟:转移性脊髓压迫症,副肿瘤性脊髓病,脊髓梗死

注射药物:硬膜外脓肿

一氧化二氮滥用:由于诱发维生素 B_{12} 缺乏引起的脊髓病

免疫抑制:硬膜外脓肿,其他感染性脊髓病

肿瘤病史:转移性脊髓压迫,有鞘内化疗史的中毒性脊髓病,有放疗史的放射性脊髓炎

糖皮质激素过剩:硬膜外脂肪增多症

肥胖:硬膜外脂肪增多症

胃肠道吸收不良或手术:营养缺乏性脊髓病,包括维生素 B_{12} 和铜缺乏

摄入过多的锌:由于铜缺乏引起的脊髓病

脊髓半切综合征

　　"完全"脊髓半切综合征是指脊髓半切时所见的临床表现。脊髓半切的患者病变同侧运动功能和后索感觉丧失,身体对侧病变水平以下由于脊髓丘脑束破坏出现痛温觉丧失。完全的脊髓半切不常见;"部分"性脊髓半切综合征后索感觉功能保留更常见。这种不对称的表现类型常见于脱髓鞘性疾病,尤其是 MS,但也可见于压迫性损害的早期。

脊髓前部综合征

　　此综合征时双侧皮质脊髓束和脊髓丘脑束受累但后索的感觉功能保留。见于脊髓前动脉梗死,也见于脊髓压迫性病变。

脊髓中央综合征

　　之前描述过脊髓空洞症时脊髓中央综合征特征性的演变过程。常见症状有深部的不舒适的疼痛感、由于交叉过来的脊髓丘脑束纤维受到破坏出现的坏病变水平痛温觉丧失和运动功能障碍,上肢先于下肢和躯干受累。除了脊髓空洞症和脊髓肿瘤外,脊髓中央综合征的表现也见于炎性脱髓鞘疾病,尤其是 NMO。

表13.4　脊髓综合征的病因

脊髓半切综合征
　多发性硬化
　穿通伤
　转移性脊髓压迫症
　硬膜外脓肿
　类感染性脊髓病

脊髓前部综合征
　脊前动脉梗死
　椎间盘突出
　转移性脊髓压迫症
　硬膜外脓肿
　放射性脊髓病
　外伤

脊髓中央综合征
　脊髓空洞症
　髓内肿瘤
　视神经脊髓炎
　横贯性脊髓炎
　外伤

脊髓后部综合征
　多发性硬化
　脊后动脉梗死
　三期梅毒
　由于维生素 B_{12} 或铜缺乏所致亚急性联合变性

脊髓圆锥综合征
　椎间盘突出
　转移性脊髓压迫
　髓内肿瘤
　外伤
　硬膜动静脉瘘
　脱髓鞘疾病

完全脊髓综合征
　特发性横贯性脊髓炎
　外伤
　转移性脊髓压迫症
　硬膜外脓肿
　出血
　缺血

脊髓后部综合征

　　慢性脊髓病最常出现孤立的脊髓后索受

累;典型例子为三期梅毒的脊髓痨。此综合征偶由脊髓后动脉梗死造成。

脊髓圆锥综合征

局限在脊髓终末端的脊髓病变导致膀胱和肛门括约肌迟缓性瘫痪。此症状可作为更长节段脊髓病变的一部分累及圆锥或圆锥单独受累所致。有许多病因:压迫性、硬膜动静脉瘘、肿瘤和脱髓鞘。需要将此表现与马尾综合征鉴别。马尾受压或炎症引起下运动神经元损害的症状,包括受累神经根相对应的下肢无力和反射消失,以及受累感觉神经根分布皮节区的感觉改变。疼痛常见于马尾综合征;直肠和膀胱受累根据受累平面不同而变化。

在病变水平脊髓完全横断的临床表现(病变平面以下所有感觉和运动功能丧失)被称之为完全的脊髓综合征。此综合征见于严重特发性横贯性脊髓炎,也是硬膜外压迫性病变引起脊髓严重受压的常见症状。

症状

尽管急性脊髓损伤大部分症状是非特异性的,但有些症状特征性的提示特定疾病。

疼痛不是脊髓受压独有的症状,却是一种重要的"警示信号"。在大部分转移性 SCC(脊髓压迫)患者中,疼痛先于其他神经症状出现。胸部的疼痛尤其应高度重视,不仅因为大部分转移性脊髓压迫好发于此区[66],而且也因为胸段脊柱疼痛的"良性"肌肉骨骼和神经根病因远远没有在颈部或后背常见。夜间或仰卧位时疼痛加重也提示脊髓压迫。

既往有神经系统症状的病史有助于炎性脱髓鞘性疾病的诊断。既往发作性视觉、运动、排尿和感觉障碍持续超过 24 小时的病史提示既往有未识别的 MS 病势加重。有遇热神经系统症状明确加重的病史或向前屈颈可重复引出沿脊柱向下走行的"过电样感觉"(Lhermitte征)高度提示脱髓鞘疾病。阵发性强直痉挛(短暂的不自主肌肉收缩典型的一次持续 15~60 秒)虽不常见但高度提示炎性脱髓鞘性疾病。发作性顽固性呕吐或打嗝史现在也被认为是 NMO 谱系疾病的常见预兆[67,68]。

病程

脊髓病可突然、急性(<24 小时至 3 周)、亚急性、(几周至几月)或隐匿性起病。卒中样起病常提示为血管性原因如缺血性脊髓梗死或偶尔为出血。压迫性损害也可突然出现症状,如在急性椎间盘突出或恶性肿瘤引起病理性骨折的病例。炎性疾病通常不会突然起病,但患者可能会突然意识到新发的症状因此混淆了对起病方式的判定。

脊髓病的许多病因如脱髓鞘性疾病、其他炎性疾病和脊髓压迫症,经过数天至几周症状达到高峰。其他有相似病程的疾病包括类感染性脊髓病、放射性脊髓病和副肿瘤性脊髓病。病程持续数周或更长时间的疾病有椎管狭窄、硬膜动静脉瘘、慢性感染(HIV-脊髓病、HTLV-1、梅毒三期)、代谢性疾病和硬膜内和髓内肿瘤。

诊断

鉴于临床和人口学特征缺乏特异性,神经影像学和其他诊断性检查(在较小程度上)对急性和亚急性脊髓病的确诊是必要的。要讨论一种循序渐进的诊断检查方法;提示具体疾病的特异性特征要先提出来。

脊髓 MRI

脊髓 MRI 扫描是评估急性脊髓病变主要的诊断方法。MRI 的优势在于可清晰显示软组织,使 MRI 成为评估炎性、血管性、感染性和代谢性脊髓病的首选方法。在怀疑脊髓压迫时,MRI 已经取代 CT 脊髓造影成为首选检查。对于转移性 SCC,MRI 与 CT 脊髓造影同样敏感,但特异性更高[69,70]。另外,在完全阻断造影剂流动的严重脊髓压迫症患者中,脊髓造影可导致神经系统症状恶化。

脊髓压迫症患者可能在几个小时内出现明显的神经功能恶化。当怀疑脊髓压迫时应该紧急行 MRI 检查，不应拖延。如果确定是压迫性病变，应采取外科手术或放疗等。尽管辅助检查以明确引起压迫的潜在疾病也很重要，但治疗刻不容缓，不能为了进行额外检查而延迟治疗。然而，对于没有确切癌症病史的患者只有当手术明确诊断癌症后才能做放射治疗。

当脊髓出现明显异常信号时，回顾既往史、临床表现和影像学可提示某一具体诊断。然而，许多病例需要进一步检查。

脑脊液检查

在非压迫性脊髓病的评估中 CSF 检查常常是第二步骤。CSF 检查对诊断脊髓压迫症的病因没有帮助，可能会使严重脊髓压迫症患者症状加重。常规 CSF 检查应包括细胞计数和分类、糖和蛋白浓度、寡克隆区带和细胞学检查；留些脑脊液以便在初步筛查化验结果出来后能做额外的检测这常常是很有益的。

头部 MRI

对急性非压迫性脊髓病患者，头 MRI 有助于检出脱髓鞘疾病的特征性表现。在不对称性部分横贯性脊髓炎背景下，有与 MS 一致的脑部病变强烈提示临床表现是炎性脱髓鞘疾病引起。在临床孤立性脱髓鞘综合征患者中，头 MRI 发现典型的 MS 病灶，预示将来有近 90% 的概率发展为临床确定的 MS[71]。然而，头 MRI 正常也不能除外脱髓鞘性疾病的诊断。将 MS 典型的脑室周、近皮质和脑干病灶与深部皮质下白质非特异性 T_2 异常信号影区分开来很重要，后者孤立存在时没有同样的诊断性提示。

血液 / 血清学

无论患者有无视神经炎的既往史，有不明原因长节段脊髓异常信号（超过 3 个椎体节段）的患者应检测血清 NMO-IgG 抗体。相反的，有视神经炎和部分横贯性脊髓炎病史但没

有长节段脊髓异常信号改变的患者不太可能是 NMO；这种情况下更可能诊断为 MS。

有孤立的脊髓炎而 CNS 影像学正常的患者，病毒血清学化验可能提供证据支持是类感染性脊髓病相关的常见病原体所致。脑脊液 PCR 检查可能是近期感染更可靠性的指标。检测近期疱疹病毒感染的证据很重要，因为患者可能对阿昔洛韦及相关药物特异性的抗病毒治疗有效。即使在阳性结果不改变治疗方案的情况下，找到近期感染的证据可减少额外的诊断性检查。

当怀疑潜在的系统性炎性疾病时，化验抗核抗体（ANA）、抗双链 DNA 抗体、可提取性核抗原抗体（SS-A）和抗中性粒细胞胞浆抗体（p-ANCA 和 c-ANCA）有助于筛查系统性炎性疾病和血管炎性疾病。然而，当临床和影像学表现强烈提示为炎性脱髓鞘疾病时，"阳性"的血清学结果，如 ANA 阳性，也不太可能提示是其他诊断，尤其是考虑到这些抗体的非特异性。筛查多发性硬化"类似者"的自身免疫血清学标志物"嵌板"用处不大，当用做筛选检查时如果假阳性结果概率很高会引入歧途。

血液 / 其他

尽管通常没必要急查，但实验室辅助检查对压迫性脊髓病的病因诊断也是有价值的。当脊髓压迫是隐性癌症的首发症状时，前列腺特异性抗原检测和血清及尿的单克隆蛋白检查（通常在多发性脊髓瘤和浆细胞恶病质疾病中呈阳性）可能提示潜在的恶性肿瘤。当考虑为硬膜外脓肿时，应在两个分开的部位留取血培养，理论上是在经验性抗生素治疗之前培养。硬膜外脓肿的血培养近 60% 阳性，最常见的病原体是金黄色葡萄球菌[72]。

其他影像学检查

对于因体内存在磁共振不相容的医疗器械植入物和磁性异物或体型不能进行 MRI 检查的患者，可选择 CT 脊髓造影以除外压迫性疾病。

潜在恶性肿瘤表现为脊髓压迫症状的患者胸、腹和骨盆 CT 成像可以显示潜在的癌症。在非压迫性脊髓病，不是炎性脱髓鞘疾病典型表现时，CT 成像也有助于筛查结节病或淋巴瘤的淋巴结病。

当常规的 CT 没发现异常时，67Ga 闪烁扫描法偶尔可发现结节病的证据。PET 扫描可以查出脊髓压迫症患者的潜在恶性肿瘤或发现阳性副肿瘤性自身抗体。

治疗

压迫性

尽管有 MRI 检查，但对转移性脊髓压迫症的治疗延迟仍然很常见。在 301 例患者的系列研究中，只有 33% 在治疗时还能走动，这与没有 MRI 的年代没有差别。从首次到执业医师处就诊至开始确切治疗前大部分患者都经历了运动功能的恶化[1]。不能行走的患者仍不能行走；近 40% 不能走动的患者在治疗后仍不能行走[73]。相反，80%~100% 在治疗开始时能行走的脊髓压迫症患者仍能行走[52,74-76]。因此，尽快明确脊髓压迫症并早期治疗是获得最佳预后所必需的。在临床对照实验中证实皮质类固醇激素和手术减压治疗转移性脊髓压迫症有效，治疗规范中也包括放疗。

有一项安慰剂-对照试验是针对皮质类固醇激素作为放疗的辅助方法治疗转移性脊髓压迫症。治疗组先静脉给 96mg 地塞米松，然后 24mg 地塞米松口服 4 次/日用 3 天，之后逐渐减量。治疗的结论是地塞米松治疗组中 81% 和安慰剂组中 59% 的患者能行走[77]。2 个小规模的实验比较大剂量组（静脉给药起始剂量 96~100mg）和小剂量组（10~16mg）结果显示两种剂量间患者预后没有统计学差异[78,79]。然而，我们建议转移性脊髓压迫症有肢体无力的患者初始剂量 100mg 地塞米松静脉给药，随后每天 16mg，然后 2 周内逐渐减量。

Patchell 及其同事报道了一个随机但非盲

试验，对转移性压迫性脊髓病患者进行直接减压手术后再放疗和单纯放疗的比较。手术组患者相对于单纯放疗组，能行走的比例高（84% vs 57%，P=0.001）和更长的时间间隔（122 天 vs 13 天，P=0.003）。对治疗前不能行走的患者，手术治疗组获得行走能力的比例更高（62% vs 19%，P= 0.01）。淋巴瘤的患者除外，因为淋巴瘤被认为是对放疗高度敏感的，还有治疗前已经不能行走超过 48 小时的患者也被排除在试验之外。根据本试验的结果，对有脊髓压迫症症状的患者如果能够耐受推荐外科手术[73]。

由于基础条件差或预期存活时间短不适合接受手术的患者，单纯放疗对减轻疼痛和保留行走能力也有益[75]。没有哪个具体放疗方案证实更好。在美国，患者通常在受累区域接受 30Gy 以相同剂量连用 10 天。有的作者建议低剂量，在一随机试验中，使用一次小剂量（8Gy）也能获益[80]。

其他病因的脊髓压迫症通常也需要手术治疗。虽然还没有关于硬膜外脓肿手术治疗和药物治疗比较的对照试验，手术减压后给予抗生素治疗被认为是治疗此病的标准方法[81]。手术也适用于在脊椎退行性变和(或)先天性椎管狭窄基础上出现脊髓压迫症状的患者。

血管性

脊髓梗死没有特效治疗，处理主要是支持治疗。对于主动脉手术后有脊髓损伤证据的患者，提倡用血管加压药增加血压的血流动力学方案和使用腰大池引流。虽然此方案没在临床试验中证实，但有报道在手术后表现为迟发性脊髓缺血的患者用此方法治疗预后好[82]。对于其他原因引起的早期脊髓缺血的患者也可考虑类似的治疗，但效果还不确定。有数量有限的成功使用导管进行动脉内溶栓治疗脊髓梗死的报道[83,84]。溶栓的主要局限性是能成功给药的窗口窄，尤其是很难确定急性脊髓病的病因和排除溶栓禁忌证。

硬膜动静脉瘘和其他脊髓动静脉畸形应

手术治疗或血管内瘘栓塞治疗。即使已延迟治疗数年,此病治疗后也能发生功能状态的改善[85]。

疑似炎性和其他脊髓病的治疗方法

考虑到急性非压迫性脊髓病许多病因相对罕见和对患有灾难性急性神经系统疾病的患者进行对照试验在医学伦理学方面存在困难,目前缺乏这些疾病的对照临床试验资料。我们提出了一个常规的治疗方法,即建立经验性的早期治疗方案同时进行辅助检查来确定诊断。

神经影像学排除了脊髓压迫后,临床医师必须判定是否病史、临床表现和影像学资料足以明确诊断。常常不能立即做出诊断,对大部分患者我们提倡早期用大剂量静脉类固醇激素治疗（例如甲强龙每天 1g 静脉给药持续 5 天）。尽管此治疗方法对急性脊髓病的许多病因未证实有益,但认为对各种病因引起的横贯性脊髓炎有很好的疗效。即使原发性炎性疾病的诊断不正确,皮质类固醇激素在减轻炎症和水肿方面也有好处,在很罕见的情况下,也会加重引起急性脊髓病的潜在疾病。因此,当考虑为炎性脊髓病时对大部分患者都应经验性给予激素治疗。当怀疑感染性因素时,尤其是细菌性和真菌性感染,最好在感染的诊断被明确或排除之前推迟激素的应用。

最初的激素治疗无效或没有非炎性疾病证据的患者,比如脊髓缺血,血浆置换可能有效。在急性 CNS 脱髓鞘严重发作对大剂量激素无反应的患者中进行的一项关于血浆置换的随机、安慰剂对照试验血浆置换组中度或明显改善的比率为 42.1%,而安慰剂对照组为 5.9%[86]。有报道称男性、反射存在和早期治疗是预测血浆置换有效的因素[87]。

对于病情稳定的或改善的患者,如前面描述的,应该对潜在的脱髓鞘疾病进行评价。有 MS 临床特征或有发展成 MS 高风险的患者应考虑免疫抑制治疗。这种治疗方案的制定不用急,应在仔细考虑潜在疾病性质,比如 MS 还是 NMO,后给予。对怀疑 MS 的患者虽然有其他的选择,但通常应用 β 干扰素或醋酸格拉替雷。符合视神经脊髓炎诊断标准的患者或 NMO-IgG 抗体阳性的患者有再次脱髓鞘临床严重发作的高风险,这类患者应早期制定长期免疫抑制治疗方案。推荐的免疫抑制剂包括硫唑嘌呤[88]、霉酚酸酯(麦考酚酸吗乙酯)[89]、利妥昔(单抗)[90];没有充分的证据表明作为初始治疗哪种药物更好。

亚急性脊髓病经治疗没有改善的患者以及在详细寻找感染或系统性炎性疾病后仍不能诊断的患者应做脊髓活检;主要目的是除外恶性肿瘤和确定某些有组织学特征的炎性疾病(如神经结节病)。当神经影像学高度支持时,对没有活检的疑似神经结节病患者给予经验性长期皮质类固醇激素治疗可能是合适的,但做出这样的决定很难,且有漏掉需要不同治疗的其他疾病的风险。当确诊为慢性炎性疾病如结节病时,患者需要给予长疗程的中等量激素[如泼尼松 1mg/(kg·d) 应用 6 个月]治疗。

小结

评估急性或亚急性脊髓病时首选神经影像学检查以明确是否存在脊髓压迫。有症状的脊髓压迫患者需要紧急干预,通常是手术治疗。有非压迫性脊髓异常信号的患者,大剂量静脉激素治疗(如甲强龙 1000mg Ⅳ 用 5 天)对大多数特发性、炎性或脱髓鞘性脊髓病病例是合适的。病史和临床表现指导随后的检查项目。3 周内改善或稳定的患者通常患有炎性脱髓鞘疾病如 MS 或 NMO、临床孤立综合征或特发性横贯性脊髓炎。对这些患者头 MRI 和脑脊液检查有助于决定将来复发的可能性。持续进展超过 3 周的患者,要考虑肿瘤、某些慢性炎性疾病如结节病和椎管狭窄。如果详细的检查后仍不能明确诊断且患者持续恶化,可能需要手术活检来明确诊断和指导治疗。

参考文献

1. Husband DJ. Malignant spinal cord compression: prospective study of delays in referral and treatment. Br Med J. 1998;317(7150):18–21.

2. Siegal T. Spinal cord compression: from laboratory to clinic. Eur J Cancer. 1995;31A(11):1748–53.

3. Lennon VA, Wingerchuk DM, Kryzer TJ, et al. A serum autoantibody marker of neuromyelitis optica: distinction from multiple sclerosis. Lancet. 2004;364(9451):2106–12.

4. Pittock SJ, Weinshenker BG, Lucchinetti CF, Wingerchuk DM, Corboy JR, Lennon VA. Neuromyelitis optica brain lesions localized at sites of high aquaporin 4 expression. Arch Neurol. 2006;63(7): 964–8.

5. Bradl M, Misu T, Takahashi T, et al. Neuromyelitis optica: pathogenicity of patient immunoglobulin in vivo. Ann Neurol. 2009;66(5):630–43.

6. Kinoshita M, Nakatsuji Y, Kimura T, et al. Neuromyelitis optica: passive transfer to rats by human immunoglobulin. Biochem Biophys Res Commun. 2009;386(4):623–7.

7. Hinson SR, Roemer SF, Lucchinetti CF, et al. Aquaporin-4-binding autoantibodies in patients with neuromyelitis optica impair glutamate transport by down-regulating EAAT2. J Exp Med. 2008;205(11): 2473–81.

8. Kelley BJ, Erickson BJ, Weinshenker BW. Compressive myelopathy mimicking transverse myelitis. Neurologist. 2009; in press.

9. Oustwani MB, Kurtides ES, Christ M, Ciric I. Spinal cord compression with paraplegia in myelofibrosis. Arch Neurol. 1980;37(6):389–90.

10. Al-Khawaja D, Seex K, Eslick GD. Spinal epidural lipomatosis—a brief review. J Clin Neurosci. 2008;15(12):1323–6.

11. Birmingham C, Tibbles C, Friedberg R. An unusual cause of spontaneous paralysis. J Emerg Med. 2009;36(3):290–5.

12. Kim DH, Hilibrand AS. Rheumatoid arthritis in the cervical spine. J Am Acad Orthop Surg. 2005;13(7):463–74.

13. Nader-Sepahi A, Casey AT, Hayward R, Crockard HA, Thompson D. Symptomatic atlantoaxial instability in Down syndrome. J Neurosurg. 2005;103(3 Suppl):231–7.

14. Patten J. Neurological differential diagnosis. 2nd ed. London, UK: Springer; 1996.

15. Prattico F, Perfetti P, Gabrieli A, Longo D, Caroselli C, Ricci G. Chiari I malformation with syrinx: an unexpected diagnosis in the emergency department. Eur J Emerg Med. 2008;15(6):342–3.

16. Sullivan LP, Stears JC, Ringel SP. Resolution of syringomyelia and Chiari I malformation by ventriculoatrial shunting in a patient with pseudotumor cerebri and a lumboperitoneal shunt. Neurosurgery. 1988; 22(4):744–7.

17. Ruff RL, Dougherty Jr JH. Complications of lumbar puncture followed by anticoagulation. Stroke.
1981;12(6):879–81.

18. Gilbertson JR, Miller GM, Goldman MS, Marsh WR. Spinal dural arteriovenous fistulas: MR and myelographic findings. Am J Neuroradiol. 1995;16(10): 2049–57.

19. Polman CH, Reingold SC, Edan G, et al. Diagnostic criteria for multiple sclerosis: 2005 revisions to the "McDonald Criteria". Ann Neurol. 2005;58(6):840–6.

20. Pittock SJ, Lennon VA, Krecke K, Wingerchuk DM, Lucchinetti CF, Weinshenker BG. Brain abnormalities in neuromyelitis optica. Arch Neurol. 2006;63(3):390–6.

21. Tintore M, Rovira A, Rio J, et al. Do oligoclonal bands add information to MRI in first attacks of multiple sclerosis? Neurology. 2008;70(13 Pt 2):1079–83.

22. Matsuoka T, Matsushita T, Kawano Y, et al. Heterogeneity of aquaporin-4 autoimmunity and spinal cord lesions in multiple sclerosis in Japanese. Brain. 2007;130(Pt 5):1206–23.

23. Wingerchuk DM, Lennon VA, Pittock SJ, Lucchinetti CF, Weinshenker BG. Revised diagnostic criteria for neuromyelitis optica. Neurology. 2006;66(10):1485–9.

24. O'Riordan JI, Gallagher HL, Thompson AJ, et al. Clinical, CSF, and MRI findings in Devic's neuromyelitis optica. J Neurol Neurosurg Psychiatry. 1996;60(4): 382–7.

25. Klawiter EC, Alvarez 3rd E, Xu J, et al. NMO-IgG detected in CSF in seronegative neuromyelitis optica. Neurology. 2009;72(12):1101–3.

26. Weinshenker BG, Wingerchuk DM, Vukusic S, et al. Neuromyelitis optica IgG predicts relapse after longitudinally extensive transverse myelitis. Ann Neurol. 2006;59(3):566–9.

27. Wingerchuk DM. Postinfectious encephalomyelitis. Curr Neurol Neurosci Rep. 2003;3(3):256–64.

28. Debette S, de Seze J, Pruvo JP, et al. Long-term outcome of acute and subacute myelopathies. J Neurol. 2009;256(6):980–8.

29. Seet RC, Lim EC, Wilder-Smith EP. Acute transverse myelitis following dengue virus infection. J Clin Virol. 2006;35(3):310–2.

30. Stewardson AJ, Roberts JA, Beckett CL, et al. Imported case of poliomyelitis, Melbourne, Australia, 2007. Emerg Infect Dis. 2009;15(1):63–5.

31. Alexander JP, Ehresmann K, Seward J, et al. Transmission of imported vaccine-derived poliovirus in an undervaccinated community in Minnesota. J Infect Dis. 2009;199(3):391–7.

32. Palacios G, Oberste MS. Enteroviruses as agents of emerging infectious diseases. J Neurovirol. 2005;11(5): 424–33.

33. Li J, Loeb JA, Shy ME, et al. Asymmetric flaccid paralysis: a neuromuscular presentation of West Nile virus infection. Ann Neurol. 2003;53(6):703–10.

34. Human rabies—Minnesota, 2007. MMWR Morb Mortal Wkly Rep. 2008;57(17):460–462.

35. Chilver-Stainer L, Fischer U, Hauf M, Fux CA, Sturzenegger M. Syphilitic myelitis: rare, nonspecific, but treatable. Neurology. 2009;72(7):673–5.

36. Lesca G, Deschamps R, Lubetzki C, Levy R, Assous M. Acute myelitis in early Borrelia burgdorferi infection. J Neurol. 2002;249(10):1472–4.

37. Haribhai HC, Bhigjee AI, Bill PL, et al. Spinal cord

schistosomiasis. A clinical, laboratory and radiological study, with a note on therapeutic aspects. Brain. 1991;114(Pt 2):709–26.

38. Parr AM, Fewer D. Intramedullary blastomycosis in a child: case report. Can J Neurol Sci. 2004;31(2):282–5.

39. Pittock SJ, Lennon VA, de Seze J, et al. Neuromyelitis optica and non organ-specific autoimmunity. Arch Neurol. 2008;65(1):78–83.

40. International Study Group for Behcet's. Disease criteria for diagnosis of Behcet's disease. Lancet. 1990;335(8697):1078–80.

41. Serdaroglu P. Behcet's disease and the nervous system. J Neurol. 1998;245(4):197–205.

42. Stern BJ, Krumholz A, Johns C, Scott P, Nissim J. Sarcoidosis and its neurological manifestations. Arch Neurol. 1985;42(9):909–17.

43. McLean BN, Miller D, Thompson EJ. Oligoclonal banding of IgG in CSF, blood–brain barrier function, and MRI findings in patients with sarcoidosis, systemic lupus erythematosus, and Behcet's disease involving the nervous system. J Neurol Neurosurg Psychiatry. 1995;58(5):548–54.

44. Joseph FG, Scolding NJ. Neurosarcoidosis: a study of 30 new cases. J Neurol Neurosurg Psychiatry. 2009;80(3):297–304.

45. Kumar N. Metabolic myelopathies and myeloneuropathies. In: Noseworthy JH, editor. Neurologic therapeutics principles and practice. Milton Park, UK: Informa Health Care; 2006. p. 1766–81.

46. Layzer RB. Myeloneuropathy after prolonged exposure to nitrous oxide. Lancet. 1978;2(8102):1227–30.

47. Schilling RF. Is nitrous oxide a dangerous anesthetic for vitamin B12-deficient subjects? J Am Med Assoc. 1986;255(12):1605–6.

48. Huynh W, Cordato DJ, Kehdi E, Masters LT, Dedousis C. Post-vaccination encephalomyelitis: literature review and illustrative case. J Clin Neurosci. 2008;15(12):1315–22.

49. Jacob A, Weinshenker BG. An approach to the diagnosis of acute transverse myelitis. Semin Neurol. 2008;28(1):105–20.

50. Cross SA, Salomao DR, Parisi JE, et al. Paraneoplastic autoimmune optic neuritis with retinitis defined by CRMP-5-IgG. Ann Neurol. 2003;54(1):38–50.

51. Keegan BM, Pittock SJ, Lennon VA. Autoimmune myelopathy associated with collapsin response-mediator protein-5 immunoglobulin G. Ann Neurol. 2008;63(4):531–4.

52. Bach F, Larsen BH, Rohde K, et al. Metastatic spinal cord compression. Occurrence, symptoms, clinical presentations and prognosis in 398 patients with spinal cord compression. Acta Neurochir (Wien). 1990;107(1–2):37–43.

53. Loblaw DA, Laperriere NJ, Mackillop WJ. A population-based study of malignant spinal cord compression in Ontario. Clin Oncol (R Coll Radiol). 2003;15(4):211–7.

54. Schiff D, O'Neill BP, Suman VJ. Spinal epidural metastasis as the initial manifestation of malignancy: clinical features and diagnostic approach. Neurology. 1997;49(2):452–6.

55. Hirtz D, Thurman DJ, Gwinn-Hardy K, Mohamed M, Chaudhuri AR, Zalutsky R. How common are the "common" neurologic disorders? Neurology. 2007;68(5):326–37.

56. Bot JC, Barkhof F, Polman CH, et al. Spinal cord abnormalities in recently diagnosed MS patients: added value of spinal MRI examination. Neurology. 2004;62(2):226–33.

57. Thorpe JW, Kidd D, Moseley IF, et al. Serial gadolinium-enhanced MRI of the brain and spinal cord in early relapsing-remitting multiple sclerosis. Neurology. 1996;46(2):373–8.

58. Scott TF, Bhagavatula K, Snyder PJ, Chieffe C. Transverse myelitis. Comparison with spinal cord presentations of multiple sclerosis. Neurology. 1998;50(2):429–33.

59. Berman M, Feldman S, Alter M, Zilber N, Kahana E. Acute transverse myelitis: incidence and etiologic considerations. Neurology. 1981;31(8):966–71.

60. Jeffery DR, Mandler RN, Davis LE. Transverse myelitis. Retrospective analysis of 33 cases, with differentiation of cases associated with multiple sclerosis and parainfectious events. Arch Neurol. 1993;50 (5):532–5.

61. Hlavin ML, Kaminski HJ, Ross JS, Ganz E. Spinal epidural abscess: a ten-year perspective. Neurosurgery. 1990;27(2):177–84.

62. Jacob A, Matiello M, Wingerchuk DM, Lucchinetti CF, Pittock SJ, Weinshenker BG. Neuromyelitis optica: changing concepts. J Neuroimmunol. 2007;187(1–2):126–38.

63. Kural-Seyahi E, Fresko I, Seyahi N, et al. The long-term mortality and morbidity of Behcet syndrome: a 2-decade outcome survey of 387 patients followed at a dedicated center. Medicine (Baltimore). 2003;82(1):60–76.

64. Yurdakul S, Hamuryudan V, Yazici H. Behcet syndrome. Curr Opin Rheumatol. 2004;16(1):38–42.

65. Rybicki BA, Major M, Popovich Jr J, Maliarik MJ, Iannuzzi MC. Racial differences in sarcoidosis incidence: a 5-year study in a health maintenance organization. Am J Epidemiol. 1997;145(3):234–41.

66. Cole JS, Patchell RA. Metastatic epidural spinal cord compression. Lancet Neurol. 2008;7(5):459–66.

67. Takahashi T, Miyazawa I, Misu T, et al. Intractable hiccup and nausea in neuromyelitis optica with anti-aquaporin-4 antibody: a herald of acute exacerbations. J Neurol Neurosurg Psychiatry. 2008;79(9):1075–8.

68. McKeon A, Lennon VA, Lotze T, et al. CNS aquaporin-4 autoimmunity in children. Neurology. 2008;71(2):93–100.

69. Carmody RF, Yang PJ, Seeley GW, Seeger JF, Unger EC, Johnson JE. Spinal cord compression due to metastatic disease: diagnosis with MR imaging versus myelography. Radiology. 1989;173(1):225–9.

70. Williams MP, Cherryman GR, Husband JE. Magnetic resonance imaging in suspected metastatic spinal cord compression. Clin Radiol. 1989;40(3):286–90.

71. Brex PA, Ciccarelli O, O'Riordan JI, Sailer M, Thompson AJ, Miller DH. A longitudinal study of abnormalities on MRI and disability from multiple sclerosis. N Engl J Med. 2002;346(3):158–64.

72. Curry Jr WT, Hoh BL, Amin-Hanjani S, Eskandar EN. Spinal epidural abscess: clinical presentation,

management, and outcome. Surg Neurol. 2005;63(4):364–71. discussion 371.

73. Patchell RA, Tibbs PA, Regine WF, et al. Direct decompressive surgical resection in the treatment of spinal cord compression caused by metastatic cancer: a randomised trial. Lancet. 2005;366(9486):643–8.

74. Martenson Jr JA, Evans RG, Lie MR, et al. Treatment outcome and complications in patients treated for malignant epidural spinal cord compression (SCC). J Neurooncol. 1985;3(1):77–84.

75. Maranzano E, Latini P. Effectiveness of radiation therapy without surgery in metastatic spinal cord compression: final results from a prospective trial. Int J Radiat Oncol Biol Phys. 1995;32(4):959–67.

76. Maranzano E, Latini P, Beneventi S, et al. Comparison of two different radiotherapy schedules for spinal cord compression in prostate cancer. Tumori. 1998;84(4):472–7.

77. Sorensen S, Helweg-Larsen S, Mouridsen H, Hansen HH. Effect of high-dose dexamethasone in carcinomatous metastatic spinal cord compression treated with radiotherapy: a randomised trial. Eur J Cancer. 1994;30A(1):22–7.

78. Vecht CJ, Haaxma-Reiche H, van Putten WL, de Visser M, Vries EP, Twijnstra A. Initial bolus of conventional versus high-dose dexamethasone in metastatic spinal cord compression. Neurology. 1989;39(9):1255–7.

79. Graham PH, Capp A, Delaney G, et al. A pilot randomised comparison of dexamethasone 96 mg vs 16 mg per day for malignant spinal-cord compression treated by radiotherapy: TROG 01.05 Superdex study. Clin Oncol (R Coll Radiol). 2006;18(1):70–6.

80. Maranzano E, Trippa F, Casale M, et al. 8 Gy single-dose radiotherapy is effective in metastatic spinal cord compression: results of a phase III randomized multicentre Italian trial. Radiother Oncol. 2009;93(2):174–9.

81. Darouiche RO. Spinal epidural abscess. N Engl J Med. 2006;355(19):2012–20.

82. Cheung AT, Weiss SJ, McGarvey ML, et al. Interventions for reversing delayed-onset postoperative paraplegia after thoracic aortic reconstruction. Ann Thorac Surg. 2002;74(2):413–9. discussion 420–411.

83. Baba H, Tomita K, Kawagishi T, Imura S. Anterior spinal artery syndrome. Int Orthop. 1993;17(6):353–6.

84. Restrepo L, Guttin JF. Acute spinal cord ischemia during aortography treated with intravenous thrombolytic therapy. Tex Heart Inst J. 2006;33(1):74–7.

85. Kaut O, Urbach H, Klockgether T. Improvement of paraplegia caused by spinal dural arteriovenous fistula by surgical obliteration more than 6 years after symptom onset. J Neurol Neurosurg Psychiatry. 2008;79(12):1408–9.

86. Weinshenker BG, O'Brien PC, Petterson TM, et al. A randomized trial of plasma exchange in acute central nervous system inflammatory demyelinating disease. Ann Neurol. 1999;46(6):878–86.

87. Keegan M, Pineda AA, McClelland RL, Darby CH, Rodriguez M, Weinshenker BG. Plasma exchange for severe attacks of CNS demyelination: predictors of response. Neurology. 2002;58(1):143–6.

88. Wingerchuk DM, Weinshenker BG. Neuromyelitis optica. Curr Treat Options Neurol. 2005;7(3):173–82.

89. Jacob A, Matiello M, Weinshenker BG, et al. Treatment of neuromyelitis optica with mycophenolate mofetil: retrospective analysis of 24 patients. Arch Neurol. 2009;66(9):1128–33.

90. Jacob A, Weinshenker BG, Violich I, et al. Treatment of neuromyelitis optica with rituximab: retrospective analysis of 25 patients. Arch Neurol. 2008;65(11):1443–8.

第 14 章

急性运动障碍

Robert L. Rodnitzky

摘　要

运动障碍性疾病可能会造成严重的职业和社会功能障碍。在大多数情况下，这些运动障碍性疾病是逐渐进展的，但也有急性起病或在原有运动障碍疾病基础上突然快速进展的情况。这些突然出现的症状或异常不自主运动的恶化可以非常严重以致令患者和家人很害怕，如不经过治疗，可导致功能残疾，甚至是致命的。本章综述了运动障碍综合征，提升关注度，这些疾病需要正确诊断得到恰当的治疗才能最大程度减轻焦虑和防止不必要的功能障碍。

关键词

运动障碍性疾病　急诊　急性帕金森综合征　肌张力障碍　僵人综合征　喘鸣　谵妄

引言

运动障碍性疾病可能会造成严重的职业和社会功能障碍。在大多数情况下，这些运动障碍性疾病是逐渐进展的，但也有急性起病或在原有运动障碍疾病基础上突然快速进展的情况。这些突然出现的症状或异常不自主运动的恶化可以非常严重以至于令患者和家人很害怕，如不经过治疗，可导致功能残疾，甚至是致命的。本章综述了运动障碍综合征，提升关注度，这些疾病需要正确诊断得到恰当的治疗才能最大程度减轻焦虑和防止不必要的功能障碍。

急性帕金森综合征

帕金森神经机能障碍突然或亚急性起病，尤其是运动不能，可能给患者及家属造成严重恐慌。更应关注的是严重的未经治疗的运动不能可能引起的严重并发症，如肺栓塞、误吸和肺炎。急性帕金森综合征可确认为有七大类病因，通过有步骤地分析哪一个或这些病因的组合在已知的急性帕金森综合征患者中起作用，做出正确临床诊断的可能性会大大增强。急性帕金森综合征的七大类病因如下：①结构性；②中毒性；③左旋多巴吸收障碍；④医源性；⑤感染性；⑥外科手术；⑦de novo（自发性急性帕金森综合征)。

结构性

卒中和脑积水是急性帕金森综合征两个最常见的结构性病因,虽然在绝对意义上说这两者哪个都不很常见。急性脑积水所致的帕金森综合征不同于逐渐进展的帕金森综合征,后者可见于慢性脑积水尤其是正常颅压性脑积水患者。急性帕金森综合征也可与急性脑积水的进展同时发生[1],但也可出现在长期脑积水患者放置分流管[2,3]或旁路修正术[4]后。急性脑积水突发帕金森综合征可能是由于迅速扩大的脑室压力动力学改变造成对黑质的直接压迫或剪切力[5]所致。旁路修正术或引流管置入引起的帕金森综合征是由于迅速缩小的脑室及随后发生的中脑扭曲[2]。分流术后伴随帕金森综合征同时出现的嘴侧中脑功能障碍的其他体征支持这一观点,即分流术后的所有症状都是由于中脑机械性扭曲造成的[6]。对于运动不能看起来与脑室急剧扩张的急性脑积水相关的患者,应该实施分流术,可以挽救生命。通过这样的干预帕金森综合征可以改善,或像上面所提及的也可能恶化。对于与急性脑积水、慢性脑积水或旁路修正术相关的帕金森综合征患者,无论短期还是长期应用左旋多巴通常有效[2,4-6]。

累及纹状体或黑质的急性脑梗死是另一种可以导致急性帕金森综合征的结构性损伤。现今常用术语"血管性帕金森综合征",指的是由于双侧大脑半球弥散性小血管缺血性病变引起的逐渐加重的帕金森综合征表现,通常是帕金森步态。另一方面,大动脉的梗死经数天至数月后可出现单侧或双侧帕金森综合征。当纹状体梗死伴有明显轻偏瘫时,一旦轻偏瘫开始恢复,就会出现单侧的帕金森综合征[7]。纹状体梗死相对常见,但仅有一小部分出现帕金森综合征[8]。帕金森综合征也可出现于黑质梗死后[9]。脑干的脚桥核梗死可导致急性起病的步态冻结,很像在帕金森综合征见到的步态冻结[10]。用左旋多巴治疗梗死相关的帕金森综合

征,对于那些病变位于黑质或接近黑质的患者最有效[11]。有些令人困惑的是,累及丘脑结节动脉的卒中可改善帕金森综合征的震颤,推测可能是通过损害丘脑腹外侧核,类似于治疗性丘脑腹外侧核毁损术[12],或这个结构的深部脑刺激作用。

中毒性

许多非工业毒素也可导致急性帕金森综合征。这里讨论一下社区急诊科更常见的毒素暴露。有机磷杀虫剂,不慎通过食物误服或农业劳动时职业暴露,可导致急性的、可逆的帕金森综合征。在这些患者中,左旋多巴[13]不如金刚烷胺[14]和多巴胺激动剂[15]有效。一氧化碳中毒可导致亚急性帕金森综合征。在一项大规模病例系列研究中纳入了 242 例 CO 中毒患者,10%的患者急性暴露后经过 2~26 周(平均4 周)的潜伏期,出现帕金森综合征[16]。这些患者的头部影像学提示双侧苍白球坏死,CT 显示对称性的低密度影,磁共振在 FLAIR 和 T_2 序列呈高信号[17]。然而,CT 和 MRI 显示的苍白球坏死与 CO 中毒性帕金森综合征并不完全相关。在一项 17 例 CO 相关帕金森综合征患者的研究中,仅 47%的患者 CT 扫描表现异常[16]。这组患者左旋多巴和抗胆碱能药物治疗无效,但 81%的患者经 6 个月的时间逐渐恢复。CO中毒急性期高压氧治疗可减少后来出现的神经系统后遗症,但这种治疗方法仍缺乏对照研究[18]。故意地或意外地摄入乙二醇或甲醇可导致急性帕金森运动障碍,通常伴有基底节的出血性坏死[19]。左旋多巴治疗可改善与这两种毒物接触相关的强直和运动迟缓[19]。

左旋多巴吸收障碍

帕金森患者胃排空通常轻度延迟,但伴发的胃肠道疾病会进一步延缓左旋多巴通过幽门,导致左旋多巴的吸收在其主要吸收部位空肠显著地减少。急性或亚急性左旋多巴吸收减少会导致帕金森症状的急性加重,包括运动障碍。对这些患者首先应诊断和治疗同时存在的

胃肠道疾病。对 146 名非帕金森综合征病伴有急性胃轻瘫患者的回顾性研究发现，三个最常见的临床症状是腹痛、需抗抑郁药物治疗的情绪低落和胃食管反流[20]。在急性运动不能的帕金森综合征患者中，如果任何这些共病新近发病或恶化，应高度怀疑胃轻瘫导致左旋多巴吸收障碍的可能。帕金森综合征患者胃轻瘫也见于急性十二指肠溃疡和肠扭转时[21]。除了治疗胃排空延迟的原发性内科病因外，促胃肠动力药可有效地减轻胃淤滞。多潘立酮，周围性多巴胺受体拮抗剂，可有效达到此目的但在美国还没有被批准应用。用碳酸饮料和（或）含咖啡因的饮料服用左旋多巴可以使其容易通过胃并促进吸收。如果用经皮给药代替口服多巴胺激动剂，例如罗替高汀[22]（如果有的话），将会有效。对于有严重吸收障碍并有明显运动不能的患者，例如胃肠道术后，皮下注射阿扑吗啡可能有效[23]，虽然在这种情况下，有些患者可能对所有多巴胺能药物都变得耐药，包括阿扑吗啡[21]。

医源性

轻率地或者欠考虑地应用多巴胺受体阻断剂（DRBA）可迅速导致帕金森患者症状严重恶化。偶尔，非帕金森患者或还未出现明显临床症状的帕金森患者，应用 DRBA 尤其是大剂量应用后，可导致急性或亚急性运动不能。在 DRBA 中，典型的抗精神病药，如氟哌啶醇，最易引起严重运动不能。但其他类型的多巴胺受体拮抗剂，包括大多数非典型的抗精神病药物和 DRBA 止吐药，如丙氯拉嗪和甲氧氯普胺（胃复安）也有这种潜在的风险[24]。最严重的医源性急性运动不能是恶性综合征（NMS）和密切相关的疾病称为震颤麻痹高热综合征（PHS），因为这些疾病如果不处理的话，会导致严重功能障碍，有潜在致命性。血清素综合征与恶性综合征有某些共同临床表现，包括某些帕金森综合征表现。

NMS 是一种急性反应，可发生于应用多巴胺阻滞剂后[25]，或在帕金森病患者迅速停用

或减少一种或多种多巴胺能药物之后发生，后者被认为是震颤麻痹高热综合征（PHS）[26]。PHS 也可见于其他类型的帕金森综合征，例如进行性核上性麻痹或多系统萎缩（MSA）[27]。NMS 通常出现在开始应用 DRBA 或剂量增加后一个月内，但超过 16% 的 NMS 患者出现在治疗开始的 24 小时内，30% 出现在 2 天内[25]。帕金森病患者通常在停用多巴胺能药物或减量后不久出现 PHS[26]。有一项研究显示 PHS 出现在撤药后平均 93 小时[28]。所有的神经阻滞药及所有非典型的抗精神病药物均可引起 NMS[29-32]。NMS 的发生率在接受非典型抗精神病药物治疗的患者中更低，最少的是应用氯氮平[33]、奥氮平[34]和利培酮[31]治疗的患者，可能出现低热或轻度僵直[35]和肌酸激酶轻度升高的轻型综合征。然而，在最近的一个文献综述中[36]，报道的 68 例 NMS 患者与非典型抗精神病药物相关，在此研究中，氯氮平与其他非典型抗精神病药物一样常引起 NMS，提示减少锥体外系综合征的发生并不一定能降低 NMS 的发生率。止吐的 DRBA，如甲氧氯普胺和丙氯拉嗪也可导致 NMS[37]。抗抑郁药，包括三环类抗抑郁剂[38]、选择性血清素再摄取抑制剂[39]和锂盐[40]，单独用药或联合用药均有导致一种类似 NMS 的综合征的报道，但这些病例并不常见，通常临床表现不典型或很难与血清素综合征相鉴别。虽然停用任何帕金森药物都可导致 PHS，但停用左旋多巴是最常见的原因。NMS 更常见于年轻、男性、情绪激动、脱水、短时间内接受大剂量药物治疗或之前经历过电休克治疗的患者[41,42]。在以前不伴有 NMS 的精神症状发作时血清肌酸激酶水平升高可能是后来在应用 DRBA 过程中发生 NMS 的危险因素[43]。

除了脱水，PHS 的危险因素还包括基础的帕金森综合征一些特征。因此，帕金森综合征症状严重，病程较长，"疗效减退"的病史，和起病年龄较早均是 PHS 的危险因素[44]。过了围术期停用抗帕金森药物可能出现严重的 PHS[45]。帕金森患者突然停止食用被认为含有

左旋多巴成分的蚕豆后也可发生 PHS[46]。帕金森病患者长时间处于热的环境中，即使没有撤药，也可出现这种综合征[47]。外科手术后出现的与左旋多巴抵抗相关的急性运动不能类似 PHS[21]。

NMS 和 PHS 的主要临床表现实际上是相同的，包括发热、肌强直、自主神经功能紊乱和意识模糊或意识障碍[37]。自主神经症状中呼吸急促、心动过快、血压不稳、出汗和尿潴留最常见[48]。NMS 最常见的运动障碍是肌强直，通常以躯干为主。其他的运动障碍如肌张力障碍和舞蹈症也可能出现。典型的发热最低 38℃，通常更高。肌酸激酶水平通常在 2000IU/L 以上，常在 15 000~20 000IU/L 之间。血白细胞计数通常升高，但不伴核左移。此综合征的轻型或不典型型可不伴有某一个典型症状如肌强直[51]或发热[31,52]。无肌强直的病例可单纯表现为不明原因的发热[53]。PHS 多以发热为首发症状[27]。

应即刻对 NMS 和 PHS 的患者开始治疗，尤其是符合所有临床诊断标准或伴有极高热和横纹肌溶解的患者。这些患者非常严重，可导致死亡。最常见的影响预后的并发症有心衰、小脑变性、呼吸障碍和肾衰竭。肾衰竭与弥散性血管内凝血和横纹肌溶解有关[54,55]。首先要采取的治疗措施是停用精神安定药物或其他致病的多巴胺阻滞剂，对出现 PHS 的帕金森病患者应换回近期停用的或替代的多巴胺能药。必须尽早启动支持治疗，例如补液和降温。由于抗胆碱能药物抑制散热，帕金森病患者应停用。建议逐渐减少抗胆碱能药的剂量而不是突然停药，以避免反跳性肌强直。严重的呼吸肌强直时可能需要呼吸支持。必须处理心律失常和血压的异常[56]。伴有严重高热的患者，退烧药例如阿司匹林通常是无效的，有一种无创性的体表降温装置能非常有效地改善高热[57]。

治疗 NMS 的一线药物包括溴隐亭（口服或鼻饲），还有丹曲林和金刚烷胺[37]。溴隐亭的初始剂量为每 4 小时 2.5mg，要仔细观察是否

引起或加重低血压。如果需要的话，可每天增加剂量，最多每天增加 50mg。一种可选择的多巴胺激动剂是皮下注射的阿扑吗啡，能迅速产生临床效能[58,59]。丹曲林能静脉给药，若需要的话，可以 1~10mg/(kg·d)，分 3 次给药。大多数患者仅需最低的剂量[60]。丹曲林可单一用药作为初始治疗，或当有严重肌强直和横纹肌溶解症时可与溴隐亭联合应用，都是很好的选择。卡马西平是二线用药[61]。这些药物在前瞻性研究中没有一个被证实有效，但从文献中挑选出的病例报道和小规模研究得出有效的结果。然而一项大规模的 734 例 NMS 患者的回顾性研究发现用溴隐亭、丹曲林或金刚烷胺治疗比单纯支持治疗能降低死亡率[62]。对内科治疗无效的 NMS 患者，电惊厥治疗对成人和儿童都有效[63]，也适用于 PHS[64]。

NMS 的恢复常需要经历 1~2 周，但那些应用长效精神安定药物的患者恢复期可能会延迟。有些后遗症尤其是神经精神症状可持续数周或数月[65]。据报道短期应用甲强龙治疗可显著缩短帕金森病患者的恢复期[66]。恢复后再次应用精神安定类药物可导致不到 15% 的 NMS 患者复发。为了减少复发的可能，应在恢复后至少两周以上再次给药，并给予相对作用弱的精神安定类药物或非典型抗精神病药物。

血清素综合征(SS)越来越常见，反应在数量的增加和血清素能药物应用的增多。这种应用的增多也包括儿科患者。北卡罗来纳州的一项医疗处方研究表明，在 6~14 周岁的人群中应用选择性血清素再摄取抑制剂类(SSRI)药物从 1992 年到 1998 年由 0.2% 增长至 1.5%，增长了 7 倍[67]。此综合征，与 NMS 一样，包括不自主异常运动，尤其是肌阵挛和震颤，因此被认为是一种运动障碍疾病的急症。正如疾病名称所提示，血清素综合征发生在接受一种或多种血清素能性药物治疗的患者。血清素综合征有两种常用的诊断标准，Sternbach 标准[68]和 Hunter 血清素中毒标准[69]。应用 Sternbach 诊断标准，需要满足以下 3 点：

1.在加用或增加血清素能性药物剂量之后,必须出现以下至少 3 种临床症状:焦虑、精神状态改变,肌阵挛,反射亢进、出汗、寒战、震颤、腹泻、共济失调和发热。

2.已排除其他病因(传染性、代谢性、药物滥用或戒断)。

3.在症状出现之前没有应用抗精神病药物或增加药物剂量。

要满足 Hunter 血清素中毒诊断标准,患者必须应用过血清素能药物并符合以下要求之一:

1.出现自发性阵挛。

2.可诱导的阵挛伴有易激惹或出汗。

3.出现眼震伴有易激惹或出汗。

4.肌张力增高。

5.体温超过38℃,伴有眼震或可诱导阵挛。

这两种诊断标准都实用用,但在对已确诊为血清素综合征患者中比较这两种诊断标准的应用显示 Hunter 标准较 Sternbach 标准更灵敏（84% vs 75%）,特异性差别不大(97% vs 96%)[69]。

血清素综合征的临床体征与 NMS 相似,在许多病例中,这两种综合征可重叠出现在同一患者[70]。为了能给予更恰当的治疗,将这两种综合征鉴别开来很重要,因为它们各自的治疗方案是不同的。这两种综合征均包括精神状态的改变、发热、自主神经功能障碍和各种各样的运动障碍,在这两种综合征中这些体征的相对严重程度可作为区分要素。与 NMS 相比较,在血清素综合征中,发热、肌酸激酶升高和感觉系统改变通常不明显,而肌阵挛、胃肠道症状、寒战样震颤、反射亢进、阵挛和瞳孔扩大更明显。在这些不同点中,反射亢进伴有阵挛,出现不明原因的肌阵挛,和起病急(服用药物数小时内发病)是诊断患者为血清素综合征最有价值的线索,而不是 NMS。血清素综合征和 NMS 常见特征的比较及最能有效鉴别两者的特征列于表 14.1。

在 SS 的早期阶段误诊尤其常见。例如,有反射亢进和阵挛给人一种锥体系统综合征的

表14.1　血清素综合征(SS),与恶性综合征(NMS)的比较

	SS	NMS
精神状态改变	+	++
发热	++	+++
呼吸急促/心动过速	++	+++
腹泻	+++	0
出汗	++	+++
强直/运动迟缓	0	+++[a]
木僵	+	+++[a]
震颤	+++[b]	+
寒战	+++[b]	0
肌阵挛	+++[b]	+
反射亢进/阵挛	+++[b]	0
CK升高	+	+++[a]
瞳孔放大	++	0
急性起病	+++[b]	+

[a] NMS 的主要鉴别特征。
[b] SS 的主要鉴别特征。

错误印象,出现腹泻伴发热会误诊为传染性胃肠炎[71]。

应用以下 7 类药物有可能导致血清素综合征(表 14.2)。虽然血清素综合征被认为是由于兴奋 5-HT1A 和 5-HT2A 受体所致[73],但某些兴奋其他受体的药物,例如大多数曲普坦药物,也可导致血清素综合征。

虽然单独应用其中任一种药物均可引起血清素综合征,但当两种或更多血清素能药物同时应用时风险更大[74,75]。当非选择性单胺氧化酶抑制剂与强力的血清素重吸收抑制剂同时应用时风险最高[76]。这些药物剂量的增加也增加患病的风险和严重程度。例如有数例儿童血清素综合征患者是由于意外摄入超过成人用药剂量的药物所致[77,78]。亚甲二氧甲基苯丙胺(MDMA),也称做"摇头丸",是一种苯丙胺衍生的街头毒品,通常由高中生和大学生服用,尤其是参加被称做"狂欢晚会"的吸食毒品的舞会时[79],整个过程周围环境温度较高加上肢体的剧烈运动可导致脱水。这种药物具有血

表14.2 可引起血清素综合征的药物

1. 血清素再摄取抑制剂:所有选择性血清素再摄取抑制剂,血清素去甲肾上腺素再摄取抑制剂,一些三环抗抑郁药,右美沙芬,苯丙胺,可卡因,MDMA(迷幻药摇头丸),圣约翰草

2. 血清素代谢抑制剂:选择性单胺氧化酶B抑制剂(司来吉兰或雷沙吉兰),非选择性单胺氧化酶抑制剂抗抑郁药,非选择性单胺氧化酶抑制剂抗生素(利奈唑胺)

3. 促进血清素合成药物:L-色氨酸

4. 促进血清素释放:苯丙胺类,可卡因,芬氟拉明,MDMA(迷幻药)

5. 血清素激动剂:丁螺环酮,曲普坦类,麦角胺类

6. 非特异性血清素活性增强剂:锂、电惊厥疗法

7. 血清素能效应,机制尚不明确(亚甲蓝)

Adapte froru Lane R , Baldwin D[72].

清素能性质,无论单独应用还是与其他血清素能性药物联合应用均可产生血清素综合征的症状[70]。MDMA相关的血清素综合征已引起死亡事件,这通常与不知晓违禁药摄入史而在某种程度上延误诊断相关。已证实有目的地将MDMA与单胺氧化酶抑制剂联用以增强其效力致死风险更高[80]。在英国,7年间报道了605例摇头丸相关的死亡病例[81]。通常血清素综合征引起致死性的后果是由于出现了横纹肌溶解症、肌红蛋白血症和肾衰竭。血清素综合征也可并发急性心肌梗死[82]。

神经科医生最关心的是与一些血清素能增强药物相关的风险,这些药物通常用于神经系统疾病治疗,包括抗偏头痛药物,例如曲普坦类和双氢麦角碱,和用于帕金森综合征的选择性单胺氧化酶B抑制剂,司来吉兰和雷沙吉兰。在食品及药品管理局副作用上报系统中仅有11名单独应用曲普坦类药物的患者出现了血清素综合征[83]。然而,有报道称曲普坦类药物与其他血清素能性药物合用,尤其是常用的SSRI可引起血清素综合征[84]。在2006年,食品及药品管理局在29例病例报告的基础上就同时应用曲普坦类和SSRI或SNRI的患者有出现血清素综合征的可能性发出警告。接下来针对这些病例的分析显示这种风险非常小,而实际上并不是所有FDA的病例都符合血清素综合征的诊断标准[85,86]。关于司来吉兰,有人担心对于同时应用其他血清素能药物的患者给予司来吉兰可导致血清素综合征。尽管有这种担心,很少有记录完整的关于这种药物相互作用的病例,新的选择性不可逆的单胺氧化酶B抑制剂与雷沙吉兰有相同的风险。近来,广泛应用的抗生素利奈唑胺,一种单胺氧化酶抑制剂,当与其他血清素能药物合用时可导致血清素综合征,这越来越清楚了[87]。

血清素综合征的预防非常重要。为避免药物相互作用导致的血清素综合征,在停用SSRI和开始应用MAO抑制剂前至少要间隔两周,在停用氟西汀后,因为其半衰期更长,大约需要5周。急性血清素综合征的治疗首先要停用所有血清素能药物。单用这种治疗方案可使此综合征在24小时内改善。当症状特别顽固或严重时,直接给药物治疗,用血清素拮抗剂,赛庚啶剂量是8mg[72,88]。药物起效的标志是应用赛庚啶1小时内散大的瞳孔缩小[89]。极高热时补液和控制发烧非常重要。一种无创性降温装置可用于降低体温,类似于治疗NMS[57]。退热药,例如阿司匹林和对乙酰氨基酚对这种原因的发热无效。有严重的肌强直时可应用丹曲林。有人提出用氯丙嗪治疗血清素综合征,但它的应用必须在完全确定患者未患NMS的基础上,因为氯丙嗪可加重NMS。

药物诱导的帕金森综合征:应用多巴胺阻滞剂,包括典型的抗精神病药物、非典型抗精神病药物和多巴胺受体阻滞止吐药都能导致

急性起病的帕金森综合征尤其是当大剂量应用时[24]。很多药物不光是多巴胺阻滞剂，如选择性血清素摄取抑制剂、丙戊酸、胺碘酮、和某些化疗药，很少引起严重的 de novo 帕金森综合征，偶尔可明显加重原有帕金森病患者的症状[90]。钙通道阻滞剂，桂利嗪和氟桂利嗪，两者均未在美国上市，由于它们明显的多巴胺受体阻滞作用可导致帕金森综合征。虽然药物诱导的帕金森综合征多双侧对称，震颤轻，但与原发性帕金森病类似。一些药物诱导的帕金森综合征患者实际上患有帕金森病，只是在服药后才被发现。这些患者对作用较弱的多巴胺受体阻滞剂如选择性血清素摄取抑制剂更敏感[91]。多巴胺转运的 SPECT 成像可帮助明确是药物引起的短暂性的帕金森综合征，还是未发现的潜伏的帕金森病[91]。药物诱导的帕金森综合征治疗首先是若临床上允许停用致病药物。在应用有效的抗精神病药物治疗严重的精神性疾病时，停药通常是不可能的。即使停药，帕金森综合征的改善需要数天到数周，偶尔需数月。一旦停用致病药物，应立即给予抗胆碱能药或金刚烷胺。如果这些无效，可以考虑连续给予左旋多巴，但要注意可能造成精神异常加重。化疗药物导致的帕金森综合征对左旋多巴非常敏感[92]。

感染

任何间歇性感染，无论是病毒还是细菌，都能加重现有帕金森综合征的症状，尤其是中重度帕金森病患者。新近一项关于住院帕金森病患者的调查证实感染是住院最常见的原因，而感染中，肺炎是最常见的，其次是泌尿道感染[93]。帕金森病患者出现不明原因的症状恶化时一定要考虑到隐匿性感染，尤其是肺炎或泌尿道感染。

有报道称急性或亚急性帕金森综合征是几种不同类型病毒性脑炎的并发症，包括由 I 型单纯疱疹病毒、西尼罗河病毒、柯萨奇病毒、圣路易脑炎病毒和 HIV 引起的脑炎[94~96]。急性帕金森综合征这种病因的主要线索是近期感染病史或同时出现的癫痫发作、发热或严重嗜睡。标准的抗震颤麻痹药物，例如苯海索和卡比多巴/左旋多巴，在病毒感染的急性期可改善帕金森综合征的症状[95]。昏睡性脑炎，是 20 世纪初期的一种流行性疾病，被广泛认为是帕金森综合征的病因，虽然罕见，但仍有发生[97]。在昏睡性脑炎引起的帕金森综合征患者中抗神经元抗体阳性和病毒 PCR 检测阴性提示这种帕金森综合征是一种自身免疫性疾病而不是急性病毒感染，可能需要免疫调节治疗[98]。链球菌感染后帕金森综合征伴有相关抗基底神经节抗体是可以导致自身免疫性运动不能症的另一种感染类型[99]。

感染相关性帕金森综合征的治疗首先是应用适当的抗病毒或抗生素治疗潜在的病毒或细菌感染。对于帕金森综合征症状本身，标准的抗震颤麻痹药物如左旋多巴通常有效[95,100]。那些伴有抗基底神经节抗体的感染对免疫调节治疗有效，例如皮质类固醇[99]。

外科手术

经历大手术的帕金森病患者通常在术后出现症状恶化。症状的恶化程度通常是轻度或中度的，但偶尔出现严重恶化，并伴有明显的运动不能[21]。任何手术都可能出现这种情况，但最常见的引起术后帕金森病症状恶化的是关节手术。这种综合征与左旋多巴吸收障碍无关，最严重的类型对所有多巴胺能药物都无反应[21]。尽管考虑到对多巴胺能药物的不应性，口服左旋多巴或非口服的多巴胺能药物，例如皮下给予阿扑吗啡或经皮给予罗替高汀如果可以做到，应该尝试。如果这些药物无效，对不能运动的患者实施支持治疗是最重要的直到重新获得药物反应，通常需要 2~7 天。为了使患者和其家属对此事的担忧减少至最低，明智的做法是提前告之择期手术的 PD 患者术后可能出现症状加重。

另一种引起术后急性运动不能的原因是肠内营养[101]。这种现象主要是由于持续经胃管进食高蛋白食物影响左旋多巴的吸收造成的。将持续注入改为间断胃管内团注食物,并在胃管内团注食物期间分次给予左旋多巴,使药和食物隔开一段时间,可以改善这种情况。

对进行计划的或择期手术的 PD 患者,如果可能的话,应预先提示外科医生术后避免应用多巴胺阻滞性止吐药或抗精神病类药物,因为这些药物可能加重术后帕金森综合征症状。为代替多巴胺阻滞性止吐药 (例如氟哌利多、丙氯拉嗪或甲氧氯普胺),可应用多潘立酮(美国没有)或曲美苄胺。

de novo 帕金森综合征 (自发性急性帕金森综合征)

有一种变性性帕金森综合征类型,常常呈急性或亚急性发病。快速发病的肌张力障碍-帕金森综合征(RDP)是一种常染色体显性遗传病,肌张力障碍和帕金森综合征发生短则数分钟,长可达 30 天[102]。在这种疾病中,帕金森综合征的症状,如运动迟缓和言语低微,遵循从头至尾端的进展方式。RDP 的突然发病,开始迅速进展,从头向未侧进展,和缺乏震颤可与原发性帕金森病鉴别。家族史,如果存在,对诊断有帮助,但此病的常染色体显性基因表达外显率不同。另外有助于与帕金森病(PD)鉴别的特征是绝大多数 RDP 患者在 30 岁以下,事实上一半在 20 岁以下[102]。导致此病出现临床症状的各种诱因已有报道,包括发热、创伤和精神病学事件,后者有时错误地提升了精神病性帕金森综合征的可能性。这些患者的帕金森综合征症状对多巴胺能药物治疗常常无效[103]。虽然这种类型的急性帕金森综合征药物治疗并不十分有效,但可使患者放心的是大多数患者在最初的临床表现后多数症状只是轻度进展,只有少数患者经历第二次症状突然恶化。

严重的或急性的左旋多巴诱导的运动障碍

帕金森病患者易出现严重的药物诱发的运动障碍,可以是舞蹈样的、张力障碍或两者都有。这些不自主运动通常是多巴胺能药物的并发症, 可以被左旋多巴增强剂进一步加重,例如 COMT 阻滞剂或 MAO 抑制剂。与左旋多巴和(或)多巴胺激动剂相关的运动障碍倘若给予足够的时间可自然缓解,但如果不自主运动幅度太大或同时累及身体多个部位,会令患者及家属感到恐惧和(或)疲惫,最终到急诊就诊。例如,这些不自主运动持续时间长且严重足以导致血肌酸激酶水平明显升高[104]。

在这些情况下,致病药物应暂停,一旦运动障碍得到缓解,要有计划地以较低剂量重新应用这些药物。害怕诱发 PHS 和避免出现严重的长期的运动不能症而完全停用长期应用的多巴胺能药物一段时间可能是不明智的。如果运动障碍的严重程度没有立即减轻,在急诊室就要开始药物治疗。苯二氮䓬类药物,例如地西泮、劳拉西泮或氯硝西泮是非常有效的。既可以缓解运动障碍的严重程度,又可以减轻与之相关的焦虑。通常肠外给药可更加迅速地缓解症状。如果吞咽功能未受损且患者已经服用左旋多巴控释剂,可尝试摄入高蛋白食物以期能限制左旋多巴在胃肠道的进一步吸收和通过竞争大分子中性氨基酸主动转运系统来抑制左旋多巴通过血脑屏障[105]。如果需要重新应用相同剂量的多巴胺能药物以控制帕金森综合征症状,应采用能减少反复出现严重的运动障碍的治疗方案,包括加用有抗运动失调作用的金刚烷胺,用多巴胺激动剂部分或全部替代左旋多巴,因为这类药物很少导致运动障碍。

帕金森综合征的急性行为异常:精神病、谵妄恐慌发作

PD 时可发生各种行为异常。痴呆最常见,是逐渐进展的,常常不作为急症看待,但许多其他行为可以突然出现,尤其在痴呆帕金森病患者中。这些情况会导致来看急诊,急诊住院患者会诊,或涉及安全或法律强制的

公务人员。

精神错乱

　　PD 的精神错乱通常导致视幻觉、妄想、虚构。可以出现听幻觉和触觉幻觉，但非常少见。精神错乱典型地出现在伴有认知障碍的 PD 患者，但也偶尔见于无痴呆的患者。精神病症状可迅速出现或加重，突然达到危险的程度而出现急诊症状。最常见的急性症状是令患者恐惧的幻觉或令人害怕的妄想。两者均可能导致一种易激惹状态。在这种情况下，安慰或许有些帮助，但对于严重的病例是不适当的。对于家人或朋友的被害妄想或家中有入侵者的幻觉可导致患者报警或求助急救助人员。认识到药物通常是引起急性精神异常的原因，应充分评估近期新加的药物或增加剂量的抗震颤麻痹药物，或其他尤其是有抗胆碱能特性的药物，如果能评估至少临时停药。为更迅速缓解精神异常的症状，尤其是在急诊，通常需要药物治疗。非典型的抗精神病药物对于逆转 PD 精神异常症状是有效的。氯氮平最有效，但有潜在的严重副作用，包括粒细胞缺乏症，没有对之前用药史及副作用充分回顾不要立即应用，这个回顾过程在急诊室很难迅速完成[106]。其次最有效的常用的非典型抗精神病药物是喹硫平[107]。虽然一些研究对它的有效性存在质疑[108]，但经验上通常认为是有效的。唯一容易获得的能急性静脉给药的非典型抗精神病药物是奥氮平和齐拉西酮。有效剂量的奥氮平可加重帕金森症状，并不是一个好的选择，而齐拉西酮加重帕金森症状的可能性小，早期的经验提示肌注齐拉西酮 1~2 小时内可改善急性精神异常症状[109,110]。当用来治疗有痴呆的老年患者时，非典型抗精神病药应通过轻度增加死亡风险的黑框警告逐渐减量[111]。

惊恐发作

　　焦虑在 PD 常见。多数类型比如广泛焦虑或社交恐惧症，很少来急诊就诊，但惊恐发作，在帕金森病中并非少见，可导致急诊就诊。最近一项关于 PD 患者所有类型的焦虑障碍终生患病率为 49%，而 PD 患者惊恐障碍的发病率为 10%[112]。惊恐障碍更容易出现在起病年龄较早的 PD 患者和有帕金森病家族史的患者中[112]。

　　典型的惊恐发作症状包括强烈的不适感或对突然出现的相关症状的恐惧感，例如濒死感、窒息、气短、心悸或胸痛。惊恐发作有时伴有帕金森的"关闭"状态。此时，改善帕金森"关闭"状态的药物治疗也可改善恐慌的感觉。当重新调整抗震颤麻痹药来纠正关闭状态但不能改善惊恐发作时，将需要抗焦虑治疗。短效的快速起效的苯二氮䓬类药物，例如阿普唑仑对减轻恐慌相关症状的程度有效。选择性血清素重吸收抑制剂对惊恐障碍也有效，但由于缺乏快速起效制剂，在急诊情况下对急性惊恐发作的效果不如进展性惊恐障碍。

谵妄

　　PD 谵妄最常见的原因是间发性疾病（尤其是感染），或术后状态。当确实存在感染时，恰当的抗生素治疗有助于改善谵妄。任何手术，尤其是骨科手术，可引起术后谵妄。既往存在痴呆出现术后谵妄的风险最大。对于预计术后可能出现谵妄的患者，采用某些预防措施是有效的。因此在伴有痴呆的帕金森患者，采用局麻而不是全麻及给予镇静作用较轻的镇静药物是降低术后谵妄的风险的有效策略[113,114]。

　　除了治疗同时存在疾病外，例如感染，还应采用环境方法使患者恢复白天、夜间、地点和时间的定向力。在这方面鼓励患者亲属陪伴患者并提供重点定向会取得很好效果。对严重不安的患者更可能需要药物治疗。虽然氟哌啶醇是治疗谵妄的标准药物，但不能用于 PD 患者，因其可以使帕金森病症状加重。非典型的抗精神病药物可以替代，首选喹硫平[115,116]。在一些非帕金森患者中，α-2- 激动剂右美托咪啶治疗谵妄比劳拉西泮[117]或氟哌啶醇[118]更有效。PD 患者使用这种药物没有明显的禁忌[119]。

自杀

自杀想法是 PD 患者一种最终行为急症，估计有 1/3 的 PD 患者有过自杀念头[120]。经历过下丘脑核(STN)深部刺激(DBS)的 PD 患者自杀率尤其高。近来一项荟萃分析发现有 1% 下丘脑核深部刺激的患者企图自杀，自杀成功者占 0.5%[121]。这些数据指出在 PD 患者中，尤其是在 DBS 患者中出现自杀的想法、举止和企图是真正的急症，对这些患者需要及时请精神科会诊，入院和密切观察。

多系统萎缩中的吸气性喘鸣

多系统萎缩(MSA)可伴有吸气性喘鸣。此病的喘鸣是由于喉外展肌无力还是因为内收肌张力障碍还不确定，但如果置之不管，由于吸入气道狭窄有致死的可能，这是毫无疑问的。喘鸣更常见于中或重度进展的 MSA 患者，偶尔也是本病就诊症状之一[122]。提示喘鸣的早期征象是患者睡眠过程中奇怪的、高调的、与体位无关的打鼾。在很多患者中，这可能是喘鸣发生的独有时间。喉镜检查是明确喉外展肌功能失调的确诊手段，对于夜间喘鸣的患者，应在睡眠中行此检查来确诊。一些患者白天晚上都有喘鸣，这更容易出现严重呼吸窘迫。有研究显示，白天出现喘鸣的 MSA 患者平均生存期不足 1 年[123]。因为 MSA 患者喘鸣与猝死有关，的确是需要立即治疗的急症。罕见的是喘鸣可见于其他运动障碍性疾病，包括帕金森综合征、朊蛋白病以及 Machado-Joseph 病[124]。

MSA 伴随喘鸣的最简单治疗是 CPAP[125]。夜间可视喉镜证实 CPAP 可以使外展声带分离，改善喘鸣[126]。对更严重的患者，可能有中枢性通气不足，建议 BIPAP(双相呼吸道正压通气)作为优先的替代治疗[127]。如果这些办法都无效或不成功，或存在白天喘鸣，需要气管切开，最确切的治疗[125]。有报道称某些 MSA 患者在实施了气管切开术后出现中枢性呼吸暂停加重，有时会致命[128]。据报道，MSA 患者尽管使用了恰当的 CPAP 治疗，有些患者仍在睡眠时死亡，对于这些患者，怀疑是并发的自主神经功能障碍导致心源性死亡[129]。

ADR

急性肌张力障碍反应(ADR)通常在应用 DEBA 后发生。神经安定药如氟哌啶醇或止吐药如丙氯拉嗪是最常见的致病药物。超过 50% 的 ADR 发生在应用 DRBA 后的 24 小时内，大约 90% 发生于 5 天内[130]。典型的临床表现是口肌、面部、眼睛及颈部受累，导致一种或多种肌张力障碍表现如痉挛性斜颈、角弓反张、躯干侧屈、牙关紧闭、伸舌或斜眼[131]。牙关紧闭可严重至下颌关节脱位。ADR 潜在致命型是肌张力障碍性喉痉挛伴有气道损害[130,132]。这必须正确认知并与过敏反应相区别，因为这两种疾病的治疗是完全不同的。喘鸣是喉部张力障碍的重要标志。

ADR 的危险因素包括年龄小、男性、原有的精神性疾病及以前存在药物诱导的肌张力障碍。存在 CYPZD6 基因纯合子突变导致 DRBA 药物代谢低的患者也是 ADR 的高危因素[133]。药物剂量似乎不是危险因素。与成人相比，儿童发生这种副作用的风险更高。应用强效 DRBA 后发生 ADR 的概率好像更高，比如氟哌啶醇[132]，但是作用弱的 DRBA 如甲氧氯普胺[134]及对多巴胺传递有轻微作用的药物，如选择性 5-羟色胺再摄取抑制剂[135]也可产生 ADR。有极少的患者服用没有明显多巴胺阻断功能的药物也产生 ADR，而这些患者对下面讨论的抗胆碱能治疗常常呈现快速反应[136]。作为这种现象的一个例子，抗病毒药物膦甲酸[137]和常用的抗组胺药西替利嗪[137]两者都与 ADR 有关。使用"迷幻药"(MDMA)也可伴有 ADR[138]。尽管非典型的抗精神病药物也可伴有 ADR[139]，但与老的神经安定药物[140,141]相比发生率更低。例如，用氟哌啶醇治疗自闭症的孩子，ADR 的发生率为 25%[142]，而在最近的一项用利哌酮治疗自闭症的试验报道中，入组的 49 个孩子无一发生 ADR[141]。可卡因与 DRBA 合用容易发生 ADR，且即使单独应用可卡因也可引起 ADR[143]。使用抗胆碱能药物做预防性处理可降低敏感患者 ADR 的发生率[132]。

儿童不仅在服用处方 DRBA 药物后有患 ADR 的风险，而且在偷偷地（父母的药物）或是无意中（过量）服用这些药物后也引起 ADR[144]。例如，几个青少年和一个更小的孩子在服用一种认为是"街头阿普唑仑"的药物后出现 ADR，而实际上含有氟哌啶醇的成分[145]。

ADR 的治疗包括静脉应用苯海拉明（25~50mg）或苯托品（1~2mg）。静脉应用安定为二线治疗，一般也有效。这些治疗非常有效而且快速显效有助于确定 ADR 的诊断，对于喉痉挛的患者可以保命。在对 ADR 开始治疗后，明智的做法是连续口服抗胆碱能药物两周，特别是应用长效 DRBA 或者是必须继续应用 DRBA 的患者。早期停用可导致症状复发[146]。停用抗胆碱能药物必须缓慢撤药以避免反弹加重。少数情况下，尽管停用了致病药物，ADR 在几个月后仍可复发，这需要更长期抗胆碱治疗[147]。

肌张力障碍风暴

肌张力障碍风暴，也称为肌张力障碍持续状态，特点是严重的及张力障碍性痉挛急性发病或原有肌张力障碍急性加重，结果使患者处于极端痛苦和（或）有极大的风险发生危及生命的并发症。肌张力障碍风暴可发生于原发性肌张力障碍（如 DYT1 肌肌张力障碍）或继发性肌张力障碍（如 Batten 病或脑瘫）的患者。肌张力障碍的急性发作可发生于刚应用一种新药（特别是多巴胺阻断剂）的背景下，肌张力障碍患者撤药（特别是抗胆碱能药物或是鞘内注射巴氯芬），或只是一种神经科疾病的严重的自发的进展，肌张力障碍只是其中一个临床表现（如 Wilson 病）。多数情况下，肌张力障碍

风暴为原有全身肌张力障碍与事件相关的急性加重，比如与 DYT1 突变相关的。长期存在肌张力障碍的患者，急性加重常有明显的促因素，如间发感染、新近外伤或用药有变化。另外，肌张力障碍的突然加重也可无明显原因。严重持续性肌张力障碍的可能系统并发症是将此病作为医学急症的主要原因。与 NMS 系统并发症非常相似，肌张力障碍持续状态的患者可有呼吸窘迫、横纹肌溶解及肌红蛋白尿，有导致肾衰竭的可能[148]。因为这些潜在危及生命的情况，这些患者通常在重症监护室治疗。

弄清每个患者突然发生肌张力障碍风暴的情境是很重要的，因为这可指导治疗方法。因此，间发感染相关的肌张力障碍风暴需要紧急采用适当的抗感染或抗病毒治疗。同样，停用致病药物或重新使用之前突然停用的药物是最重要的治疗措施。

一旦确定并消除了促发因素，必须启动治疗以改善肌张力障碍本身及其导致的系统并发症。肌张力障碍的药物治疗需要一种或联合应用多巴胺耗竭剂（丁苯那嗪）、抗胆碱能药物（苯海索）和（或）多巴胺阻断剂（氟哌啶醇），每一种要逐渐增量至有效剂量或最大耐受安全剂量[148,149]。对于已经接受这些药物治疗的患者，可耐受更大剂量的抗胆碱能药物，同样青少年及年轻人也可很好地耐受大剂量[150]。在个案报道中有许多其他药物可以对个别严重急性肌张力障碍有效，包括丹曲林、巴氯芬、左旋多巴、卡马西平及各种苯二氮䓬类药物。对药物治疗无效的少数患者，有报道称，鞘内注射巴氯芬有效，但不是都有效[151]。另一方面，有些患者尽管在开始进行可植入泵之前缺乏试验性团注的效果，但鞘内注射巴氯芬最终表明受益[152]。尽管给予了最积极的内科治疗，严重的肌张力障碍性痉挛仍控制不住，需要在监护室给予肌松、深度镇静和机械通气[153]。用丙泊酚[154]或咪达唑仑[155]可成功达到深度镇静，两者均为短效药物，并且具有 γ- 氨基丁酸的特性从而达到抗肌张力障碍的作用的额

外益处。

在重症监护室,需要支持治疗,包括补水、控制发热及仔细监护心脏功能及血压。在给予肌松剂一段时间后仍未控制的患者,最终可能需要行包括苍白球切开术或双侧苍白球深部刺激在内的立体定向手术[156,157]。

僵人综合征

僵人综合征与抗谷氨酸脱羧酶抗体(GAD)有关。尽管对于这些抗体的作用仍有争议,但人们推测通过降低脊髓中间神经元GABA介导的抑制作用导致躯干及肢体僵直[158]。在1型糖尿病患者中也发现了GAD抗体,但一般滴度很低。这种临床综合征主要表现为以躯干和近端肢体肌肉为主的极度强直伴有叠加的,常常对刺激敏感的,肌肉痉挛,可非常严重足以导致长骨骨折。这些痉挛,和进行性肌强直,偶可危及生命,因为它们可以导致呼吸窘迫、自主功能障碍或二者兼有[159]。临床医师需知道可单独一个肢体、或两个、三个或四肢合并受累,引发一种称为"僵硬肢体"综合征的疾病[160]。

也有一种副肿瘤型僵人综合征(SPS),与抗突触囊泡蛋白(amphiphysin)抗体有关。与一般僵人综合征以男性为主不同,副肿瘤型以女性为主,最常见于乳腺癌。在SPS下肢及躯干肌肉,特别是下位脊旁肌最常受累,而在突触囊泡蛋白抗体阳性SPS通常受累最明显的是上肢及颈部肌肉[161]。有一更严重更少见类型是伴有强直及肌阵挛的进展性脑脊髓炎(PERM)。自身免疫型SPS常伴有其他自身免疫性疾病,比如甲状腺炎及系统性狼疮,事实上可能是诸如狼疮这样系统性免疫性疾病的首发表现[162]。同样,副肿瘤型SPS可能是潜在肿瘤的主要症状[163]。对此综合征不熟悉的临床医生可以轻易得出SPS患者是癔症的结论,因为通常没有感觉、长束、认知及共济失调的体征[164]。偶尔,只有一个、两个或三个肢体受累。

在本病中强直的对症治疗包括给予γ-氨基丁酸能药物,如氯硝西泮、安定、巴氯芬。氨己烯酸、硫加宾、加巴喷丁、左乙拉西坦等多种抗癫痫药物也有一定疗效[165]。对于潜在自身免疫疾病的治疗可应用IVIG[166]、皮质激素[167]和最近提出的利妥昔单抗[168]。IVIG是研究最充分的免疫抑制治疗,通常认为是本病的首选[164]。尽管免疫治疗可能有效,也不能期望在急诊室就能立即见效。鞘内注射巴氯芬能更快达到临床改善[169],但相矛盾的是巴氯芬泵系统的任何功能障碍,如泵损坏或导管泄露,都可引起巴氯芬撤药综合征,导致强直更严重[170],所以医师及患者都必须了解这种可能性。最近,γ-氨基丁酸受体增强剂,异丙酚(丙泊酚),以适当剂量静脉应用获得明显效果,能马上缓解SPS痉挛且没有伴随的镇静作用[171]。这种情况下,它可作为巴氯芬泵放置之前或强有力免疫治疗起效前的过渡治疗。

偏侧投掷症及偏侧舞蹈症

大幅度的、近端明显的投掷样运动是投掷症的特征。有人认为这些运动是小幅度的、远端明显的舞蹈样运动的临床延续。事实上,这两种不同类型的异常不自主运动在病理生理学上是相关的,支持点是可在一个人身上同时观察到这两种不自主运动,且投掷症改善后可演变成舞蹈症。对于投掷症及舞蹈症并存的患者或是异常运动介于两者之间不确定时,常用偏侧投掷症/偏侧舞蹈症这一术语。在解剖上投掷样运动被分为单肢投掷症(一个肢体受累),偏侧投掷症(身体一侧受累),双侧投掷症(双侧肢体受累)或下身投掷症(双下肢受累)。对于由STN(丘脑底核)受累引起的偏侧投掷症患者,此结构的躯体代表区的结构排列可解释为什么可以有选择性的身体一侧一个肢体受累[172],同样也可解释皮层病变的患者。尽管STN是偏侧投掷症最常见的结构病理学定位,但现代神经影像学证实在大多数患者中STN并没有受到累及。丘脑底核传入或传出通路中的其他结构如纹状体、丘脑、苍白球及大脑皮层也可能是病变部位[173]。文献中关于卒中后偏侧舞蹈症/偏身投掷症一项最大规模的系列研究发现，27 例患者中只有 4 例有局限在 STN 的病变，6 例病变位于纹状体或皮层，其他的孤立病变位于壳核、尾状核或苍白球[173]。

　　缺血和出血性脑卒中是偏侧投掷症最常见的病因。在一些明显为血管性偏侧投掷症的患者中，神经影像学可以完全正常，在另外一些患者中，CT 结果正常而 MRI 则提示在 STN 或其他地方有腔隙性脑梗死[174]。大多数患者在中风发病的当天会有偏侧舞蹈症或是偏侧投掷症，而大约有 10% 在 1 天后发生，少数患者在长达 5 天后出现[173]。血管性偏侧舞蹈症可以以 TIA 的形式出现，即所谓的肢体抖动 TIA[175]。尽管以前认为血管性偏侧舞蹈症的预后比其他卒中患者差，特别是在没有神经安定剂的年代，最近的研究显示血管性偏侧舞蹈症的患者，其中许多有腔梗，有卒中复发的风险，死亡率与一般中风患者相似[176]。与其他卒中综合征患者一样，手术或是改善脑部血循环的神经干预治疗，对血管性偏侧舞蹈症有效[177]。

　　包括脑炎、系统性红斑狼疮、多发性硬化、基底节钙化和非酮症高血糖在内的其他疾病也可导致偏侧投掷症[178]。结构性病变如细菌性或结核性脓肿、肿瘤、moyamoya 病、HIV 相关性弓形体病或动静脉畸形也与偏侧投掷症相关。治疗帕金森综合征的 STN 立体定向毁损术也可导致偏侧投掷样运动，常为一过性的，几周后可改善[179]，但少数情况下也可导致永久性偏侧投掷症[180]。同样，治疗帕金森综合征时对 STN 的刺激可引起偏侧投掷症，当刺激调整到低于给定的阈值时症状缓解[181]。

　　近年来，关于偏身投掷-偏身舞蹈综合征及磁共振上纹状体高信号与非酮症高血糖相关的报道越来越多[182]，现已为偏侧投掷症的次要原因，最常见的病因是卒中。此综合征似乎在亚洲后裔中更常见[182]。这些患者的脑 CT

扫描常表现为对侧纹状体的高密度，相应的 MRI 表现为 T_1 高信号 T_2 低信号。弥散加权成像偶见高信号[183]。高血糖代谢状态纠正后，异常的不自主运动通常会与 CT 和 MRI 的异常信号一道消失。然而，有一些患者尽管 MRI 的异常消失了，偏侧投掷症持续存在[184,185]。有趣的是，一些高血糖症的患者有同样的 CT 和 MRI 表现，却没有不自主运动[186]。纹状体病变的确切性质还不清楚。高血糖偏侧投掷的患者 MRI 梯度回波影像正常及弥散加权成像上的纹状体高信号使有些人想到与细胞毒性水肿有关的高黏血症在此综合征中可能起一定作用[183]。然而，MRI 上显示高信号的纹状体组织的尸检及活检结果揭示有多灶性新近脑梗死和(或)胶质增生的证据[187,188]。急性和亚急性期做的 PET 扫描已显示在脑受累部位有糖的低代谢[189]。

　　治疗偏侧投掷症的首要措施是最大程度的纠正潜在的代谢、感染或血管异常。偏侧投掷症两个最常见的病因是非酮症高血糖症和缺血性脑卒中，这意味着在前者要纠正高血糖，后者通过各种方法逆转缺血，比如血压支持、溶栓治疗和血管内治疗。对于完全性卒中导致的偏侧投掷症，快速逆转缺血没什么效果，但当异常运动与短暂性脑缺血相关时却有效[175,177]，高血糖相关的偏侧投掷症在纠正代谢异常后数小时内就可改善，但超过 20% 的患者偏侧投掷症会持续数月。完全性卒中导致的血管性偏侧投掷症大多数患者可自发改善。一项研究对 25 例这样的患者随访 3 年，有 56% 的患者在平均持续 15 天后，偏侧投掷症完全消失[173]。另外一项同样规模的调查中，3~15 天后 56% 的患者完全恢复[176]。

　　如果没有自发的缓解或是治疗后好转，则必须对症治疗。为了控制异常的不自主运动，多巴胺阻断剂或是耗竭剂是最有效的症状性治疗。传统上，经典的神经安定药如氟哌啶醇已用于这一治疗，但是最近发现小剂量的氯氮平、奥氮平及其他非典型的抗精神病药物均有效[190,191]。多巴胺耗竭剂利舍平[192]及丁苯那嗪[193]

可以改善投掷症。这两种药物任一种使用时都必须小心避免导致脑卒中患者的血压下降。抗惊厥药偶尔有效,包括丙戊酸[194]、托吡酯[195]及左乙拉西坦[196]。有个案报道称舍曲林可使偏侧投掷症得到迅速的、基本完全的恢复[197]。在血管性偏侧舞蹈症中,物理治疗可促进运动障碍的恢复[198]。如果所有这些治疗都失败,并且投掷症的幅度有可能引起身体的伤害、极度的衰弱或心脏症状,可行包括对侧丘脑切开术[199]、苍白球切开术[200]或是丘脑深部刺激[201]在内的立体定向手术。

参考文献

1. Curran T, Lang AE. Parkinsonian syndromes associated with hydrocephalus: case reports, a review of the literature, and pathophysiological hypotheses. Mov Disord. 1994;9(5):508–20.

2. Yomo S, Hongo K, Kuroyanagi T, Kobayashi S. Parkinsonism and midbrain dysfunction after shunt placement for obstructive hydrocephalus. J Clin Neurosci. 2006;13(3):373–8.

3. Prashantha DK, Netravathi M, Ravishankar S, Panda S, Pal PK. Reversible parkinsonism following ventriculoperitoneal shunt in a patient with obstructive hydrocephalus secondary to intraventricular neurocysticercosis. Clin Neurol Neurosurg. 2008;110(7):718–21.

4. Kim MJ, Chung SJ, Sung YH, Lee MC, Im JH. Levodopa-responsive parkinsonism associated with hydrocephalus. Mov Disord. 2006;21(8):1279–81.

5. Racette BA, Esper GJ, Antenor J, Black KJ, Burkey A, Moerlein SM, et al. Pathophysiology of parkinsonism due to hydrocephalus. J Neurol Neurosurg Psychiatry. 2004;75(11):1617–9.

6. Kinugawa K, Itti E, Lepeintre JF, Mari I, Czernecki V, Heran F, et al. Subacute dopa-responsive Parkinsonism after successful surgical treatment of aqueductal stenosis. Mov Disord. 2009;24(16):2438–40.

7. Vaamonde J, Flores JM, Gallardo MJ, Ibanez R. Subacute hemicorporal parkinsonism in 5 patients with infarcts of the basal ganglia. J Neural Transm. 2007;114(11):1463–7.

8. Peralta C, Werner P, Holl B, Kiechl S, Willeit J, Seppi K, et al. Parkinsonism following striatal infarcts: incidence in a prospective stroke unit cohort. J Neural Transm. 2004;111(10–11):1473–83.

9. Orta Daniel SJ, Ulises RO. Stroke of the substance nigra and parkinsonism as first manifestation of systemic lupus erythematosus. Parkinsonism Relat Disord. 2008;14(4):367–9.

10. Kuo SH, Kenney C, Jankovic J. Bilateral pedunculopontine nuclei strokes presenting as freezing of gait.

11. Zijlmans JC, Katzenschlager R, Daniel SE, Lees AJ. The L-dopa response in vascular parkinsonism. J Neurol Neurosurg Psychiatry. 2004;75(4):545–7.

12. Choi SM, Lee SH, Park MS, Kim BC, Kim MK, Cho KH. Disappearance of resting tremor after thalamic stroke involving the territory of the tuberothalamic artery. Parkinsonism Relat Disord. 2008;14(4):373–5.

13. Bhatt MH, Elias MA, Mankodi AK. Acute and reversible parkinsonism due to organophosphate pesticide intoxication: five cases. Neurology. 1999;52(7):1467–71.

14. Shahar E, Bentur Y, Bar-Joseph G, Cahana A, Hershman E. Extrapyramidal parkinsonism complicating acute organophosphate insecticide poisoning. Pediatr Neurol. 2005;33(5):378–82.

15. Arima H, Sobue K, So M, Morishima T, Ando H, Katsuya H. Transient and reversible parkinsonism after acute organophosphate poisoning. J Toxicol Clin Toxicol. 2003;41(1):67–70.

16. Choi IS. Parkinsonism after carbon monoxide poisoning. Eur Neurol. 2002;48(1):30–3.

17. Lo CP, Chen SY, Lee KW, Chen WL, Chen CY, Hsueh CJ, et al. Brain injury after acute carbon monoxide poisoning: early and late complications. Am J Roentgenol. 2007;189(4):W205–11.

18. Weaver LK. Clinical practice. Carbon monoxide poisoning. N Engl J Med. 2009;360(12):1217–25.

19. Reddy NJ, Lewis LD, Gardner TB, Osterling W, Eskey CJ, Nierenberg DW. Two cases of rapid onset Parkinson's syndrome following toxic ingestion of ethylene glycol and methanol. Clin Pharmacol Ther. 2007;81(1):114–21.

20. Soykan I, Sivri B, Sarosiek I, Kiernan B, McCallum RW. Demography, clinical characteristics, psychological and abuse profiles, treatment, and long-term follow-up of patients with gastroparesis. Dig Dis Sci. 1998;43(11):2398–404.

21. Onofrj M, Thomas A. Acute akinesia in Parkinson disease. Neurology. 2005;64(7):1162–9.

22. Dafotakis M, Sparing R, Juzek A, Block F, Kosinski CM. Transdermal dopaminergic stimulation with rotigotine in Parkinsonian akinetic crisis. J Clin Neurosci. 2009;16(2):335–7.

23. Galvez-Jimenez N, Lang AE. The perioperative management of Parkinson's disease revisited. Neurol Clin. 2004;22(2):367–77.

24. Rodnitzky RL. Drug-induced movement disorders. Clin Neuropharmacol. 2002;25(3):142–52.

25. Caroff SN, Mann SC. Neuroleptic malignant syndrome. Psychopharmacol Bull. 1988;24(1):25–9.

26. Keyser DL, Rodnitzky RL. Neuroleptic malignant syndrome in Parkinson's disease after withdrawal or alteration of dopaminergic therapy. Arch Intern Med. 1991;151(4):794–6.

27. Takubo H, Harada T, Hashimoto T, Inaba Y, Kanazawa I, Kuno S, et al. A collaborative study on the malignant syndrome in Parkinson's disease and related disorders. Parkinsonism Relat Disord. 2003;9 Suppl 1:S31–41.

28. Serrano-Duenas M. Neuroleptic malignant syn-

Mov Disord. 2008;23(4):616–9.

drome-like, or–dopaminergic malignant syndrome–due to levodopa therapy withdrawal. Clinical features in 11 patients. Parkinsonism Relat Disord. 2003;9(3):175–8.

29. Dalkilic A, Grosch WN. Neuroleptic malignant syndrome following initiation of clozapine therapy. Am J Psychiatry. 1997;154(6):881–2.

30. Filice GA, McDougall BC, Ercan-Fang N, Billington CJ. Neuroleptic malignant syndrome associated with olanzapine. Ann Pharmacother. 1998;32(11):1158–9.

31. Norris B, Angeles V, Eisenstein R, Seale JP. Neuroleptic malignant syndrome with delayed onset of fever following risperidone administration. Ann Pharmacother. 2006;40(12):2260–4.

32. Gray NS. Ziprasidone-related neuroleptic malignant syndrome in a patient with Parkinson's disease: a diagnostic challenge. Hum Psychopharmacol. 2004; 19(3):205–7.

33. Karagianis JL, Phillips LC, Hogan KP, LeDrew KK. Clozapine-associated neuroleptic malignant syndrome: two new cases and a review of the literature. Ann Pharmacother. 1999;33(5):623–30.

34. Nielsen J, Bruhn AM. Atypical neuroleptic malignant syndrome caused by olanzapine. Acta Psychiatr Scand. 2005;112(3):238–40.

35. Ferioli V, Manes A, Melloni C, Nanni S, Boncompagni G. Atypical neuroleptic malignant syndrome caused by clozapine and venlafaxine: early brief treatment with dantrolene. Can J Psychiatry. 2004;49(7): 497–8.

36. Ananth J, Parameswaran S, Gunatilake S, Burgoyne K, Sidhom T. Neuroleptic malignant syndrome and atypical antipsychotic drugs. J Clin Psychiatry. 2004;65(4):464–70.

37. Rodnitzky RL, Keyser DL. Neurologic complications of drugs. Tardive dyskinesias, neuroleptic malignant syndrome, and cocaine-related syndromes. Psychiatr Clin North Am. 1992;15(2): 491–510.

38. Baca L, Martinelli L. Neuroleptic malignant syndrome: a unique association with a tricyclic antidepressant. Neurology. 1990;40(11):1797–8.

39. Halman M, Goldbloom DS. Fluoxetine and neuroleptic malignant syndrome. Biol Psychiatry. 1990;28(6):518–21.

40. Fava S, Galizia AC. Neuroleptic malignant syndrome and lithium carbonate. J Psychiatry Neurosci. 1995;20(4):305–6.

41. Sachdev P, Mason C, Hadzi-Pavlovic D. Case–control study of neuroleptic malignant syndrome. Am J Psychiatry. 1997;154(8):1156–8.

42. Naganuma H, Fujii I. Incidence and risk factors in neuroleptic malignant syndrome. Acta Psychiatr Scand. 1994;90(6):424–6.

43. Hermesh H, Manor I, Shiloh R, Aizenberg D, Benjamini Y, Munitz H, et al. High serum creatinine kinase level: possible risk factor for neuroleptic malignant syndrome. J Clin Psychopharmacol. 2002;22(3):252–6.

44. Harada T, Mitsuoka K, Kumagai R, Murata Y, Kaseda Y, Kamei H, et al. Clinical features of malig-

nant syndrome in Parkinson's disease and related neurological disorders. Parkinsonism Relat Disord. 2003;9 Suppl 1:S15–23.

45. Stotz M, Thummler D, Schurch M, Renggli JC, Urwyler A, Pargger H. Fulminant neuroleptic malignant syndrome after perioperative withdrawal of antiParkinsonian medication. Br J Anaesth. 2004;93(6):868–71.

46. Ladha SS, Walker R, Shill HA. Case of neuroleptic malignant-like syndrome precipitated by abrupt fava bean discontinuance. Mov Disord. 2005;20(5): 630–1.

47. Gaig C, Marti MJ, Tolosa E, Gomez-Choco MJ, Amaro S. Parkinsonism-hyperpyrexia syndrome not related to antiparkinsonian treatment withdrawal during the 2003 summer heat wave. J Neurol. 2005;252(9):1116–9.

48. Kurlan R, Hamill R, Shoulson I. Neuroleptic malignant syndrome. Clin Neuropharmacol. 1984;7(2): 109–20.

49. Caroff SN. The neuroleptic malignant syndrome. J Clin Psychiatry. 1980;41(3):79–83.

50. Balzan MV. The neuroleptic malignant syndrome: a logical approach to the patient with temperature and rigidity. Postgrad Med J. 1998;74(868):72–6.

51. Wong MM. Neuroleptic malignant syndrome: two cases without muscle rigidity. Aust N Z J Psychiatry. 1996;30(3):415–8.

52. Peiris DT, Kuruppuarachchi K, Weerasena LP, Seneviratne SL, Tilakaratna YT, De Silva HJ, et al. Neuroleptic malignant syndrome without fever: a report of three cases. J Neurol Neurosurg Psychiatry. 2000;69(2):277–8.

53. Hall RC, Appleby B, Hall RC. Atypical neuroleptic malignant syndrome presenting as fever of unknown origin in the elderly. South Med J. 2005;98(1): 114–7.

54. Taniguchi N, Tanii H, Nishikawa T, Miyamae Y, Shinozaki K, Inoue Y, et al. Classification system of complications in neuroleptic malignant syndrome. Methods Find Exp Clin Pharmacol. 1997;19(3): 193–9.

55. Naramoto A, Koizumi N, Itoh N, Shigematsu H. An autopsy case of cerebellar degeneration following lithium intoxication with neuroleptic malignant syndrome. Acta Pathol Jpn. 1993;43(1–2):55–8.

56. Sakkas P, Davis JM, Janicak PG, Wang ZY. Drug treatment of the neuroleptic malignant syndrome. Psychopharmacol Bull. 1991;27(3):381–4.

57. Storm C, Gebker R, Kruger A, Nibbe L, Schefold JC, Martens F, et al. A rare case of neuroleptic malignant syndrome presenting with serious hyperthermia treated with a non-invasive cooling device: a case report. J Med Case Rep. 2009;3:6170.

58. Wang HC, Hsieh Y. Treatment of neuroleptic malignant syndrome with subcutaneous apomorphine monotherapy. Mov Disord. 2001;16(4):765–7.

59. Lattanzi L, Mungai F, Romano A, Bonuccelli U, Cassano GB, Fagiolini A. Subcutaneous apomorphine for neuroleptic malignant syndrome. Am J Psychiatry. 2006;163(8):1450–1.

60. Tsutsumi Y, Yamamoto K, Matsuura S, Hata S, Sakai

M, Shirakura K. The treatment of neuroleptic malignant syndrome using dantrolene sodium. Psychiatry Clin Neurosci. 1998;52(4):433–8.

61. Thomas P, Maron M, Rascle C, Cottencin O, Vaiva G, Goudemand M. Carbamazepine in the treatment of neuroleptic malignant syndrome. Biol Psychiatry. 1998;43(4):303–5.

62. Rosebush PI, Stewart T, Mazurek MF. The treatment of neuroleptic malignant syndrome. Are dantrolene and bromocriptine useful adjuncts to supportive care? Br J Psychiatry. 1991;159:709–12.

63. Davis JM, Janicak PG, Sakkas P, Gilmore C, Wang Z. Electroconvulsive therapy in the treatment of the neuroleptic malignant syndrome. Convuls Ther. 1991;7(2):111–20.

64. Meagher LJ, McKay D, Herkes GK, Needham M. Parkinsonism-hyperpyrexia syndrome: the role of electroconvulsive therapy. J Clin Neurosci. 2006; 13(8):857–9.

65. Adityanjee, Sajatovic M, Munshi KR. Neuropsychiatric sequelae of neuroleptic malignant syndrome. Clin Neuropharmacol 2005;28(4):197–204.

66. Sato Y, Asoh T, Metoki N, Satoh K. Efficacy of methylprednisolone pulse therapy on neuroleptic malignant syndrome in Parkinson's disease. J Neurol Neurosurg Psychiatry. 2003;74(5):574–6.

67. Rushton JL, Whitmire JT. Pediatric stimulant and selective serotonin reuptake inhibitor prescription trends—1992 to 1998. Arch Pediatr Adolesc Med. 2001;155(5):560–5.

68. Sternbach H. The serotonin syndrome. Am J Psychiatry. 1991;148(6):705–13.

69. Dunkley EJ, Isbister GK, Sibbritt D, Dawson AH, Whyte IM. The Hunter Serotonin Toxicity Criteria: simple and accurate diagnostic decision rules for serotonin toxicity. QJM. 2003;96(9):635–42.

70. Demirkiran M, Jankovic J, Dean JM. Ecstasy intoxication: an overlap between serotonin syndrome and neuroleptic malignant syndrome. Clin Neuropharmacol. 1996;19(2):157–64.

71. Attar-Herzberg D, Apel A, Gang N, Dvir D, Mayan H. The serotonin syndrome: initial misdiagnosis. Isr Med Assoc J. 2009;11(6):367–70.

72. Lane R, Baldwin D. Selective serotonin reuptake inhibitor-induced serotonin syndrome: review. J Clin Psychopharmacol. 1997;17(3):208–21.

73. Isbister GK, Buckley NA. The pathophysiology of serotonin toxicity in animals and humans: implications for diagnosis and treatment. Clin Neuropharmacol. 2005;28(5):205–14.

74. Mekler G, Woggon B. A case of serotonin syndrome caused by venlafaxine and lithium. Pharmacopsychiatry. 1997;30:272–3.

75. Nisijima K, Shimizu M, Abe T, Ishiguro T. A case of serotonin syndrome induced by concomitant treatment with low-dose trazodone and amitriptyline and lithium. Int Clin Psychopharmacol. 1996;11(4): 289–90.

76. Gillman PK. Serotonin syndrome: history and risk. Fundam Clin Pharmacol. 1998;12:482–91.

77. Kaminski CA, Robbins MS, Weibley RE. Sertraline intoxication in a child. Ann Emerg Med. 1994;23:

1371–4.

78. Horowitz BZ, Mullins ME. Cyproheptadine for serotonin syndrome in an accidental pediatric sertraline ingestion. Pediatr Emerg Care. 1999;15(5):325–7.

79. Schwartz RH, Miller NS. MDMA (Ecstasy) and the rave: a review. Pediatrics. 1997;100(4):705–8.

80. Vuori E, Henry JA, Ojanpera I, Nieminen R, Savolainen T, Wahlsten P, et al. Death following ingestion of MDMA (ecstasy) and moclobemide. Addiction. 2003;98(3):365–8.

81. Schifano F, Corkery J, Naidoo V, Oyefeso A, Ghodse H. Overview of amphetamine-type stimulant mortality data–UK, 1997–2007. Neuropsychobiology. 2010;61(3):122–30.

82. Ganetsky M, Bird SB, Liang IE. Acute myocardial infarction associated with the serotonin syndrome. Ann Intern Med. 2006;144(10):782–3.

83. Soldin OP, Tonning JM. Serotonin syndrome associated with triptan monotherapy. N Engl J Med. 2008;358(20):2185–6.

84. Wooltorton E. Triptan migraine treatments and antidepressants: risk of serotonin syndrome. Can Med Assoc J. 2006;175(8):874–5.

85. Evans RW, The FDA. Alert on serotonin syndrome with combined use of SSRIs or SNRIs and Triptans: an analysis of the 29 case reports. MedGenMed. 2007;9(3):48.

86. Sclar DA, Robison LM, Skaer TL. Concomitant triptan and SSRI or SNRI use: a risk for serotonin syndrome. Headache. 2008;48(1):126–9.

87. Huang V, Gortney JS. Risk of serotonin syndrome with concomitant administration of linezolid and serotonin agonists. Pharmacotherapy. 2006;26(12): 1784–93.

88. Martin TG. Serotonin syndrome. Ann Emerg Med. 1996;28(5):520–6.

89. McDaniel WW. Serotonin syndrome: early management with cyproheptadine. Ann Pharmacother. 2001;35(7–8):870–3.

90. Van Gerpen JA. Drug-induced parkinsonism. Neurologist. 2002;8(6):363–70.

91. Diaz-Corrales FJ, Sanz-Viedma S, Garcia-Solis D, Escobar-Delgado T, Mir P. Clinical features and 123I-FP-CIT SPECT imaging in drug-induced parkinsonism and Parkinson's disease. Eur J Nucl Med Mol Imaging. 2010;37(3):556–64.

92. Chuang C, Constantino A, Balmaceda C, Eidelberg D, Frucht SJ. Chemotherapy-induced parkinsonism responsive to levodopa: an underrecognized entity. Mov Disord. 2003;18(3):328–31.

93. Woodford H, Walker R. Emergency hospital admissions in idiopathic Parkinson's disease. Mov Disord. 2005;20(9):1104–8.

94. Jang H, Boltz DA, Webster RG, Smeyne RJ. Viral parkinsonism. Biochim Biophys Acta. 2009;1792(7): 714–21.

95. Solbrig MV, Nashef L. Acute parkinsonism in suspected herpes simplex encephalitis. Mov Disord. 1993;8(2):233–4.

96. Robinson RL, Shahida S, Madan N, Rao S, Khardori N. Transient parkinsonism in West Nile virus encephalitis. Am J Med. 2003;115(3):252–3.

97. Lopez-Alberola R, Georgiou M, Sfakianakis GN, Singer C, Papapetropoulos S. Contemporary Encephalitis Lethargica: phenotype, laboratory findings and treatment outcomes. J Neurol. 2009;256(3): 396–404.

98. Dale RC, Church AJ, Surtees RA, Lees AJ, Adcock JE, Harding B, et al. Encephalitis lethargica syndrome: 20 new cases and evidence of basal ganglia autoimmunity. Brain. 2004;127(Pt 1):21–33.

99. McKee DH, Sussman JD. Case report: severe acute Parkinsonism associated with streptococcal infection and antibasal ganglia antibodies. Mov Disord. 2005;20(12):1661–3.

100. Dimova PS, Bojinova V, Georgiev D, Milanov I. Acute reversible parkinsonism in Epstein-Barr virus-related encephalitis lethargica-like illness. Mov Disord. 2006;21(4):564–6.

101. Cooper MK, Brock DG, McDaniel CM. Interaction between levodopa and enteral nutrition. Ann Pharmacother. 2008;42(3):439–42.

102. Brashear A, Dobyns WB, de Carvalho AP, Borg M, Frijns CJ, Gollamudi S, et al. The phenotypic spectrum of rapid-onset dystonia-parkinsonism (RDP) and mutations in the ATP1A3 gene. Brain. 2007;130(Pt 3):828–35.

103. Svetel M, Ozelius LJ, Buckley A, Lohmann K, Brajkovic L, Klein C, et al. Rapid-onset dystonia-parkinsonism: case report. J Neurol. 2010;257(3): 472–4.

104. Factor SA, Molho ES. Emergency department presentations of patients with Parkinson's disease. Am J Emerg Med. 2000;18(2):209–15.

105. Karstaedt PJ, Pincus JH. Protein redistribution diet remains effective in patients with fluctuating parkinsonism. Arch Neurol. 1992;49(2):149–51.

106. Thomas AA, Friedman JH. Current use of clozapine in parkinson disease and related disorders. Clin Neuropharmacol. 2010;33(1):14–6.

107. Merims D, Balas M, Peretz C, Shabtai H, Giladi N. Rater-blinded, prospective comparison: quetiapine versus clozapine for Parkinson's disease psychosis. Clin Neuropharmacol. 2006;29(6):331–7.

108. Ondo WG, Tintner R, Voung KD, Lai D, Ringholz G. Double-blind, placebo-controlled, unforced titration parallel trial of quetiapine for dopaminergic-induced hallucinations in Parkinson's disease. Mov Disord. 2005;20(8):958–63.

109. Oechsner M, Korchounov A. Parenteral ziprasidone: a new atypical neuroleptic for emergency treatment of psychosis in Parkinson's disease? Hum Psychopharmacol. 2005;20(3):203–5.

110. Gomez-Esteban JC, Zarranz JJ, Velasco F, Lezcano E, Lachen MC, Rouco I, et al. Use of ziprasidone in parkinsonian patients with psychosis. Clin Neuropharmacol. 2005;28(3):111–4.

111. Schneider LS, Dagerman KS, Insel P. Risk of death with atypical antipsychotic drug treatment for dementia: meta-analysis of randomized placebo-controlled trials. JAMA. 2005;294(15):1934–43.

112. Pontone GM, Williams JR, Anderson KE, Chase G, Goldstein SA, Grill S, et al. Prevalence of anxiety disorders and anxiety subtypes in patients with Parkinson's disease. Mov Disord. 2009;24(9): 1333–8.

113. Sieber FE, Zakriya KJ, Gottschalk A, Blute MR, Lee HB, Rosenberg PB, et al. Sedation depth during spinal anesthesia and the development of postoperative delirium in elderly patients undergoing hip fracture repair. Mayo Clin Proc. 2010;85(1):18–26.

114. Crosby G, Culley DJ, Marcantonio ER. Delirium: a cognitive cost of the comfort of procedural sedation in elderly patients? Mayo Clin Proc. 2010;85(1): 12–4.

115. Devlin JW, Roberts RJ, Fong JJ, Skrobik Y, Riker RR, Hill NS, et al. Efficacy and safety of quetiapine in critically ill patients with delirium: a prospective, multicenter, randomized, double-blind, placebo-controlled pilot study. Crit Care Med. 2010;38(2): 419–27.

116. Khouzam HR. Quetiapine in the treatment of postoperative delirium. A report of three cases. Compr Ther. 2008;34(3–4):207–17.

117. Pandharipande PP, Pun BT, Herr DL, Maze M, Girard TD, Miller RR, et al. Effect of sedation with dexmedetomidine vs lorazepam on acute brain dysfunction in mechanically ventilated patients: the MENDS randomized controlled trial. JAMA. 2007;298(22):2644–53.

118. Reade MC, O'Sullivan K, Bates S, Goldsmith D, Ainslie WR, Bellomo R. Dexmedetomidine vs. haloperidol in delirious, agitated, intubated patients: a randomised open-label trial. Crit Care. 2009;13(3):R75.

119. Rozet I, Muangman S, Vavilala MS, Lee LA, Souter MJ, Domino KJ, et al. Clinical experience with dexmedetomidine for implantation of deep brain stimulators in Parkinson's disease. Anesth Analg. 2006;103(5): 1224–8.

120. Nazem S, Siderowf AD, Duda JE, Brown GK, Ten Have T, Stern MB, et al. Suicidal and death ideation in Parkinson's disease. Mov Disord. 2008;23(11): 1573–9.

121. Voon V, Krack P, Lang AE, Lozano AM, Dujardin K, Schupbach M, et al. A multicentre study on suicide outcomes following subthalamic stimulation for Parkinson's disease. Brain. 2008;131(Pt 10):2720–8.

122. Glass GA, Josephs KA, Ahlskog JE. Respiratory insufficiency as the primary presenting symptom of multiple-system atrophy. Arch Neurol. 2006;63(7): 978–81.

123. Silber MH, Levine S. Stridor and death in multiple system atrophy. Mov Disord. 2000;15(4):699–704.

124. Li L, Saigusa H, Nagayama H, Nakamura T, Aino I, Komachi T, et al. A case of Creutzfeldt-Jacob disease with bilateral vocal fold abductor paralysis. J Voice. 2009;23(5):635–8.

125. Isozaki E, Naito A, Horiguchi S, Kawamura R, Hayashida T, Tanabe H. Early diagnosis and stage classification of vocal cord abductor paralysis in patients with multiple system atrophy. J Neurol Neurosurg Psychiatry. 1996;60(4):399–402.

126. Kuzniar TJ, Morgenthaler TI, Prakash UB, Pallanch JF, Silber MH, Tippmann-Peikert M. Effects of continuous positive airway pressure on stridor in multiple system atrophy-sleep laryngoscopy. J Clin Sleep Med. 2009;5(1):65–7.

127. Nonaka M, Imai T, Shintani T, Kawamata M, Chiba S, Matsumoto H. Non-invasive positive pressure ventilation for laryngeal contraction disorder during sleep in multiple system atrophy. J Neurol Sci. 2006;247(1):53–8.

128. Jin K, Okabe S, Chida K, Abe N, Kimpara T, Ohnuma A, et al. Tracheostomy can fatally exacerbate sleep-disordered breathing in multiple system atrophy. Neurology. 2007;68(19):1618–21.

129. Munschauer FE, Loh L, Bannister R, Newsom-Davis J. Abnormal respiration and sudden death during sleep in multiple system atrophy with autonomic failure. Neurology. 1990;40(4):677–9.

130. Garver DL, Davis DM, Dekirmenjian H, Ericksen S, Gosenfeld L, Haraszti J. Dystonic reactions following neuroleptics: time course and proposed mechanisms. Psychopharmacologia. 1976;47(2):199–201.

131. Rupniak NM, Jenner P, Marsden CD. Acute dystonia induced by neuroleptic drugs. Psychopharmacology (Berl). 1986;88(4):403–19.

132. Aguilar EJ, Keshavan MS, Martinez-Quiles MD, Hernandez J, Gomez-Beneyto M, Schooler NR. Predictors of acute dystonia in first-episode psychotic patients. Am J Psychiatry. 1994;151(12):1819–21.

133. van der PA, van Schaik RH, Sonneveld P. Acute dystonic reaction to metoclopramide in patients carrying homozygous cytochrome P450 2D6 genetic polymorphisms. Neth J Med. 2006;64(5):160–2.

134. Tait PA. Supraglottic dystonic reaction to metoclopramide in a child. Med J Aust. 2001;174(11):607–8.

135. Najjar F, Price LH. Citalopram and dystonia. J Am Acad Child Adolesc Psychiatry. 2004;43(1):8–9.

136. Dubow JS, Panush SR, Rezak M, Leikin J. Acute dystonic reaction associated with foscarnet administration. Am J Ther. 2008;15(2):184–6.

137. Esen I, Demirpence S, Yis U, Kurul S. Cetirizine-induced dystonic reaction in a 6-year-old boy. Pediatr Emerg Care. 2008;24(9):627–8.

138. Priori A, Bertolasi L, Berardelli A, Manfredi M. Acute dystonic reaction to ecstasy. Mov Disord. 1995;10(3):353.

139. Mason MN, Johnson CE, Piasecki M. Ziprasidone-induced acute dystonia. Am J Psychiatry. 2005;162(3):625–6.

140. Ramos AE, Shytle RD, Silver AA, Sanberg PR. Ziprasidone-induced oculogyric crisis. J Am Acad Child Adolesc Psychiatry. 2003;42(9):1013–4.

141. McCracken JT, McGough J, Shah B, Cronin P, Hong D, Aman MG, et al. Risperidone in children with autism and serious behavioral problems. N Engl J Med. 2002;347(5):314–21.

142. Anderson LT, Campbell M, Grega DM, Perry R, Small AM, Green WH. Haloperidol in the treatment of infantile autism: effects on learning and behavioral symptoms. Am J Psychiatry. 1984;141(10): 1195–202.

143. Fines RE, Brady WJ, DeBehnke DJ. Cocaine-associated dystonic reaction. Am J Emerg Med. 1997;15(5):513–5.

144. Russell SA, Hennes HM, Herson KJ, Stremski ES. Upper airway compromise in acute chlorpromazine ingestion. Am J Emerg Med. 1996;14(5):467–8.

145. Hendrickson RG, Morocco AP, Greenberg MI. Acute dystonic reactions to "street Xanax". N Engl J Med. 2002;346(22):1753.

146. Roberge RJ. Antiemetic-related dystonic reaction unmasked by removal of a scopolamine transdermal patch. J Emerg Med. 2006;30(3):299–302.

147. Schneider SA, Udani V, Sankhla CS, Bhatia KP. Recurrent acute dystonic reaction and oculogyric crisis despite withdrawal of dopamine receptor blocking drugs. Mov Disord. 2009;24(8):1226–9.

148. Manji H, Howard RS, Miller DH, Hirsch NP, Carr L, Bhatia K, et al. Status dystonicus: the syndrome and its management. Brain. 1998;121(Pt 2):243–52.

149. Marsden CD, Marion MH, Quinn N. The treatment of severe dystonia in children and adults. J Neurol Neurosurg Psychiatry. 1984;47(11):1166–73.

150. Fahn S. High-dosage anticholinergic therapy in dystonia. Adv Neurol. 1983;37:177–88.

151. Walker RH, Danisi FO, Swope DM, Goodman RR, Germano IM, Brin MF. Intrathecal baclofen for dystonia: benefits and complications during six years of experience. Mov Disord. 2000;15(6):1242–7.

152. Hou JG, Ondo W, Jankovic J. Intrathecal baclofen for dystonia. Mov Disord. 2001;16(6):1201–2.

153. Vaamonde J, Narbona J, Weiser R, Garcia MA, Brannan T, Obeso JA. Dystonic storms: a practical management problem. Clin Neuropharmacol. 1994;17(4):344–7.

154. Teive HA, Munhoz RP, Souza MM, Antoniuk SA, Santos ML, Teixeira MJ, et al. Status Dystonicus: study of five cases. Arq Neuropsiquiatr. 2005;63(1): 26–9.

155. Mariotti P, Fasano A, Contarino MF, Della MG, Piastra M, Genovese O, et al. Management of status dystonicus: our experience and review of the literature. Mov Disord. 2007;22(7):963–8.

156. Elkay M, Silver K, Penn RD, Dalvi A. Dystonic storm due to Batten's disease treated with pallidotomy and deep brain stimulation. Mov Disord. 2009;24(7):1048–53.

157. Apetauerova D, Schirmer CM, Shils JL, Zani J, Arle JE. Successful bilateral deep brain stimulation of the globus pallidus internus for persistent status dystonicus and generalized chorea. J Neurosurg. 2010; 113(3):634–8.

158. Levy LM, Dalakas MC, Floeter MK. The stiff-person syndrome: an autoimmune disorder affecting neurotransmission of gamma-aminobutyric acid. Ann Intern Med. 1999;131(7):522–30.

159. Mitsumoto H, Schwartzman MJ, Estes ML, Chou SM, La Franchise EF, De Camilli P, et al. Sudden death and paroxysmal autonomic dysfunction in stiff-man syndrome. J Neurol. 1991;238(2):91–6.

160. Teive HA, Munhoz RP, Cardoso J, Amaral VC, Werneck LC. Stiff-three limbs syndrome. Mov Disord. 2009;24(2):311–2.

161. Murinson BB, Guarnaccia JB. Stiff-person syndrome with amphiphysin antibodies: distinctive features of a rare disease. Neurology. 2008;71(24): 1955–8.

162. Munhoz RP, Fameli H, Teive HA. Stiff person syndrome as the initial manifestation of systemic lupus erythematosus. Mov Disord. 2010;25(4):516–7.

163. Liu YL, Lo WC, Tseng CH, Tsai CH, Yang YW.

Reversible stiff person syndrome presenting as an initial symptom in a patient with colon adenocarcinoma. Acta Oncol. 2010;49(2):271–2.

164. Fleischman D, Madan G, Zesiewicz TA, Fleischman M. Stiff-person syndrome: commonly mistaken for hysterical paralysis. Clin Neurol Neurosurg. 2009; 111(7):644.

165. Dalakas MC. Stiff person syndrome: advances in pathogenesis and therapeutic interventions. Curr Treat Options Neurol. 2009;11(2):102–10.

166. Dalakas MC. The role of IVIg in the treatment of patients with stiff person syndrome and other neurological diseases associated with anti-GAD antibodies. J Neurol. 2005;252 Suppl 1:I19–25.

167. Kim JY, Chung EJ, Kim JH, Jung KY, Lee WY. Response to steroid treatment in anti-glutamic acid decarboxylase antibody-associated cerebellar ataxia, stiff person syndrome and polyendocrinopathy. Mov Disord. 2006;21(12):2263–4.

168. Baker MR, Das M, Isaacs J, Fawcett PR, Bates D. Treatment of stiff person syndrome with rituximab. J Neurol Neurosurg Psychiatry. 2005;76(7):999–1001.

169. Seitz RJ, Blank B, Kiwit JC, Benecke R. Stiff-person syndrome with anti-glutamic acid decarboxylase autoantibodies: complete remission of symptoms after intrathecal baclofen administration. J Neurol. 1995;242(10):618–22.

170. Bardutzky J, Tronnier V, Schwab S, Meinck HM. Intrathecal baclofen for stiff-person syndrome: life-threatening intermittent catheter leakage. Neurology. 2003;60(12):1976–8.

171. Vernino S, McEvoy K. Propofol for stiff-person syndrome: learning new tricks from an old dog. Neurology. 2008;70(18):1584–5.

172. Nambu A, Takada M, Inase M, Tokuno H. Dual somatotopical representations in the primate subthalamic nucleus: evidence for ordered but reversed body-map transformations from the primary motor cortex and the supplementary motor area. J Neurosci. 1996;16(8):2671–83.

173. Chung SJ, Im JH, Lee MC, Kim JS. Hemichorea after stroke: clinical-radiological correlation. J Neurol. 2004;251(6):725–9.

174. Biller J, Graff-Radford NR, Smoker WR, Adams Jr HP, Johnston P. MR imaging in "lacunar" hemiballismus. J Comput Assist Tomogr. 1986;10(5): 793–7.

175. Leira EC, Ajax T, Adams Jr HP. Limb-shaking carotid transient ischemic attacks successfully treated with modification of the antihypertensive regimen. Arch Neurol. 1997;54(7):904–5.

176. Ristic A, Marinkovic J, Dragasevic N, Stanisavljevic D, Kostic V. Long-term prognosis of vascular hemiballismus. Stroke. 2002;33(8):2109–11.

177. Mohebati A, Brevetti LS, Graham AM. Resolution of hemiballism after carotid endarterectomy: case report. Ann Vasc Surg. 2005;19(5):737–9.

178. Vidakovic A, Dragasevic N, Kostic VS. Hemiballism: report of 25 cases. J Neurol Neurosurg Psychiatry. 1994;57(8):945–9.

179. Barlas O, Hanagasi HA, Imer M, Sahin HA, Sencer S, Emre M. Do unilateral ablative lesions of the subthalamic nucleus in parkinsonian patients lead to hemiballism? Mov Disord. 2001;16(2):306–10.

180. Chen CC, Lee ST, Wu T, Chen CJ, Huang CC, Lu CS. Hemiballism after subthalamotomy in patients with Parkinson's disease: report of 2 cases. Mov Disord. 2002;17(6):1367–71.

181. Limousin P, Pollak P, Hoffmann D, Benazzouz A, Perret JE, Benabid AL. Abnormal involuntary movements induced by subthalamic nucleus stimulation in parkinsonian patients. Mov Disord. 1996;11(3):231–5.

182. Lin JJ, Lin GY, Shih C, Shen WC. Presentation of striatal hyperintensity on T1-weighted MRI in patients with hemiballism-hemichorea caused by non-ketotic hyperglycemia: report of seven new cases and a review of literature. J Neurol. 2001; 248(9):750–5.

183. Chu K, Kang DW, Kim DE, Park SH, Roh JK. Diffusion-weighted and gradient echo magnetic resonance findings of hemichorea-hemiballismus associated with diabetic hyperglycemia: a hyperviscosity syndrome? Arch Neurol. 2002;59(3):448–52.

184. Ahlskog JE, Nishino H, Evidente VG, Tulloch JW, Forbes GS, Caviness JN, et al. Persistent chorea triggered by hyperglycemic crisis in diabetics. Mov Disord. 2001;16(5):890–8.

185. Hashimoto T, Hanyu N, Yahikozawa H, Yanagisawa N. Persistent hemiballism with striatal hyperintensity on T1-weighted MRI in a diabetic patient: a 6-year follow-up study. J Neurol Sci. 1999;165(2): 178–81.

186. Sorimachi T, Fujii Y, Tsuchiya N, Saito M. Striatal hyperintensity on T1-weighted magnetic resonance images and high-density signal on CT scans obtained in patients with hyperglycemia and no involuntary movement. Report of two cases. J Neurosurg. 2004;101(2):343–6.

187. Shan DE, Ho DM, Chang C, Pan HC, Teng MM. Hemichorea-hemiballism: an explanation for MR signal changes. Am J Neuroradiol. 1998;19(5):863–70.

188. Ohara S. Dressing and constructional apraxia in a patient with dentato-rubro-pallido-luysian atrophy. J Neurol. 2001;248(12):1106–8.

189. Hsu JL, Wang HC, Hsu WC. Hyperglycemia-induced unilateral basal ganglion lesions with and without hemichorea. A PET study. J Neurol. 2004;251(12): 1486–90.

190. Stojanovic M, Sternic N, Kostic VS. Clozapine in hemiballismus: report of two cases. Clin Neuropharmacol. 1997;20(2):171–4.

191. Safirstein B, Shulman LM, Weiner WJ. Successful treatment of hemichorea with olanzapine. Mov Disord. 1999;14(3):532–3.

192. Obeso JA, Marti-Masso JF, Astudillo W, De la PE, Carrera N. Treatment with hemiballism with reserpine. Ann Neurol. 1978;4(6):581.

193. Sitburana O, Ondo WG. Tetrabenazine for hyperglycemic-induced hemichorea-hemiballismus. Mov Disord. 2006;21(11):2023–5.

194. Sethi KD, Patel BP. Inconsistent response to divalproex sodium in hemichorea/hemiballism. Neurology. 1990;40(10):1630–1.

195. Driver-Dunckley E, Evidente VG. Hemichorea-hemiballismus may respond to topiramate. Clin Neuropharmacol. 2005;28(3):142–4.

196. D'Amelio M, Callari G, Gammino M, Saia V, Lupo I, Salemi G, et al. Levetiracetam in the treatment of vascular chorea: a case report. Eur J Clin Pharmacol. 2005;60(11):835–6.

197. Okun MS, Riestra AR, Nadeau SE. Treatment of ballism and pseudobulbar affect with sertraline. Arch Neurol. 2001;58(10):1682–4.

198. Mark VW, Oberheu AM, Henderson C, Woods AJ. Ballism after stroke responds to standard physical therapeutic interventions. Arch Phys Med Rehabil. 2005;86(6):1226–33.

199. Krauss JK, Mundinger F. Functional stereotactic surgery for hemiballism. J Neurosurg. 1996;85(2):278–86.

200. Slavin KV, Baumann TK, Burchiel KJ. Treatment of hemiballismus with stereotactic pallidotomy. Case report and review of the literature. Neurosurg Focus. 2004;17(1):E7.

201. Nakano N, Uchiyama T, Okuda T, Kitano M, Taneda M. Successful long-term deep brain stimulation for hemichorea-hemiballism in a patient with diabetes. Case report. J Neurosurg. 2005;102(6):1137–41.

第 15 章

脑病

Steven L. Lewis

摘 要

"脑病"一词是指脑功能的全面性改变,表现为注意力不同程度的障碍,从过度烦躁状态到昏迷,通常归因于临床常见的可造成弥散性脑损害的疾病包括系统性、代谢性或中毒性疾病。本章节旨在讨论脑病患者的急诊评估及治疗方法,重点在那些若未及时诊断及治疗将造成不可逆性神经功能障碍的中毒代谢性脑病的病因,以及那些对它的识别可以导致对作为病因的内科疾病更快速诊断和治疗的脑病。

本章讨论的脑病分为 4 种常见的类型,虽然有重叠,但是神经科医生在临床实践中常遇到的:代谢紊乱或代谢缺陷所致的脑病、严重系统性疾病或器官衰竭所致的脑病、药物相关中毒性脑病及主要通过脑部影像诊断的脑病。许多病例可做出特异的病因学诊断——通过病史采集、体格检查、实验室检验和必要时的影像检查——这可导致特异性药物干预和更快的临床决策,可以避免出现不可逆的神经功能障碍。

因为弥散性、中毒代谢性脑病的患者是内科疾病继发的神经系统疾病,所以评估和处理弥散性脑病患者为神经科医生积极影响内科治疗并使这些患有系统性疾病的患者神经系统疾病和内科疾病都得到恢复提供了独有的和重要的机会。

关键词

中毒代谢性脑病　谵妄　Wernicke 脑病　肝性脑病　尿毒症性脑病　胰腺性脑病　脂肪栓塞　异环磷酰胺脑病　头孢吡肟脑病　可逆性后部白质脑病综合征　甲硝唑脑病

引言

"脑病"一词用来描述脑功能的全面性改变,表现为注意力不同程度的障碍,从过度烦躁状态到昏迷。在临床实践中,脑病通常归因于系统性、代谢性或中毒性疾病所造成的弥散性脑损害, 而不是那些多灶性结构性病变;因此,当确诊为脑病时,常常意味着"代谢性"或"中毒代谢性"。中毒代谢性脑病综合征基本与谵妄同义,谵妄这一术语为众多非神经科专业人员所推崇。近年来,自身免疫性脑病越来越多地被人们认为是导致弥散性脑功能障碍的另一重要机制。这些综合征用"脑炎"来描述比"脑病"更专业，其以具有提示性临床及实验室表现、免疫治疗有效为特征(通常需要排除潜在的肿瘤)，这些特征可与本章讲述的中毒代谢性脑病相区别。

神经科医生经常需要对意识改变的患者进行评估以除外中毒代谢性脑病。请会诊的内科医生因考虑到患者的脑病症状缘于其结构性、缺血性、由癫痫引发或其他局灶性原因而请神经科会诊。神经科医生对弥散性、中毒代谢性脑病的诊断通常基于其特征性的弥散性临床症状和(主要地)相应临床背景下的非局灶性表现，通常需要通过影像和其他检查排除其他疾病。中毒代谢性脑病一经诊断就要积极纠正代谢紊乱、治疗潜在急性系统性疾病、停止或限用镇静药及其他有中枢神经系统副作用的药物。对于很多病例，虽然可做出确切的诊断，但快速识别可能的系统性疾病或致病药物可促使更迅速的神经症状恢复，或者对一些患者来说，可阻止不可逆的神经系统损伤[1]。

本章的目的在于找到一种快速评估脑病患者的方法，重点是那些若未及时得到诊断和治疗将导致不可逆的神经损伤的中毒代谢性脑病的病因，以及那些脑病其确认(通过临床及神经影像学结果)可使致病的内科疾病得到更及时的诊断和治疗的。

中毒代谢性脑病的流行病学

对脑病的评估是神经科日常性工作，脑病可发生于任何年龄患严重系统疾病或代谢性疾病或中毒性疾病的患者。然而，中毒代谢性脑病的流行病学显示 65 岁以上的患者多见，有报道称这一年龄组患者住院期间谵妄的发生率高达 56%(ICU 患者中发生率为 87%)，且院内死亡率高(不同研究结果有差异)，一年期死亡率可高达 40%[2]。这些统计学资料既强调了该临床综合征的普遍存在，又强调了脑病通

常是严重潜在急性系统性疾病或功能障碍的反映这一事实。

中毒代谢性脑病的病理生理

对中毒代谢性脑病众多病因的病理生理每一个都进行详细讨论超出本章范围内。然而，在代谢障碍或中毒造成的全脑神经元和星形细胞功能障碍的众多机制中，构成许多这种临床综合征基础的一般病理生理机制包括神经元存活必需基础代谢物质水平降低产生的能量缺乏、氧化应激反应、神经递质系统的功能改变(包括神经递质的合成与释放的改变)[3]。

从急诊治疗的角度来看，保存脑功能应该是首要目标，对那些由于神经元能量给养物(如葡萄糖、氧气、硫胺素)丧失直接导致细胞死亡的代谢性脑病的病理生理性原因的识别和紧急处理非常重要，对这类病因的及时识别和处理可以阻止不可逆性神经元死亡，提高临床神经功能恢复的可能性。尽早认识到那些可继发引起不可逆神经损伤的系统疾病同样重要，如颅内压升高(ICP)、可能发生的脑疝(如暴发性肝功能衰竭所致的急性肝性脑病)。另一方面，中毒代谢性脑病的所有病因都有共同的(通常是严重的或甚至危及生命的)系统性疾病和功能障碍病理生理基础。无论潜在系统性疾病是什么，均应强调确切诊断与治疗的重要性。

尽管代谢性脑病的病理生理基础可能有所不同，但都有一共同机制，即弥散性的，不是局灶性的，大脑皮层和脑干功能的改变，在临床上表现为注意力和觉醒的弥散性改变。然而，某些脑病综合征特异性地累及某些易损脑区，导致这种脑病的病因对这些易损脑区具有特异性，比如硫胺素缺乏会造成丘脑内侧及导水管周围灰质病变。

中毒代谢性脑病的临床特征

中毒代谢性脑病患者典型地表现为觉醒

水平的总体改变,患者之间及同一患者的不同阶段表现都可不同,从意识模糊、昏迷至激惹谵妄。脑病发展过程可分为急性(如因急性低血糖、缺氧或药物过量)及更为常见的因潜在进展性系统性代谢性疾病而导致的亚急性表现。

临床查体时,脑病患者常常昏昏欲睡、意识模糊或是躁动不安,常无明显的神经系统局灶性定位体征。很多中毒代谢性脑病的患者可表现为扑翼样震颤,可让患者伸出双臂从而诱发出此反应。扑翼样震颤是伸出双臂时双上肢短暂的姿势性肌张力丧失所致的表现。扑翼样震颤的引出并不需要背屈腕部;但是,如果患者可以这样做的话,可观察到典型的短暂的手腕向下屈曲的"扑翼样"动作。双侧扑翼样震颤对确认许多基础疾病导致的中毒代谢性脑病很有特异性(但不是很敏感),但并不提示任何特定的脑病病因。不过,在临床实践中,扑翼样震颤常见于尿毒症性脑病或肝性脑病。

虽然中毒代谢性脑病的标志性特征是注意力障碍,但某些也可出现癫痫发作,尤其是当病情严重时;这些包括低血糖、高血糖、电解质紊乱、急性肝衰竭及其他各种药物相关性脑病(见下述"脑病综合征"章节)。

中毒代谢性脑病的诊断

当医生采集神经科病史时,应当描述临床症状的特点和病情发生、发展的过程(当患者无法提供病史时一定要向目击者询问),应详细描述目前的全身情况、其他内科并发症及所有目前用药和近期用药情况等。体格检查不仅要关注在弥散性脑病中会出现的一般性神经系统体征,包括评价扑翼样震颤,还应重点评估生命体征、脑膜刺激征、观察失语(尤其是流畅性失语症,与意识模糊状态相似)、眼底检查以发现颅内压升高的体征,以及排除明显的运动或其他不对称性体征,这些发现很可能使诊断改变。

尽管中毒代谢性脑病疑似患者为弥散性

神经系统表现,但脑部影像学检查 (CT 或 MRI)通常是具有诊断价值的必要检查,可以排除可能存在的局灶性结构性病变或缺血性损伤,特别是在诊断不确切的前提下。尽管做这些影像学检查主要是排除局灶性结构性病变或缺血损伤,因此在最终诊断为弥散性脑病患者中通常未显示病变,但一些中毒代谢变本身可出现有助于诊断的异常影像学特征[4],这些将于"脑病综合征"章节进一步讲述。

脑电图对脑病患者的评估很有价值,尤其当考虑存在亚临床癫痫持续状态时。脑电图弥散性慢波是一种非特异性的表现,几乎见于所有脑病患者,恰与弥散性脑病的临床症状相一致。脑电图三相波对中毒代谢性脑病具有特异性,但敏感性不高,三相波对具体那种病因所致的脑病不具特异性;然而,在临床实践中,像扑翼样震颤,最常见于肝性脑病和尿毒症性脑病。

中毒代谢性脑病的病因诊断主要依赖实验室检查。每个患者均应首先进行血糖测定(包括快速指法血糖及实验室的静脉血糖)及血氧测定,因为低血糖性及低氧性脑病具有潜在的不可逆特性,除非快速诊断及时治疗。一份完整的代谢指标检验(包括血电解质、肝功能、肾功能)能快速诊断最常见的全身性及系统性代谢紊乱,一份完整的血细胞计数检测可快速排除严重的贫血,并为潜在的感染寻找证据。

腰穿(LP)仅能显示出中毒代谢性脑病患者的非特异性脑脊液异常;然而,腰穿应在临床考虑为脑膜脑炎 (包括自身免疫性脑病)或蛛网膜下腔出血时进行。脑病患者在做腰穿之前,应先行神经影像学检查以排除脑部局灶性肿物这一腰穿禁忌证。

脑病综合征

弥散性中毒代谢性脑病是内科疾病继发的神经系统病变。因此,尽管在典型住院患者的神经科会诊中这些综合征普遍存在,但对弥散性脑病患者的评估为神经科医生提供了唯一和重要的机会对这些系统性疾病患者实施积极的医疗干预,以促进患者神经系统和内科系统的痊愈。

本节重点介绍了内科医生在临床实践中容易遇到的4种常见的截然不同(但有重叠)的脑病:代谢紊乱或代谢缺乏性脑病,严重系统性疾病或器官衰竭所致的脑病,药物相关中毒性脑病和主要通过脑影像异常诊断的脑病。

基础代谢紊乱或缺乏所致的脑病

氧气,葡萄糖和电解质

如上所述,遇到任何脑病患者时,临床大夫需先考虑和快速排除低氧血症和低血糖症,这一点至关重要,因为氧气和葡萄糖是供给神经元能量的重要基础物质,除非快速识别且逆转,否则其缺乏将导致不可逆的神经元坏死。而其他大多数代谢性疾病不会直接导致(或快速导致)神经元的坏死和不可逆损伤。同样因为严重的低血压或贫血也可导致神经元的能量供给缺乏,通过马上评价生命体征,血氧饱和度和血红蛋白浓度来排除。如同对待所有危重患者一样,临床医生需密切关注脑病患者的基础急救复苏参数。

除了低氧血症和低血糖,脑病还经常发生于高血糖和某些电解质紊乱情况下,尤其是低钠血症,高钠血症和高钙血症。尽管众所周知,高钾血症和低钾血症经常导致神经肌肉功能障碍(诱发心脏功能紊乱继而导致缺血缺氧性脑病),但是这些常见的钾代谢紊乱并不常与脑病相关。

硫胺素(维生素 B_1)缺乏(Wernicke 脑病)

硫胺素,以其活性磷酸化物的形式存在(尤其是硫胺素二磷酸,也称做硫胺素焦磷酸),是很多细胞内酶联反应中的重要辅酶,包括能量生成和各种生物合成途径。硫胺素的缺乏会引起 Wernicke 脑病,其典型三联征表现是眼外肌麻痹、精神状态改变和共济失调。如果未及时发现和紧急治疗,硫胺素缺乏将导致临床症状的不可逆,尤其是因为进行性加重的不可逆性遗忘,这使得硫胺素缺乏成为非常重要的脑病病因[5-6]。虽然通常以为这是酗酒所致的疾病,但 Wernicke 脑病也可发生在吸收不良导致硫胺素缺乏的任何疾病过程,包括剧烈呕吐状态比如妊娠呕吐、任何原因的营养不良、肥胖手术、慢性腹泻和很多全身性疾病的过程中。

尽管一般都记得临床三联征,但 Wernicke 脑病患者的临床症状和体征呈多样化,具体到一个患者身上并不常出现完整的三联征。最常见的症状是精神状态改变,表现为易激惹、意识模糊、淡漠,可发展为昏迷。眼部体征,如果出现,最常见是眼球震颤和偶尔出现的展神经麻痹;经典的三联征中列举的完全性眼肌麻痹实际上很少见。共济失调步态经常出现。其他可在 Wernicke 患者身上出现的症状和体征包括低体温、低血压和心动过速[6]。

Wernicke 脑病通常累及乳头体、中脑导水管周围灰质、内侧丘脑,部分患者的 DWI 和 MRI 的 T_2 加权像可以显示出这些区域的病变。这些特殊别易损脑部区域可以解释为什么 Wernicke 脑病患者如果不在一开始就及时治疗会出现特征性的严重的可能不可逆性遗忘症(Korsakoff 综合征)。

由于这种病症的可治愈性以及未及时治疗将导致神经的不可逆损害,神经科医生在处理所有脑病患者时,应时刻警惕 Wernicke 脑病,不论患者是否出现该综合征的其他特征(如眼球震颤或步态共济失调)。Wernicke 脑病的诊断基本上完全基于临床;硫胺素水平测定在临床实践中没有实用价值,主要是由于硫胺素水平测定的结果出来比较晚。尽管一些 Wernicke 脑病患者可出现 MRI 影像的改变,但对于 Wernicke 脑病的诊断并不敏感。因此,重要的是我们应该影像学结果出来之前首先做出临床诊断并开始治疗。

对任何怀疑为 Wernicke 脑病的患者均应立即开始注射硫胺素治疗,且此治疗应在给予葡萄糖之前,因为葡萄糖有诱发或加重 Wernicke 脑病的风险。尽管硫胺素的最佳循证医学剂量还未确定,但近来专家推荐,肠外(注射用)硫胺素的初始剂量应>500mg/d,一天一次或两次给药,持续 3~5 天[6,8]。

严重系统性疾病或器官衰竭所致的脑病

严重系统性疾病和败血症性脑病

正如前面章节(中毒代谢性脑病临床综合征的诊断)所述脑病通常发生在严重系统性疾病的背景下。在内科 ICU[9,10]和病情严重转至内科 ICU 的患者中,脑病尤其常见。任何足够严重的内科疾病均可导致中毒代谢性脑病临床综合征的出现;另外,在全身脓毒败血症,伴或不伴有多器官衰竭背景下脑病的常见表现命名为"脓毒败血症性脑病"[11]。脓毒败血症性脑病的病理生理尚不清楚,虽然理论上的机制包括炎症介质的作用、血脑屏障功能障碍和其他可能的严重系统性疾病所导致的代谢紊乱[11]。

虽然败血症或任何原因的急性重症内科疾病是脑病的常见原因,但脑病也发生于单个器官功能障碍或衰竭。在这每一临床情况中,神经科医生在帮助指出可能作为病因的内科疾病起重要作用,这将直接影响到系统治疗和神经系统症状改善的进程。导致脑病的某些单个器官病变将在下文中讨论,包括肝性脑病、尿毒症性脑病、胰腺性脑病和脂肪栓塞综合征。

肝性脑病

肝性脑病可以发生在患有慢性肝病(肝硬化)或急性肝衰竭[12]的患者中。典型慢性肝病所致的脑病常常进展缓慢,可以依据临床特征分期或分级;轻度肝性脑病的特征是症状轻微,仅在正规的神经精神测试中被发现:Ⅰ期以精神运动反应迟缓、注意力涣散为特征;Ⅱ期表现为定向力障碍,昏睡和行为异常;Ⅲ期出现嗜睡、神志恍惚;Ⅳ期肝性脑病患者出现昏迷。

扑翼样震颤多见于Ⅱ期肝性脑病中,但在其余各期中也可出现。一些患慢性肝病的患者表现为慢性进展的帕金森综合征(有时称为获得性(非 Wilson 性)肝豆状核(或肝脑变性),包括运动迟缓、肌强直、震颤、构音困难和共济失调[13]。慢性肝病所致肝性脑病的患者中癫痫发作不常见。

肝硬化所致的肝性脑病可通过在相称的临床背景下观察特征性神经系统临床表现进行诊断。血氨水平在肝性脑病的临床诊断中仍有帮助,虽然血氨水平与肝性脑病分期并不一致,但血氨水平正常并不能排除肝性脑病的诊断。如"诊断"(前面)章节中所述,在一些肝性脑病患者的脑电图中可以出现三相波,但其对于肝性脑病的诊断既不敏感又无特异性。

由于胆道排锰减少,大脑中出现锰沉积,从而导致非强化 MRI T_1 相双侧苍白球高信号表现;但是,MRI 的这种表现在慢性肝病患者中很常见,不论其临床是否出现了脑病[13]。

肝性脑病的治疗旨在降低氨的产生及减少氨的吸收,前者依靠使用利福昔明等抗生素;后者则依靠使用不可吸收的双糖,如乳果糖。新近一项关于利福昔明治疗肝性脑病的双盲对照试验显示:利福昔明可降低 50% 的肝性脑病发作和与肝性脑病相关的住院;这个试验中的很多患者同时接受乳果糖治疗,证实临床常需要这两种治疗模式[14]。2010 年 3 月美国食品药物管理局批准了利福昔明用于治疗肝性脑病患者。

与患慢性肝硬化和门体静脉分流术后的患者相比,急性肝衰竭通常表现为快速进展的神经系统症状恶化出现危及生命的脑水肿,表现为昏迷和癫痫发作[15]。对急性肝性脑病患者需要进行的神经科评估和治疗包括颅内压监测、积极降低颅高压和控制相关癫痫发作。

尿毒症性脑病

尿毒症性脑病可发生在急性或慢性肾衰竭中,在急性肾功能障碍患者中常进展更迅速[16]。尿毒症性脑病的症状包括:扑翼样震颤、肌阵挛(尿毒症性抽搐)和粗大震颤;也可见到癫痫发作。临床症状和体征,包括严重尿毒症性脑病脑电图的三相波,均与其他代谢性脑病相似;但是,很多尿毒症性脑病患者可出现抖动和颤抽,尽管不是很特异,但相对于其他系统疾病更可能提示尿毒症引起的脑病。

尿毒症性脑病的诊断主要基于临床,提示严重肾衰竭的相应实验室检查支持尿毒症性脑病的诊断,同时理性排除其他可能导致脑病的系统性疾病。对尿毒症患者尤其需要考虑引起脑病的其他全身性原因,包括:药物中毒(特别是通过肾脏代谢和排泄的药物)、电解质紊乱和硫胺素缺乏病[17]。尿毒症性脑病的治疗主要是改善肾脏功能和如果可能的话适当调整通过肾脏代谢或排泄的用药。

胰腺性脑病

胰腺性脑病这个词在 1941 年被首先提出,用于描述与急性胰腺炎有关的严重弥散性脑病[18]。从那以后,有很多病例报道进一步阐述了这种综合征[19-21],最近我们做了回顾[1]。据报道典型胰腺性脑病多在胰腺炎发病 2 周内出现,特别是在第 2~5 天,报道的发生率有差异(最高达 35%)[1]。

患有急性胰腺炎的患者若出现弥散性脑病,均应考虑胰腺性脑病。除了急性胰腺炎的实验室诊断,胰腺性脑病没有特异性的实验室或影像学诊断特征;但是,曾有一例报道描述胰性脑病患者的 MRI 表现为严重的弥散性白质异常[22]。

胰性脑病的治疗关键在于控制胰腺炎;除了支持治疗和禁用的可能会加重脑病的苯二氮䓬类药物,胰性脑病没有特殊的神经科治疗。神经功能的改善与全身情况的好转同步。不幸的是胰腺性脑病的死亡率仍居高不下[1]。

有人提出胰腺性脑病的发病机制与血脑屏障(BBB)破坏相关,BBB 破坏是磷脂酶 A 活化和卵磷脂转化为溶血形式的结果[19],虽然脂肪栓塞(见下面)是另一种推定的发病机制。胰腺炎患者也有发展为 Wernicke 脑病的风险,在脑病的鉴别诊断中应着重考虑此种可能,或考虑在这些患者中两种脑病同时存在[23]。

脂肪栓塞

对于在近期行整形手术或创伤后等特征性临床背景下出现弥散性脑病的患者,在可能的急症诊断中应想到脂肪栓塞。脂肪栓塞综合征的临床特征为经典的临床三联征包括脑病、肺功能障碍和大片淤斑[24]。尽管脂肪栓塞多见于长骨骨折,但还可以发生于以下多种情况:急性胰腺炎、糖尿病、烧伤、关节重建、吸脂、心脏搭桥、减压病、肠外静脉输入脂肪[25]。脂肪栓塞临床症状经常,虽然不是恒定,发生在刺激性事件之后的 24~48 小时[24]。

虽然局灶性神经体征和癫痫发作也可出现,但脂肪栓塞最早出现的神经系统表现是弥散性脑病。在某些患者中,神经系统表现可能是唯一的临床症状;但是,常见的是肺的症状且轻重不等,从轻微的呼吸困难、呼吸急促直至呼吸衰竭[26]。尽管皮肤淤斑是脂肪栓塞三联征之一,但仅见于约一半的患者。一些患者头 MRI 的 DWI 上可显示白质多发点状高信号病变,与多灶性栓塞病变相一致[27,28]。

现已提出两种机制来解释脂肪栓塞综合征。机械学说认为骨髓内容物通过静脉系统进入肺,再通过肺动静脉分流或未闭的卵圆孔进入体循环,从而进入脑。生化学理论认为循环中的游离脂肪酸对肺细胞有毒性作用,从而造成肺功能损害。这两种理论学说相互之间并不矛盾,两者可解释临床症状的不同方面[25]。

在相应临床背景下出现脑病的患者都应该考虑到脂肪栓塞的可能,尤其是已经排除了其他病因。治疗目前主要是对症支持治疗以及主要针对相应肺部病变的治疗[24]。

药物相关性脑病

人们对药物引起的脑病已有充分认识，这些药物影响中枢神经系统，包括镇静药、镇痛药、抗胆碱药、抗惊厥药、抗焦虑药及一大类中枢神经系统活性药。但是，现在发现几种临床常用药与某些特殊的中毒性脑病综合征有关，这里要对它们进行讨论。异环磷酰胺和头孢吡肟均为常用药，在临床实践中，神经科医生在急诊很可能遇到因使用了这些药物而引起脑病的患者。识别出这些不常见脑病综合征对于这些患者的治疗十分重要，可以避免不必要的干预（除了停药或减小药量）和及时想到特殊的解毒治疗（在异环磷酰胺脑病时）。甲硝唑是一种常用的抗生素，它也与脑病综合征有关，将在下节有特殊影像学表现脑病中讨论。

异环磷酰胺

异环磷酰胺是治疗多种实体肿瘤的一种化疗药，在某些患者中可导致严重的脑病[29]。异环磷酰胺脑病一般在静脉给药 24~48 小时后产生，但也可后来发生。异环磷酰胺引起的脑病症状可轻可重，可以发展至昏迷和死亡。此外，异环磷酰胺脑病患者可出现特有的紧张性精神分裂症样的、伴缄默的严重意志丧失状态[30]。

根据异环磷酰胺脑病发病机制假说，亚甲蓝（一种电子受体）已用做解毒剂静脉给药治疗该综合征的严重病例[31,32]。尽管不是基于对照性试验的结果，但是已普遍认为用亚甲蓝治疗可以加快脑病恢复，否则恢复期延长并偶尔会遗留持续的神经系统后遗症[33]。然而，轻症病例通常停药几天即可好转，不需要使用特殊的解毒剂。硫胺素也用于治疗异环磷酰胺脑病[34]。但是，新近一项非对照回顾性分析提出用硫胺素和亚甲蓝常规预防异环磷酰胺脑病没有确切的益处[35]。

头孢吡肟

头孢吡肟属于四代头孢菌素，通常被用于治疗严重的细菌感染。已将头孢吡肟与脑病联系起来（与三代头孢如头孢曲松、头孢他啶相比更常见），表现为进展性意识障碍和躁动，最后进展至昏迷[36,37]。尽管头孢吡肟性脑病最初报道于肾衰竭（导致药物清除率降低）的患者中，它也可以发生于肾功能正常的患者中[38,39]。在一些头孢吡肟脑病的患者中，脑电图显示非惊厥样癫痫持续状态表现[39-41]。

治疗包括停用头孢吡肟，这可使脑病逐渐好转。在由于头孢吡肟（或其他头孢菌素）神经毒性所致非惊厥性癫痫持续状态的患者中，虽然不明确抗癫痫药是否有助于改善症状，但一些报道主张在停药基础上短期应用抗惊厥药[40,41]。

主要通过脑部影像学诊断的脑病

神经影像学检查在及时发现几种特殊类型脑病中发挥必不可少的作用，这些脑病包括可逆性后部白质脑病综合征和甲硝唑脑病；此外，MRI 上所见胼胝体压部的病变，尽管无特异性，但新近发现其与各种不同脑病的病因有关。本节讨论的影像学表现和临床综合征与之前讨论的一些脑病综合征不同，在之前讨论的脑病中，影像学表现对诊断既不特异也不敏感（比如，磁共振 T_1 像上基底节高信号在慢性肝病的患者中均可见，不论他是否患有脑病）；或者影像学表现出现较晚，在临床诊断和紧急经验治疗中几乎不起作用（如 Wernicke 脑病的 MRI 表现）。

可逆性后部白质脑病综合征

人们对这种临床综合征的认识越来越多，尽管对它的命名有争议，因为它既不总是累及后部大脑区域，而且也不总是完全可逆。可逆性后部白质脑病综合征典型的临床表现有脑病、视觉障碍（由于皮层视觉功能障碍）、癫痫发作，通常伴有系统性血压升高。经典的影像学表现为 MRI T_2 和 FLAIR 像的高信号，与血管源性水肿一致，主要累及后枕部白质，但是，受累区域可以更广泛（包括脑干和前部大脑半球)[42]。发展至此综合征的诱因性疾病很多,虽然常见的基础性全身因素包括子痫、急性肾病伴高血压、应用多种化疗药和免疫抑制剂。可逆性后部白质脑病综合征的病因不明,可能与内皮受损所致的毛细血管通透性增高有关。治疗措施包括控制血压,停用可能诱发脑病的药物和控制癫痫。快速识别和积极治疗本综合征会降低此可逆性的疾病发生永久后遗症的可能性[43]。

甲硝唑脑病

甲硝唑是一种常见的处方抗生素,它可诱发一种不常见但是具有特征性的中毒性脑病,主要表现为意识混乱、构音障碍和共济失调。典型甲硝唑脑病的 MRI 表现为 T_2 和 FLAIR 像高信号病变,累及齿状核[44]、胼胝体和大脑半球深部白质,还可见下橄榄体肥大[45,46]。甲硝唑脑病的临床表现和影像学表现在停用此药之后可逆,但是也可出现严重持续的后遗症。

胼胝体压部高信号病变

在过去 10 年里,MRI 上胼胝体压部的卵圆形或圆形病变 (FLAIR/T_2、DWI 上的高信号)被认为是与各种脑病综合征相关的非特异性表现,包括那些由于各种代谢性疾病、病毒感染(被称为脑炎或脑病)、使用或停用抗癫痫药[48,49]所致的脑病综合征。有这种影像学表现的患者通常有非特异性的脑部症状如嗜睡、意识混乱、躁动等。在随访时发现胼胝体压部高信号病变随着患者临床症状的缓解而消失。尽管不具备特异性,但这种 MRI 表现无论如何也是支持可能为可逆性代谢性(病毒性)脑病综合征有价值的表现,尽管其通常在 DWI 上也呈高信号,但应该不会与累及胼胝体的缺血性脑血管病相混淆。

治疗

各种脑综合征的治疗已在上面章节中分别叙述,在这里我们仍要再次回顾脑病的一般治疗。

如这章开篇所讲,对脑病患者的最初评估和治疗应重点应在对那些如果不认识未给予立即纠正将引起不可逆神经损害的脑病病因保持高度警觉。因此,任何脑病患者的治疗措施首先要纠正循环障碍、补充任何可能不足的代谢底物(比如氧气、硫胺素或葡萄糖)。接下来应纠正可诱发脑病的潜在代谢紊乱,治疗任何可能诱发脑病的急性系统性疾病或器官衰竭并发症,尝试停用或撤除任何可能导致脑病的药物或毒素。

根据定义,既然中毒代谢性脑病是由潜在系统性疾病或药物所致(尽管个别患者病因仍不明确),那么治疗重点就应放在诊断和治疗系统性功能障碍、清除可能致病药物、同时尽量减少可能并发或加重脑病的中枢神经系统活性药或镇静剂。

小结

神经科医生经常被邀请来会诊评估脑病患者。如这章所讲,在很多情况下,可以通过病史采集、体格检查、实验室检查做出明确的病因学诊断,而在一些情况下,是通过影像学检查做出诊断。及时的病因诊断有利于及时进行特异性药物治疗,更快的临床治愈,有助于预防不可逆神经系统功能障碍。临床医生应该特别关注每一个高度怀疑患有那些如果没有及时明确诊断和得到快速有效治疗将导致神经系统不能完全恢复的脑病患者。

参考文献

1. Weathers AL, Lewis SL. Rare and unusual…or are they? Less commonly diagnosed encephalopathies associated with systemic disease. Semin Neurol. 2009;29:136–53.
2. Inouye SK. Delirium in older persons. N Engl J Med. 2006;354:1157–65.
3. Butterworth RF. Metabolic encephalopathies. In: Siegel GJ, Albers RW, Brady ST, Price DL, editors. Basic neurochemistry: molecular, cellular and medi-

cal aspects. 7th ed. Burlington, MA: Elsevier; 2006.

4. Sharma P, Eesa M, Scott JN. Toxic and acquired metabolic encephalopathies: MRI appearance. Am J Roentgenol. 2009;193:879–86.

5. Pearce JMS. Wernicke-Korsakoff encephalopathy. Eur Neurol. 2008;59:101–4.

6. Sechi GP, Serra A. Wernicke's encephalopathy: new clinical settings and recent advances in diagnosis and management. Lancet Neurol. 2007;6:442–55.

7. Juhasz-Pocsine K, Rudnicki SA, Archer RL, Harik SI. Neurological complications of gastric bypass surgery for morbid obesity. Neurology. 2007;68:1843–50.

8. Thomson AD, Cook CCH, Touquet R, Henry JA. The Royal College of Physicians Report on Alcohol: guidelines for managing Wernicke's encephalopathy in the accident and emergency department. Alcohol Alcohol. 2002;37:513–21.

9. Stevens RD, Pronovost PJ. The spectrum of encephalopathy in critical illness. Semin Neurol. 2006;26: 440–51.

10. Bolton CF, Young CB, Zochodne DW. The neurological complications of sepsis. Ann Neurol. 1993;33: 94–100.

11. Papadoulos MC, Ceri Davies D, Moss RF, Tighe D, Bennett ED. Pathophysiology of septic encephalopathy: a review. Crit Care Med. 2000;28:3019–24.

12. Ferenci P, Lockwood A, Mullen K, et al. Hepatic encephalopathy—definition, nomenclature, diagnosis, and quantification: final report of the working party at the 11th world congresses of gastroenterology, Vienna, 1998. Hepatology. 2002;35:716–21.

13. Weissenborn K. Neurologic manifestations of liver disease. Continuum Lifelong Learning Neurol. 2008; 14:165–80.

14. Bass NM, Mullen KD, Sanyal A, et al. Rifaximin treatment in hepatic encephalopathy. N Engl J Med. 2010;362:1071–81.

15. Ostapowicz GA, Fontana RJ, Schiodt FV, et al. Results of a prospective study of acute liver failure at 17 tertiary care centers in the United States. Ann Intern Med. 2002;137:947–54.

16. Brouns R, De Deyn PP. Neurological complications in renal failure: a review. Clin Neurol Neurosurg. 2004;107:1–16.

17. Barrett KM. Neurologic manifestations of acute and chronic renal disease. Continuum Lifelong Learning Neurol. 2011;17:45–55.

18. Rothermich NO, von Haam E. Pancreatic encephalopathy. J Clin Endocrinol. 1941;1:872–81.

19. Ding X, Liu CA, Gong JP, Li SW. Pancreatic encephalopathy in 24 patients with severe acute pancreatitis. Hepatobiliary Pancreat Dis Int. 2004;3:608–11.

20. Ruggieri RM, Lupo I, Piccoli F. Pancreatic encephalopathy: a 7-year follow-up case report and review of the literature. Neurol Sci. 2002;23:203–5.

21. Bartha P, Shifrin E, Levy Y. Pancreatic encephalopathy—a rare complication of a common disease. Eur J Intern Med. 2006;17:382.

22. Ohkubo T, Shiojiri T, Matsunaga T. Severe diffuse white matter lesions in a patient with pancreatic encephalopathy. J Neurol. 2004;251:476–8.

23. Sun GH, Yang YS, Lui QS, Cheng LF, Huang XS.

Pancreatic encephalopathy and Wernicke encephalopathy in association with acute pancreatitis: a clinical study. World J Gastroenterol. 2006;12:4224–7.

24. Parisi DM, Koval K, Egol K. Fat embolism syndrome. Am J Orthop. 2002;31:507–12.

25. Fabian TC. Unraveling the fat embolism syndrome. N Engl J Med. 1993;329:961–3.

26. Jacobson DM, Terrence CF, Reinmuth OM. The neurologic manifestations of fat embolism. Neurology. 1986;36(6):847–51.

27. Hüfner K, Holtmannspötter M, Bürkle H, et al. Fat embolism syndrome as a neurologic emergency. Arch Neurol. 2008;65(8):1124–5.

28. Parizel PM, Demey HE, Veeckmans G, et al. Early diagnosis of cerebral fat embolism syndrome by diffusion-weighted MRI (starfield pattern). Stroke. 2001;32:2942–4.

29. David KA, Picus J. Evaluating risk factors for the development of ifosfamide encephalopathy. Am J Clin Oncol. 2005;28(3):277–80.

30. Simonian NA, Gilliam FG, Chiappa KH. Ifosfamide causes a diazepam-sensitive encephalopathy. Neurology. 1993;43:2700–2.

31. Patel PN. Methylene blue for management of ifosfamide-induced encephalopathy. Ann Pharmacother. 2006;40:299–303.

32. Pelgrims J, De Vos J, Van den Brande J, Schrijvers D, Prové A, Vermorken JB. Methylene blue in the treatment and prevention of ifosfamide-induced encephalopathy: report of 12 cases and a review of the literature. Br J Cancer. 2000;82(2):291–4.

33. Ajithkumar T, Parkinson C, Shamshad F, Murray P. Ifosfamide encephalopathy. Clin Oncol. 2007;19: 108–14.

34. Hamadani M, Awan F. Role of thiamine in managing ifosfamide-induced encephalopathy. J Oncol Pharm Pract. 2006;12:237–9.

35. Richards A, Marshall H, McQuary A. Evaluation of methylene blue, thiamine, and/or albumin in the prevention of ifosfamide-related neurotoxicity. J Oncol Pharm Pract. 2010;17:372–80.

36. Fishbain JT, Monahan TP, Canonica MM. Cerebral manifestations of cefepime toxicity in a dialysis patient. Neurology. 2000;55(1):1756–7.

37. Barbey F, Bugnon D, Wauters JP. Severe neurotoxicity of cefepime in uremic patients. Ann Intern Med. 2001;135(11):1011.

38. Capparelli FJ, Wainsztein NA, Leiguarda R. Cefepime- and cefixime-induced encephalopathy in a patient with normal renal function. Neurol. 2005;65:1840.

39. Maganti R, Jolin D, Rishi D, Biswas A. Nonconvulsive status epilepticus due to cefepime in a patient with normal renal function. Epilepsy Behav. 2006;8:312–214.

40. Dixit S, Kurle P, Buyan-Dent L, Sheth RD. Status epilepticus associated with cefepime. Neurology. 2000;54:2153–5.

41. Fernádez-Torre JL, Martínez-Martínez M, González-Rato J, et al. Cephalosporin-induced nonconvulsive status epilepticus: clinical and electroencephalographic features. Epilepsia. 2005;46(9):1550–2.

42. Fugate JE, Claason DO, Cloft HJ, et al. Posterior reversible encephalopathy syndrome: associated clinical

and radiologic findings. Mayo Clin Proc. 2010;85: 427–32.

43. Staykov D, Schwab S. Posterior reversible encephalopathy syndrome. J Intensive Care Med. 2011 (Epub ahead of print).

44. Bonkowski JL, Sondrup C, Benedict SL. Acute reversible cerebellar lesions associated with Metronidazole therapy. Neurology. 2007;68:180.

45. Seok JI, Yi H, Song YM, Lee WY. Metronidazole-induced encephalopathy and inferior olivary hypertrophy: lesion analysis with diffusion-weighted imaging and apparent diffusion coefficient maps. Arch Neurol. 2003;60:1796–800.

46. Heaney CJ, Campeau NG, Lindell EP. MR imaging and diffusion-weighted imaging changes in metronidazole (flagyl)-induced cerebellar toxicity. Am J Neurorad. 2003;24:1615–7.

47. Kim DW, Park J-M, Yoon B-W, Back MJ, et al. Metronidazole-induced encephalopathy. J Neurol Sci. 2004;224:107–11.

48. Tada H, Takanashi J, Barkovich AJ, et al. Clinically mild encephalitis/encephalopathy with a reversible splenial lesion. Neurology. 2004;63:1854–8.

49. Garcia-Monco JC, Martinez A, Brochado AP, et al. Isolated and reversible lesions of the corpus callosum: a distinct entity. J Neuroimaging. 2010; 20:1–2.

第 16 章
神经肌肉疾病所致的急性呼吸衰竭

Cynthia L. Bodkin，Robert M. Pascuzzi

摘 要

呼吸衰竭可以是神经肌肉病变就诊的症状或发生在已知患神经肌肉疾病的患者中。这类患者呼吸衰竭的征象及处理有别于其他病因所致的急性呼吸衰竭。本章将综述神经肌肉疾病急性呼吸衰竭的病生理、临床表现、诊断、鉴别诊断、治疗及预防。

关键词

肌萎缩侧索硬化（ALS） Lamber-Eaton 综合征 重症肌无力 神经肌肉病变中的呼吸衰竭

引言

呼吸衰竭是神经肌肉疾病患者致病和致死的常见原因。呼吸衰竭可以是神经肌肉疾病就诊的症状。有时也可发生于某一已知神经肌肉疾病中。及时识别和治疗急性呼吸衰竭对于预防并发症和改善预后很重要。对已知患有神经肌肉疾病的患者密切监测并采取预防措施也是同等重要的。本章将综述神经肌肉病变急性呼吸衰竭的病生理、临床表现、诊断、鉴别诊断、治疗及预防。

流行病学

因呼吸衰竭到急诊室的神经肌肉病最常见的为两个即重症肌无力（MG）和吉兰–巴雷综合征（GBS）[1]。大约 30% GBS 患者需要机械通气[2]。研究表明需要机械通气的 GBS 患者死亡率大约 20%[3]。一项全国范围的研究自 2000 年至 2005 年纳入因重症肌无力危象收住院的患者 2014 名，其中 21.5%需要气管插管，6.5%需要无创性正压通气[4]。年龄、MG 危象的诊断和需要气管插管的呼吸衰竭是死亡的主要预测因素。以 MG 入院的所有患者总的住院死亡率为 2.2%，危象患者为 4.4%。

病理生理

呼吸机制包括两个主要部分：呼吸运动单位和协调呼吸的神经元中枢网络。神经肌肉病变影响呼吸运动单位，而卒中、肿瘤和变性性脑疾病则影响中枢网络。中枢网络包括脑桥呼吸族群、背侧呼吸族群（DRG）及腹侧呼吸族群

(VRG)[5]。

颈动脉化学感受器感受氧气(O_2)变化。O_2减少可刺激位于孤束核的 DRG。DRG 也接受来自位于延髓的中枢 CO_2 化学感受器的刺激[5,6]。此外,孤束核接受来自压力感受器和心脏感受器的传入冲动。VRG 为一组包含呼气性和吸气性神经元的神经元族群。Botzinger 复合体,VRG 最喙端的部分,抑制位于 VRG 的吸气性神经元并投射到脊髓的呼气性神经元。恰位于 Botzinger 复合体尾部的前 Botzinger 复合体,对呼吸节律的产生起重要作用[5,7,8]。位于 Botzinger 复合体尾部的前 Botzinger 复合体是 VRG 的吸气性延髓神经元。VRG 最尾侧部分包含呼气性延髓神经元[5]。VRG 从延髓腹外侧延伸至 C1 脊髓段。呼吸时相定时,来自肺机械性感受器反射的整合,和从延髓呼吸神经元至下丘脑、杏仁核及其他脑桥上部结构的中继站存在于脑桥呼吸族群[5]。自呼吸中枢下行的神经元位于前外侧白质并与脊髓中的呼吸运动神经元联系[5]。自主性呼吸神经元紧邻脊髓丘脑束走行,而受意识控制的呼吸神经元靠近皮质脊髓束走行[5]。

呼吸运动单位包括前角细胞、轴突、神经肌肉接头以及运动神经元支配的肌纤维。吸气神经及肌肉包括膈神经至膈肌、肋间神经至肋间外肌、颈脊神经至斜方肌,脊副神经(颅神经 XI)至胸锁乳突肌。呼气神经和肌肉包括肋间神经至肋间内肌,下胸腰脊神经至腹直肌、腹斜肌和腹横肌。对正常人来说,通常不需要呼气肌,它只是在剧烈咳嗽时起重要作用。

呼吸肌需要有足够的力量克服弹性负荷(包绕上呼吸道的阻力)、腹压、胸壁及肺顺应性。肥胖及口咽肌无力会增加上气道阻力。腹压随肠管扩张(如便秘)而升高。肺顺应性降低继发于微型肺不张[9]。微型肺不张导致通气-灌注不匹配并进一步限制肺顺应性[10-12]。3 个月至 4 岁有神经肌肉疾病的儿童胸壁顺应性增加,可导致胸壁畸形并可能阻止肺生长发育[9,13]。对于成年人,畸形、脊柱侧弯以及胸腔僵硬程度增加会导致胸壁顺应性下降[9,14,15]。以上任一因素改变都将提高对呼吸肌的要求。

引发神经肌肉病变患者呼吸衰竭有 3 个主要机制:①继发于口咽肌肉无力的误吸;②呼吸肌无力;③咳嗽无力。口咽肌肉无力会损害吞咽及保护气道的能力,增加患者误吸的风险。这也可导致反复肺炎及肺实质病变。

当呼吸肌力量降低低于正常 25%~30% 时会出现呼吸肌无力[11]。在所有吸气肌中,膈肌发挥主要作用,静息时担负 70% 的吸气工作[11]。因此膈肌疲劳在神经肌肉疾病患者的呼吸衰竭中占重要位置。当膈肌必须产生的压力(Pdi)大于它能产生的最大压力(Pdi_{max})40% 时,或者膈肌必须收缩的时间(T_i)与完整呼吸周期(T_{tot})之比为 0.5 时,膈肌会在 60 分钟之内出现疲劳[9,16]。肺及胸壁顺应性降低会增加 Pdi,而肌肉无力会降低 Pdi_{max}。然而,T_i/T_{tot} 在膈肌疲劳中也起重要作用。耐受时间(T_{lim})与 T_i/T_{tot} 呈负相关[17]。发热、疾病或代偿高碳酸血症造成的呼吸频率(RR)增加,和口咽肌无力造成的上气道阻力增加都会增加 T_i/T_{tot} 比值,导致无力很快发生。膈肌的张力时间指数(TTdi),即每次呼吸膈肌紧张的时间积分,对于预测呼吸衰竭也许是一较好的指标,因为它将 T_i/T_{tot} 和 Pdi/Pdi_{max} 都考虑在内。T_i/T_{tot} 和 Pdi/Pdi_{max} 的乘积即为 TTdi。发现 TTdi 在 0.15 以上时 T_{lim} 不会超过 45 分钟并因此 $TTdi_{crit}$ 为 0.15[17]。胸腔肌肉的张力时间指数(TTrc)也可以计算,临界值为 0.30[18]。但是,TTrc 的临床重要性不清楚。

对实质性病变和(或)高碳酸血症的正常反应是增加每分通气量。神经肌肉病变患者与对照者一样对高碳酸血症及低氧血症有正常的中枢驱动反应;但是,增加每分通气量的机制是不同的[9,19,20]。正常对照更多的是增加潮气量而不是 RR,而神经肌肉疾病患者增加的是 RR[9,20]。这可能与神经肌肉病变患者 Pdi_{max} 降低有一定关系。

强有力的咳嗽在保持呼吸功能方面也是很重要的。没有充分的咳嗽,分泌物就不能清除,会导致肺不张、黏液填塞和肺炎。充分的咳嗽需要良好吸气作用力(占肺容量的 60%~90%)、声门闭合和良好呼气力量[9]。其中任一功能异常会导致咳嗽障碍。

临床表现

呼吸衰竭的临床表现根据呼吸衰竭发生的速度不同而不同。慢性神经肌肉疾患患者通常首先出现睡眠问题，而很少主诉呼吸困难。迅速进展的患者可出现呼吸困难、端坐呼吸和断续语言(言语之间需要喘口气)[11]。感染或疾患常是呼吸衰竭的诱发因素。

在慢性神经肌肉疾病中，睡眠困难可能是呼吸肌受累的首发症状。睡眠困难可以是阻塞性睡眠呼吸暂停(OSA)或夜间睡眠相关的低通气[21,22]。口咽肌无力患者有出现 OSA 的危险。症状包括打鼾、片段式睡眠、过度白天睡眠、尿频、不解乏的睡眠、高血压、充血性心衰和肺动脉高压。尽管 OSA 时经常听到打鼾，但 OSA 时也可以无打鼾表现。在神经肌肉疾患中更常见的睡眠相关呼吸功能障碍是夜间低通气。当膈肌力量更加衰弱时，患者会更多地依赖辅助呼吸肌。正常情况下，在快速动眼睡眠(REM)期，除了膈肌和眼动外，身体是麻痹的。因此，膈肌无力需依靠辅助呼吸肌维持足够通气的患者，在 REM 睡眠初期常会出现低通气。随着无力加重，低通气将见于睡眠各个时期。夜间低通气的症状与 OSA 相似；但夜间低通气更可能致夜间精神错乱、早晨不清醒和由于高碳酸血症造成的清晨头痛。隐袭起病的端坐呼吸也能导致睡眠困难。由于睡眠主诉常是慢性呼吸功能不全的首发表现，因此评价神经肌肉时患者详细的睡眠史很重要。

不依赖呼吸机能不全的时间及病程，提示很快要出现呼吸衰竭的征象包括静息时呼吸困难、呼吸急促、端坐呼吸、断续语言、使用辅助呼吸肌、前额出汗、明显颈屈无力、反常呼吸、焦虑或不适的感觉[10]。端坐呼吸的一个例外是主要为肋间及辅助呼吸肌无力的患者，比如脊髓性肌萎缩患者(SMA)。这些患者更偏重依赖膈肌且呼气比吸气更困难。仰卧位时，膈肌机械优势增强以辅助呼气。因此 SMA 患者采取 Trendelenburg 体位(垂头仰卧位)会有帮助[23]。

提示很快要出现呼吸衰竭的其他表现可能与扣眼肌肉无力或咳嗽无力有关。这些患者存在误吸和(或)肺炎的风险。喝水或吃饭后咳嗽可能是误吸的表现。口咽分泌物增多问题提示吞咽困难，而咳嗽无力增加了排出分泌物的困难。因此，重要的是要知道呼吸机能不全症状的广泛范围，从睡眠困难、进食后咳嗽、到严重呼吸困难、端坐呼吸及呼吸急促。

诊断

神经肌肉病出现呼吸衰竭的诊断可以分解为：神经肌肉病造成的呼吸衰竭和其他原因造成的呼吸衰竭之间的鉴别诊断；神经肌肉病类型的诊断。在急诊情况下，呼吸衰竭类型的诊断是绝对必要的。然而，在开始治疗及评估预后时神经肌肉疾病类型的早期诊断也是必要的。

大多数引起呼吸衰竭的神经肌肉疾病患者在体检时有其他肌肉受累的表现，尤其是颈屈肌、近端肌肉和球部肌肉无力。然而，也有些例外，如 Pompo 病，可表现为孤立的呼吸肌无力。详细的病史及检查能够对引起呼吸衰竭的神经肌肉病因提供依据。比如，仰卧位时矛盾呼吸提示膈肌无力。除了病史和体格检查外，作为呼吸衰竭病因的神经肌肉疾病的诊断也需要辅助检查。

辅助诊断神经肌肉无力所致呼吸衰竭的客观检查包括动脉血气 (ABG)、肺功能检测(PFTS)、胸部影像、心电图(ECG)及血液检查。在缺氧患者中，ABG 应显示 $PaCO_2$ 增高。无高碳酸血症时应怀疑呼吸肌无力为低氧血症的病因。当低氧血症是继发于肺炎或误吸时，神经肌肉疾病患者可以有低氧血症而不伴高碳酸血症。对于呼吸肌无力引起的急性呼吸衰竭，ABG 应显示 pH 下降、$PaCO_2$ 升高、碳酸氢根水平轻度升高、可有 PaO_2 下降(取决于病情严重程度)。慢性呼吸衰竭时碳酸氢根水平升高更明显,pH 下降不明显。然而,在仅有睡眠相关的低通气患者中,ABG 可能显示 $PaCO_2$ 及 PaO_2 正常,pH 和碳酸氢盐水平轻度升高。尽管 ABG 非常有帮助,尤其是在缺氧患者中,但是在疾病早期 ABG 可能是正常的。因此,单独 ABG 不足以诊断及监测呼吸肌无力的患者。

PFT 是神经肌肉疾病患者诊断及监测的极其重要工具。尽管 PFT 通常可以显示限制性通气不足,但在急诊应用受到一定限制。最大肺活量(FVC)、最大吸气压力(MIP)、最大呼气压(MEP)、咳嗽峰值流速(PCFS)可以在床旁进行检查。健康的、非肥胖的对照者 FVC 在仰卧位时比坐位时下降不会超过 10%[24]。仰卧位时下降超过 15%~20% 是膈肌无力的强有力指标[11,12]。FVC 的绝对值下降对神经肌肉无力不具有特异性;但是 FVC 少于 20mL/kg 是机械通气的强有力指标[12]。MIP 反映所有吸气肌的力量。正常的 MIP(男性<-80cmH_2O, 女性<-70cmH_2O) 可以排除明显的呼吸肌无力[11]。而 MEP 反映呼气肌的力量,MEP 与 PCF 的区别在于 MEP 测量的是峰压,而 PCF 测量的是峰流量。成年人需要 PCF>160L/min 以清除分泌物[25-27]。PFT 的主要局限是要求闭紧嘴(球部肌肉无力患者可能无法做到),且是力量依赖性的。

单独的呼吸计数也可以作为评估肺活量(VC)的有用工具。患者一口气大声数数,正常人能数到 50,小于 15 提示 VC 严重下降。然而,不是特异性地仅见于神经肌肉疾病引起的VC 下降[12]。总之,如果患者能够一口气数到 10,VC 大约 1L,数到 25 提示 VC 接近 2L。

胸部影像不仅能帮助呼吸肌无力的诊断,也能排除呼吸衰竭的其他原因。膈肌无力患者,直立位胸部 X 线片可显示隔膜升高,这在单侧膈肌麻痹时最有帮助。胸部 X 线片也能帮助鉴定肺炎、充血性心衰及肿物占位。Sniff 试验在荧光透视下评估膈肌运动,这是非常有价值的。胸部 CT 有助于鉴定肺炎、实质性肺部疾病、肿瘤占位和肺栓塞(PE)。卧床患者患 PE 风险增高, 因此对未曾预料到的急性呼吸衰竭患者应考虑到 PE。

除外其他原因引起的呼吸衰竭也很重要。应该进行 ECG 和心肌酶检查以除外心脏原因引起的症状,特别是因为许多神经肌肉疾病也会存在明显的心脏异常,例如,Pompe 病,Duchenne 型肌营养不良症、强直性肌营养不良症、和线粒体肌病。严重电解质紊乱能够引起神经肌肉无力;因此,化学物质包括钙、磷、镁对于鉴定是至关重要的。肌酸激酶(CK)在肌病时增高,在严重神经源性疾病中也可轻度增高,如 ALS。如果存在精神状态改变,应做全面的代谢检查,包括尿毒理学检查。

肌电图(EMG)和神经传导检查(NCS)对于神经肌肉疾病的诊断非常必要。然而,由于种种原因在急诊进行 EMG/NCV 检查受到限制。首先,定量检查要求电屏蔽环境。重症监护室和急诊室有电动床、IV 泵、监测仪、呼吸机以及加压袜。所有这些设备会造成 60Hz 伪差,因此影响到记录优质波形的能力。其次,依赖症状发生至检查的时间,可能需要 2 周或更长时间 EMG 上才出现明显异常。

在临床或通过 PET 诊断没有明显白天呼吸困难的神经肌肉疾病患者中,多导睡眠监测(PSG) 对于诊断睡眠相关性呼吸障碍很有帮助。睡眠相关低通气时首先出现 CO_2 升高,升高超过 $10cmH_2O$, 最常出现在 REM 睡眠期。在进行 PSG 监测时可以通过经皮 CO_2 或呼气末 CO_2 来监测 CO_2 浓度。然而,"常规"PSG 通常不记录 CO_2。因此对神经肌肉病患者指定符合要求的 PSG 类型很重要。由于共病,或者当 CO_2 明显升高时,血氧饱和度会下降。O_2 的降低是持续性下降而不是像在 OSA 时重复跌落。缺氧通常首先出现在 REM 睡眠期。常规一夜血氧监测可以发现缺氧,但不能发现高碳酸血症以及无血氧饱和度下降的 OSA。PSG 在气道正压滴定中很重要,或以持续气道正压的形式(CPAP)或以治疗睡眠相关低通气的双通道气道正压形式。

鉴别诊断

　　一旦做出神经肌肉无力造成呼吸衰竭诊断，下一步就是确定神经肌肉无力的病因。常常患者已有神经肌肉病病史。然而，在某些病例中首发症状是呼吸衰竭。无力病因的鉴别需要详细的病史和仔细的神经系统检查，然后进行相应的辅助检查来确定或缩小需要鉴别诊断疾病的数量。

　　病因诊断的第一步需要详细的病史。有神经系统疾病病史吗？许多 ALS、肌营养不良、强直性肌营养不良和重症肌无力患者已经做出过诊断。然而，并不总是如此，虽然可能存在进展性神经肌肉疾病的线索，比如跌倒、吞咽和言语困难、无力、体重下降及呼吸困难。对于存在发生呼吸衰竭风险的患者，要调查可能引起呼吸衰竭的诱因，比如感染、误吸、药物或预料的潜在疾病的进展。患者存在除了呼吸肌以外其他肌肉的无力吗？无力是从哪儿开始的？无力从下肢开始并向上肢发展是典型的 GBS，而以球部肌肉或颅神经支配肌肉无力提示 MG 或肉毒毒素中毒。要询问其他神经系统症状，如麻木、视物成双、认知障碍、痉挛、疼痛、肌束震颤或癫痫。麻木和感觉缺失提示神经源性疾病而不是肌病或神经肌肉接头处病变。最近的药物治疗、药物或毒素暴露对于确诊很重要，昆虫或蛇咬伤的病史也很重要。包括肺癌在内的系统性症状或疾病可能提示血管炎性神经病或 LambertEaton 肌无力综合征（LEMS）。腹痛提示卟啉病。有时在急诊环境中病史提供可能不完全，尤其当患者有意识障碍时。然而，但家人和（或）朋友对于提供关于神经科患者的详尽病史会很有帮助。

　　判定病因的第二步是神经系统疾病的定位诊断。神经肌肉无力可以定位在前角细胞、神经根、神经丛、神经、神经肌肉接头处或肌肉。神经系统检查是定位的基础。反射增强和痉挛提示上运动神经元疾病。反射减弱、肌束

震颤、肌张力降低和肌肉萎缩都是下运动神经元疾病的体征。同时存在上、下运动神经元体征时提示 ALS。肌无力的分布也能帮助定位。对称性近端肌无力提示肌病，而远端无力更常见于多发性神经病。多变的或波动的无力提示神经肌肉接头处病变，而感觉异常更支持周围神经病变非肌肉或神经肌肉接头处病变。尽管做了仔细的神经科检查，但有时候仍然很难完全确切定位。在对下运动神经元病变进行定位诊断时 EMG 和 NCS 对神经系统查体是很好的补充。

　　EMG 可以提供关于病生理、严重程度、病情演变及慢性化程度的信息。它可能确定或排除一个诊断或确认一个未知疾病。在神经源性疾病中受累的肌肉可以帮助疾病的定位。NCS 不仅可以测定运动神经，也能测定大纤维感觉神经。NCS 中的传导速度、传导阻滞、或离散能提供神经髓鞘的信息。

　　进一步的辅助检查根据鉴别诊断的需要而定。对于定位肌肉的疾病见表 16.1。大多数肌病在 EMG 上有小的复合运动单位电位（MUPs）。然而，确切的诊断通常需要肌肉活检。对定位神经肌肉接头处的疾病见表 16.2。

　　1~5Hz 重复刺激下波幅递减提示神经肌肉接头处病变。突触后病变通常比突触前病变递减更明显。波幅递增，指的是复合肌肉动作电位（CMAP）较基线波幅增加超过 2 倍，突触前病变运动 10 秒或 30~50Hz 重复刺激可显示波幅递增。所有类型的神经肌肉接头处病变单纤肌电图可见颤动增加。定位在周围神经的疾病见表 16.3。NCS 上感觉异常是将病变定位在外周神经或神经丛的主要表现。传导速度减慢和传导阻滞提示脱髓鞘性神经病，而 CMAP 振幅降低而传导速度正常至轻度减慢提示轴索性神经病。定位在运动神经元的疾病不累及感觉 NCS（表 16.4）。某些疾病，尤其是神经毒素，能影响运动神经元、神经肌肉接头和（或）肌肉（表 16.5）。这些疾病在 NCS 和 EMG 中可显示混合异常表现。

表16.1　定位在肌肉的可引起呼吸肌无力的神经肌肉疾病

疾病	主要临床表现	主要检查
酸性麦芽糖酵素缺乏症(Pompe 病)[28]	呼吸肌显著受累	EMG：伴肌强直放电的肌病性表现,可能仅在椎旁肌肉中有异常表现
	儿童中以心脏受累为主	
	成年人病程缓慢伴早期膈肌受累	在白细胞、成纤维细胞或肌肉中有 α–葡萄糖苷酶缺乏
	脊柱/椎旁肌无力	
	翼状肩胛	基因检测
先天性肌营养不良[29]	出生时肌张力减低和无力	CK 正常到升高
	在儿童期或青少年期几乎都死亡	肌肉活检
先天性肌病[5,11,30]	婴儿时肌张力低和无力	肌肉活检
	在线状体肌病、多微轴空病和肌管性肌病中最容易出现呼吸衰竭,在中央轴空病中不太常见	
特发性线状体肌病[31]	从近端至全身的肌无力	HIV
	HIV 的并发症[32],单克隆丙种球蛋白病[33,34]或甲状腺功能减退[35]	UPEP-尿蛋白电泳
		TSH
		肌肉活检
抗肌营养不良蛋白病	儿童期开始的进展性肌无力	明显升高的 CK(50~100×正常)
	心肌病	抗肌营养不良蛋白基因检测
	腓肠肌假性肥大	
	X- 连锁遗传	
肌原纤维肌病[5]	远端肌病	肌肉活检
	通常成年人发病	
	心脏异常	
Bethlem 肌病[36]	肌肉抽筋,无力	肌肉活检
	挛缩常见	
	常染色体显性遗传	
强直性肌营养不良	远端和延髓肌肉无力更突出	EMG 上肌强直放电
	男性秃发	DMPK 基因突变(1 型)
	心脏异常	CNBP 基因突变(2 型)
	查体肌强直	
	常染色体显性遗传	
线粒体肌病[37]	无痛性眼肌麻痹	乳酸水平升高
	全身无力	肌肉活检可能显示破碎红纤维
	听力丧失	
	心肌病	
肢带型肌营养不良(尤其 2C、2F、2L)[5,11]	骨盆和肩带肌无力	肌肉活检
	通常成人起病	正常至升高的 CK
炎性肌病	近端肌无力	升高的 CK
	肌痛	肌肉活检
	皮肌炎时有皮疹	筛选可能的恶性病

(待续)

表16.1(续)

疾病	主要临床表现	主要检查
包涵体肌病[38-40]	明显的指屈肌无力	肌肉活检
	典型的 50 岁以上发病	轻度 CK 升高
	数年缓慢进展	
	不成比例的四肢无力/萎缩	
毒性[41,42]	肌痛	CK 明显升高
	全身无力	磷水平
	酒精,降胆固醇药物,秋水仙碱、氯喹、环孢霉素、	肝功能检测
	L-色氨酸、齐多夫定	
伴肌红蛋白尿的代谢	肌痛	运动后 CK 明显升高
性肌病[43]	肿胀	肌红蛋白尿
	横纹肌溶解	监测肾功能
	肉碱酯酰转移酶缺乏	缺血性运动试验
	糖酵解酶缺陷	
周期性瘫痪	遗传性	检测 K 水平
	伴有甲状腺毒症[44]	ECG
	发作性无力	正常或升高的 CK
	Andersen-tawil 综合征(QT 间期延长)	TSH
旋毛虫病性肌炎[45]	心肌病	CK 升高
	严重肌无力	嗜酸性粒细胞增多
	眶周和面部水肿	肌肉活检证实旋毛虫幼虫
危重病肌病[46]	多器官衰竭的病史	通常正常增加 CK
	类固醇或神经肌肉阻断剂	EMG 可正常
	不能撤掉呼吸机	肌肉活检

表16.2　定位在神经肌肉接头处的可引起呼吸肌无力的神经肌肉疾病

疾病	主要临床表现	主要检查
重症肌无力(MG)	眼肌无力	乙酰胆碱受体抗体
	延髓无力	抗肌肉特异性激酶 (MuSK) 抗体[47]
	易疲劳性无力	2Hz 重复电刺激波幅递减
	正常瞳孔功能	单纤肌电图颤动增加
LambertEaton 肌无力	肢体无力	抗 VGCC
综合征(LEMS)	自主神经系统症状	1~5Hz 重复刺激下波幅递减
	短时运动后力量增强	30~50Hz 重复刺激下波幅递增
		筛查可能的恶性病
有机磷中毒[48]	无力近端重于远端	单刺激后复合肌肉动作电位的自发重复放电
	腹泻,抽筋	
	唾液增多	

(待续)

表16.2(续)

疾病	主要临床表现	主要检查
肉毒中毒	眼肌瘫痪	EMG 和 LEMS 类似
	瞳孔受累	血或便中肉毒毒素的检测
	恶心、呕吐,腹痛	
	全身无力	
	自主神经症状	
高镁血症[49]	肾衰竭	Mg 的水平
	镁正常的病史	BUN、Cr,尿液分析

表16.3 定位在周围神经的可引起呼吸肌无力的神经肌肉疾病

疾病	主要临床表现	主要检查
吉兰-巴雷综合征(GBS)	进行性肌无力,通常向上发展	脑脊液蛋白增高
	2~3 周无力达到高峰	空肠弯曲杆菌感染时可见抗 GM1
	手脚感觉迟钝	Miller-Fisher 变异型可有抗 GQ1
	反射消失	NCS 提示传导速度降低,F 波延长,
	自主神经症状	CMAP 下降
卟啉病[50]	腹痛	尿卟啉,卟胆原和氨基酮戊酸水平
	无力(上肢>下肢)	EMG 提示原发性运动轴索性神经病
	自主症状	
	感染,饮酒,压力,吸烟和 P450 诱导性	
	药物诱发	
神经痛性肌萎缩[51]	严重肩部和上臂痛	EMG 与臂丛神经损伤一致
	疼痛后上肢麻木无力	
	可出现单独膈神经受累	
血管炎性神经病[52]	多发性单神经病变或不对称性多发性	ESR
	神经病	CBC
	疼痛	ANA
	感觉缺失	RF
	可出现系统性血管炎的症状	ANCA
		尿液分析
		补体水平
		肝炎筛查
		HIV
		冷球蛋白
		神经活检
危重症性多发性神经病[46]	多器官衰竭或脓毒症病史	EMG:轴索性感觉运动多神经病
	类固醇或神经肌肉阻断剂	
	不能撤掉机械通气	

(待续)

表16.3(续)

疾病	主要临床表现	主要检查
POEMS 综合征[53]	多发性神经病	SPEP
	内脏器官肿大	UPEP
	内分泌疾病	EMG:感觉运动性多发性神经病
	M- 蛋白	
	皮肤改变	
多灶性运动神经病	非对称性肢体无力	抗 GM1
伴传导阻滞[54]	上肢>下肢	NCS 提示传导阻滞
砷中毒[55]	脑病	EMG 提示原发性轴索性,运动感觉性神经病
	对称性神经病	尿砷水平
	疼痛	
白喉[56]	喉咙痛病史	C.白喉棒状杆菌的咽培养
	CN 受累	CSF 蛋白升高,细胞数增多
	瞳孔异常	NCS 与 GBS 相似

治疗

在神经肌肉性呼吸衰竭的治疗中首先是机械通气,保护气道及清除分泌物。如果能够治疗的话,第二需要治疗基础病或治疗促发因素(如肺炎)。第三需要对已知患有神经肌肉疾病的患者采取预防性措施。

机械通气是神经肌肉无力所致呼吸衰竭的首要治疗。最佳的通气模式取决于患者的状况及神经肌肉疾病的类型。一般来说(与对呼吸功能不全患者通常做法相反),神经肌肉疾病患者在没有一些安全或增强通气模式下不能给予氧气。慢性低通气患者可能存在慢性 PCO_2 升高导致呼吸的"缺氧驱动"。补充氧气的治疗提高了 PO_2,导致"缺氧驱动"丧失。随后患者进一步低通气导致 CO_2 水平升高。部分由于高碳酸血症的镇静作用,这些患者往往自觉"更舒适"。在接下来几小时内,因为这种镇静越来越深,患者陷入镇静越来越深的恶性循环导致通气量降低,反过来更增加 PCO_2,进而产生更强的镇静作用并最终导致呼吸停止。对于误吸或肺炎后低氧血症的患者,如果

没有任何呼吸肌无力或 CO_2 升高,只给氧气可能就足够了。但是对于这些患者要时刻监测 CO_2 水平,来保证足够的通气。

对于可逆性神经肌肉无力和急性呼吸衰竭常推荐有创通气。FVC 不足 15mL/kg、口咽肌无力伴有误吸或 PO_2 低于 70mmHg 是 GBS 患者气管插管的绝对指征[62]。对于所有患者,意识障碍、呼吸或心脏骤停、休克、心律失常、血气异常是气管插管的绝对指征[12]。对于无气管插管绝对指征的患者,做出插管决策更加困难。考虑可能需要插管的患者包括那些休息状态下即有呼吸困难、呼吸急促、端坐呼吸、断续语言、心动过速、使用辅助呼吸肌、咳嗽无力、吞咽后咳嗽、明显颈部肌肉无力、球部肌肉功能障碍或自主神经功能不全的患者 [10,12,63]。这些患者需要密切监测,最好在 ICU,在出现呼吸衰竭并发症和 ABG 异常之前应行选择性插管。监护内容包括生命体征,床旁 PFT,临床症状和球部肌肉、颈肌及四肢无力情况。快速进展型 GBS 患者发生急性呼吸衰竭的风险增加[63]。床旁 PFT 可以帮助预测那些有急性呼吸衰竭风险的患者。在 GBS 患者中,VC 低于 20mL/kg、MIP 小于 $-30cmH_2O$、MEP 小于 $40cmH_2O$ 或 VC

表16.4 定位在运动神经元的可引起呼吸肌无力的神经肌肉疾病

疾病	主要临床表现	主要检查
肌萎缩侧索硬化(ALS)	上下运动神经元受累表现 无明显疼痛或感觉症状的进展性肌无力 肌束震颤	弥散性纤颤电位,肌束震颤电位和神经源性 MUPS
脊髓灰质炎、脊髓灰质炎后综合征[57]	非对称性无力 高热和虚性脑膜炎 通常累及延髓或呼吸肌的脊髓灰质炎病史	CSF:蛋白升高,细胞异常增多 EMG:神经源性 MUPS
脊髓性肌萎缩(1型>2型>3型)[23]	近端>远端力弱 深部腱反射减退 肋间肌无力>膈肌力弱	SMN1 基因检测 EMG:神经源性 MUPS,NCS 感觉正常

表16.5 累及多个部位的可引起呼吸肌无力的神经肌肉疾病

疾病	主要临床表现	主要检查
蝎毒[58,59]	被蜇的病史 肌肉痉挛不宁 心动过速和呼吸急促 高热 过度分泌唾液	WBC 升高
蜱麻痹[60]	上升性迟缓性麻痹(数小时至数天) 共济失调	找寻和移除蜱
海鲜中毒[43,61](雪卡和蛤科毒素)	近期食入海鲜史 恶心、呕吐,腹泻 面部和口麻木 全身无力	根据临床诊断 市售的毒素检测目前不可用

或 MIP 或 MEP 下降 30%,都预示着要发生急性呼吸衰竭[64]。一种简单的床旁 FVC 评估方法就是数数。让患者深吸口气,然后一口气大声数数尽可能数得多。能数到 10 提示 FVC 是 1L,一口气数到 25 提示 FVC 2L。临床医师在解释神经肌肉患者床旁肺活量测定结果(FVC、MIP,MEP)时必须慎重。通常当患者有严重面部肌肉无力时,他们不能将吹气接口处封严导致不真实的低值。同样那些患有皮质球束上运动神经元疾病患者(如 ALS 所见)可能不能随意整合可靠测量所必要的组成部分(类似失用症)导致不可靠的低值。临床医生应该进行床旁评价以保证肺功能测定与患者临床状况一致。在 MG 患者中,VC 的重复测定与是否需要机械通气关系不大[65]。对神经肌肉疾病患者插管时,去极化的神经肌肉阻断剂应避免使用以防发生危及生命的高钾血症[66,67]。推荐应用局部麻醉、短效苯二氮䓬类,如果需要,对神经肌肉疾病患者插管时应用阿托品[12]。

对于那些没有口咽部肌肉无力或预计需要长时间机械通气的患者来说,无创正压通气

(NPPV)可作为机械通气的替代方法,尽管对急性呼吸衰竭情况下 NPPV 的应用没做过充分研究。双相气道正压通气可以设定呼气压(EPAP)和吸气压(IPAP),使 IPAP 要远远高于 EPAP 以保证有效的通气。保障患者有效通气所需的 IPAP 与 EPAP 的差值依赖于肺和胸壁的弹性负荷。如果患者无力严重到不能触发压力支持呼吸或患者有中枢性呼吸暂停,那么适合用自发的/定时(S/T)模式提供最小呼吸频率。当双相气道正压通气不能足够使患者通气或患者不能耐受双相正气道压,一定要考虑机械通气或者用容量–循环面罩通气(闭路和开路的双水平)或有创通气。但是在急诊情况下,有创通气更适合,尤其如果存在球部肌肉无力或意识水平下降造成误吸风险的时候。

NPPV 相对于有创通气可减少并发症。一项小规模回顾性系列研究对采用 NPPV 治疗的慢性进行性神经肌肉病患者发生的急性呼吸功能衰竭与采用有创机械通气的历史对照进行比较,结果发现死亡率、住 ICU 的时间、及并发症发生率更低[68]。那些清除分泌物困难应用 NPPV 的患者接受环甲软骨的"微气管造口术"(CM)。CM 允许进入气管吸出分泌物。NPPV 的好在于患者可以吃饭和讲话。对于进展性神经肌肉疾病患者保留沟通能力是最优先考虑的事。接受 NPPV 治疗的患者有能力参与医疗决策的制定,而气管内插管的患者需要镇静限制了他们做出重要医疗选择的能力。偶有进展性神经肌肉疾病患者,未经患者允许实施了气管切开术,如果有机会让自己做出医疗选择的话,将不会选择气管切开[69]。NPPV 也使一些 MG 患者避免了插管[70]。然而,高碳酸血症超过 50mmHg 时预示着 NPPV 失败。

当患者咳嗽无力时,咳嗽增强设备,无论手动的还是机械的,都能帮助清洁气道。手动咳嗽增强设备促成手动膨肺。如果呼气肌无力,猛推腹部可以增加 PCF[71]。机械咳嗽增强设备有预先设置的吸气和呼气压。对早期呼吸道感染患者应加强咳嗽以防止进一步发生呼吸衰竭。当 O_2 快速下降为了促进分泌物清除,有必要也应该加强咳嗽。

在呼吸衰竭患者的治疗中,接下来要做的就是治疗潜在的神经科疾病。治疗包括纠正电解质异常、停用触发或造成病情加重的药物、治疗潜在感染和支持治疗。可以给予静脉注射免疫球蛋白(IVIG)或血浆置换治疗,尤其对于 GBS 和 MG,而对于肌炎或血管炎可以考虑皮质类固醇治疗。避免脱水、禁食和发热,其中每一项都能增加代谢需要并提高 RR。其急性呼吸衰竭是继发于不治疾病进展无任何加剧因素的患者,需要考虑长期机械通气。如果患者不希望长期机械通气,应给与舒适护理。理论上,这些应在急性呼吸衰竭之前讨论。

对于已知患有神经肌肉无力的患者,预防急性呼吸衰竭很重要。用 PFT 密切监测,适时应用 NPPV,用机械性咳嗽辅助设备清洁气道,这些对于预防急性呼吸衰竭很重要。考虑到大多数神经肌肉病患者没有黏液纤毛清除困难,高频率胸壁加压是没有帮助的。

常规 PFT 能帮助早期发现存在呼吸衰竭风险的患者。对 Duchenne 肌营养不良患者呼吸护理管理的最新推荐包括监测 FVC、MIP 和 PCF[66,72]。对于 FVC、MIP、MEP 下降的患者可以考虑夜间使用 NPPV。目前医疗保险和医疗补助服务中心(CMS)对 NPPV 的报销要求是患者必须患有进行性神经肌肉疾病和以下一项:FVC<预期的 50%,MIP<60cmH$_2$O,PaCO$_2$>45mmHg 或夜间血氧监测显示 O_2 饱和度<88%持续 5 分钟,且不归因于呼吸暂停。在某些患者,PFT 可能并不值得注意,但他们仍然患有严重的睡眠相关性呼吸障碍。在这些患者中,可以考虑多睡眠图。

已经证实夜间 NPPV 可以提高生活质量,降低高碳酸血症,并提高神经肌肉病患者的生存率[72-76]。夜间 NPPV 被认为可以通过夜间让肌肉休息从而改善呼吸功能,改善微小肺不张,且可能改变 CO$_2$ 设定值[77-79]。在 SMA 患儿中,NPPV 促进肺部发育并有助于预防胸壁畸形[12,23,80]。新一代双相机器可以设定潮气量并且 IPAP 压可以调到目标值。此方法在理论上对快速进展的神经肌肉病患者有益。它保证了足够的潮气量,而不需要重设适合患者通气所需的 IPAP 压。

PCF 可以帮助识别有发生肺炎风险的患者。成年人需要 PCF>160L/min 来清除分泌物[25-27]。PCF 少于 270L/min 的患者当患病时有下降至 160L/min 以下的风险,因此,认为 PCF 少于 270L/min 的患者反复发生肺炎的风险增加[9,26,81]。PCF 在 270L/min 以下的患者应密切监测并应考虑进行使用咳嗽增强设备训练。更积极的方案包括经常使用 PFT 监测、家庭血氧监测、通风立管、辅助咳嗽,并且间断使用 NPPV 业已证实可以减少神经肌肉病患者住院,尤其是由于上呼吸道感染而住院[26,81]。

在神经肌肉病患者中对需要镇静或麻醉的择期手术应采取预防性措施。去极化肌松药和神经肌肉阻滞剂,因为横纹肌溶解和致死性高钾血症,是绝对禁忌的[66,67]。吸入麻醉药,尤其是在中央核肌病中可以发生恶性高热样反应。目前,对于 Duchenne 肌营养不良患者推荐使用全静脉麻醉技术[66]。FVC 降低<50%的患者在麻醉时发生呼吸衰竭风险的风险较高,可能需要使用 NPPV 或有创机械通气进行更长时间的通气。这些患者术后需密切监测,凭经验需要以备用频率使用 NPPV。已经在使用 NPPV 的患者,至少,应继续使用他们的 NPPV。没有那种通气形式不用补充 O_2。最后,在预防肺不张和术后肺炎方面,机械咳嗽增强设备是有帮助的。Duchenne 肌营养不良术后患者当 MEP<60cmH$_2$O 或 PCF<270L/min 时应推荐应用机械咳嗽增强设备[66]。

常伴有呼吸衰竭的具体神经肌肉疾病

晚发的成人起病的酸性麦芽糖酶缺乏症

当成人表现为慢性肌病伴有早期的或不对称的膈肌无力时应当考虑到晚发的成人起病的酸性麦芽糖酶缺乏。晚发的酸性麦芽糖酶缺乏症是一种由编码 α- 葡萄糖苷酶(GAA)

基因突变引起的溶酶体糖原储存障碍,这种缺陷导致糖原聚集在肌肉纤维和其他组织的溶酶体结构中。症状可以始发于儿童或成年期,1/3 患者的首发症状可能是呼吸道症状。肌酶可轻度升高,但正常也很常见。肌电图显示小的肌病性运动单位,椎旁肌有肌强直放电。肌活检结果变化多样。在经典的病例中,呈现酸性磷酸酶液泡阳性染色和糖原增加。通过分析干燥血点中 GGA 的活性可做出诊断并可以通过基因检测证实。

无力的分布变化多样,1/3 表现为呼吸无力。近端和椎旁肌无力、姿势困难和翼状肩胛提示此诊断,包括有松软头综合征和脊柱弯曲综合征的患者。鉴于酶替代疗法的新进展,本病成为关注的热点。替代疗法在婴幼儿可延长生存期,改善运动转归。近期在对 90 位患者进行 18 个月的随机、安慰剂对照研究发现替代疗法对成人效果肯定。与接受安慰剂组相比,接受治疗组患者走路距离延长并且肺功能稳定。在一项酶替代疗法研究中,对 5 名 6~15 岁的孩子进行 3 年治疗,其肌肉力量改善、肺功能保持稳定或略有改善。与自然病史相比,没有患者恶化。治疗耐受性良好[82-85]。

重症肌无力

重症肌无力(MG)是一种累及神经肌肉传导的自身免疫性疾病,产生直接针对烟碱乙酰胆碱受体的自身抗体。80%~90%MG 患者血清中都能检测到乙酰胆碱受体抗体。MG 的发病率大概是 1/(10~20 000)。女性大约是男性的两倍。实际上症状可开始于任何年龄,女性发病高峰在 20~30 岁,而男性是 50~60 岁。大约 5%的患者同时患有比如类风湿关节炎、狼疮和恶性贫血等自身免疫性疾病。10% 的患者有甲状腺疾病,常常与抗甲状腺抗体相关。大约 10%~15% 的 MG 患者有胸腺瘤,而 50%~70% 的病例有胸腺淋巴样肥大并伴有生发中心增生。对于大部分患者自身免疫性重症肌无力的病因不清。然而,自身免疫性重症肌无力有 3 个医源性原因。D- 青霉胺(用于治疗

Wilson 病和类风湿关节炎）以及 α- 干扰素疗法都能诱发重症肌无力。另外，骨髓移植与重症肌无力的发生相关，作为慢性移植物抗宿主病的一部分。

临床表现

重症肌无力的显著特征是波动性或易疲劳性。一半患者主要症状是视觉的（25%的患者最初表现为复视，25%的患者有眼睑下垂），病程 1 个月时，80%的患者有一定程度的视觉受累。10%的患者呈现球部症状（构音障碍或吞咽困难），10%的患者下肢无力（行走障碍），10%表现为全身无力。1%的患者主要症状是呼吸衰竭。患者常主诉由局部肌肉功能障碍引发的症状，比如复视、眼睑下垂、构音障碍、吞咽困难、手不能举过头顶或步态失调。比较起来，重症肌无力患者似乎不主诉"全身无力""全身疲劳""困倦"或者肌肉疼痛。在典型病例中，波动性无力是指运动后加重，休息能使其缓解。在当天晚些时候症状趋于加重。许多不同的因素能促进或加重无力，像身体压力、精神压力、感染或应用损害神经肌肉传导的药物（围术期琥珀酰胆碱、氨基糖苷类抗生素、奎宁、奎尼定、肉毒毒素）。

诊断

诊断主要根据波动性无力的病史和检查所见。有几种不同的方法可证实临床诊断。

腾喜龙试验

腾喜龙试验是最直接且最容易被接受的确诊检查。进行这个试验时，选择一块或两块无力的肌肉用于判断。眼睑下垂、不良共轭凝视和其他颅神经功能障碍提供最可信的试验终点。在试验过程中患者偶然出现代偿失调时，要利用设备来处理低血压、晕厥或呼吸衰竭。如果患者有严重的呼吸困难，要推迟试验，直到保证气道安全。开始静脉注射。一旦出现心动过缓或明显的胃肠道副作用，静脉内注射 0.4mg 阿托品。将 10mg（1mL）腾喜龙抽到注射器中，应给予 1mg（0.1mL）作为一个试验剂量，同时检查患者的心率（确保患者对药物没有过敏）。如果 1 分钟后没有不良副反应发生，再给予 3mg。在注入最初的 4mg 的 30~60 秒内，许多重症肌无力患者将表现出力量增强，这时可以停止试验。如果 1 分钟后没有改善，再加注 3mg，如果仍然没有反应，1 分钟后注入最后 3mg。在试验的任何时间内如果患者出现毒蕈碱样症状或体征（出汗、流涎、胃肠症状），可以判定注入腾喜龙的量已足够去观察肌肉力量的改善情况，试验可以停止。考虑到安慰剂效应或检查者的偏倚，试验需在双盲安慰剂对照模式下进行。用 1mL 注射器抽取生理盐水、0.4mg 阿托品或 10mg 烟酸作为对照。腾喜龙改善肌力仅仅维持几分钟。当有明确症状改善时，判定试验为阳性。如果症状改善不明确，最好考虑试验为阴性。试验可以重复几次。腾喜龙试验的灵敏度为 90%。特异度很难判断，因为静脉注射腾喜龙后症状改善的情况在其他神经肌肉疾病中也有报道，包括 Lambert-Eaton 综合征、肉毒中毒、吉兰-巴雷综合征、运动神经元病以及脑干和海绵窦的病变。这是好消息。坏消息是腾喜龙实质上已经从市场下架，除非你的医院有存货否则它将不再是一种选择。那么什么将替代腾喜龙试验呢？

新斯的明作用时间更长，对于受试患者可以作为一种可选择的胆碱酯酶抑制剂用于诊断试验，尤其适用于儿童。做"新斯的明"试验时，0.04mg/kg 肌注或 0.02mg/kg 静脉注射（仅一次）。也可以进行一个口服溴吡斯的明试验。在服用药片 60 分钟后让患者回来复检。溴吡斯的明也可以静脉注射。用于诊断试验的成人剂量是 1mg 静脉注射。

乙酰胆碱受体抗体

标准受体结合抗体检测是用人类肢体肌肉制备的乙酰胆碱受体抗原所做的免疫沉淀反应。此外，也可进行受体调节和抗体封闭检测。大约 80% 的肌无力患者存在结合抗体（50%纯眼肌型 MG 患者，80%轻度全身型 MG

的患者,90%中到重度全身型 MG 的患者,70%临床症状缓解的患者)。也可以通过检测调节和封闭抗体使整体灵敏度提高到 90%。特异性很高,在可靠的实验室假阳性非常罕见。如果将血样送到参考实验室,常常可以在一周内得到试验结果。

MuSK 抗体

新近有研究显示 25%~47%血清乙酰胆碱受体抗体阴性的患者可检测到肌肉特异性激酶(MuSK)抗体。MuSK 抗体现在可以通过市场可以买到的免疫沉淀法检测。MuSK 阳性患者的临床特点与 MuSK 抗体阴性的重症肌无力患者不同。MuSK 抗体阳性患者往往是年轻女性(<40 岁),重复电刺激异常和腾喜龙试验阳性的可能性更低。MuSK 抗体阳性的患者球部症状在发病时更常见。MuSK 抗体也常常与颈伸肌,肩部或呼吸肌无力的患者相关。

EMG(电生理检查)

重复刺激检查广泛使用,根据受检肌肉的数量和所选择的肌肉以及不同的刺激手法灵敏度变化多样。然而,在大部分实验室,在所有重症肌无力患者中此项技术的灵敏度大约是 50%(轻度或单纯眼肌型的患者中较低)。一般来说,当受检肌群临床上已有明显无力时,重复电刺激结果阳性率更高。单纤 EMG 是一项高度专业化的技术,常常在大的学术中心才能做,灵敏度大约为 90%。异常的单纤肌电图结果在其他神经肌肉疾病中也常见,所以这个检查必须在正确的临床背景下应用。单纤 EMG 的特异度是一个很重要的问题,轻度异常可见于多种其他运动单位疾病,包括运动神经元病、周围神经病变和肌病。其他神经肌肉传导疾病除了 MG 单纤肌电图(SFEMG)可显示大量异常。相反,在非 MG 患者中不会发现乙酰胆碱受体抗体(以及 MuSK 抗体)。综上所述,两项高灵敏度的实验室检查是 SFEMG 和乙酰胆碱受体抗体;尽管如此,没有一种试验

是 100%的敏感。最近关于运动对波幅递减附加益处的研究提示仅在一小部分患者中通过重复电刺激运动能够提高重症肌无力的诊断率。因此,对于大部分怀疑是重症肌无力的患者来说,静息状态下的重复刺激就足够了。

预后

自身免疫性 MG 的治疗需要了解这种疾病的自然病程。MG 的长期自然病程除了高度可变性外并没有明确确定。可以概括为几点。大约一半的 MG 患者出现眼部症状,到一个月时,80%的患者出现眼部表现。无力出现在球部的占 10%,肢体 10%,全身 10%,呼吸肌占 1%。一个月后,症状仍为单纯眼部肌肉的占 40%,全身肌肉无力的占 40%,局限于肢体肌肉的占 10%,局限于球部肌肉的占 10%。长期的基础上无力仍然局限于眼肌的大约占 15%~20%(单纯眼肌型 MG)。大部分最初累及眼部肌肉的患者在发病第一年内趋向于发展成全身无力 (90%在起初 12 个月内发展为全身无力)。70%的患者在最初的 3 年内出现最严重的肌无力。现在死于重症肌无力的患者很少。10%~15%的患者出现长时间自发缓解,常常在发病的第一年或第二年。在疾病最初的 2~3 年中,大部分重症肌无力患者出现临床症状的进展。然而,进展也不是始终如一,15%~20%的患者仍然表现为单纯眼部症状和那些自发缓解的患者说明了这一点。

治疗

一线治疗:溴化吡啶斯的明(麦斯提龙)

胆碱酯酶抑制剂(CEI)是安全、有效的,是所有患者的一线用药。抑制乙酰胆碱酯酶(AChE)减少乙酰胆碱(ACh)水解,增加乙酰胆碱在突触后膜的聚积。用于治疗 MG 的 CEI 可逆地与 AChE 结合 (与有机磷酸酯 CEI 相反,其与 AChE 为不可逆结合)。这些药物很难通过血脑屏障,几乎不引起中枢神经系统副作用。从胃肠道的吸收是低效和可变的,口服的

生物利用度大约 10% 左右。所有的 CEI 制剂均可出现毒蕈碱样自主神经副作用，包括胃肠道痉挛、腹泻、流涎、流泪、发汗，严重时可出现心动过缓。过量使用胆碱酯酶抑制剂的一个可怕潜在并发症是骨骼肌无力（胆碱能无力）。接受注射用胆碱酯酶抑制剂的患者出现胆碱能无力的风险最大。口服胆碱酯酶抑制剂的患者出现明显胆碱能无力不常见，即便患者表现出毒蕈碱样胆碱能副作用。常用的胆碱酯酶抑制剂总结在表 16.6。

　　溴吡斯的明（麦斯提龙）是应用最广的用于长期口服治疗的 CEI。口服剂量 15~30 分钟之内开始起效，1~2 小时达到高峰，通常服药后 3~4 小时药效逐渐消退。根据症状开始剂量是 30~60mg 每天 3~4 次。每 4 小时 60mg 的服药剂量通常可达到最佳疗效。较大剂量通常会有毒蕈碱样胆碱能副作用。偶尔有患者需要并且可耐受每天超过 1000mg，药量频繁至 2~3 小时一次。有严重延髓性麻痹的患者通常在他们吃饭前 1 小时服药，以使咀嚼和吞咽功能最佳。在所有的胆碱酯酶抑制剂中，溴吡斯的明是毒蕈碱样副作用最小的。溴吡斯的明可有多种剂型选择达到 60mg 片剂的剂量。儿童或者吞咽药片困难的患者可能需要糖浆制剂。溴吡斯的明缓释片 180mg（Mestinon Timespan）有时是夜间用药的首选。不可预测释放和吸收

限制了它的使用。有严重吞咽困难的患者或者接受手术操作的患者可能需要注射用 CEI。静脉给药的溴吡斯的明使用剂量应该是口服剂量的 1/30。新斯的明作用时间稍短且毒蕈碱样副作用稍大。

　　对于服用达到最佳的肌力所需的 CEI 剂量但无法耐受毒蕈碱样副作用的患者，根据需要或每次应用 CEI 都同时给予抗胆碱药，如硫酸阿托品（0.4~0.5mg 口服）或者格隆溴铵（Robinul）（1~2mg 口服）对患者可能有帮助。轻症患者通常用 CEI 治疗就足够了。但中、重度或者病情进展的患者通常会需要更加有效的治疗。

胸腺切除术：适用于什么样的患者，哪种类型并告诉患者期待什么？

　　首次提出胸腺与重症肌无力的联系是在 1900 年前后，胸腺切除术成为标准疗法已经 50 多年了。关于胸腺切除的前瞻性对照试验尚未进行，尽管这样一个试验目前处于计划阶段。尽管如此，胸腺切除术通常被推荐用于中–重度 MG 患者，尤其是胆碱酯酶抑制剂效果不佳和那些 55 岁以下的患者。所有怀疑胸腺瘤的患者都需要手术。大约 75% 的 MG 患者都从胸腺切除术中获益。患者可能会改善或完全稳定。由于一些不确切的原因，绝大多

表16.6　胆碱酯酶抑制剂

	单位剂量	平均剂量(成人)
溴吡斯的明片(麦斯提龙)	60mg 每片	每 4~6 小时 30~60mL
溴吡斯的明糖浆	12mg/mL	每 4~6 小时 30~60mL
溴吡斯的明缓释片	180mg 每片	一日两次，一次一片
溴吡斯的明(肠胃外)	5mg/mL 安瓿(1/30 口服剂量)	每 3~4 小时 1~2mL
溴化新斯的明(新斯的明)	15mg 每片	每 3~4 小时 7.5~15mL
甲基硫酸新斯的明(肠胃外)	0.25~1.0mg/mL 安瓿	每 2~3 小时 0.5mL IM、IV 或 SC
儿童用量		
腾喜龙	诊断:0.1mg/kg IV(或 0.15mg/kg IM 或 SC,可延长药效),先给予试验剂量为 0.01mg/kg	
溴吡斯的明(麦斯提龙)	治疗:口服剂量大约每 4~6 小时 1.0mg/kg,片剂或糖浆(60mg/5mL)	
甲基硫酸新斯的明(肠胃外)	诊断:0.1mg/kg IM 或 SC×1 或 0.05mg/kgIV×1	
	治疗:0.01~0.04mg/kg 剂量 IM、IV 或 SC 每 2~3 小时必要时	

数患者开始改善的时间倾向于延迟 1~2 年。有些患者病情改善发生在术后 5~10 年。绝大多数外科医生采用经胸骨术式行胸腺切除术，目的是完全切除胸腺。局限性的经颈部术式，由于有不能完全切除胸腺的可能性，已经被废止。许多专家推荐一种"最彻底的胸腺切除术"，以便确保完全切除胸腺。此手术包括联合经胸骨-经颈部切口整块切除胸腺。如果要做胸腺切除术，选择有经验的外科医师，麻醉师和有良好业绩的医疗中心，并且坚持整个胸腺被切除。

什么样的患者不行胸腺切除术呢?症状非常轻的患者无需手术。绝大多数单纯眼肌型 MG 无需手术，即使已经有被选患者获益的报道。儿童患者通常避免胸腺切除术，因为理论上有损害发育中免疫系统的可能性。然而，有对年龄小至 2~3 岁的儿童行胸腺切除术的报道，显示良好的预后并没有造成对免疫系统不利影响。55 岁以上患者大多不主张行胸腺切除术，因为可能增加发病率，临床获益延迟，并且经常观察到萎缩、错综复杂的胸腺。尽管如此，有老年患者从胸腺切除术中获益的报道。只要手术是在经验丰富的医疗中心实施，麻醉师和神经科医师熟悉该病和围术期 MG 患者的处理，由胸腺切除术引发的严重并发症不常见。

胸腺切除术中尽管不严重但很常见的方面包括术后胸痛(这可能持续数周)、4~6 周恢复期、难看的切口瘢痕。

为了努力弄清胸腺切除术在治疗重症肌无力中的益处，国际胸腺切除试验入组患者已经超过一半。在此有重大影响的试验中，患者被随机的分到胸腺切除术/泼尼松组或者无胸腺切除术/泼尼松组，并且其泼尼松剂量随着时间推移根据需要达到最佳疗效进行调整(剂量由对试验不知情的评估者调整)。3 年后，比较两组肌无力减轻程度，并将胸腺切除组中使用泼尼松总量与非胸腺切除组所需泼尼松量进行比较作为最主要的疗效判定指标。

糖皮质激素

尚无对照试验说明皮质激素在重症肌无力治疗中的益处。然而，几乎所有学者都有个人经验证实皮质激素在治疗重症肌无力患者中的功效。一般来说，皮质激素用于中-重度，CEI 不能改善的有功能障碍症状的患者。由于有早期加重的危险，患者通常住院接受治疗。关于给药的最好方法意见不一致。对于严重 MG 患者，最好以大剂量开始，口服 60~80mg/d。大约一半患者发生早期加重，通常在治疗的前几天常常持续 3~4 天。有 10% 的患者病情恶化很严重，需要机械通气或者鼻饲(因此初始治疗需要在医院进行)。总的来说，大约 80% 的患者对皮质激素药物表现出良好的反应(30%达到缓解，50%显著改善)。15%的患者症状得到轻-中度改善，5%的患者对治疗无反应。给予泼尼松后症状改善最早发生在服药后 12 小时，最迟在 60 天，但通常患者在服药后 1~2 周内症状开始改善。症状改善是逐渐的，显著的改善平均发生在 3 个月，最大程度的改善平均需要 9 个月。在那些对药物有良好反应的患者中，大多数以每 1~2 月减少 10mg 的速度逐渐减量维持症状的改善。更快速的减量通常会引起疾病一过性加重。虽然有些患者最终会停用糖皮质激素并维持疗效，但是绝大多数患者不能。他们需要最小的药物剂量(5~30mg 隔日)维持症状的改善。长期大剂量泼尼松治疗的并发症很多，包括库兴外观、高血压、骨质疏松、白内障、无菌性坏死和其他众所周知的慢性糖皮质激素治疗并发症。年长患者对泼尼松的反应较好。另一种泼尼松治疗方案为低剂量隔日口服，逐渐增加剂量试图避免出现早期病情恶化。患者口服泼尼松 25mg 隔日一次，每隔 3 剂增加 12.5mg(大约每 5 天)，直至最大剂量 100mg 隔日一次或直至出现明显的症状改善。临床症状改善通常发生在开始治疗 1 个月内。早期恶化的发生频率和严重性小于大剂量每天用药的方案。

大剂量静脉注射甲泼尼松（每天 1000mg IV 持续 3~5 天）能够在 1~2 周内使病情得到改善，但这种临床改善是暂时的。

可选择的免疫抑制药物治疗

霉酚酸酯（骁悉）是一种嘌呤抑制剂，近年来广泛用于 MG 的治疗。虽然前瞻性对照试验正在进行，但是不是根据对照临床试验的提示大约 75% 的 MG 患者获益于此药，改善常常开始于用药后 2~3 个月内。这种药物一般容易耐受。起始剂量为 250~500mg 日 2 次口服，经 2~4 周后增加到 1000mg 日 2 次口服。最近有两个已完成的骁悉治疗 MG 的前瞻性对照试验未显示有明确的好处。第一项研究是一项调查者主导型试验，80 位患者被随机分到泼尼松加上骁悉或是泼尼松加上安慰剂两个组。3 个月后，症状改善的评定方法是与基线 QMG 评分有 3 分差距的认为是临床明显改善。两组都有改善，第三个月时平均 QMC 评分没有明显差异。第二项研究入组了 176 位已经服用泼尼松的患者。他们被随机地分到泼尼松加上骁悉或是泼尼松加上安慰剂两个组，服药 36 周。到第 36 周评价时，两个治疗组没有差异。由于两个实验都没有显示骁悉的益处，仔细地查看所有数据、考虑所研究的患者类型、研究设计、泼尼松和溴吡斯的明的影响、治疗持续时间和能够影响实验结果的其他因素都是很重要的。在最近的临床实践中，对于应用骁悉和其他免疫抑制药物治疗 MG 存在着不同的观点。建议对使用骁悉有疑问的患者与他们的医生讨论处理问题。尽管两项研究没有显示其益处，但很多临床医生强烈认为骁悉是治疗重症肌无力的很好的药。观察到服用骁悉的患者随后发展成 PML 也提升了人们的顾虑。虽然这些患者不是 MG 患者，但这种顾虑是可以理解的。期待更进一步的研究[86,87]。

硫唑嘌呤（依木兰）是一种细胞毒性嘌呤类似物，广泛应用于 MG（但大多是非对照和回顾性的）。初始剂量是每天 50mg 口服，最初每周检测一次血常规和肝功能。如果药物可以耐受且血化验正常，剂量每 1~2 周增加 50mg，每日总剂量为 2~3mg/(kg·d)（对于平均身材的成人大约 150mg/d）。第一次使用硫唑嘌呤，大约 15% 的患者有不能耐受的副作用（恶心、厌食、腹部不适），有时伴有发热，导致不能坚持用药。25% 的患者发生骨髓抑制伴相应的白细胞减少症（白细胞 2500~4000），但通常不要紧。如果白细胞下降低于 2500 或者粒细胞绝对计数低于 1000，就要停药（这种异常反应通常可以恢复）。巨红细胞症很常见，临床意义尚不明确。5%~10% 的患者肝转氨酶升高，但通常是可逆的，只有 1% 的患者发生严重的肝毒性。感染的发生率约为 5%。理论上存在恶变的危险（基于对器官移植患者的观察），但这种风险增加在 MG 患者群体中并没有明确。约一半的 MG 患者在接受硫唑嘌呤治疗后 4~8 个月出现症状改善。最明显的症状改善发生在服药后 12 个月。超过一半患者停用硫唑嘌呤后病情复发，通常在 1 年内。

环孢霉素用于严重患者用糖皮质激素和硫唑嘌呤未能达到理想效果。初始剂量是 3~5mg/(kg·d)，分两次给予。环孢霉素的血药浓度应该每月检测一次（目标水平是 200~300），同时检测电解质、镁和肾功能。一般来说，血清肌酐不能超过治疗前水平的 1.5 倍。应该在早晨服药前采血取样。服用环孢霉素的患者超过一半症状改善。在服药后 1~2 个月临床症状开始改善，3~4 个月后达到高峰。副作用包括肾毒性和高血压。服用环孢霉素时应避免使用的药物包括非类固醇类的消炎药和保钾利尿剂。服用糖皮质激素的患者，虽然通常不可能停用泼尼松，但加用环孢霉素时可减少糖皮质激素用量。

甲氨蝶呤用于经过选择的患者数十年，有零散的不是根据临床对照的临床反应的报道。目前正在进行一个甲氨蝶呤治疗 MG 的大规模前瞻性多中心研究以证明它在治疗中的价值。

他克莫司，几个系列病例研究称他克么司，对 MG 患者有益，且在世界上的某些地区是常用的处方免疫抑制剂之一。

利妥昔单抗(美罗华),有报道称对经过选择的 MG 患者有效。依据非临床对照研究的报道倾向于纳入其他治疗效果差病情相对危重的患者。鉴于很多其他免疫抑制剂对这种患者无效的不成比例倾向,依据非临床对照研究的报道中利妥昔单抗对 MuSK 患者的疗效尤其值得注意。

血浆置换

血浆置换移出乙酰胆碱受体抗体使临床症状得到快速改善。标准疗程为每隔一天或每周 3 次置换 2~3L 血浆,直到患者得到改善(通常总共需 3~5 次置换)。在最初的几次置换之后临床症状就会出现改善,于 2~3 周之内获得最大改善。几乎所有患者都会获得中度至显著改善,但由于致病性抗体重新积聚通常 4~8 周后治疗作用逐渐消退。需要中心静脉置管建立血管通路。并发症包括低血压、心动过缓、电解质失衡、溶血、感染和液路问题(例如中心静脉置管导致的气胸)。任何需要得到暂时快速临床改善的患者都可行血浆置换。偶尔有些严重功能障碍对药物反应差的患者需要每周进行血浆置换作为长期治疗的主要方法。

大剂量 IVIg

静脉注射大剂量免疫球蛋白(IVIg)会使 MG 症状得到快速改善,改善的时间框架与血浆置换相似。机制尚不清楚,但可能与乙酰胆碱受体抗体产生下调或与抗独特型抗体的作用有关。通常的方案是给予 2g/kg 连用 5 天 [0.4g/(kg·d)]。不同的 IVIg 制剂以不同的输液速度静脉给药(与药房联系指导用药)。绝大多数 MG 患者症状改善通常发生在开始使用 IVIg 1 周内。疗效多种多样,药效维持时间有限,与血浆置换类似,大约 4~8 周。并发症包括发热、寒战和头痛,减慢输液速度和给予苯海拉明有效。曾报道过偶发无菌性脑膜炎、肾衰竭、肾病综合征和卒中的病例。选择性 IgA 缺乏症患者可能会出现过敏反应,最好在用药前进行 IgA 缺乏症筛查,如果患者存在 IgA 缺乏症应避免使用 IVIg。与血浆置换相比,治疗费用相对高。最近一项单盲、随机、安慰剂对照试验,有 51 例严重 MG 无力患者分别被分配接受静点 2g/kg 的免疫球蛋白或者相同体积的 5% 葡萄糖溶液。观察发现使用 IVIG 的患者,QMG 评分在第 14 天出现有临床有意义的改善,并持续改善至 28 天。在第 14 天静点免疫球蛋白组 QMG 评分总体改善是 2.54 单位数而安慰剂组是 0.89,在第 28 天,改善分别为 3 和 1.19。最大改善(大约 4 分)发生在病情更严重的患者,QMG 评分超过 10.5。这项研究为由于重症肌无力肌力减退患者使用免疫球蛋白的有效性提供了 1 级证据[88]。几年来人们对于皮下途径给予免疫球蛋白的兴趣越来越高。偶尔有患者对其他治疗效果不好,需依靠定期给予 IVIg 作为他们的长期维持治疗。

治疗总指南

1.明确诊断。

2.患者教育。告知患者有关该病自然病程的信息,包括多样化和无法预测的病程。简单评论上面列出的治疗方案,指出效果、改善的时间表、疗效持续时间和并发症。向患者提供由重症肌无力基金会和肌肉萎缩症协会准备的教育手册。

3.患者什么时候住院。重症 MG 患者可以在数小时内迅速恶化。因此,有呼吸困难的患者应马上住院,给予连续观察或者重症监护。有中-重度呼吸困难、体重减轻和那些快速进展或者严重无力的患者应立刻住院。万一发生呼吸衰竭,这样做可以有机会对患者进行密切监测和早期干预,也会加快诊断性检查和开始治疗。

4.肌无力危象(表 16.7)是急症,以呼吸衰竭为特征,是因膈肌无力或者严重口咽无力导致误吸引起。危象可以发生在手术后、急性感染或者快速停用激素后,虽然有些患者没有促发因素。患者应该被收入 ICU 并且每 2 小时检查一次 FVC。神经肌肉性呼吸衰竭 ABG 改变发生相对滞后。气管插管和机械通气的阈值较低。气管插管的指征包括 FVC 降低至 15mL/kg 以下（或平均身高的成年人低于 1L）、口咽无力导致的严重误吸或无论测量指标如何的呼吸费力。如果诊断不明确，建议采取气管插管保证气道安全、稳定通气，然后才考虑基础病的诊断问题。如果患者一直在服用 CEI，应暂时停用药物以除外"胆碱能危象"。

5. 筛查并治疗任何潜在的内科疾病，如系统感染、代谢疾病（如糖尿病）和甲状腺疾病。甲减与甲亢可以加重 MG。

6. MG 患者应避免的药物。避免应用 D- 青霉胺、α- 受干扰素、氯喹、奎宁、奎尼丁、普鲁卡因胺和肉毒毒素。氨基糖苷类抗生素除危及生命的感染必须应用外应尽量避免。氟喹诺酮类（环丙沙星）和红霉素有显著的神经肌肉阻滞作用。泰利霉素（Ketek），是一种酮内酯类抗生素，据报道可以导致 MG 患者产生危及生命的无力，不应使用。神经肌肉阻滞药物，如潘库罗宁和 D- 筒箭毒碱可以使 MG 患者的无力加重和恢复缓慢。去极化药物，如琥珀酰胆碱，也可以使 MG 患者的无力恢复缓慢，因而应由非常了解患者 MG 病情的有经验的麻醉师使用。近期的报道显示某些患者应用他汀类药物可能导致 MG 恶化[89]。

特殊治疗指南

治疗必须个体化。轻微的复视和上睑下垂对某些患者来说可能不引起不便，但对于飞行员和神经外科医师而言，轻度的间断的复视则可能是严重的。同样的，某些患者可能比其他人更能耐受副作用。

1. 轻微的无力，无论是局限的或是全身性的，都应给予胆碱酯酶抑制剂治疗。

2. 中、重度无力，局限性或是全身性的，初始时都应给予胆碱酯酶抑制剂治疗。即使症状已被充分控制，55 岁以下患者仍然应该在疾病早期（第一年内）接受胸腺切除术。老年患者除非怀疑患有胸腺瘤，一般不行胸腺切除术。胸腺切除术应在经验丰富的中心实施并应全部切除整个腺体。所有怀疑胸腺瘤的患者（通过胸部扫描）都应行胸腺切除术，即使 MG 的症状轻微。除非怀疑有胸腺瘤，单纯眼肌型的患者通常不行胸腺切除术。

3. 如果胆碱酯酶抑制剂不足以控制症状，使用免疫抑制剂。大剂量糖皮质激素治疗是最可预料的和有效的长期选择。如果患者有严重的、迅速进展的或危及生命的症状，很明确应该开始糖皮质激素治疗。有功能障碍但症状稳定的患者可以用硫唑嘌呤或麦考酚酸酯，尤其是应用糖皮质激素有特殊考虑时（如患者已经超重、糖尿病或美观考虑）。对激素反应差或出现不可接受的并发症的患者可以开始其他免疫抑制剂治疗。

4. 血浆置换或ⅣIg 指征
（1）进展迅速、危及生命、即将出现或已出

表16.7　急剧恶化的重症肌无力患者

肌无力危象
　呼吸窘迫
　呼吸骤停
　发绀
　脉搏及血压升高
　出汗
　咳嗽弱
　不能处理口腔分泌物
　吞咽困难
　无力
　应用腾喜龙后改善
胆碱能危象
　腹部痉挛
　腹泻
　恶心和呕吐
　分泌物过多
　瞳孔缩小
　肌束震颤
　出汗
　无力
　应用腾喜龙后恶化

现肌无力危象,尤其是判定延长气管插管机械通气有危害时。

(2)术前稳定 MG 患者病情(例如胸腺切除术或其他择期手术之前)。

(3)其他治疗方法无效的有功能障碍的 MG 患者。

5. 如果上述治疗失败,考虑应用环孢素、他克莫司、甲氨蝶呤和利妥昔单抗。

6. 因为有些患者对上述药物反应差,另外有些患者不能等待 3、6 或 9 个月以期达到临床疗效,可选择应用 IVIg 达到快速改善/稳定病情的目的,也可以作为长期维持治疗。

7. 如果采用了上述治疗,患者病情控制仍很差,应再次行胸部 CT 扫描寻找有无残余胸腺。有些患者再次行胸腺切除术后症状改善。检查有无其他内科疾病(糖尿病、甲状腺疾病、感染、并存的自身免疫性疾病)。

8. 建议将所有怀疑患有 MG 的患者转诊到神经病学家或神经肌肉疾病专科中心,对复杂的或是难治性的患者尤其重要。

各种各样的肌无力问题

短暂性新生儿肌无力: 发生于 10%~15% 的患有自身免疫性 MG 母亲所生的新生儿中。出生后的最初数天内,患儿哭泣吸吮无力、表现得松软,偶尔需要机械通气。这是由于妊娠后期母体的抗体通过胎盘进入胎儿体内所致。随着这些来自母亲的抗体被婴儿自身的抗体替代,这些症状会逐渐消失,通常在数周内,之后患儿会恢复正常。严重无力的患儿可以每 4 小时口服溴吡斯的明 1~2mg/kg。

先天性肌无力:是一组少见的遗传性神经肌肉接头功能疾病。患者趋向终身的相对稳定的全身易疲劳性肌无力。这些疾病是非自身免疫性的,没有乙酰胆碱受体抗体,因而免疫治疗(类固醇、胸腺切除术、血浆置换)无效。大部分这类患者应用胆碱酯酶抑制剂后症状改善。由于在某种程度上可以实施特异性治疗,有些已确定的先天性肌无力亚型值得关注。快通道先天性肌无力综合征倾向于稳定或缓慢

进展,但通常对于 3,4-二氨基吡啶(增强乙酰胆碱的释放)和溴吡斯的明(减少乙酰胆碱的代谢)的联合治疗非常敏感。先天性慢通道肌无力综合征,此病常常经过数年加重如同终板肌病进展。虽然胆碱酯酶抑制剂常使症状加重,但是奎尼丁和氟西汀可以缩短乙酰胆碱受体通道开放间期,都可以有效治疗慢通道综合征。乙酰胆碱受体缺陷相关性先天性肌无力综合征 通常表现为非进展性,甚至随着患者年龄增加会有轻微改善。本病对溴吡斯的明和(或)3,4-二氨基吡啶的对症治疗有效。麻黄碱对有些病例有效。先天性终板乙酰胆碱酯酶缺陷 患者通常在婴儿期或儿童早期发病,表现为全身性无力、肌肉发育不良、瞳孔对光反射迟钝、对胆碱酯酶抑制剂无反应或恶化。对于先天性终板乙酰胆碱酯酶缺陷没有长期有效的治疗方法。

Lambert-Eaton 综合征

Lambert-Eaton 综合征(LES)(肌无力综合征)是一种以慢性波动性近端肌肉无力为特征的突触前膜疾病,症状包括行走、爬楼梯、从椅子上站起困难(表 16.8)。LES 患者通过持久的或重复的锻炼肌力有所改善。相反,重症肌无力的上睑下垂、复视、吞咽困难、呼吸衰竭很不常见。此外,LES 患者经常抱怨肌痛、后背和腿肌肉僵硬、远端感觉异常、金属味、口干、阳痿和其他毒蕈碱胆碱功能不足的自主神经症状。Lambert-Eaton 综合征与重症肌无力相比罕见,后者发病是其百倍左右。约半数 LES 患者有潜在的恶性肿瘤,通常是小细胞肺癌。对于没有恶性肿瘤的患者,LES 是一种自身免疫性疾病可伴有其他自身免疫现象。一般来说 40 岁以上的 LES 患者更常见于男性并伴有恶性肿瘤,而年轻的患者通常为女性且无恶性肿瘤。Lambert-Eaton 综合征症状可早于恶性肿瘤检出 1~2 年。

体格检查常表现为下肢近端无力,尽管床旁客观检查所见相对于病史相对较轻。肌肉牵张反射消失。测试持久最大握力时最初 2~3

表16.8　Lambert-Eaton综合征(LES)

症状

　　近端肢体无力

　　下肢>上肢

　　疲乏或波动性症状

　　坐位站起、爬楼困难

　　口中金属味

　　自主神经功能障碍(口干、便秘、视物模糊、汗液异常)

体征

　　近端肢体无力

　　下肢>上肢

　　查体所见肌力比患者残疾水平要轻

　　肌肉牵张反射减弱或消失

　　Lambert 征(数秒钟后握力增强)

秒后力量逐渐增加(Lambert 征)。

肌电图检查可以确定诊断,典型的肌电图表现为 CMAP 低波幅以及低频或重复刺激波幅递减。短暂运动后,CAMP 波幅可以明显增高。高频率重复刺激,波幅呈现递增的反应。单纤维 EMG 在所有 LES 患者均呈显著异常。发病机制涉及直接针对胆碱能神经末梢压力门控钙离子通道的自身抗体。这些 IgG 抗体也抑制自主神经系统的胆碱能突触。压力门控钙离子通道抗体存在于 75%以上 LES 患者的血浆中, 可以作为另一项重要的诊断性检测指标。合并恶性肿瘤的患者通过成功治疗肿瘤可以改善 LES 症状。通过应用胆碱酯酶受体抑制剂,比如溴吡斯的明,可以改善神经肌肉传导的症状。胍有些效果, 但由于其骨髓、肾脏和肝脏毒性而应用受限。胍通过增加运动神经末梢的动作电位间期而增加 Ach 释放。3,4-二氨基吡啶(DAP)通过阻断压力依赖钾离子通道传导而延长神经末梢去极化和增加压力门控钙离子内流, 从而增加 Ach 释放。3,4- DAP 明显改善大部分 LES 患者症状,并具有相对轻微毒性,应用越来越广,因此已成为 LES 症状治疗的一线用药。标准起始剂量为每 4~6 小时 10mg, 并依据需要逐渐增加剂量,直至最大剂量 100mg/d。

免疫抑制治疗用于有功能残疾的患者。长期大剂量皮质类固醇、血浆置换、IVIg 均取得中等疗效。总之,应依据患者症状的严重性而采取适当的治疗。

肌萎缩侧索硬化

由于大部分 ALS 患者死于呼吸衰竭并发症,临床医生应该提前知道通气不足的体征和症状。无论是为了延长生存期或是提高生活质量或是二者兼顾, 都应该优先治疗 ASL 患者的呼吸衰竭。通常呼吸无力的最早期征象与睡眠紊乱有关。患者白天的肺活量测定和血气分析可能显示正常, 但晚上却有严重的通气不足。通常,只有 FVC 降至预计值的 50%以下时 pCO_2 才开始升高。早期患者过度通气以保证氧和作用,血气分析表现为轻度低氧血症和低碳酸血症。当呼吸功能恶化时,患者通气不足导致二氧化碳潴留,血浆碳酸氢盐水平升高以代偿呼吸性酸中毒。当 FVC 低至预计值的 30%时出现显著的高碳酸血症,此时患者有发生急性呼吸失代偿的高风险。当 FVC 低至 50%~60%,ALS 患者开始出现通气不足的症状,应用 NPPV 可以改善患者症状(生活质量)和延长生存期。

ALS 陷阱概要

一位 ALS 患者由于膈肌无力而有慢性呼吸困难。为了让她舒服一些,给予吸氧,在接下来的 1 小时患者非常舒服,很少有气短。2 小时后患者表现得更平稳,最终能够入睡。数小时后患者呼吸骤停并死亡。评论:这里的问题是慢性通气不足患者可能会有 pCO_2 的慢性升高,导致呼吸的"低氧驱动"。补充的氧气升高氧分压而使患者失去了低氧驱动。因而患者进一步通气不足导致二氧化碳水平升高。患者感觉更舒服部分是因为高碳酸血症的镇静作用。这种镇静作用逐渐加深,在接下来的数小时内患者进入了一个恶性循环:镇静作用的加深会导致通气减少,反过来增加二氧化碳分压进一步加深镇静,并最终导致呼吸骤停。解决方法是给予氧气之前先使用 NPPV。同样,开始更低浓度补充氧气可能更稳妥。

肉毒中毒

18 世纪在德国因食用被肉毒梭菌（肉毒梭状芽孢杆菌)污染的香肠而导致了瘫痪性疾病的爆发,肉毒中毒的名称即源于香肠的拉丁文"botulus"。肉毒毒素阻断运动神经末梢突触前乙酰胆碱的释放,同时通过阻断毒蕈碱自主神经的胆碱功能引起自主神经功能异常。肉毒毒素在细胞内的攻击目标是乙酰胆碱囊泡膜上的蛋白。肉毒毒素是一种锌依赖蛋白酶,能够裂解神经胞吐器的蛋白成分。

典型肉毒中毒

典型肉毒中毒发生于进食被肉毒毒素污染的食物之后。已有 8 种不同的毒素被确认,对人类致病是 A、B 和 E、E 型毒素与被污染的海产品有关。所有类型的毒素产生类似的临床表现,尽管 A 型可以产生更严重和持久的症状。这 3 种类型都具有潜在的致命性。大部分病例是由于食用制作过程中灭菌不当的瓶装或罐装食品,尤其是"家制罐装食物"。与"过去的好时光"相比,如今用于自家罐装的番茄酸度更低,因而更易被污染。户外烧烤的食物然后用锡箔包裹一两天会制造一种缺氧环境,导致毒素的产生。家庭瓶装的油和蜂蜜也可以被污染。

临床特征

进食污染食物 12~48 小时后开始出现临床症状。最初出现脑干症状包括复视、上睑下垂、视物模糊、构音困难、吞咽困难,随后出现上肢无力,然后下肢无力。与典型的 GBS 患者不同,肉毒中毒有时称为急性的"下降性瘫痪"。严重的病例导致呼吸衰竭而需要机械通气。肉毒中毒产生自主神经功能障碍,包括便秘、肠梗阻、口干和瞳孔散大(备注:部分上述症状见于大部分患者,但不是全部患者;瞳孔正常并不能"除外"肉毒中毒的诊断)。

诊断

复合运动动作电位(CMAP)波幅在运动 NCS 通常较低。运动前和运动后重复刺激试验可能显示低频递减和运动后 CMAP 波幅增高。将粪便和血清标本送化验室进行毒素检测。将标本给小白鼠进行腹腔注射,同时用中和或灭活的样本作为对照,如果小白鼠瘫痪死亡,诊断为肉毒中毒。血液标本检出毒素概率为 30%~40%,粪便样本检出率稍高(因此需送两种标本)。已经应用新的 PCR 检查筛查食物中的细菌。

治疗

治疗包括将患者收入重症监护室、每隔数小时持续监测患者的呼吸功能。当 FVC 降至 15mL/kg 以下或低于 1L,或者患者出现呼吸困难时,应进行气管插管并机械通气。有一种三价的肉毒抗毒素,但由于其副作用发生于约 20%患者而使其应用受到争议。有证据显示该抗毒素可以缩短病程,尤其是 E 型相关的中毒。如果早期做出诊断,可以用抗毒素治疗。

临床病程

给予积极的支持治疗,总的死亡率仍然是大约 5%~10%,通常是源于呼吸的或脓毒性并发症。其余患者经过数周至数月后症状改善。存活的患者最终恢复接近完全康复。患病数年后,有些患者有主观疲劳感和自主神经症状,包括便秘、阳痿、口干。临床恢复源于神经末梢新的运动神经轴索活跃芽生和失神经肌肉纤维的神经再支配。

婴儿肉毒中毒

婴儿肉毒中毒可能是肉毒中毒最常见的形式。婴儿吞食肉毒梭状芽孢杆菌的孢子,孢子在肠道寄居、繁殖并产生肉毒毒素。在婴儿肉毒中毒中蜂蜜常常是被污染的食物。在成人,蜂蜜中小量的肉毒梭状芽孢杆菌不足以在肠道内繁殖。典型表现是 6 周至 6 个月出现婴儿出现全身无力和便秘。无力可能始于头部肌肉然后下行，导致吸吮无力、哭泣无力、自主活动减少。头部肌肉无力，伴有眼外肌运动无力、咽反射减弱和流涎。在粪便中找到肉毒梭状芽孢杆菌可以明确诊断。血清中通常不能检测到毒素。EMG 检查对 80%~90% 的病例诊断有帮助。婴儿肉毒中毒从轻微至严重变化不等。处理集中在观察并全身支持治疗（包括呼吸稳定）。通常恢复良好，病程持续约数周至数月。

伤口肉毒中毒

当毒素来自于肉毒梭状芽孢杆菌感染的创口时会发生伤口肉毒中毒。症状与典型的肉毒中毒相似，除了起病可能推迟至创口污染 2 周以后。诊断需要 EMG 检查、患者血液中提示有毒素或在患者创口发现致病菌支持诊断。有引起肉毒中毒风险的创口包括直接外伤、手术创口以及药物使用相关创口(如静脉或鼻内可卡因)。

低钾性周期性麻痹

对于表现为急性四肢瘫痪患者在鉴别诊断中应考虑到低钾性周期性麻痹。大多数这类患者没有明显呼吸衰竭(表 16.9)。

甲状腺毒性周期性麻痹

对每位低钾性周期性麻痹患者应行甲亢的筛查。甲状腺毒性性周期性麻痹(TPP)在亚洲人中更常见。即使甲亢在女性较男性多见，但是 TPP 男性发病率是女性的 70 倍。通常患者没有甲亢的典型全身性特点(他们看起来临床上甲状腺功能正常)。本病通常散发(无家族史)，且甲状腺功能正常时发作停止。

蜱麻痹

临床特点

蜱麻痹是 8 大最常见的经蜱传播的疾病之一。虽然它能累及许多物种及任何年龄段，但在儿童中最常见报道。通常蜱咬伤后 5~7 天

出现症状。雌蜱饱食，变得肿胀(此肿胀与雄蜱交配后加速)，卵受精，然后雌蜱产生一种神经毒素——通常被称为蜱肉毒毒素(ixobotoxin)。蜱交配的自然过程是雌蜱肿胀达到极限，此时，雌蜱受精并最终产卵。儿童常表现为 1~2 天进展性感觉异常和下肢无力易跌倒。通常无发热。经过 1~2 天无力上升，累及躯干和肢体肌肉。会有躯干不稳定。患者坐着困难、不能走、反射消失。当疾病继续进展 1~2 天后，患者可能出现球部肌肉无力以及呼吸肌受累。一些患者出现脑病，最初常误诊为 GBS。

诊断性检查

在文献中最好的诊断性检查之一是脑电图(EEG)，精明的 EEG 技师能在放置头皮电极时在头皮上首先发现蜱。NCS 可能提示远端潜伏期延长的周围神经病变，神经传导速度减慢、有时感觉和运动反应的波幅降低。重复电刺激研究通常没有帮助。

治疗

如果发现并去除蜱（通常在头发或头皮中），患者通常在数小时至几天内出现无力明显缓解。否则，治疗主要为加强护理监护和支持治疗。

蜱麻痹亚型

在澳大利亚，全环硬蜱产生一种毒素，似乎与肉毒毒素的作用相似，影响运动神经末梢乙酰胆碱的释放。在澳大利亚暴露于这种蜱的患者比起北美蜱来常常表现为一种更严重的爆发性麻痹性疾病。另外，在移除蜱之后的第一个 1~2 天，临床症状经常会更显著，且临床恢复更慢。在澳大利亚通常推荐移除蜱之前先给患者全环硬蜱抗毒素，且在蜱移除后需对患者多监测一段时间。

在北美，革蜱属蜱虫(安氏革蜱，北美木头蜱)和变异革蜱(常见的狗蜱)是成年人麻痹需要考虑的病因，尽管在动物中许多其他蜱种能引起蜱麻痹。安氏革蜱当它们肿胀时很容易被

表16.9　低钾性周期性麻痹

"原发性"——遗传性(常染色体显性遗传)

1号染色体上的基因缺陷——基因编码二氢吡啶受体

发病在十几岁或20多岁

睡醒后患者无力(可以轻微或四肢瘫痪)

肢体肌张力降低

肌肉牵张反射消失

头部和呼吸肌通常不受累

发病期间血清钾低

经数小时逐渐地后恢复

诱发因素包括身体或精神压力、高碳水化合物负荷

大多数患者在急性瘫痪后完全恢复,但是有些患者在数年发作后遗留固定的轻微近端无力

低钾血症的首选治疗为口服氯化钾0.2mmol/kg——溶解在不含糖的10%~25%溶液里——每30分钟重复至
　　力量恢复

继发性低钾性周期性瘫痪

　　尿液或消化道钾的丢失

　　原发性醛固酮增多症

　　应用噻嗪类利尿剂

　　艾迪森病过量盐皮质激素治疗

　　滥用泻剂

　　长期胃肠减压

　　长期呕吐

　　口炎性腹泻

　　直肠绒毛状腺瘤

发现。在美国东南及西北的春季和夏季更常见蜱麻痹。

小结

神经肌肉疾患可以出现急性呼吸衰竭,或者作为主要的症状,或者作为已知神经肌肉疾患的并发症[90]。但有神经肌肉疾病的患者也可以出现其他常见原因引起的急性呼吸窘迫,如PE。因此,在开始治疗前,呼吸衰竭的准确诊断是极其重要的。通气模式通常根据呼吸功能不全或衰竭的严重程度、神经肌肉疾病类型以及患者意愿来决定。应在急性呼吸暂停、精神状态改变或心脏异常出现之前早做插管决定。不是急需插管的患者应极其警惕地监测。在开始合适治疗及评估预后方面,神经肌肉疾患本身的诊断很有价值。在已知有神经肌肉疾患的患者中,都应提供预防措施,如夜间NPPV和咳嗽增强。最后,在所有已知患进展性神经性疾病的患者发生急性呼吸衰竭之前需要讨论长期通气的意愿问题。

参考文献

1. Rabinstein AA. Update on respiratory management of critically ill neurologic patients. Curr Neurol Neurosci Rep. 2005;5(6):476–82.
2. Orlikowski D, et al. Respiratory dysfunction in Guillain-Barre Syndrome. Neurocrit Care. 2004; 1(4):415–22.

3. Fletcher DD, et al. Long-term outcome in patients with Guillain-Barre syndrome requiring mechanical ventilation. Neurology. 2000;54(12):2311–5.

4. Alshekhlee A, et al. Incidence and mortality rates of myasthenia gravis and myasthenic crisis in US hospitals. Neurology. 2009;72(18):1548–54.

5. Nogues MA, Benarroch E. Abnormalities of respiratory control and the respiratory motor unit. Neurologist. 2008;14(5):273–88.

6. Putnam RW, Filosa JA, Ritucci NA. Cellular mechanisms involved in CO(2) and acid signaling in chemosensitive neurons. Am J Physiol Cell Physiol. 2004;287(6):C1493–526.

7. Richter DW, Spyer KM. Studying rhythmogenesis of breathing: comparison of in vivo and in vitro models. Trends Neurosci. 2001;24(8):464–72.

8. Gray PA, et al. Normal breathing requires preBotzinger complex neurokinin-1 receptor-expressing neurons. Nat Neurosci. 2001;4(9):927–30.

9. Panitch HB. The pathophysiology of respiratory impairment in pediatric neuromuscular diseases. Pediatrics. 2009;123 Suppl 4:S215–8.

10. Rabinstein AA, Wijdicks EF. Warning signs of imminent respiratory failure in neurological patients. Semin Neurol. 2003;23(1):97–104.

11. Hutchinson D, Whyte K. Neuromuscular disease and respiratory failure. Pract Neurol. 2008;8(4):229–37.

12. Mehta S. Neuromuscular disease causing acute respiratory failure. Respir Care. 2006;51(9):1016–21. discussion 1021–3.

13. Bach JR, Bianchi C. Prevention of pectus excavatum for children with spinal muscular atrophy type 1. Am J Phys Med Rehabil. 2003;82(10):815–9.

14. Estenne M, De Troyer A. The effects of tetraplegia on chest wall statics. Am Rev Respir Dis. 1986;134(1):121–4.

15. Estenne M, et al. Chest wall stiffness in patients with chronic respiratory muscle weakness. Am Rev Respir Dis. 1983;128(6):1002–7.

16. Roussos CS, Macklem PT. Diaphragmatic fatigue in man. J Appl Physiol. 1977;43(2):189–97.

17. Bellemare F, Grassino A. Effect of pressure and timing of contraction on human diaphragm fatigue. J Appl Physiol. 1982;53(5):1190–5.

18. Zocchi L, et al. Effect of pressure and timing of contraction on human rib cage muscle fatigue. Am Rev Respir Dis. 1993;147(4):857–64.

19. Perrin C, et al. Pulmonary complications of chronic neuromuscular diseases and their management. Muscle Nerve. 2004;29(1):5–27.

20. Begin R, et al. Control of breathing in Duchenne's muscular dystrophy. Am J Med. 1980;69(2):227–34.

21. Alves RS, et al. Sleep and neuromuscular disorders in children. Sleep Med Rev. 2009;13(2):133–48.

22. Steljes DG, et al. Sleep in postpolio syndrome. Chest. 1990;98(1):133–40.

23. Schroth MK. Special considerations in the respiratory management of spinal muscular atrophy. Pediatrics. 2009;123 Suppl 4:S245–9.

24. Vilke GM, et al. Spirometry in normal subjects in sitting, prone, and supine positions. Respir Care. 2000;45(4):407–10.

25. Bach JR. Amyotrophic lateral sclerosis: predictors for prolongation of life by noninvasive respiratory aids. Arch Phys Med Rehabil. 1995;76(9):828–32.

26. Tzeng AC, Bach JR. Prevention of pulmonary morbidity for patients with neuromuscular disease. Chest. 2000;118(5):1390–6.

27. Bach JR, Saporito LR. *Criteria for extubation and tracheostomy tube removal for patients with ventilatory failure.* A different approach to weaning. Chest. 1996;110(6):1566–71.

28. Winkel LP, et al. The natural course of non-classic Pompe's disease; a review of 225 published cases. J Neurol. 2005;252(8):875–84.

29. Shahrizaila N, Kinnear WJ, Wills AJ. Respiratory involvement in inherited primary muscle conditions. J Neurol Neurosurg Psychiatry. 2006;77(10):1108–15.

30. Rowe PW, et al. Multicore myopathy: respiratory failure and paraspinal muscle contractures are important complications. Dev Med Child Neurol. 2000;42(5):340–3.

31. Whitaker J, et al. Idiopathic adult-onset nemaline myopathy presenting with isolated respiratory failure. Muscle Nerve. 2009;39(3):406–8.

32. Dwyer BA, Mayer RF, Lee SC. Progressive nemaline (rod) myopathy as a presentation of human immunodeficiency virus infection. Arch Neurol. 1992;49(5):440.

33. Chahin N, Selcen D, Engel AG. Sporadic late onset nemaline myopathy. Neurology. 2005;65(8):1158–64.

34. Keller CE, et al. Adult-onset nemaline myopathy and monoclonal gammopathy. Arch Neurol. 2006;63(1):132–4.

35. Reyes MG, et al. Nemaline myopathy in an adult with primary hypothyroidism. Can J Neurol Sci. 1986;13(2):117–9.

36. Haq RU, et al. Respiratory muscle involvement in Bethlem myopathy. Neurology. 1999;52(1):174–6.

37. Cros D, et al. Respiratory failure revealing mitochondrial myopathy in adults. Chest. 1992;101(3):824–8.

38. Voermans NC, et al. Primary respiratory failure in inclusion body myositis. Neurology. 2004;63(11):2191–2.

39. Cohen R, Lipper S, Dantzker DR. Inclusion body myositis as a cause of respiratory failure. Chest. 1993;104(3):975–7.

40. Littleton ET, et al. Human T cell leukaemia virus type I associated neuromuscular disease causing respiratory failure. J Neurol Neurosurg Psychiatry. 2002;72(5):650–2.

41. Kuncl RW, George EB. Toxic neuropathies and myopathies. Curr Opin Neurol. 1993;6(5):695–704.

42. Kuncl RW, Wiggins WW. Toxic myopathies. Neurol Clin. 1988;6(3):593–619.

43. Bella I, Chad DA. Neuromuscular disorders and acute respiratory failure. Neurol Clin. 1998;16(2):391–417.

44. Ober KP. Thyrotoxic periodic paralysis in the United States. Report of 7 cases and review of the literature. Medicine (Baltimore). 1992;71(3):109–20.

45. Compton SJ, et al. Trichinosis with ventilatory failure and persistent myocarditis. Clin Infect Dis. 1993;16(4):500–4.

46. De Jonghe B, et al. Critical illness neuromuscular syndromes. Neurol Clin. 2008;26(2):507–20. ix.

47. Evoli A, et al. Clinical correlates with anti-MuSK antibodies in generalized seronegative myasthenia gravis. Brain. 2003;126(Pt 10):2304–11.

48. Besser R, et al. End-plate dysfunction in acute organophosphate intoxication. Neurology. 1989;39(4):561–7.

49. Schelling JR. Fatal hypermagnesemia. Clin Nephrol. 2000;53(1):61–5.

50. Asselbergs FW, et al. Acute intermittent porphyria as a cause of respiratory failure: case report. Am J Crit Care. 2009;18(2):180. 178–9.

51. Rubin DI. Neuralgic amyotrophy: clinical features and diagnostic evaluation. Neurologist. 2001; 7(6):350–6.

52. Kissel JT, Mendell JR. Vasculitic neuropathy. Neurol Clin. 1992;10(3):761–81.

53. Mokhlesi B, Jain M. Pulmonary manifestations of POEMS syndrome: case report and literature review. Chest. 1999;115(6):1740–2.

54. Boonyapisit K, Katirji B. Multifocal motor neuropathy presenting with respiratory failure. Muscle Nerve. 2000;23(12):1887–90.

55. Vahidnia A, van der Voet GB, de Wolff FA. Arsenic neurotoxicity–a review. Hum Exp Toxicol. 2007;26(10):823–32.

56. Logina I, Donaghy M. Diphtheritic polyneuropathy: a clinical study and comparison with Guillain-Barre syndrome. J Neurol Neurosurg Psychiatry. 1999;67(4):433–8.

57. Thorsteinsson G. Management of postpolio syndrome. Mayo Clin Proc. 1997;72(7):627–38.

58. Berg RA, Tarantino MD. Envenomation by the scorpion Centruroides exilicauda (C. sculpturatus): severe and unusual manifestations. Pediatrics. 1991; 87(6):930–3.

59. Boyer LV, et al. Antivenom for critically ill children with neurotoxicity from scorpion stings. N Engl J Med. 2009;360(20):2090–8.

60. Li Z, Turner RP. Pediatric tick paralysis: discussion of two cases and literature review. Pediatr Neurol. 2004;31(4):304–7.

61. Friedman MA, et al. Ciguatera fish poisoning: treatment, prevention and management. Mar Drugs. 2008;6(3):456–79.

62. Ropper AH, Kehne SM. Guillain-Barre syndrome: management of respiratory failure. Neurology. 1985;35(11):1662–5.

63. Sharshar T, et al. Early predictors of mechanical ventilation in Guillain-Barre syndrome. Crit Care Med. 2003;31(1):278–83.

64. Lawn ND, et al. Anticipating mechanical ventilation in Guillain-Barre syndrome. Arch Neurol. 2001; 58(6):893–8.

65. Rieder P, et al. The repeated measurement of vital capacity is a poor predictor of the need for mechanical ventilation in myasthenia gravis. Intensive Care Med. 1995;21(8):663–8.

66. Birnkrant DJ. The American College of Chest Physicians consensus statement on the respiratory and related management of patients with Duchenne muscular dystrophy undergoing anesthesia or sedation. Pediatrics. 2009;123 Suppl 4:S242–4.

67. Larsen UT, et al. Complications during anaesthesia in patients with Duchenne's muscular dystrophy (a retrospective study). Can J Anaesth. 1989;36(4): 418–22.

68. Vianello A, et al. Non-invasive ventilatory approach to treatment of acute respiratory failure in neuromuscular disorders. A comparison with endotracheal intubation. Intensive Care Med. 2000;26(4):384–90.

69. Moss AH, et al. Patients with amyotrophic lateral sclerosis receiving long-term mechanical ventilation. Advance care planning and outcomes. Chest. 1996;110(1):249–55.

70. Rabinstein A, Wijdicks EF. BiPAP in acute respiratory failure due to myasthenic crisis may prevent intubation. Neurology. 2002;59(10):1647–9.

71. Boitano LJ. Equipment options for cough augmentation, ventilation, and noninvasive interfaces in neuromuscular respiratory management. Pediatrics. 2009;123 Suppl 4:S226–30.

72. Finder JD. A 2009 perspective on the 2004 American Thoracic Society statement, "respiratory care of the patient with Duchenne muscular dystrophy". Pediatrics. 2009;123 Suppl 4:S239–41.

73. Bourke SC, et al. Noninvasive ventilation in ALS: indications and effect on quality of life. Neurology. 2003;61(2):171–7.

74. Lechtzin N, et al. Early use of non-invasive ventilation prolongs survival in subjects with ALS. Amyotroph Lateral Scler. 2007;8(3):185–8.

75. Bach JR, Campagnolo DI, Hoeman S. Life satisfaction of individuals with Duchenne muscular dystrophy using long-term mechanical ventilatory support. Am J Phys Med Rehabil. 1991;70(3):129–35.

76. Simonds AK, et al. Impact of nasal ventilation on survival in hypercapnic Duchenne muscular dystrophy. Thorax. 1998;53(11):949–52.

77. Schonhofer B, et al. Daytime mechanical ventilation in chronic respiratory insufficiency. Eur Respir J. 1997;10(12):2840–6.

78. Piper AJ, Sullivan CE. Effects of long-term nocturnal nasal ventilation on spontaneous breathing during sleep in neuromuscular and chest wall disorders. Eur Respir J. 1996;9(7):1515–22.

79. Mehta S, Hill NS. Noninvasive ventilation. Am J Respir Crit Care Med. 2001;163(2):540–77.

80. Perez A, et al. Thoracoabdominal pattern of breathing in neuromuscular disorders. Chest. 1996;110(2): 454–61.

81. Bach JR, Ishikawa Y, Kim H. Prevention of pulmonary morbidity for patients with Duchenne muscular dystrophy. Chest. 1997;112(4):1024–8.

82. Winkel LP. Enzyme replacement therapy in late-onset Pompe's disease a three year follow-up. Ann Neurol. 2004;55:495–502.

83. Kishnani PS, et al. Recombinant human acid [alpha]-glucosidase: major clinical benefits in infantile-onset Pompe disease. Neurology. 2007;68:99–109.

84. van der Ploeg AT, et al. A randomized study of alglucosidase alfa in late-onset Pompe's disease. N Engl J Med. 2010;362:1396–406.

85. Van Capelle CI, van der Beek NAME, Hagemans MLC, et al. Effect of enzyme therapy in juvenile patients with Pompe disease: a three-year open-label study. Neuromuscul Disord. 2010;20:775–82.

86. Sanders DB, Hart IK, Richman DP, et al. An international, phase III, randomized trial of mycophenolate mofetil in myasthenia gravis. Neurology. 2008; 71:400–6.

87. The Muscle Study Group. A trial of mycophenolate mofetil with prednisone as initial immunotherapy in myasthenia gravis. Neurology. 2008;71:394–9.

88. Zinman L, Ng E, Bril V. IV immunoglobulin in patients with myasthenia gravis: a randomized controlled trial. Neurology. 2007;68(11):837–41.

89. http://www.myasthenia.org (the web page for the Myasthenia Gravis Foundation of America- contains an up to date review of adverse drug effects in myasthenia gravis).

90. Cabrera Serrano M, Rabinstein AA. Causes and outcomes of acute neuromuscular respiratory failure. Arch Neurol. 2010;67:1089–94.

第 17 章

昏迷和脑死亡

Robert E. Hoesch, Romergryko
G.Geo Cadin

摘 要

觉醒受损,表现为昏迷、脑病和脑死亡,是众多疾病共同的最终路径,这些疾病都脑桥、中脑、丘脑病理生理障碍或同时损伤了双侧丘脑皮质束或双侧皮层。昏迷是一种对外和内刺激完全无反应的状态,正常觉醒完全丧失。脑病为正常觉醒受损,觉醒水平有波动。觉醒障碍是住院患者和ICU患者常见功能障碍之一,觉醒障碍的病因是多方面的。本章讨论了觉醒障碍的解剖和生理学基础。然后以觉醒障碍的解剖和生理学基础作为骨架,来叙述昏迷或脑病患者的神经系统评价以及神经系统评价如何推导出导致觉醒障碍的脑损伤神经解剖定位。在神经系统定位基础上描述昏迷和脑病患者的病因学诊断方法和治疗。

脑死亡定义为除外中毒或代谢性混杂因素不能逆转的临床脑电活动停止。虽然脑死亡后机体继续运转有限的一段时间,但肉体死亡很快就会发生。本章在觉醒障碍的解剖和生理基础、神经功能评价和神经解剖定位的框架内讲述了疑似脑死亡患者的处理方法。

关键词

昏迷 脑死亡 脑病 意识 觉醒 唤醒 急诊评估 神经系统定位

引言

觉醒指的是清醒或越来越警觉的过程,是在外界或内在刺激下发生的。相比之下,意识包括觉醒和认知两方面:认知要求有完整的皮层功能,而觉醒需要皮层下和脑干功能保持完整[1]。脑损伤后即刻,出现一些觉醒障碍是可能的,包括脑死亡、昏迷和脑病[2]。昏迷是指对外界和内部刺激完全无反应的状态,以觉醒和意识障碍为特征:昏迷的患者没有自发睁眼,也不能被感觉刺激唤醒[1]。昏迷是脑干、丘脑和(或)双侧半球同时严重损伤的结果[1]。脑病以正常觉醒障碍为特征,存在觉醒水平波动[1]。脑病患者意识水平异常,对内部和感觉刺激唤醒反应不一致,而昏迷患者内外刺激均不能将其唤醒[1]。脑病,与昏迷一样,是脑干、丘脑或双侧大脑半球损伤所致,但损伤相对较轻。觉醒障碍的神经解剖定位是在脑干、丘脑或双侧半球是处理昏迷或脑病患者需要考虑的最重要内容。引起觉醒障碍的脑损伤定位导致对疾病及时有效的治疗。

脑死亡以所有脑电活动不可逆性停止为特征,要先除外中毒或代谢性因素,如药物过量、全身麻醉或低温状态[3,4]。美国统一死亡判定法案(UDDA)将死亡定义为:①循环和呼吸功能不可逆停止;②整个大脑包括脑干所有功能不可逆性停止[5]。因此宣告脑死亡就等于宣告患者死亡[5]。虽然脑死亡后在许多临床情况下机体能继续正常运转,但脑死亡后神经系统功能恢复是不可能的,躯体会很快随之死亡[3]。及时认识并宣告脑死亡对于器官组织捐献和移植工作至关重要,因为脑死亡后神经系统以外的器官可继续正常运转数日。及时宣告脑死亡在伦理和实践上也都势在必行,这样做可以避免患者家属不切实际的期盼和医疗资源的浪费。即使不做组织或器官捐献,及时诊断脑死亡也可使家属不再抱有希望。脑死亡,作为最终无效治疗的依据,也是治疗方案从积极干预转变为停止维持生命治疗给予临终关怀的起点。

觉醒障碍的流行病学

昏迷和脑病是 ICU 和普通病房住院患者最常见和最严重的病症之一。尽管在住院患者中昏迷和脑病流行病学很重要,但觉醒障碍的真正影响尚未被完全认识到。对昏迷影响力的认识源自对心脏骤停所致昏迷患者的研究。仅心脏骤停每年的发病率就超过 40 万例,其中 80% 的患者在某个时期处于昏迷状态且神经系统转归很差[6,7]。在一项对实施机械通气的危重患者的研究中,约 15%~20% 的患者处于昏迷状态,觉醒障碍常常是造成延长机械通气时间的原因[8,9]。在一项关于脓毒症的研究中,16% 的患者昏迷,且意识水平下降与死亡率增加有关[10,11]。此外,在收住呼吸重症监护病房的危重患者中,30% 处于昏迷状态[11]。所有这些研究都提示昏迷是严重的病症,累及普通 ICU

病房 1/3 以上的患者,在神经科 ICU 比例可能更高。重要的是,昏迷不仅因为在住院患者中高发病率而认为是危重的疾病,而且在许多神经科疾病(包括包括卒中、脑出血以及脑外伤)和普通内科和外科重症监护病房的患者中,昏迷的存在是提示死亡率、住院时间和不良转归强有力的指标[12-15]。

脑病也常见于住院的和 ICU 患者。超过 30% 收住内科、外科病房的患者和 50%~90% 收住 ICU 的患者存在脑病[16-18]。脑病与增加死亡风险、延长机械通气的时间和住院天数相关[8,16]。总之,觉醒障碍是住院患者很重要的流行病学问题。随着对觉醒障碍重要性认识的逐步深入和对觉醒机制的了解,觉醒障碍的防治水平会逐渐提高。

觉醒的解剖和生理以及觉醒障碍的发病机制

觉醒障碍的发病机制

一般来说,觉醒和意识障碍由上位脑干、丘脑、丘脑皮质投射或双侧大脑皮质明显损伤所致。由于与觉醒有关,下面将讲述这些结构的解剖和生理。这些觉醒系统的神经解剖见图 17.1。表 17.1 总结了各个觉醒系统组成成分。

觉醒系统

觉醒或警觉是由皮层和皮层下网络复杂相互作用来调节的。觉醒和意识需要皮层激活,但解剖和生理学数据提示皮层没有产生并保持觉醒的内在机构[19,20]。一些皮层下网状结构参与觉醒的产生[21]。这些网状结构包括位于脑干、丘脑、基底前脑(简称 BF:通常是指集中在大脑半球前端内侧面和腹侧面的一组结构)和下丘脑的觉醒系统。来自周围感觉器官如眼、耳或皮肤的信号,由脑干内的前哨觉醒系统捕捉到,再依次激活丘脑皮质神经元。丘脑内的感觉传递也直接兴奋丘脑皮质神经元。丘脑皮质神经元兴奋引发皮层兴奋,这对觉醒具有支持作用。下丘脑和基底前脑对于觉醒也非

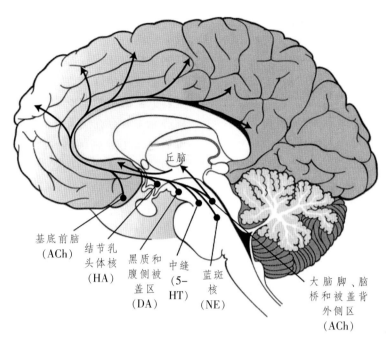

基底前脑
(ACh)

结节乳
头体核
(HA)

黑质和
腹侧被
盖区
(DA)

中缝
(5-
HT)

蓝斑
核
(NE)

丘脑

大脑脚、脑
桥和被盖背
外侧区
(ACh)

图 17.1 保持觉醒重要的脑区。位于脑干和下丘脑后部的上行觉醒系统发出纤维弥散投射至前脑。大脑脚脑桥和被盖背外侧区(PPT/LDT)的胆碱能神经元激活前脑的许多靶点,包括丘脑。蓝斑核(LC)的肾上腺素能神经元,背侧中缝(DR)的 5-羟色胺能神经元,结节乳头体核(TMN)的组胺能神经元,黑质和腹侧被盖区(SN-VTA)的多巴胺能神经元和基底前脑(BF)的胆碱能神经元兴奋许多皮层和皮层下的靶点。所有这些觉醒神经核被位于外侧下丘脑的食欲素神经元依次激活。 ACh, 乙酰胆碱。DA,多巴胺。HA,组胺。NE,去甲肾上腺素。5-HT,5-羟色胺。(From Patel SR, White DP, Collop N. "Sleep". In: Crapo JD (ed.) Bone's Atlas of Pulmonary Medicine, 3rd ed . Philadelphia: Current Medicine, LLC 2005; 81‐93. Reprinted with permission)

常重要,虽然其确切作用仍在研究中。接下来的章节将对这些系统进行总结。

脑干觉醒系统

脑干觉醒系统由网状激活系统(RAS)、大脑脚脑桥被盖和背外侧核 (PPT/LDT)、蓝斑核、黑质致密带和位于中线的中缝核组成。这些核团在脑干内位于不同的解剖部位,但每一核团都处于利于广泛发送和接收信息的最佳位置。由于它们的解剖位置和广泛的喙侧投射,这些核团可能充当觉醒系统的前哨。在这些核团中 RAS 研究最透彻,是这些核团结构和功能的代表。RAS 由位于中脑导水管附近及脑桥第四脑室附近核心核团 (core nuclei) [22,23]。这些神经元散布在位于上行和下行纤维之间的网状结构中,这些上行和下行纤维为穿过脑干的运动和感觉传导束。RAS 神经元有长的树突,这些纤维相间错杂[23],如此位于理想的位置来整合各种来源的信息,包括来自视觉、躯体感觉、听觉和前庭系统的感觉传入以及来自大脑皮层、丘脑和基底节区的感觉和运动传出[24,25]。从网状结构至前脑的上行觉醒信号通过两个系统来传递:背侧系统经过丘脑通过丘脑皮质投射弥散至大脑皮层,而腹侧系统(包括基底前脑和下丘脑)是重要的中继组成部分[26]。

丘脑觉醒系统

丘脑通过其与皮层的联系对实现并保持觉醒起着关键的作用[19,20]。丘脑几乎从所有的中枢神经系统结构中接收或发送信息。从功能上来说,丘脑核团分为"特异性"和"非特异性"

表17.1   觉醒系统

脑干觉醒系统

网状激活系统(RAS)

大脑脚脑桥被盖和背外侧核(PPT/LDT)

蓝斑核(LC)

黑质致密带和腹侧被盖区(SNPC-VTA)

中缝核(RN)

丘脑的觉醒系统

特异性丘脑皮质系统

非特异性丘脑皮质系统

基底前脑觉醒系统

无名质

Meynert 底核

Broca 斜带

大细胞视前核

正中隔

苍白球

下丘脑觉醒系统

后下丘脑

前下丘脑

丘脑皮质系统,通过这两个系统丘脑投射到皮层[27]。"特异性"丘脑皮质投射传递感觉、视觉、听觉或运动系统的信息,这些投射在皮层和丘脑,并包括诸如内、外侧膝状体核和腹侧核团这样的丘脑核,有精确的神经解剖定位。与之相对应的,"非特异性"丘脑皮质投射传递来自多个皮层下核团包括网状核、背中缝核、PPT/LDT 核、蓝斑核、基底前脑和下丘脑的信息至广泛的皮层区域。非特异性丘脑皮质投射起自位于丘脑中央的丘脑核团的之中线、内侧和板内核群。与最初的研究报告相悖,这些丘脑中央核团实际上有特定的神经解剖定位,这就对将其定义为"非特异性"产生了疑问[28]。由于它们与皮层的联系,每一丘脑皮层投射系统都在皮层的激活方面发挥作用。

下丘脑和基底前脑觉醒系统

下丘脑在觉醒和睡眠产生方面发挥重要作用。基于对猫的实验研究,发现下丘脑后部

是觉醒行为最重要的下丘脑中枢,而丘脑前部和下丘脑-间脑连接促进睡眠[29]。关于小脑调节下丘脑对觉醒和警觉作用的研究正在进行。下丘脑核团由许多类型的神经元组成,包括产生食欲素的组织胺能和肽能神经元。组织胺能神经元主要存在结节乳头体核和下丘脑后部,可通过至下丘脑前部、背侧中缝核、中脑脑桥被盖、丘脑、无名质的投射或直接到大脑皮层的投射影响觉醒[30]。组织胺能神经元可影响丘脑皮质神经元的激活方式,这取决于不同组织胺受体(H1R,H2R)的相关分布和激活,每种受体有迥异的突触后活动机制[31]。食欲素(下丘脑分泌素)是促进觉醒的神经肽[32]。有人猜测食欲素缺乏是发作性睡病的病因,这是一种以嗜睡为主要特征的疾病[33-35]。已知分布于穹窿区下丘脑后部和外侧部的分泌食欲素的神经元有广泛的兴奋性 CNS 投射,除了下丘脑的其他区域、基底前脑、丘脑皮质系统以及多个脑干神经核以外,密集地投射到蓝斑核[36]。

基底前脑包括无名质、Meynert 底核、Broca 斜带、大细胞视前核、内侧隔核和苍白球[37]。基底前脑的神经元是乙酰胆碱释放遍及全脑的主要来源,因此在皮层兴奋和觉醒方面发挥重要的刺激作用[38]。然而,与丘脑皮质神经元不同,觉醒不需要完整基底前脑的活动:毁损猫基底前脑并未终止皮层的活动[39]。基底前脑对觉醒确切的作用仍在研究中。

觉醒障碍疾病的临床评价和神经系统检查

昏迷患者的急诊评价

对所有危重患者的初始评价应集中在加强心脏生命支持(ACLS)和加强创伤生命支持(ATLS)的 ABCD(气道、呼吸、循环和除颤)上。ACLS 和 ATLS 指南的详尽内容超出本章范围。相关资料可从各自的发起组织取得,美国心脏病协会制定的 ACLS,ATLS 是美国外科医师学会制定的。

对一名昏迷患者进行完整的 ACLS 和

ATLS 检查后，接下来是进行快速的神经系统评价来筛选需要马上紧急治疗的神经系统重症,如脑疝。快速的神经系统检查包括意识水平的判断,瞳孔不等大和对光反应的评定以及运动功能的评价。评估意识水平应用最广泛的量表是格拉斯哥昏迷评分[40]。最初是为了评价并随访脑外伤患者精神状态而制定的,如今这15 分的量表被广泛应用于急诊室和 ICU 来评价所有患者的意识水平。为计算 GCS,表 17.2显示各项的得分。最低分为 3 分,对应的是死亡、预后极差或深度麻醉。最高分是 15 分,对应的是完全清醒的患者。昏迷患者 GCS 小于9 分。当患者由于气管插管或气管切开无法说话时,GCS 评分加"T"标注。因此,气管插管患者,没有自动睁眼,对疼痛刺激最好的运动反应是伸直姿势时,GCS 评分为 4T。意识水平,包括听从指令的能力和最好的运动功能是用GCS 评分来评价的。GCS 已广泛应用于评价处于昏迷状态或从昏迷中逐渐清醒的患者,但GCS 的主要缺陷性是不包括代表脑干功能完整的颅神经评价。要顾及的最重的颅神经是

表17.2 格拉斯哥昏迷量表

眼的检查

4 – 自发睁眼

3 – 声音唤起的睁眼

2 – 疼痛刺激睁眼

1 – 无睁眼

语言反应

5 – 问答切题

4 – 言语混乱

3 – 只能说出(不适当)单词

2 – 只能发音

1 – 无发音

运动检查

6 – 按吩咐动作

5 – 对疼痛刺激有定位反应

4 – 对疼痛刺激有回缩反应

3 – 痛觉刺激出现异常屈曲

2 – 痛觉刺激出现异常伸展

1 – 无反应

动眼神经。与表现为 GCS 下降的意识水平下降一起,伴有瞳孔不规则或扩大的动眼神经受累在临床上已应用于判定小脑幕裂孔疝的发生。在此情形下,意识水平的下降是脑疝最敏感的体征,而瞳孔异可帮助定位脑干哪部分由于脑疝受累[41]。

此外,应评价瞳孔和生命体征来判定提示特定神经系统损伤的模式。异常瞳孔反应和呼吸模式可能与脑特定部位的神经系统损伤不相符。针对 GCS 评分中不含脑干的评价,Wijdicks 及其同事开发了 FOUR 评分来评估意识水平。重要的是,此评分包括脑干的评估并评估了 4 项内容:眼、运动、脑干和呼吸模式[42]。由于其在评价意识水平方面的全面性,在特定的临床背景下,FOUR 评分可能最终替代GCS;FOUR 评分能识别闭锁综合征和脑疝的不同阶段。下一章"全面神经系统评估"中将有对瞳孔评估的全面解释、瞳孔检查所见的说明和病理性呼吸模式的描述。高血压、心动过缓和过度通气并存构成"库兴反射",常见于颅内高压患者。这三联征是一种生理反射,在高颅压情况下通过系统血压增高,增加心脏充盈时间和降低脑血容量(通过过度通气诱导的小动脉血管收缩)来保持脑灌注。如果快速神经系统评估提示脑疝、即将发生脑疝或颅内高压,那么应立即开始应用药物降低颅内压。

在完成初始 ACLS 和 ATLS 检查和快速神经系统评价后,检查者应继续以 ABC 为指南对危重神经系统疾病患者进行紧急评估。对于突发严重神经系统疾病的患者有一些需要特殊考虑的事情,应该进行专门的"神经系统ABC 检查"。首先,昏迷患者(GCS<9)失去"保护气道"的能力。这意指这些患者由于神经系统损伤丧失了正常的上气道肌肉张力。在检查中,昏迷或脑病患者由于上气道肌肉张力低常常发出很大鼾声或咯咯声。因此,由于上气道阻力高自主呼吸更困难,且误吸的风险大大增加。一般来说,昏迷患者(GCS<9 分)实施气管内插管是为了保护气道 (神经系统 ABC 检查中的"A")改善通气并使误吸和肺部并发症的

风险降至最低。严重神经系统损伤时由于通气不足和可能的误吸,患者会出现高二氧化碳血症或低氧血症,使神经系统损伤严重恶化,尤其是有占位效应的患者(见"觉醒障碍的紧急治疗"一章)。因此,突发昏迷患者在能实施气管插管前应通过面罩通气给予足够的吸入氧浓度以保持正常的氧合作用以及经口或鼻咽气道保持气道开放达到足够通气或强力呼吸。面罩通气时和气管插管后,应保证二氧化碳分压正常($PaCO_2$35~39mmHg)和氧合功能正常($SaO_2$95%~100%或 PaO_2>80mmHg)(呼吸,神经系统 ABC 检查中的"B")。在明确了神经系统损伤后,这些目标可能会修改。

患有严重神经系统疾病的患者可表现为各种形式的心脏节律和血压变化(循环,在神经系统 ABC 检查中用"C"表示)。又一次提到,在昏迷患者的急诊评估中应优先实施标准的 ACLS 指南。因此,不稳定的心脏节律和非常低的血压(SBP<80mmHg)应使用 ACLS 指南进行评估。在急诊评估的这一阶段,神经系统损伤的确切病因可能仍不清楚,虽然病史和查体倾向于一可能的病因。对于不需要 ACLS 来复苏的昏迷患者,应先测量血压同时要考虑严重神经系统疾病的所有可能原因。因而血压目标通常设定在相当宽的范围,直到神经系统损伤的病因被确定(通常与建立足够的通气同时进行)。在评估的此阶段,建议血压目标为收缩压<200mmHg,平均动脉压>70mmHg[44]。通过使用初始宽范围血压目标,医生在治疗神经系统疾病和避免因治疗而加重加重病情之间寻求平衡。例如,急性缺血性卒中患者需要较高的血压来保证缺血脑区的灌注,而脑出血或蛛网膜下腔出血的患者最终需要较低的血压(<160mmHg)来防止出血加剧[45,46]。在作者个人经验中对此有深刻的体会,且在外伤性脑损伤方面进行了一定深度的研究[44]。此目标血压范围也有助于指导气管插管过程中麻醉药的使用,麻醉药的使用可能导致血压急剧波动。在此阶段血压处理的目标是保持稳定以便能安全地护送患者行头 CT 检查(头 CT,神经系统 ABC

检查中的另一个"C")。与病史和体检一起,头 CT 有望早期给出明确诊断并针对神经系统损伤病因给予可能的治疗。表 17.3 总结了昏迷患者的急诊评估。

重要的是,虽然本章着重讨论了突发昏迷患者的急诊评价,但使用表 17.3 所列评估内容也是评价任何患有严重神经科疾病患者的有效方法,即使患者病情没有出现突然变化抑或患者临床表现相对稳定。使用这种方法,临床医生就有了一个发现病情进展并早期实施治疗的可靠框架。

昏迷患者完整的神经系统评价

对昏迷患者进行完整神经系统检查的目的是对造成觉醒障碍的病变进行定位。这种更加全面的神经系统检查应在急诊评估和患者病情稳定后实施。神经系统检查和解剖定位能对患者的病情做出正确评价,并作为即刻和以后检查治疗的重要指南。昏迷患者的神经系统检查与清醒患者采用相同的形式,但对不能合作或不能服从指令患者方法做了修改。全面神经系统检查的标准形式是依次检查下面每一神经系统:智能情况和(或)意识水平,颅神经,运动系统,感觉系统,反射,共济和步态。对于觉醒差的患者,意识水平的评价最重要优先于标准智能状态(其中要对意识内容进行评价的)检查。事实上,如果没有足够的觉醒水平,意识内容(如语言、计算和记忆力)的进一步评

表17.3 昏迷患者的急诊评估

1.ACLS 或 ATLS 初级和高级检查

2.快速神经系统评价

　格拉斯哥昏迷评分计算

　瞳孔检查

3.神经 ABC 检查

　气道(A)-对于 GCS<9 分的患者行气管插管

　呼吸(B)-面罩通气以便获得正常的二氧化碳分压和正常的氧合

　循环(C)-使 SBP<200mmHg 和 MAP>70mmHg

　病情稳定行头 CT 检查

估是不可能的或不可靠的。颅神经、运动、感觉系统和反射也要详细检查。共济和步态的检查对不合作的患者更加困难，通常也无助于觉醒障碍的神经解剖定位。

觉醒障碍时，必须准确评价意识水平。检查患者意识水平的方法是确定觉醒程度，定向力和注意力。检查一位无反应患者时第一步(快速神经系统评估之后)就是观察患者一段时间以确定患者是否能自发清醒(对内部刺激)。第二步是评估患者对外在刺激的反应(检查者诱发的)。这些刺激应循序渐进地从最小到最大伤害的顺序实施。常用的刺激包括：说话声或大声喊，尤其是呼唤患者的名字；疼痛刺激(针刺或揉搓)适用于上肢、下肢、斜方肌、胸部或眼眶；用棉签进行鼻咽部刺激；气管内或气管切开管内顺着抽吸。应注意觉醒所需要的刺激的量，刺激后的觉醒水平以及停止刺激后患者维持觉醒的时间。如果患者确实清醒，那么通过简单的智能状态检查或 Folstein 简易智能量表(MMSE)检查对患者的注意力水平和定向力进行评估。如果患者无气管插管，应要求患者听从指令或用言语表述。如果是用言语来表达，叫患者说出自己的姓名、所在位置、年月日，季节和住院的原因。可以给患者提示，但当评价觉醒水平时，要将使用了提示考虑在内，也就是说，依靠提示回答表明定向力稍差及觉醒有点不正常。应要求患者听从指令。应首先检查涉及中线的指令(如睁闭眼，伸舌)，之后是检查四肢的命令(如伸出两指或大拇指)。听从四肢指令的能力比单纯服从中线的命令更能掩饰较为复杂的过程和较高水平的觉醒。处于昏迷的患者不会听从指令，睁眼，被疼痛或伤害性刺激唤醒或对任何有意义的方式产生反应。脑病的患者会觉醒，睁眼，但不能按指令去做。

颅神经检查对于造成意识水平变化的病灶定位和监测病情进展非常重要。控制皮层激活和觉醒的 RAS，纵向穿过脑干，在解剖上与许多颅神经及颅神经核邻近，尤其发自脑桥中部和更靠嘴侧的。颅神经检查根据神经数字顺序进行，不包括嗅神经(第 1 对颅神经)。视

神经(第 2 对颅神经)的功能可通过几个方法来检查。对于无反应的患者，视神经功能的完整性通过检查瞳孔功能、对惊吓刺激的眨眼反射以及追踪视觉刺激的能力来评价。当检查瞳孔时，来自检查者的光线直接照到视网膜上引发瞳孔收缩(瞳孔缩小)。瞳孔缩小需要视神经、中脑、动眼神经(第 3 对颅神经)和副交感神经系统功能的完整。而且，在正常的人，当光直接照射一只眼时，双眼瞳孔同时缩小。瞳孔收缩和对侧眼同时发生的反应取决于位于中脑的 E-W 核。为激活此通路，检查者的光刺激了视网膜上的视网膜神经节细胞。大多数视网膜神经节细胞通过视神经和视束投射到外侧膝状体核和并最终到视皮层来编码视觉信息。然而，有些神经元投射到中脑的顶盖前核从而形成瞳孔光反射的传入支。从顶盖前核开始通路投射到 E-W 核，E-W 核在发出动眼神经的缩瞳纤维。此通路上的病灶可造成单眼或双侧瞳孔收缩不能，取决于病灶的精确定位和受累结构。累及视神经的病变会导致光射向受累眼时双眼瞳孔都不收缩，这是因为瞳孔光反射的传入支功能障碍。这类病变可通过摆动手电实验而使其更显著，检查时检查者的手电交替照向每只眼。试验过程中，当光照向受累眼时，双眼扩大。相反，当光照向正常眼时，双瞳孔相称地收缩。单独累及视神经的病变很少影响到意识水平。同时影响到瞳孔光反应和意识水平的病变最常见位于中脑或其附近，且这类病灶常导致动眼神经或动眼神经核的功能障碍[47]。动眼神经功能的检查将在下面讨论。

对视觉威胁的反射性眨眼试验是检查无反应患者视神经的另一种方法。检查者以一种快速威胁性方式移动手指或手逼向患者的眼睛，可从面对面视野检查的 4 个象限内引入刺激。对视觉威胁的反射性眨眼要求视神经完整(其作用是反射通路的传入支)和完整的面神经(作为产生眨眼反应的传出通路)[47]。然而，对视觉威胁的反射性眨眼反应消失没有定位意义，因为造成此反射消失的病变已被认定位于多个不同的部位，包括纹状皮层、高级视觉

处理中枢、额叶眼区和中至上位脑干[48]。对无反应患者也可检查反射性视觉刺激追踪。像威胁引起眨眼反射通路一样,视觉刺激追踪也是由复杂的神经通路控制的。传入神经也是视神经。为检查视觉刺激追踪能力,在视野内可移动各种物体。最直接的是要求患者用眼追视手指或面部。检查追踪能力几个有效的刺激包括人脸、纸币和心爱人的照片。另一个追踪刺激是视动性眼震(OKN)条或转轮,各种颜色相间的纸条或转轮在视野内移动或转动。OKN条或转轮在正常人可触发眼震。要在OKN试验中有正常反应,患者除了高级脑处理中心(如枕叶和顶叶)完整外,视神经必须正常[49]。OKN试验可用于无反应患者正常视神经和视觉功能的检查,但OKN消失很难给病变定位。

动眼神经 (第3对颅神经) 有两个基本作用:①控制瞳孔的收缩;②司眼球运动。双侧对称性瞳孔收缩要求视神经 (第2对颅神经)、中脑、动眼神经(第3对颅神经)和副交感神经系统功能完整[47]。瞳孔对光反射的传出支起自E-W核,由此发出副交感神经纤维,在中脑内侧穿行加入动眼神经表面。动眼神经核也位于中脑的内侧部,发出纤维控制眼球运动。由动眼神经控制的眼球运动包括同侧眼所有方位的方向 (向上、向下、内侧),不包括外展和协同向下和向内。外展和下/内侧运动分别由展神经(第6对颅神经)和滑车神经(第4对颅神经)控制。

动眼神经及动眼神经核的完整性通过检查瞳孔功能和眼球运动来评估。动眼神经受累时,副交感纤维功能障碍引起明显的瞳孔扩大。中脑内E-W核和动眼神经核受累引起双侧瞳孔收缩异常,瞳孔中等大小(2~4mm)对光反射消失。相反,脑桥受累可引起针尖样瞳孔和光反射减弱,这是因为阻断了下行交感通路而来自中脑产生的副交感活动失去对抗所致[47]。由于动眼神经及其核团紧邻中脑导水管及RAS,影响瞳孔反应的病变常造成觉醒障碍。除了其他检查所见之外,瞳孔大小和对光反应有助于确定相应病灶的准确神经解剖位置。例如双侧瞳孔中等大小同时有意识丧失应考虑

中脑内侧病变。与之形成对比,瞳孔扩大固定没有意识改变可能是由于同侧动眼神经受压而没有累及中脑的病变。瞳孔固定扩大伴有意识改变提示中脑内或邻近中脑的动眼神经功能障碍。双侧瞳孔小且光反应消失伴有意识障碍考虑脑桥上部病变。

对于无反应患者,观察眼球运动以了解动眼神经和展神经的功能(分别为第3和第6对颅神经)。滑车神经(第4对颅神经)的功能在昏迷患者很难评价。在昏迷患者,首先观察自发眼动和被动眼位来确定任一明显的眼肌无力。在患者自发眼动过程中观察在任何方向上看时眼肌的无力。可以要求患者追视一个在视野中能移动的视觉刺激物或强有力的追踪刺激。强有力的追踪刺激包括人脸、大面额纸币或OKN条或转轮。对于无反应或不配合的患者,可以通过头眼反射检查眼球运动,有时也被称作玩偶眼试验。做此检查时,检查者侧面将患者的头从一侧向另一侧移动来观察患者外侧的眼动情况。正常情况下,前庭系统内双侧张力活动驱动眼球转向对侧。头不动时这种活动处于平衡状态。当头向向一侧转动时,头转动方向侧前庭系统活动增加而对侧活动减弱。因此,眼动正常的患者,眼球转向头运动相反的方向。此试验也可通过头部垂直运动来进行。正常头眼反射要求正常的前庭器官,前庭耳蜗神经(传入支,第8对颅神经)、脑干、动眼神经(传出支,内侧眼球运动)和展神经(传出支,外侧眼球运动)[47]。头眼反射时眼动消失可能是弥散性脑干活动异常或根本没有脑活动。然而,解释此检查结果时要慎重因为神志清醒的患者可以通过固定凝视远处的物体来抑制头眼反射。如果头眼反射在某些方向上存在而在其他方向上消失,应解释此检查来确定哪个眼外肌无力并最终确定受累的神经或神经核:动眼神经控制眼球向内运动,展神经控制眼球向外的运动。

如果头眼反射消失,那么确认眼动消失更强有力的试验是前庭眼反射或冷热水实验。做该项检查时,与冰混合5分钟的冷水持续滴入

一侧外耳道 2 分钟。注入过程中和注入后数分钟观察眼球运动。几分钟后复温,应将冷水注入对侧耳。与头眼反射一样,正常的冷热水试验的需要正常前庭器官,前庭耳蜗神经(传入支,第 8 对颅神经)、脑干、动眼神经(传出支,眼球内侧运动)和展神经(传出支,眼球外侧运动)。正如所提到的,前庭系统内双侧正常的张力活动驱动眼球转向对侧。鼓膜受凉破坏了此平衡。因此,脑桥和中脑活动正常的患者,鼓膜受凉引起的张力抑制导致眼球转向注入凉水的耳。眼球向外和向内运动分别通过展神经和动眼神经支配。如果患者皮层活动正常,也会出现矫正的眼球扫视远离注冷水耳。经典的有助记的 "COWS:冷对侧(cold opposite),温同侧(warm same)" 是指在冷热水试验中不同温度的水产生的矫正性眼球扫视方向。在昏迷患者此有助于记忆的方法临床实用性不强,因为皮层功能常常消失或明显异常。有些患者冷热水反应不对称或一侧消失,应解释其他的临床和神经系统检查结果来明确病变的部位。脑桥和中脑活动消失患者,在双侧冷热水试验中眼球仍将位于中线位置。眼动异常常伴发意识丧失,因为司眼球运动的核团与 RAS 紧邻,尤其在中脑。

引起意识障碍的脑损伤常可出现特定的有助于病变定位的眼动形式[47]。眼球上下摆动由脑桥病变所致,表现为快速下视和缓慢上视相[47]。中脑的病变引起退缩性眼震(迅速地凹陷,再缓慢向前还原)、辐辏性眼震和落日眼伴眼球强迫性下视[47]。乒乓眼(眼球有节律地从一侧向另一侧快速移动)和周期性交替凝视是由双侧大脑半球、小脑蚓部或中脑病变所引起[47]。虽然罕见,当与昏迷或脑病并存时,这些眼动异常可预示严重神经系统疾病。

对于昏迷患者,角膜反射是检查三叉神经(第 5 对颅神经)功能最可靠的方法。检查时刺激角膜引起双眼眨眼反射。角膜反射要求同侧三叉神经、脑桥和双侧面神经功能正常。与瞳孔对光反应一样,对角膜刺激会出现双眼一致性眨眼反射。角膜反射的组成部分

也由对侧顶叶控制[48]。三叉神经是此反射的传入通路,可用不同强度的方法刺激。最温和的刺激方式是轻触或动患者的眼睫毛。如果患者有对称性眨眼,那么说明角膜反射完整不需要进一步刺激角膜。较大强度刺激角膜的方法包括向眼睛里滴生理盐水或用细长棉拭子碰触角膜。棉拭子提供的是最强的角膜刺激。反复角膜反射检查时需小心避开晶状体正前方的区域,因为此部位的角膜损伤会影响视力。建议检查角膜反射尽可能在远离晶状体的位置,比如角膜和结膜交界处。

可以通过观察被动的脸部姿态来检查面神经,如睑裂的宽度和鼻唇沟。正如上面提到的,眨眼和角膜反射的传出通路由面神经支配。当面肌无力伴有意识水平改变时,应与其他临床资料一起来分析。前庭蜗神经(第 8 对颅神经)检查是用如上所描述的头眼反射或前庭眼反射。舌咽神经和迷走神经(第 9 和第 10 对颅神经)通过呕吐和咳嗽来检查。严重意识水平下降的患者呕吐和咳嗽无力或协调性更差。这种协调性差的确切原因不清楚,因为影响意识水平的病变常常不累及舌咽和迷走神经核。昏迷患者常常给予气管插管保护气道,因为即使存在呕吐和咳嗽反射,也有通气不足、误吸和肺炎的高风险。脊髓副神经和舌下神经在昏迷患者通常不查。

脑干负责控制呼吸模式。脑干内病变可引起病理性呼吸模式,具体特征由病变部位决定。陈-斯呼吸(潮式呼吸)表现为短周期的过度换气继之短周期的呼吸暂停,可能伴有其他觉醒水平提高的体征,如运动检查或睁眼反应的改善。潮式呼吸常见于双侧丘脑损伤、广泛的双侧皮层投射损伤或代谢紊乱,因此常伴有觉醒障碍。长吸式呼吸与脑桥损伤有关,以长的吸气暂停为特征。中枢神经元过度通气是以持续性过度通气为特征伴有呼吸频率 >40 次/分。这种呼吸模式定位于双侧大脑半球、脑桥或中脑损伤。丛集性呼吸表现为不规则的丛集性呼吸继之以不规则的呼吸停止期。双侧半球、脑桥或延髓喙侧损伤可导致丛集性呼吸。

共济失调性呼吸见于延髓病变,表现为完全不规则的呼吸模式(呼吸模式中的"房颤"),提示即将发生呼吸衰竭。

与颅神经检查一样,首先通过被动观察检查运动系统。检查者应注意患者的运动是否对称、敏捷、随意以及患者肢体摆出的特殊姿势。随后检查者应要求患者按指令活动躯干和四肢。如果患者神志清楚,像经典的神经系统检查一样,进行对抗性肌力检查。同样,如果患者处于清醒状态,要详细检查感觉系统。然而,对于昏迷患者,运动和感觉系统一起查,因为疼痛刺激传向中枢再由中枢传向外周引起运动反应。施予疼痛刺激时,如果患者移动某一肢体或有痛苦表情,则说明患者感觉到了疼痛刺激并做出了反应。如果患者对痛觉刺激的反应是以复杂的方式移动肢体,尤其是对抗重力,那么说明患者对疼痛能够定位。对疼痛定位反应不是刻板的:患者对每一疼痛刺激有不同的或非常有目的性的动作,这掩饰了更高级皮层的信息处理过程。相反,对疼痛刺激肢体的回缩可以是刻板的并常位于重力平面内。肢体摆出不自然的姿势或没有肢体运动预示严重的神经系统损伤。有两种类型的姿势:伸展(去大脑状态)和屈曲(去皮层状态)。伸展姿势和不良临床转归联系在一起,通常是由于大范围脑损伤,包括脑桥和中脑。伸展姿势(去大脑状态)时,痛觉刺激触发一个非常刻板的反应,患者单侧或双侧上臂内收伸直内旋、双腕伸直、双腿伸直、足跖屈。相反,屈曲姿势(去皮层状态)时,痛觉刺激也触发一个刻板反应,只是上肢在腕和肘部屈曲。屈曲姿势也与预后不良联系在一起,但比伸性姿势的脑病变区域要小,通常累及中脑上部喙侧区。由于这些姿势反射的精确定位不定,建议应用术语伸展和屈曲,而不用去大脑或去皮层姿势。为了确定患者的运动是回缩还是姿势反射,应将患者的手放在腹部,对患者上臂实施痛觉刺激。如果患者能定位或回缩,患者会移动上肢远离痛觉刺激。如果是姿势反射,无论刺激哪里上肢都以刻板的方式移动。对下肢给予疼痛刺激也会

触发三屈曲反应,屈髋、屈膝和踝背屈。此体征是脊髓反射,与严重的神经系统功能障碍相一致。屈曲和伸展姿势都与神经系统预后差相伴,两者都需要脑电活动。在没有脑电活动和脑死亡时三屈曲反射可持续存在。

与传统的神经系统检查相比,在昏迷患者的检查中腱反射的价值不大。下颌反射是检查三叉神经及其核的完整性的反射。下颌反射增强见于三叉神经核以上部位的病变以及可引起意识改变的由代谢和中毒造成的弥漫性病变。其他腱反射可以亢进或减弱,中毒或代谢紊乱时可见到这种情况,而腱反射不对称与其他临床资料和前面章节中讲述的神经系统检查结果一起有助于神经系统病变定位。

脑死亡的临床判定

脑死亡是以所有临床脑电活动不可逆消失为特征。如果确认为一个刺激性中枢神经系统损伤,排除所有可能的代谢和中毒性病因,患者不发热并且血压不低,才符合脑死亡的标准[3,50]。要确定脑死亡,全面神经系统检查不能有下列任何一项:对疼痛刺激有反应,包括伸展或屈曲性姿势(虽然脊髓反射表现为腱反射存在,跖反射伸性,下肢可以有三屈曲);对威胁或角膜刺激有眨眼;鼻咽部对刺激有反应;有瞳孔对光反射;双侧冷热水实验时有眼动;有吞咽或咳嗽;在呼吸机设定的呼吸频率之上有自主呼吸[3,50]。通过神经系统检查证实无脑电活动后,进行呼吸暂停试验。做此检查时,撤去呼吸机检查自主呼吸。检查过程中检测血气分析:$PaCO_2$ 升高超过 60mmHg 或 $PaCO_2$ 升高比基线超出 20mmHg 以上。脑死亡的判断标准总结在表 17.4。

偶尔,患者在呼吸暂停试验中血流动力学变得不稳定,和(或)神经系统检查项目不能完成。在此情况下,辅助检查用于推断脑电活动消失。在这些检查中最重要的是常规脑血管造影和应用放射活性示踪剂(核医学)的脑血流检查。脑血流消失加没有临床脑电活动的证据

表17.4 脑死亡的判断(Wijdicks等2010年修订)

1.必要条件

a.存在引起昏迷的不可逆性原因

b.正常的体核(指机体深部,包括心、肺、脑和腹部器官的温度)温度(>36℃)

c.正常的收缩压(>100mmHg)

d.根据当地法规,至少进行一次神经系统检查

2.神经系统评估

a.昏迷(完全没有反应)

b.瞳孔对光反射消失

c.眼动消失,包括冷热水试验

d.角膜反射消失

e.无面肌运动

f.吞咽和咳嗽反射消失

g.呼吸停止试验中无自主呼吸

3.辅助检查

a.在神经系统评估不能全面进行或没有结论时使用

b.在下列任一项中没有脑血流的证据

—核素扫描

—脑血管造影

c.脑电图没有脑电活动

4.记录

a. 脑死亡时间定为为 $PaCO_2$ 超过 60mmHg 或 $PaCO_2$ 比基线超出 20mmHg 时

b.死亡的时间是辅助检查做完解释结果(符合脑死亡)的时间

c.必须通知取器官的组织

提示脑死亡。其他支持脑死亡诊断的检查包括脑电图电静息状态和 TCD 或 CT 血管成像没有血流。然而,这些检查不太可靠。如果临床检查,包括呼吸暂停试验,能确定的话,就不需要辅助检查来宣告脑死亡。

重要的是,脑死亡的诊断等同于死亡,当与家属沟通时应强调这个事实[5]。死亡的时间定为 $PaCO_2$ 超过 60mmHg 或 $PaCO_2$ 超出基线 20mmHg 没有自主呼吸这一时刻[3]。躯体死亡和脑死亡的定义和判定稍有不同取决于各州、地方和医院的法规。脑死亡的判定应与这些章程一致。美国神经病学协会试图通过出版循证基础上的指南使脑死亡的判定标准化[3,50]。

觉醒障碍的病因和鉴别诊断

昏迷和脑病的原因很多。然而,共同主题,如前面章节所讲,是觉醒障碍的病因一定累及了上位脑干(尤其脑导水管或四脑室区域)、丘脑或丘脑皮层投射或同时累及双侧皮层。为了确定昏迷的原因,临床医生必须考虑患者的既往史、发病时间过程、伴随症状和体征、损伤定位(基于神经系统检查)、临床影像学如 CT 或 MRI 扫描和相关实验室检查结果。神经系统疾病,特别是昏迷,有很多潜在病因,可缩写成"VITAMINSC/D",分别代表血管性(vascular)、感染性(infection)、创伤性(trauma)、自身免疫性/炎性(autoimmune/inflammatory)、代谢性(metabolic)、药物性(medications)、偏头痛(migraine)、颅内压(高或低)(intracranial pressure,high or low)、肿瘤性(neoplasms)、癫痫(seizures)、脑脊液循环障碍(脑积水)(cerebrospinal fluid disorders,hydrocephalus)和发育异常/先天性畸形(developmental/congenital anomalies)。血管性损伤,比如缺血性卒中引起的局灶性脑缺血、心搏骤停引起的全脑缺血、脑内出血或蛛网膜下隙出血,可直接损伤脑干或丘脑引起觉醒障碍。同样,血管损伤后脑水肿引起的占位效应可导致颅内压增高、梗阻性脑积水和脑疝,脑疝可通过直接压迫转而损伤觉醒系统。血管损伤发病急骤,在缺血性脑卒中和脑内出血时,多半表现为神经系统功能障碍,累及脑干或丘脑时会影响到觉醒水平。

感染,如脑膜炎或脑脓肿,至少通过两个机制影响意识水平。感染过程和相关的炎性过程通过改变脑血流、改变脑脊液动力学和脑水肿弥散地损害皮层活动。或,感染本身直接累及或侵害觉醒系统。感染可为急性、亚急性或慢性发病过程,可伴有发热和白细胞增多,常导致脑脊液异常。创伤可直接伤觉醒系统或伴随的脑水肿压迫觉醒系统引起觉醒障碍。根据病史、临床表现和体格检查中发现的创伤证据

通常可以确定外伤。自身免疫或炎性病因通过与感染类似的机制引起觉醒障碍。临床表现可能与感染一样，除了没有感染的证据和其他炎性血清学标记物升高，如血沉，ANA或ANCA。

代谢紊乱和药物是造成觉醒障碍最常见的原因，可通过病史和实验室检查做出诊断[5]。能影响意识的常见代谢性紊乱是低血糖和高血糖、低钠血症或高钠血症、高尿酸血症、高碳酸血症、低氧血症、高血氨症和高钙血症。与意识障碍有关的常用药物有乙醇、苯二氮䓬类、麻醉药、巴比妥类、抗癫痫药、肌松剂、抗组织胺药和撤药或药物过量[8,51]。老年人和以前有脑损伤的患者对代谢紊乱和影响意识的药物尤其敏感[51]。偏头痛是觉醒障碍不常见的原因。基底动脉型偏头痛是偏头痛的少见亚型，可影响意识水平，根据头痛病史可怀疑此诊断，但常常在排除了其他更危险的疾病如基底动脉卒中后才考虑该诊断。

颅高压常伴有觉醒障碍，最常见于血管病、感染、肿瘤和脑积水。高颅压至少通过两个机制可引起意识障碍：①脑疝，临近脑区的病变压迫脑组织影响觉醒系统；②弥散性升高的颅压引起广泛的皮层功能障碍。肿瘤如果直接长入觉醒系统或临近病变长大后压迫觉醒系统，或由于血管源性水肿使觉醒系统功能紊乱可引起觉醒障碍。癫痫通过几个机制引起觉醒障碍：①癫痫持续状态(痉挛或非痉挛性)与意识障碍有关；②在单次发作或丛集性发作中，患者可能意识障碍，这取决于致痫灶的大小；③患者在癫痫发作后阶段以及使用有镇静作用的抗癫痫药物后不能彻底唤醒。癫痫作为觉醒障碍的原因可根据病史、见到的阵挛活动或其他惊厥相关体征如舌咬伤以及脑电图有痫性放电就可以诊断。脑积水可压迫并引起丘脑和中脑功能障碍也可引起弥散性双侧皮层投射的功能异常。脑积水可以是先天性的，或作为脑肿瘤、CNS感染、炎性疾病、出血或缺血性卒中的后发病。在先天性脑积水患者中，分流失败也应认为是觉醒障碍的可能原因。

觉醒障碍的鉴别诊断最常包括昏迷和脑病，但也必须考虑到其他少见的觉醒障碍情况。这些情况包括脑死亡(前面讨论过)、植物状态、最小意识状态(可由急性脑损伤后昏迷或植物状态、变性或先天性神经系统疾病发展而来，有严重意识障碍，但患者既不符合昏迷也不符合植物状态的诊断。存在部分意识。译者注)、闭锁综合征、无动性缄默和心因性昏迷。植物状态是昏迷的可能转归之一，尤其是，如果昏迷是由于广泛双侧皮层、皮层下白质或丘脑损伤所致而脑干相对完好。在植物状态中，脑干觉醒系统保留；因此，处于植物状态的患者可能表现周期性自发觉醒，对外界刺激有反射性警觉，且有自发的睁眼，但所有意识的其他组分和认知不存在[52]。植物状态时，觉醒发生在意识丧失情况下，因为由于广泛皮层或皮层下白质损伤意识丧失。植物状态的反射性行为与昏迷的完全无反应不一样。实际上，植物状态可能是从昏迷的无反应状态至有部分反应状态的过渡状态。按照惯例，植物状态持续1个月以上被认为是"持续"植物状态，而继发于非创伤性脑损伤后植物状态持续超过3个月被称做永久性"植物状态"，依据是自主功能恢复的可能性微乎其微[52]。最小意识状态时，对环境和内部刺激有反应，但此状态与植物状态的不同在于可见到间歇性的、不协调的意识行为，这些行为提示患者有意识[53]。例如，最小意识状态的患者可能偶尔，但不可靠，听从指令，注意或追踪人脸或声音，或发出有意义的语言[53]。与植物状态一样，最小意识状态的患者存在广泛的皮层或皮层下白质损伤，但病变不那么严重，从而有更好的意识[52]。区别最小意识状态和植物状态的意义在于恢复的可能性。永久性植物状态的显著恢复不太可能，自最小意识状态可察觉的恢复越来越被认为是可能的[55,56]。实际上，在最小意识状态患者中针对改善觉醒和意识的治疗，如深部脑刺激(见觉醒障碍治疗章节)正在试验中。

闭锁综合征临床上看起来像有觉醒障碍，

但实际上是由于脑桥腹侧严重损伤引起的完全失传出状态。因为 RAS(位于脑桥背侧)未受累，所以闭锁患者存在正常的醒觉和意识。经典的闭锁综合征患者仅能通过眨眼和(或)上视与检查者进行交流。在脑干损伤的昏迷患者中，在初次评价时让患者向上看和眨眼以保证没有漏掉闭锁综合征是非常重要的。脑干缺血性卒中患者(尤其是基底动脉闭塞)、脑干出血或脱髓鞘都可造成闭锁状态。同样，应用神经肌肉阻滞剂所致的药理性麻痹或患有急性脱髓鞘性炎性多发性神经病的患者可有相似的表现。在闭锁综合征的患者中，脑电图显示正常的皮层活动有助于诊断。

无动性缄默是另一种少见的觉醒障碍，特征性的表现为意志缺失、冷漠、通常为不动状态但有完好的视觉追踪[54]。疼痛刺激触发各种反应，包括无反应或伸展姿势。反射性眨眼和对疼痛做出痛苦表情仍保持完好并且存在额叶释放征。无动性缄默最常见于出血或缺血导致的双侧前扣带回病变，导致不能始启动运动。无动性缄默也可见于丘脑或基底节损伤[54]。

觉醒障碍的治疗

觉醒障碍的急诊处理

昏迷患者的急诊处理集中在对昏迷患者进行急诊评价时收集资料(见昏迷患者的急诊评价一章)。如讨论过的，对所有危重患者的最初评价是从初级和高级 ACLS 调查开始的。在 ACLS 程序中推荐的特殊治疗超出本章讨论范围。在快速神经系统评估和神经系统 ABC 调查中，收集对危重神经系统疾病患者治疗有意义的重要临床资料，目的是预测是否急性昏迷患者病情稳定可以进行进一步的诊断性检查(头 CT、MRI、全面的神经系统检查)。如上面所讨论的，昏迷患者(GCS<9)常需要气管插管保证气道并接受经口或经鼻面罩通气来保障正常的二氧化碳和正常的血氧饱和度，直至明确神经系统损伤的原因。

在神经系统 ABC 调查中血压控制目标为收缩压<200mmHg，平均动脉压>70 mmHg。通常使用的降压药物包括拉贝洛尔(根据需要每 10 分钟静脉注射 10~20mg)和肼屈嗪(根据需要每 10 分钟静脉注射 10mg)。拉贝洛尔应避免用于心动过缓的患者。尼卡地平可持续静脉滴注降低血压，大体上可以保证更精确的血压控制。对于可能伴有或证实有颅内高压的昏迷患者应避免在急诊使用硝酸盐和硝普钠来降压，因为这些药物可通过明显的静脉扩张增加颅内压[57]。去氧肾上腺素(新福林)、多巴胺和去甲肾上腺素(正肾素)是常用的升压药物。去氧肾上腺素和多巴胺的优点是可通过周围静脉通路临时应用。去甲肾上腺素虽然提升血压更有效，但需要中心静脉通路。在心动过缓的患者避免应用去氧肾上腺素，因为其可引起反射性心动过缓。

快速的神经系统评估会确定患者是否患有需紧急干预的神经系统损伤。如果患者有颅内高压的临床证据(如昏迷，瞳孔异常，库欣三联征)，应进行"脑救治程序"(总结于表 17.5)。"脑救治程序"是降低颅压的系统性治疗方法。首先，应将患者的床头抬高 30°以上，并确定为保证气管插管使用的带子没有压迫颈静脉。其次，患者应给予过度通气，目标 $PaCO_2$ 为 28~32mmHg。对于接受机械通气的患者可增加呼吸频率或潮气量，对于即将给予气管内插管的患者通过面罩通气(呼吸次数达到 25~30 次/分)达到过度通气。应使用呼气末 CO_2 监测仪，其可以指导过度通气治疗，因为预防性和慢性过度通气可导致脑损伤恶化，因此必须避免。第三，应通过中心或周围静脉通路静点甘露醇(20%~25%，1~2g/kg)。甘露醇产生渗透性梯度使得水从水肿的和正常脑组织中流出，减少脑容积，最终降低颅内压。第四，应通过周围静脉(≤2% NaCl)或中心静脉(>2% NaCl)液路静点高张盐水(2%~23.4%NaCl)。第五，应放置监测颅内压 (ICP) 的装置并指导随后的治疗。这些装置包括脑室外引流(EVD)如果脑室没有受压，脑实质内监测仪，或蛛网膜下腔闩

表17.5　"脑救治程序"——颅内高压的急诊治疗

1.物理干预——有效的脑静脉引流

　　将床头抬高>30°

　　保证头位于中线避免颈静脉受压

　　保证颈部没有绷带压迫

　　股静脉建立中心静脉通路

2.过度通气——通过脑小动脉血管收缩减少脑血流量

　　目标 $PaCO_2$ 为 28~32mmHg

　　面罩通气直至患者行气管内插管

3.甘露醇(1~2g/kg)——通过促进水从脑组织中进入血管减少脑容积

　　可通过周围或中心静脉给药

4.高张力盐水(2%~23.4%)——通过促进水从脑组织进入血管减少脑容积

5.颅内压监测装置

　　脑室外引流,脑实质内监测仪,蛛网膜下隙闪放置装置前需要做头 CT

(一种颅压监测装置)。在放置 ICP 检测仪之前,临床上可通过观察意识水平的改变、瞳孔反应性以及异常的生命体征监测颅内高压治疗的有效性。对于颅内高压患者,应达到目标脑灌注压(CPP)超过 60mmHg 以避免并存的脑缺血。CPP 是指平均动脉压(MAP)和 ICP 的差值。在进行 ICP 监测的患者中,应支持 MAP 以保障 CPP 超过 60mmHg。对于没有颅内压监测又怀疑有颅内高压的患者,临床医生应假定 ICP≥20mmHg;因此 MAP 应保持在 80 mmHg 以上。

重要的是,虽然急性颅高压的死亡率高,通常可进展为脑死亡,但仍有很大可能取得很好的神经系统转归。一项对 28 例急性颅高压和脑疝患者进行的前瞻性研究中,16 例患者(60%)死亡,包括 13 例患者进展为脑死亡。然而,通过积极治疗(如前面章节讲到的),7 例(25%)患者在将近 1 年的时间在功能上达到自理[41]。在一项关于 23.4% NaCl 逆转脑疝有效性的回顾性研究中,68 例患者中 5 例(7.4%)在出院时遗留轻度或中度残障[58]。这两项研究都提示尽管颅高压和脑水肿有严重残疾和死亡的高度风险,即刻识别并马上开始

"脑法则"可使 25% 以上的患者取得良好神经系统预后。

在执行"脑救治程序"过程中,如果还没有完成 ACLS 或神经系统 ABC 调查的步骤,临床医生应该进行中心静脉置管。高张盐水(>2%)需要通过中心静脉输入,这与去甲肾上腺素一样。在中心静脉通路建立之前仍要选择甘露醇作为治疗高颅压的药物,因为甘露醇可通过周围静脉静点。而且,危重患者通常需要中心静脉通路以便给予多种药物和经常进行血液化验检查。如果怀疑颅高压,应避免颈内静脉和锁骨下静脉置管直到颅高压得到控制。颈内静脉受压可减少静脉回流从而加重颅高压。锁骨下和颈静脉置管都要求患者位于特伦德伦伯格卧位(垂头仰卧位),这可减少静脉回流加重颅高压。因此,紧急处理昏迷患者时,尤其可能有颅高压时,应让患者处于反特伦德伦伯格卧位(抬头仰卧位)给予股静脉置管。由于有感染的风险,强烈推荐在 48 小时内考虑在其他位置建立静脉通路。

觉醒障碍的急性期治疗

觉醒障碍最重要的治疗原则是如果可能的话去除病因。在脑肿瘤、脑积水、感染、自身免疫病、癫痫、应用药物和代谢紊乱引起觉性障碍的患者中,如果能早期确定诊断很可能会去除病因或成功治疗。相反,在导致觉醒系统持久损伤的神经系统疾病中,如心搏骤停引起的全脑缺血,卒中引起的脑缺血或外伤性脑损害,治疗集中在尽最大可能减轻脑损伤和尽可能好的康复。

有许多疾病特异性的急性干预方法可用来治疗觉醒障碍的病因或防止进一步损害。急性缺血性卒中如果患者在发病 3 小时内就诊可静脉内给予组织纤溶酶原激活剂(TPA),如果未能给予 TPA,给予抗血小板治疗。对难治性颅内高压可进行去骨瓣减压术。脑出血和蛛网膜下腔出血要求血压降低至收缩压小于 160mmHg,纠正凝血功能不全,根据病情急诊手术或血管内治疗。昏迷的硬膜下出血患者

要求清除血肿并纠正凝血功能不全。中枢神经系统感染要求立即启动广谱抗菌治疗，视患者病情给予类固醇激素。癫痫持续状态和复发性癫痫要求马上抗癫痫药物治疗。

神经保护是临床和转化神经科学研究的热门领域。神经保护研究的假说是指向某些治疗，如药物可减少缺血诱导的神经元死亡。实验室和临床试验已广泛研究了许多药物。不幸的是，没有一种药物在临床试验中能被证实有可靠的神经保护作用，尽管在动物试验中许多药物有明显的神经保护作用。然而，最近的研究业已生出了相当大的希望使诸如心脏骤停所致的全脑缺血后昏迷有更多的机会从昏迷中苏醒过来。对心搏骤停所致昏迷的幸存者给予低温治疗（32℃~34℃）显示大约 1/6 的患者神经系统转归会得到明显改善[59,60]。自从现代心肺复苏术出现后，神经保护治疗使心脏骤停后昏迷的患者神经系统预后得到最大的改善。由于低温疗法对神经保护的有效性，在 2005 年的咨询报告中，美国心脏病协会（AHA）推荐"对院外心脏骤停后昏迷的幸存者当最初心脏节律是为室颤时应将温度降至 32℃~34℃维持 12~24 小时"[61]。咨询报告中补充说低温治疗对其他心律失常或院内心脏停搏的也有效[61]。

慢性觉醒障碍的治疗

转化神经科学和药物临床试验以及使缺血脑组织得到最大恢复并最大利用未受损脑组织的其他治疗也正在进行中。一个令人激动的引起相当大关注的项目——关于深部脑刺激治疗昏迷患者可能性的研究已经开展。最近发表了一项关于对创伤后脑损伤处于最小意识状态的患者刺激其丘脑中心核团从而改善觉醒的病例报道，对此可能性提供了证据[62]。此技术也可扩展到由于心脏骤停引起全脑缺血的昏迷幸存者。实际上，在近十年间已发表了数个病例报道和病例系列研究，详述了对在这些患者中深部脑刺激器的使用[63-67]。最大的系列研究来自日本，报道了 26 例将深部脑刺

激器安置在丘脑中央核或间脑网状核的患者随访 10 年的数据资料[64]。虽然许多患者刺激后仍处于植物状态，但数例患者在刺激后数月可观察到有意义的行为和与外界环境的互动。虽然深部脑刺激对有觉醒障碍的心跳骤停幸存者仍是试验性的，但通过刺激丘脑和脑干深部核团支持新的皮层觉醒模式似乎很有道理。

有数个帮助恢复觉醒的药物已经在实验室和有选择的少数患者中试用过。最有前途的是莫达非尼，因为其副作用小。莫达非尼有几个药理生理作用，包括加强丘脑皮层偶联并增加脑干内细胞外的去甲肾上腺水平[68]。这两个作用都可促进觉醒。有报道称莫达非尼促进发作性睡病患者、倒班工人、阻塞性睡眠呼吸暂停、多发性硬化以及卒中后出现觉醒障碍患者的提高觉醒水平。关于昏迷患者的研究还未见广泛报道。莫达非尼最严重的副作用是其抑制某些细胞色素 P450 酶从而可能影响其他药物的水平。莫达非尼也可引起头痛、情绪不安和高血压[69]。盐酸哌甲酯（利他林）也用于昏迷患者的研究，尤其是创伤性脑损伤患者[70]。与莫达非尼一样，利他林增加细胞外去甲肾上腺素浓度并因此促进觉醒。利他林在创伤性脑损伤患者中的应用研究表明给予利他林后患者住院时间和住在 ICU 的时间会缩短[70]。在应用利他林的患者中理论上有心脏的副作用。另外，唑吡坦——常用的催眠药用于健康患者的辅助睡眠，在某些意识障碍的患者中业已显示有似是而非的副作用。特别应该注意的是，对有觉醒障碍的患者应用唑吡坦可增加醒觉，机理不清[71]。

小结

觉醒障碍，表现为昏迷和脑病，是许多类疾病常见的最终结局，这些疾病有脑桥、中脑、丘脑或同时累及双侧丘脑皮层投射或双侧皮层所致的共同病理生理学障碍。虽然常常是致命的，但早期识别并治疗这些疾病可能会取得好的神经系统转归。迅速有效的治疗需要牢固

掌握觉醒障碍的神经系统解剖定位并在此基础上进行仔细实用的病情评估。只要在实验室和床旁继续研究觉醒系统的解剖和生理以及觉醒障碍的病理生理，已经建立的促进觉醒的治疗方法就会不断优化，新的治疗方法就会涌现。

参考文献

1. Posner JB, Plum F. Plum and Posner's diagnosis of stupor and coma. 4th ed. Oxford: Oxford University Press; 2007.
2. Jennett B, Bond M. Assessment of outcome after severe brain damage. Lancet. 1975;1(7905):480–4.
3. Wijdicks EF, Varelas PN, Gronseth GS, Greer DM. Evidence-based guideline update: determining brain death in adults: report of the Quality Standards Subcommittee of the American Academy of Neurology. Neurology. 2010;74(23):1911–8.
4. Practice parameters for determining brain death in adults (summary statement). The Quality Standards Subcommittee of the American Academy of Neurology. Neurology. 1995;45(5):1012–4.
5. UDDA. Uniform Determination of Death Act. 1980. http://www.nccusl.org/.
6. Zheng ZJ, Croft JB, Giles WH, Mensah GA. Sudden cardiac death in the United States, 1989 to 1998. Circulation. 2001;104(18):2158–63.
7. Thakor NV, Shin HC, Tong S, Geocadin RG. Quantitative EEG assessment. IEEE Eng Med Biol Mag. 2006;25(4):20–5.
8. Ely EW, Shintani A, Truman B, et al. Delirium as a predictor of mortality in mechanically ventilated patients in the intensive care unit. JAMA. 2004;291(14):1753–62.
9. Esteban A, Anzueto A, Alia I, et al. How is mechanical ventilation employed in the intensive care unit? An international utilization review. Am J Respir Crit Care Med. 2000;161(5):1450–8.
10. Eidelman LA, Putterman D, Putterman C, Sprung CL. The spectrum of septic encephalopathy. Definitions, etiologies, and mortalities. JAMA. 1996;275(6):470–3.
11. Nelson JE, Tandon N, Mercado AF, Camhi SL, Ely EW, Morrison RS. Brain dysfunction: another burden for the chronically critically ill. Arch Intern Med. 2006;166(18):1993–9.
12. Levy DE, Caronna JJ, Singer BH, Lapinski RH, Frydman H, Plum F. Predicting outcome from hypoxic-ischemic coma. JAMA. 1985;253(10):1420–6.
13. Booth CM, Boone RH, Tomlinson G, Detsky AS. Is this patient dead, vegetative, or severely neurologically impaired? Assessing outcome for comatose survivors of cardiac arrest. JAMA. 2004;291(7):870–9.
14. Teres D, Brown RB, Lemeshow S. Predicting mortality of intensive care unit patients. The importance of coma. Crit Care Med. 1982;10(2):86–95.

15. Bastos PG, Sun X, Wagner DP, Wu AW, Knaus WA. Glasgow Coma Scale score in the evaluation of outcome in the intensive care unit: findings from the Acute Physiology and Chronic Health Evaluation III study. Crit Care Med. 1993;21(10):1459–65.
16. Dubois MJ, Bergeron N, Dumont M, Dial S, Skrobik Y. Delirium in an intensive care unit: a study of risk factors. Intensive Care Med. 2001;27(8):1297–304.
17. Ely EW, Margolin R, Francis J, et al. Evaluation of delirium in critically ill patients: validation of the Confusion Assessment Method for the Intensive Care Unit (CAM-ICU). Crit Care Med. 2001;29(7):1370–9.
18. Francis J, Martin D, Kapoor WN. A prospective study of delirium in hospitalized elderly. JAMA. 1990;263(8):1097–101.
19. Steriade M. Corticothalamic resonance, states of vigilance and mentation. Neuroscience. 2000;101(2):243–76.
20. Llinas RR, Steriade M. Bursting of thalamic neurons and states of vigilance. J Neurophysiol. 2006;95(6):3297–308.
21. Hoesch RE, Koenig MA, Geocadin RG. Coma after global ischemic brain injury: pathophysiology and emerging therapies. Crit Care Clin. 2008;24(1):25–44, vii–viii.
22. Lindsley DB, Schreiner LH, Knowles WB, Magoun HW. Behavioral and EEG changes following chronic brain stem lesions in the cat. Electroencephalogr Clin Neurophysiol. 1950;2(4):483–98.
23. Jones BE. Arousal systems. Front Biosci. 2003;8:s438–451.
24. Starzl TE, Taylor CW, Magoun HW. Ascending conduction in reticular activating system, with special reference to the diencephalon. J Neurophysiol. 1951;14(6):461–77.
25. Steriade M, Oakson G, Ropert N. Firing rates and patterns of midbrain reticular neurons during steady and transitional states of the sleep-waking cycle. Experimental brain research. Experimentelle Hirnforschung. 1982;46(1):37–51.
26. Paxinos G. The rat nervous system. Sydney: Academic; 1985.
27. Jones EG. Thalamic circuitry and thalamocortical synchrony. Philos Trans R Soc Lond B Biol Sci. 2002;357(1428):1659–73.
28. Groenewegen HJ, Berendse HW. The specificity of the 'nonspecific' midline and intralaminar thalamic nuclei. Trends Neurosci. 1994;17(2):52–7.
29. Lin JS, Sakai K, Vanni-Mercier G, Jouvet M. A critical role of the posterior hypothalamus in the mechanisms of wakefulness determined by microinjection of muscimol in freely moving cats. Brain Res. 1989;479(2):225–40.
30. Panula P, Yang HY, Costa E. Histamine-containing neurons in the rat hypothalamus. Proc Natl Acad Sci USA. 1984;81(8):2572–6.
31. Jin CY, Kalimo H, Panula P. The histaminergic system in human thalamus: correlation of innervation to receptor expression. Eur J Neurosci. 2002;15(7):1125–38.
32. de Lecea L, Kilduff TS, Peyron C, et al. The hypocre-

tins: hypothalamus-specific peptides with neuroexcit-atory activity. Proc Natl Acad Sci USA. 1998;95(1): 322–7.

33. Chemelli RM, Willie JT, Sinton CM, et al. Narcolepsy in orexin knockout mice: molecular genetics of sleep regulation. Cell. 1999;98(4):437–51.

34. Nishino S, Ripley B, Overeem S, Lammers GJ, Mignot E. Hypocretin (orexin) deficiency in human narcolepsy. Lancet. 2000;355(9197):39–40.

35. Peyron C, Faraco J, Rogers W, et al. A mutation in a case of early onset narcolepsy and a generalized absence of hypocretin peptides in human narcoleptic brains. Nat Med. 2000;6(9):991–7.

36. Peyron C, Tighe DK, van den Pol AN, et al. Neurons containing hypocretin (orexin) project to multiple neuronal systems. J Neurosci. 1998;18(23): 9996–10015.

37. Rye DB, Wainer BH, Mesulam MM, Mufson EJ, Saper CB. Cortical projections arising from the basal forebrain: a study of cholinergic and noncholinergic components employing combined retrograde tracing and immunohistochemical localization of choline acetyltransferase. Neuroscience. 1984;13(3):627–43.

38. Buzsaki G, Bickford RG, Ponomareff G, Thal LJ, Mandel R, Gage FH. Nucleus basalis and thalamic control of neocortical activity in the freely moving rat. J Neurosci. 1988;8(11):4007–26.

39. Szymusiak R, McGinty D. Sleep-related neuronal dis-charge in the basal forebrain of cats. Brain Res. 1986;370(1):82–92.

40. Teasdale G, Jennett B. Assessment of coma and impaired consciousness. A practical scale. Lancet. 1974;2(7872):81–4.

41. Qureshi AI, Geocadin RG, Suarez JI, Ulatowski JA. Long-term outcome after medical reversal of transten-torial herniation in patients with supratentorial mass lesions. Crit Care Med. 2000;28(5):1556–64.

42. Wijdicks EF, Bamlet WR, Maramattom BV, Manno EM, McClelland RL. Validation of a new coma scale: the FOUR score. Ann Neurol. 2005;58(4):585–93.

43. Fodstad H, Kelly PJ, Buchfelder M. History of the cushing reflex. Neurosurgery. 2006;59(5):1132–7. discussion 1137.

44. Procaccio F, Stocchetti N, Citerio G, et al. Guidelines for the treatment of adults with severe head trauma (part I). Initial assessment; evaluation and pre-hospital treatment; current criteria for hospital admission; systemic and cerebral monitoring. J Neurosurg Sci. 2000;44(1):1–10.

45. Rordorf G, Cramer SC, Efird JT, Schwamm LH, Buonanno F, Koroshetz WJ. Pharmacological eleva-tion of blood pressure in acute stroke. Clinical effects and safety. Stroke. 1997;28(11):2133–8.

46. Broderick J, Connolly S, Feldmann E, et al. Guidelines for the management of spontaneous intracerebral hemorrhage in adults: 2007 update: a guideline from the American Heart Association/American Stroke Association Stroke Council, High Blood Pressure Research Council, and the Quality of Care and Outcomes in Research Interdisciplinary Working Group. Circulation. 2007;116(16):e391–413.

47. Brazis PW, Masdeu JC, Biller J. Localization in clinical neurology. 5th ed. Philadelphia: Lippincott Williams & Wilkins; 2007.

48. Liu GT, Ronthal M. Reflex blink to visual threat. J Clin Neuroophthalmol. 1992;12(1):47–56.

49. Baloh RW, Yee RD, Honrubia V. Optokinetic nystag-mus and parietal lobe lesions. Ann Neurol. 1980; 7(3):269–76.

50. AAN. Practice parameters for determining brain death in adults (summary statement). The Quality Standards Subcommittee of the American Academy of Neurology. Neurology. 1995;45(5):1012–4.

51. McNicoll L, Pisani MA, Zhang Y, Ely EW, Siegel MD, Inouye SK. Delirium in the intensive care unit: occurrence and clinical course in older patients. J Am Geriatr Soc. 2003;51(5):591–8.

52. AAN. Practice parameters: assessment and manage-ment of patients in the persistent vegetative state (summary statement). The Quality Standards Subcommittee of the American Academy of Neurology. Neurology. 1995;45(5):1015–8.

53. Giacino JT, Ashwal S, Childs N, et al. The minimally conscious state: definition and diagnostic criteria. Neurology. 2002;58(3):349–53.

54. Wijdicks EFM. The comatose patient. Oxford: Oxford University Press; 2008.

55. Voss HU, Uluc AM, Dyke JP, et al. Possible axonal regrowth in late recovery from the minimally conscious state. J Clin Invest. 2006;116(7):2005–11.

56. Monti MM, Vanhaudenhuyse A, Coleman MR, et al. Willful modulation of brain activity in disorders of consciousness. N Engl J Med. 2010;362(7):579–89.

57. Tietjen CS, Hurn PD, Ulatowski JA, Kirsch JR. Treatment modalities for hypertensive patients with intracranial pathology: options and risks. Crit Care Med. 1996;24(2):311–22.

58. Koenig MA, Bryan M, Lewin 3rd JL, Mirski MA, Geocadin RG, Stevens RD. Reversal of transtentorial herniation with hypertonic saline. Neurology. 2008;70(13):1023–9.

59. Mild therapeutic hypothermia to improve the neuro-logic outcome after cardiac arrest. N Engl J Med. 21 2002;346(8):549–56.

60. Bernard SA, Gray TW, Buist MD, et al. Treatment of comatose survivors of out-of-hospital cardiac arrest with induced hypothermia. N Engl J Med. 2002; 346(8):557–63.

61. Post-resuscitative Care. Circulation. 2005;112:84–8.

62. Schiff ND, Giacino JT, Kalmar K, et al. Behavioural improvements with thalamic stimulation after severe traumatic brain injury. Nature. 2007;448(7153): 600–3.

63. Yamamoto T, Katayama Y. Deep brain stimulation therapy for the vegetative state. Neuropsychol Rehab. 2005;15(3–4):406–13.

64. Yamamoto T, Kobayashi K, Kasai M, Oshima H, Fukaya C, Katayama Y. DBS therapy for the vegeta-tive state and minimally conscious state. Acta Neurochir. 2005;93:101–4.

65. Yamamoto T, Katayama Y, Kobayashi K, Kasai M, Oshima H, Fukaya C. DBS therapy for a persistent

vegetative state: ten years follow-up results. Acta Neurochir. 2003;87:15–8.

66. Yamamoto T, Katayama Y, Oshima H, Fukaya C, Kawamata T, Tsubokawa T. Deep brain stimulation therapy for a persistent vegetative state. Acta Neurochir. 2002;79:79–82.

67. Tsubokawa T, Yamamoto T, Katayama Y, Hirayama T, Maejima S, Moriya T. Deep-brain stimulation in a persistent vegetative state: follow-up results and criteria for selection of candidates. Brain Inj. 1990; 4(4):315–27.

68. Urbano FJ, Leznik E, Llinas RR. Modafinil enhances thalamocortical activity by increasing neuronal electrotonic coupling. Proc Natl Acad Sci USA. 2007;104(30):12554–9.

69. Kumar R. Approved and investigational uses of modafinil: an evidence-based review. Drugs. 2008; 68(13):1803–39.

70. Moein H, Khalili HA, Keramatian K. Effect of methylphenidate on ICU and hospital length of stay in patients with severe and moderate traumatic brain injury. Clin Neurol Neurosurg. 2006;108(6):539–42.

71. Whyte J, Myers R. Incidence of clinically significant responses to zolpidem among patients with disorders of consciousness: a preliminary placebo controlled trial. Am J Phys Med Rehabil. 2009;88(5):410–8.

第 18 章

神经中毒急症

Laura M. Tormoehlen

摘　要

药物、职业或环境毒素暴露可能会引起或增加某些神经中毒急症的风险。早期验明暴露和毒素对毒素诱导的神经急症的诊断和处理具有指导作用。本章回顾了与高热综合征、缺血性和出血性卒中、痛性发作和癫痫持续状态、无力和急性脑病相关的毒素。

关键词

安非他明　可卡因　恶性高热　抗精神病药物恶性综合征　血清素综合征　癫痫持续状态

毒素诱导的高热综合征

遗传因素

体温调节是产热和散热间的平衡。毒素诱导的高热发生在产热增多或机体散热功能破坏时[1]。温度调节的复杂过程由下丘脑控制的交感神经系统和线粒体的氧化磷酸化作用控制。血清素和拟交感神经综合征通过运动增加和氧化磷酸化解耦联产生热量以及皮肤血管收缩散热减少造成高热[1]。抗胆碱能药物综合征通过毒蕈碱抑制导致在严重焦躁不安和剧烈运动时发汗受损造成高热。严重的水杨酸类药物中毒通过氧化磷酸化解耦联导致高热。γ-氨基丁酸(GABA)激动剂(乙醇、苯二氮䓬类、巴比妥类、巴氯酚,γ-羟基丁酸)的戒断可通过自主神经的过度兴奋产生高热。

血清素综合征

引言

血清素综合征最早在 1991 年由 Sternbach 提出[2],而 1960 年在服用单胺氧化酶抑制剂类药物(MAOI)和色氨酸的患者中已发现该综合征的临床表现[3]。

其典型特征是精神状态改变、自主神经功能紊乱和躁动。医务人员需对本病保持高度的警惕性,因为精神状态的改变影响病史的可靠性并且许多患者没有什么体征[2]。另外,像腹泻、寒战、易怒等早期轻微的症状可能会被忽视,相关医嘱也不能被及时终止。其严重并发症包括痛性发作、横纹肌溶解、呼吸衰竭、心律不齐。

流行病学

两种或两种以上前血清素激活药物联合使用常常会导致血清素综合征[2,4]。由于绝大多数病例仍未被认识[5],所以本综合征发病率很难计算。在选择性血清素再摄取抑制剂(SSRI)过量的患者中17%出现中到重度中毒症状,0.2%死亡[6]。在一项关于贯序收入毒理学住院部患者的调查中,在单个SSRI过量的患者中有14%发生血清素综合征[7]。在服用奈法咗酮(nefazodone)的患者中,出现两个及以上血清综合征症状的概率为0.04‰[5]。据报道许多药品与血清素综合征有关。涉及的主要药物种类有SSRI、MAOI、三环类抗抑郁药(TCA)、抗生素、阿片类止痛药、止吐剂、缓解偏头痛的药物、药物滥用和中草药类(表18.1)。

病理生理

血清素又叫5羟色胺(5-HT),由L-色氨酸羟化脱羧而来。其自神经细胞以囊泡样释放并被突触血清素再摄取转运体移除。血清素代谢的第一步是在单胺氧化酶A作用下脱氨基变成5羟吲哚乙酸(5-HIAA)。血清素受体有7种亚型,血清素综合征就是几个亚型受体作用的联合。其中5-HT2A型受体的激活在血清素综合征的发生中发挥主要作用[8-12]。

血清素综合征的特点是中枢和周围血清素能神经元活性增高在中枢神经系统血清素能神经元主要位于脑干的中缝核[13]。这些结构与温度控制、觉醒、肌张力和化学受体调节的呕吐有关。周围神经系统中有大量的血清素能受体,它们控制着胃肠道运动和血管平滑肌张力[14]。在中枢和周围神经系统血清素能神经元的功能与血清素综合征的临床表现:认知障碍、自主神经功能不稳定(高热、高血压、腹泻)和躁动直接相关。

血清素能活动增加的可能机制有:①血清素合成增加;②血清素释放增加;③血清素受体直接激活;④血清素再摄取抑制;⑤血清素代谢降低。外源物质可能通过这些机制中的任一机制引起血清素综合征。色氨酸摄入过多导致血清素合成过多。安非他命和可卡因可导致血清素释放增多。舒马曲坦、丁螺环酮和麦角酸二乙基酰胺均为血清素受体激动剂。选择性血清素再摄取抑制剂(SSRI)、三环类抗抑郁药(TCA)抑制血清素的再摄取,单胺氧化酶抑制剂(MAOI)降低血清素代谢。突触内血清素急剧增加可导致血清素综合征,也是所有患者都可能出现的药物反应[15]。

临床特征及诊断

由Sternbach[2]提出的最早诊断标准需要一个必要前提即使用血清素能药物或增加其剂量时出现症状,在出现症状前近期未用精神抑制药,存在下列3种以上临床表现:精神状态改变、易激惹、肌阵挛、反射亢进、发汗、寒战、发抖、腹泻、共济失调和高热。必须排除其他可能病因,包括感染和戒断。

在2003年,Hunter血清素中毒诊断标准以与Sternbach诊断标准对比研究的方式提出,对前瞻性地搜集的数据进行了回顾性分析。Hunter血清素综合征的诊断标准为最近5周内应用过血清素能药物并存在下列临床表现之一:①自发性阵挛;②可诱发的阵挛和激动不安或出汗;③眼震和激动不安或出汗;④震颤和反射亢进;⑤肌肉强直和高热(>38℃)和眼球震颤或可诱发的阵挛。Hunter诊断标准比Sternbach诊断标准的敏感性(84% vs 75%)和特异性(97% vs 96%)均高[16]。运动过多的症状,表现为自发性、可诱发的,或眼球震颤,是血清素中毒的标志性特征[2,3,15,17,18]。血清素综合征患者中大于30%出现瞳孔散大,40%有心动过速的表现[16]。

血清素综合征有一个症状谱系(图18.1)并通常在几个小时内发生发展。常常持续数小时。个别血清素中毒患者可能不符合Hunter或Sternbach诊断标准。这最可能发生病程早

表18.1 血清素能外源性化学物质

分类	药物	机制
选择性血清素再摄取抑制剂	西肽普兰	血清素再摄取抑制剂
	氟西汀	
	氟伏沙明	
	帕罗西汀	
	舍曲林	
三环类抗抑郁药	阿米替林	血清素再摄取抑制剂
	氯米帕明	
	地昔帕明	
	多塞平	
	丙米嗪	
	去甲替林	
环氧化酶抑制剂	异卡波肼	减少血清素的代谢
	吗氯贝胺	
	苯乙肼	
	司来吉兰	
	苯环丙胺	
其他抗抑郁药物或抗焦虑药物	丁螺环酮	血清素受体激动剂
	曲唑酮	血清素再摄取抑制剂
	文拉法新	
止痛药	哌替啶	血清素再摄取抑制剂
	戊唑辛	
	曲马朵	
抗偏头痛药	舒马曲坦	血清素受体激动剂
	其他曲坦类	
抗菌药	利奈唑胺	环氧化酶抑制剂
	利托那韦	细胞色素 3A4 抑制剂
补充剂和非处方药	右美沙芬	血清素再摄取抑制剂
	色氨酸	增加血清素的合成
滥用药物	安非他明	增加血清素的释放
	可卡因	
	二亚甲基双氧安非他明	
	麦角酸二乙基酰胺	血清素受体激动剂
其他	芬氟拉明	增加血清素的释放
	利舍平	
	溴隐亭	非特异性增加血清素活性
	左旋多巴	
	锂剂	

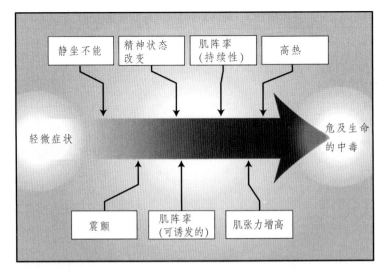

图 18.1　血清素综合征临床表现谱(Used with permission. Boyer and Shannon[4]. Copyright © 2005. Massachusetts Medical Society. All rights reserved.)

期先于更严重症状的出现[19],或在病程晚期此时肌肉强直已非常严重阻止了震颤或阵挛[16]。致命性血清素中毒患者更可能出现肌强直和高热,如果强直引起了呼吸衰竭可能需要插管[16]。

鉴别诊断

精神抑制药恶性综合征、恶性高热、拟交感神经综合征、抗胆碱能综合征、士的宁(又名番木鳖碱,是由马钱子中提取的一种生物碱,能选择性兴奋脊髓,增强骨骼肌的紧张度,临床用于轻瘫或弱视的治疗)中毒、破伤风和水杨酸中毒是诊断血清素综合征时要考虑到的其他疾病。脑膜脑炎、僵人综合征、非惊厥性癫痫持续状态、甲亢和败血症在鉴别诊断时也需考虑。

精神抑制药恶性综合征的症状出现和发展都很缓慢,要历经几天甚至几个星期。另外,精神抑制药恶性综合征是一个以运动迟缓和强直为特征的运动减少综合征,而轻度或中度血清素综合征也是一个运动过度综合征。重症血清素综合征的强直通常在下肢更突出而不是在上肢[20]。

血清素综合征、精神抑制药恶性综合征、恶性高热均为运动过度综合征,但引发疾病的药物大大不同。一个关于近期用药变化的全面病史将典型地支持某一诊断而不是另一诊断。由于引起恶性高热药物的原因,所以该综合征不太可能发生在手术室外。可惜目前没有实验室检查可以准确区分血清素综合征和精神抑制药恶性综合征。两者脑脊液中神经递质代谢产物水平可能不同[21,22],然而,这些特殊实验室检查结果可能不能及时获得,故对临床没有什么价值。

抗胆碱能和拟交感神经综合征均伴有易激惹、瞳孔散大、心率过速、高热和震颤。与血清素综合征形成对照,抗胆碱能综合征以肠鸣音消失、皮肤干燥、反射正常为特征。拟交感神经综合征患者表现为神经肌肉活动过多,这与血清素综合征的震颤和阵挛很难区分。病史在诊断中起关键作用,尽管我们不是总能得到可靠的病史。庆幸的是,这些综合征的主要治疗措施基本相同,主要为降温、苯二氮䓬类治疗易激惹和肌肉活动增加、静脉补液和支持治疗。

治疗

处理血清素综合征的第一步是停用作为病因的药物和提供支持治疗。很多血清素综合征患者会在治疗开始后 24 小时内得到缓解。对轻症患者(震颤和易激惹不伴有发热和自主神经的不稳定)而言,静脉补液和苯二氮䓬类药物就足够了。然而,任何临床情况的恶化都应立即做出快速、积极的反应[15,16]。

在血清素综合征中高热是由严重、广泛的肌肉活动所致;因此,退热剂在治疗中可能无效。苯二氮䓬类药物对减少肌肉活动和减弱高肾上腺素能反应是有作用的[15],但苯二氮䓬类药物和单独外部降温对重症血清素综合征引起的僵硬和高热的治疗无效。对高热(体温>38.5℃)、严重躯干僵直或 pCO_2 升高的患者应考虑去极化剂麻痹并立即进行经口气管插管和机械通气[4,15,16]。

赛庚啶,一种具有非选择性抗血清素能作用的抗组胺药,适用于中、重症患者。其抗血清素综合征作用已通过动物实验证实[23,24]。人类的病例研究详述了在应用赛庚啶治疗后症状得到改善[15,25-27]。赛庚啶的推荐剂量为首剂 12mg,后续每 2 小时 2mg 直到症状改善。维持剂量为每 6 小时 8mg[4]。赛庚啶只有片剂,但是可以压碎并通过鼻饲管服用。赛庚啶投药后瞳孔散大的解析已有报道[26]。虽然这个发现作为诊断工具尚未得到确认,但它可能支持血清素中毒的诊断。

氯丙嗪是一种吩噻嗪类抗精神病药,具有抗血清素活性。据报道该药用作血清素综合征的对症治疗十分有效。因为血清素综合征常和精神抑制药恶性综合征难以鉴别,并且氯丙嗪可能使精神抑制药恶性综合征加重,所以此药未做常规推荐。此药还可导致引起高血压,以及增加癫痫发作和肌张力障碍反应的风险[20]。然而,如果诊断明确并且需要肠道外治疗,可给予氯丙嗪 50~100mg 肌注[4]。

血清素综合征可威胁生命,目前对其了解还不全面。临床高度的警惕性对正确无误的诊断有帮助,恰当的治疗可大幅降低发病率和死亡率。

精神抑制药恶性综合征

引言

精神抑制药恶性综合征是一种对多巴胺拮抗剂的特殊药物反应,最早于 1960 年报道[28]。其特点为高热、弥散性僵硬,自主神经不稳定和脑病。许多服用抗精神药的患者也同时服用了抗抑郁药,所以精神抑制药恶性综合征和血清素综合征需要同时考虑。精神抑制药恶性综合征严重、威胁生命的并发症包括横纹肌溶解、急性肾衰竭和呼吸衰竭。恰当、迅速地考虑到药物作用可能是脑病和高热的原因对避免这些可能的并发症十分关键。

流行病学

据报道精神抑制药在治疗剂量下精神抑制药恶性综合征的发病率为 2%~2.4%[29-34]。典型精神抑制药最易引发精神抑制药恶性综合征,而不典型精神抑制药和止吐药也有报导可以引起此综合征[30,35]。死亡率大约 10%[29,31]。在治疗剂量下使用抗精神药发生精神抑制药恶性综合征的危险因素有年青[31]、使用氟奋乃静长效制剂[33]、肌内注射给药[36]、存在精神迟滞[37]、大剂量使用精神抑制类药[37]、精神运动性易激惹[37-39]、脱水[37]。在一项对加利福尼亚毒物中心数据库的回顾性研究中,典型抗精神药急性过量引起的精神抑制药恶性综合征发病率为 1.2%,而非典型抗精神药为 0.3%。

病理生理

关于精神抑制药恶性综合征的确切病理生理尚不清楚;多巴胺阻滞可能在精神抑制药恶性综合征的发生中发挥重要作用。在已知可能导致精神抑制药恶性综合征的药物中,多巴阻滞是其常见的作用机制。精神抑制药恶性综合征的患者脑脊液中多巴代谢产物羟基苯乙酸的浓度较对照组减少[41]。另外,多巴能药物的戒断可能引起类似精神抑制药恶性综合征的综合征[42,43],多巴能药物对精神抑制药恶性综合征治疗有效。血浆和尿液以及脑脊液[41]中儿茶酚胺的含量升高提示精神抑制药恶性综合征的自主神经功能紊乱与交感肾上腺的兴奋有关。

临床表现和诊断

精神抑制药恶性综合征的诊断应该满足在精神抑制药治疗或最近停止多巴胺能药物治疗的背景下发生高热或强直。Levenson 诊断标准要求必备 3 个主要标准:发热、强直、血清磷酸肌酸激酶(CPK)升高。如果只符合其中两个主要标准,则需要存在心率增快、血压异常、呼吸急促、意识状态改变、发汗和白细胞增多这些次要标准中的 4 个方可诊断[46]。

精神抑制药恶性综合征起病隐袭历经数天,虽然的确存在几小时内急性发病的精神抑制药恶性综合征[47]。几乎所有的精神抑制药恶性综合征患者都是在开始应用精神抑制药 1 月内发病。停止用药并给予支持治疗平均 7~10 天即可痊愈[47]。业已提出一个等级评分量表用来对精神抑制药综合征的临床预后进行随访[48]。这个量表是基于高热的严重程度、锥体外系症状、自主神经紊乱、意识状态改变、白细胞增多和 CPK 水平增高。此评定量表可以客观的评价病情严重程度随时间的演变。

鉴别诊断

因为精神抑制药恶性综合征是一种特殊的药物副反应,这仍然是一个排除性诊断。一些实验室检查结果 (白细胞增多和 CPK 升高)支持诊断;然而,没有一个实验室异常可以确定诊断。因此,应该进行一个全面的诊断评价,包括钙、镁等离子的浓度,肝、肾功能检测,肌酸激酶水平,全血细胞计数,尿常规,腰穿,脑的神经影像学检查[49]。

精神抑制药恶性综合征的鉴别诊断与血清素综合征相似,包括恶性高热、中枢神经系统感染、抗胆碱能谵妄、非惊厥性癫痫持续状态、水杨酸中毒、巴氯芬戒断、甲状腺毒症和中暑[49,50]。

治疗

稳定生命体征和去除致病药物是精神抑制药恶性综合治疗的第一步。严重高热与不良预后有关[51],因此应迅速采取积极降温措施。大量补液和纠正电解质紊乱是很重要的,因为脱水是精神抑制药恶性综合征常见的表现[49,50]。精神抑制药恶性综合征的并发症包括吸入性肺炎、呼吸衰竭、肾衰竭继发的横纹肌溶解和凝血障碍[44,50]。患者应住在监护病房并对这些并发症进行仔细监测。

对轻症精神抑制药恶性综合征患者仅给予支持治疗即可;然而,对严重患者须给予药物治疗。尽管苯二氮䓬类药物的疗效不太显著[52],但它仍是治疗躁动的一线药物且对不太严重的精神抑制药恶性综合征患者有效。初始治疗可给予劳拉西泮 1~2mg 肌内注射。

丹曲林是一种外周肌松剂,它可以通过抑制利阿诺定(一种生物碱)受体从而减少骨骼肌肌质网钙离子的释放[53]。精神抑制药恶性综合征相关的高热部分是由于肌肉强直产生的热量过多。这种强直性、弥散性收缩也可能导致横纹肌溶解。严重强直和高热患者可考虑使用丹曲林。首剂为丹曲林 1~2.5mg/kg 静脉注射,后续给予每 6 小时 1mg/kg。48~72 小时后减量或改为口服,如这一改变过早症状可能会重新出现[50,53]。丹曲林可导致药物相关性肝炎,所以在治疗期间要密切监控肝功能[49,50]。多巴胺激动剂和苯二氮䓬类药物可与丹曲林联合使用,但丹曲林不要与钙通道阻拮抗剂合用,因为有造成心血管性虚脱的危险。

除了强直产热外,精神抑制药恶性综合征的高热也与下丘脑前部的多巴胺阻滞抑制了散热途径有关[53]。多巴胺激动剂可以缩短恢复时间[54],减少死亡率[55]。一线多巴胺激动剂是溴隐亭每天口服 2~3 次每次 2.5mg,或每天金刚烷胺 200~400mg 分次口服[50]。如果有必要这些药物可以通过鼻饲管给药。溴隐亭可能加重潜在的精神病并导致低血压。如需要胃肠外给药,可以选择左旋多巴每天 50~100mg 分次静脉给药[56]。据报道左旋多巴[57]、溴隐亭[58]和金刚烷胺[59]均可提高中枢血清素能活性,所以如果不能排除血清素综合征须尽量避免使用这些药物。

用丹曲洛林和多巴胺激动剂难以治愈的严重的精神抑制药恶性综合征可能用电惊厥治疗(ECT)有效[60,61]。此疗法对正在用精神抑制药治疗的基础疾病也有效。如果不能排除原发性恶性肌肉紧张症,此疗法也是治疗精神抑制药恶性综合征的合理选择[50]。

突然停止多巴胺替代治疗可能导致类精神抑制药恶性综合征。症状发作通常在停用多巴胺能药物后 3~4 天出现,通常以原有强直加重继之高热和意识改变为特征[42]。类精神抑制药恶性综合征的治疗包括停止一切阻滞多巴胺活性的药物,并给予左旋多巴替代治疗[42,43]。

恶性高热

引言

恶性高热于 20 世纪 60 年代被首次提出[62],它是一种罕见的、常染色体显性、药物反应遗传性横纹肌钙调节失调。它表现为对吸入挥发性麻醉药和去极化肌松药琥珀酰胆碱高代谢反应。CO_2 产量增加、高热、心率过快、呼吸急促、肌肉强直和横纹肌溶解是恶性高热的典型特征。恶性高热的并发症包括高血钾引起的心率失常、间室综合征、充血性心衰、肠缺血、弥散性血管内溶血、横纹肌溶解导致的肾衰竭和死亡。恶性高热早期症状(呼气末 CO_2 分压升高、心率过快、和强直)的迅速识别至关重要。

流行病学

恶性高热易感性估计在 1/250 000~1/200 之间[64,65],取决于地域位置和恶性高热易感性的流行情况。在纽约州,恶性高热的流行率为每 10 万台手术 1 例。男性出现恶性高热的风险比女性高[63,66]。用已知可触发恶性高热药物的成功麻醉并不能排除在以后的麻醉中出现恶性高热的可能性[63]。

病理生理

恶性高热的临床结果继发于肌质网失控的钙离子释放所导致持续性肌肉收缩[67]。无氧代谢增加,导致缺氧和酸中毒。继之会出现横纹肌溶解,导致高血钾和急性肾衰竭。氧化磷酸化的解偶联产生热,表现为高热。

恶性高热与利阿诺定(RYR1)和二氢吡啶(DHP)钙离子通道异常有关,是常染色体显性遗传病[67,68]。对恶性高热有遗传易感性的大部分患者并无肌病表现;然而,有少数遗传性肌病与恶性高热连锁遗传。这些遗传性肌病包括中央轴空和多微小轴空肌病、King-Denborough 综合征和 Brody 肌病[68,69]。Duchenne 型和 Becker 型营养不良患者,而不是真正的恶性高热,吸入麻醉药和琥珀酸胆碱可导致严重的高钾和横纹肌溶解[68]。

临床特征和诊断

恶性高热最初表现是在使用可能引起恶性高热的麻醉药进行麻醉时出现不可解释的呼气末 CO_2 分压升高[67]。继之出现心动过速、血压升高、全身肌肉强直或咬肌痉挛、代谢性酸中毒和高热。鉴于引起结果的药物伴随恶性高热在手术室或术后复苏室几乎总是可以做出诊断。有与恶性高热症状一致的那些患者应转到专门中心做有关基因的检查并进行体外挛缩测试(IVCT)以证实他们的恶性高热易感性。

鉴别诊断

在麻醉过程中败血症、甲状腺毒症和医源性产热过多可类似恶性高热。呼气末 CO_2 分压测量有助于将恶性高热和这些肌病鉴别开来。

治疗

停止继续使用引起恶性高热的药物、立即给予 100% 氧气强力呼吸,给予丹曲林、物理降温和处理高钾。丹曲林纳是一细胞内钙离子释放抑制剂,是治疗恶性高热的特效药[1,53,63,67]。丹曲林的剂量是 2.5mg/kg 一次性静脉团注,根据需要间隔 5~15 分钟可重复给药直到建议的最大剂量 10mg/kg。维持剂量为每 4~6 小时静脉注射 1mg/kg 维持到术后 24~72 小时[1,53,63]。丹曲林可能的副作用包括无力和呼吸衰竭、头晕、胃肠不适、肝毒性[53]。后续要定期监测电解质、肌酐、转氨酶和 CK 水平以及凝血系列。按指南处理心率失常和高血压,小心避免使用钙通道阻滞剂[63]。

毒素导致的脑血管事件

引言

毒素导致的卒中不常见;然而,滥用兴奋剂已成为青少年和年轻人卒中的危险因素[70]。另外,环境中的毒素和药物可引起脑血管事件。卒中的中毒机制包括:①拟交感神经药物引起的血管收缩(可卡因、安非他明、迷幻药、苯环己哌啶);②缺氧(阿片类药物、一氧化碳);③心源性栓塞(药物相诱发的心肌病和心内膜炎);④血管炎(安非他明、可卡因、海洛因);⑤高凝状态(可卡因);⑥静脉窦血栓(天冬酰胺酶)。另外,免疫抑制剂和化疗药物的广泛使用可能导致后部可逆性脑病综合征。严重病例可能导致脑梗死。出血性卒中的中毒机制包括:①高血压诱发的血管破裂伴有或不伴有潜在性血管畸形(可卡因、安非他明、苯环己哌啶);②血管炎(安非他明、可卡因、海洛因);③脓毒性动脉瘤破裂(任何静脉用药);④凝血障碍(蛇毒)。

可卡因

引言

可卡因,或称古柯碱,是一种从古柯树的叶子中提取出来的弱碱。它可以与酸作用形成水溶性盐,盐酸可卡因。因此可卡因就可研成很细的粉末,并可与稀释剂混合成块状(滑石、糖)或模拟可卡因的作用(利多卡因、普鲁卡因、咖啡因)[71]。可卡因的盐酸盐形式可以注射、吹入或直接应用于口腔黏膜。高熔点使盐酸可卡因不能吸食。可卡因的生物碱形式(freebase——浓缩可卡因和 crack——一种纯度很高的可卡因)是由盐酸盐形式制作来的。尽管用不同方法提取,freebase 和 crack 是同一化学化合物。因为熔点低,这两种可卡因都可以用来吸食[71]。

可卡因的半衰期为 30~90 分钟。经鼻吹入可卡因盐酸盐的峰浓度出现在 30~60 分钟[72],而吸入 crack 可卡因的峰浓度则在 2~5 分钟[73]。可卡因的主要代谢产物(芽子碱甲酯和苯甲酰芽子碱)并无药物学活性。诺可卡因(norcocaine),一种由肝脏产生的小分子代谢产物,具有与可卡因相似的药理学活性[71,74]。可卡乙碱是一种有活性的可卡因代谢产物,在乙醇存在下产生。它可以延长可卡因的临床作用,这也解释了为什么可卡因要和乙醇同时吃下。

流行病学

1977 年首次报道可卡因的使用与卒中有关[76]。随着兴奋剂滥用的增加,才逐渐意识到可卡因可诱发卒中。可卡因滥用与出血性和缺血性相关的卒中均有关[77]。在患缺血性卒中的年轻人(年龄在 15~44 岁)中,12.1% 有近期使用非法药物的历史。4.7% 的患者,卒中可能由药物滥用所致[78]。在一项有关 15~44 岁年轻患者的病例对照研究中,因卒中住院的患者比因其他原因住院的患者更可能存在药物滥用（34% vs 8%）。滥用药物可以使卒中发病率比对照组增加 6.5 倍。在 22% 的卒中患者中，药物滥用是卒中的可能原因。这些患者最常用的药物是可卡因[70]。

病理生理

可卡因是一个强有力的拟交感神经药，通过抑制突出前去甲肾上腺素、血清素和多巴胺的再摄取导致血管收缩。服用可卡因后通过 MRI 可以观察到血管收缩并且血管收缩为剂量依赖型[79]。可卡因通过直接作用钙离子通道增加平滑肌细胞内的钙离子释放来促使血管收缩，这是一种独立于可卡因的肾上腺素能作用之外的作用[80,81]。快速钠通道的阻滞产生了可卡因的局部麻醉作用，也是可卡因导致心律失常和癫痫的机制。

可卡因导致缺血性卒中的可能机制包括血管痉挛、血小板聚集增强、血管炎和心源性脑栓塞。使用可卡因患者卒中其他可能的病因与违禁可卡因中的掺杂物有关。掺杂物的直接毒性作用，比如利多卡因、普鲁卡因胺和安非他明，可导致临床结果。滑石粉和糖有时可加入可卡因中以增加体积，当静脉注射时这些物质可以作为栓子在脑血管中流动。作为静脉药物滥用的并发症细菌性心内膜炎可通过栓塞导致缺血性卒中，或通过感染性动脉瘤破裂导致出血性卒中。

在患有可卡因相关性缺血性卒中患者中，通过血管可以确认血管痉挛[83-87]。这似乎与可卡因的直接毒性作用有关，是通过肾上腺素能刺激和对钙通道的作用实现的，虽然急性严重高血压也可导致血管收缩[82]。严重的血管痉挛可能会对血管内皮造成局灶性损伤[88]。在体外实验中，可卡因提高了血小板对花生四烯酸的反应，因此使血小板聚集性增高[89]。血管痉挛导致的内皮损伤和可卡因的促凝作用联合在一起可能会引起脑动脉栓塞。

可卡因可导致脑血管炎，在血管造影中可发现特征性血管狭窄和扩张[90,91]。有两例由活检证实的血管炎病例与使用 crack 可卡因有关，虽然其中之一有静脉注射可卡因史。一例血管造影正常，而另一例显示多处大血管闭塞无特征性血管炎表现[92]。可卡因相关性脑血管炎很少发生，由于在血管造影上很难区别血管炎和血管痉挛其诊断困难。据报道使用安非他明更易导致血管炎，可卡因的致病机制与其相似。然而，因为可卡因产品经常掺入安非他明，所以确定病因可能十分困难。

急性可卡因中毒和长期规律的可卡因使用均可增加心源性栓塞的风险。急性可卡因中毒可导致心率失常或心肌梗死[93]。长期使用可卡因易患缺血性心肌病[94]。这两种情况均可发生左室血栓形成并继之栓塞脑血管导致栓塞性缺血性中风。

鉴于可卡因导致的缺血性卒中很可能是由于血管收缩，所以可卡因导致脑实质出血和蛛网膜下腔出血的主要机制是急性血压升高。可卡因导致的出血性卒中可在伴或不伴潜在血管异常情况下发生。在存在动脉瘤或血管异常情况下，急性高血压可导致脆弱的异常血管壁破裂。在缺乏因素性病变情况下，可卡因对脑自动调节能力的损害可导致动脉破裂。正常的脑自动调节可以允许在平均动脉压范围内维持恒定的血流。超过自动调节能力的上限，血管舒张脑血流量增加[95]。可卡因通过降低这一上限破坏自动调节能力[96]。因此，可卡因不仅导致系统性高血压，也改变了自动调节曲线结果在平均动脉压较低的时候脑血流量增加。这增加了动脉破裂和脑实质出血的风险。这种机制也会导致再灌注损伤和可卡因导致的缺血性卒中的出血转化。

临床表现和诊断

卒中症状的出现通常发生在应用可卡因 3 小时内[97]。用药方式不同卒中类型也不同。在一项关于与两种不同的使用可卡因方式相关的脑血管事件的对比研究中，盐酸盐形式的可卡因主要与出血性卒中(脑实质和蛛网膜下腔出血)有关。生物碱形式(crack 可卡因)导致缺血性和出血性卒中的病例数相同[86]。可卡因与所有血管供血区的缺血性卒中有关,以及视网膜和脊髓。脑出血可能发生在脑实质、脑室和蛛网膜下隙[97]。将近半数的与可卡因有关的出血性卒中患者有潜在的血管异常[82,83]。因此,在急性出血吸收后很有必要进行神经影像学检查。

鉴别诊断

如上文所述,毒物所致卒中的鉴别诊断包括安非他明、五氯苯酚(PCP)、麦角酸二乙基酰胺(LSD)、阿片类和一氧化碳中毒。卒中的病因评估超出本章讨论范围。然而,对年轻人除了卒中的常规实验室评估外应该考虑进行尿的可卡因、PCP 和安非他明的筛查。在进行尿的 PCP 和安非他明筛查时有许多物质可以产生假阳性,并且一种药物及其代谢产物的存在不能证明因果关系。因此,认真解释尿中药物含量筛查结果至关重要。

治疗

急性缺血或出血性卒中的处理应按治疗常规进行,不受可卡因使用的影响。一项关于可卡因相关性缺血性卒中患者的回顾性分析显示在那些接受组织型纤溶酶原激活物(tPA)患者和没有接受这项治疗的患者的结果相似。在可卡因相关性卒中的患者中没有与 tPA 相关的并发症[98]。基于这项小规模的回顾性研究,看来对可卡因相关性缺血性卒中进行 tPA 溶栓治疗可能是安全的。

在可卡因中毒患者中,不同于治疗常规的是关于高血压的治疗。在急性可卡因中毒时应用 β 受体阻滞剂类降压药可能导致不能控制的 α 受体兴奋,导致反常性高血压[99]。因此,急性期最好避免使用 β 受体阻滞剂。苯二氮䓬类药物经常用于躁动的对症处理,继之出现的交感神经活动减少使高血压和心率过快得到改善[100]。如果镇静作用可以接受,苯二氮䓬类

药物在急性可卡因中毒时是首选药物。

安非他明

简介

安非他明是苯乙胺家族中 α 甲基苯乙酸外消旋体通称。将苯乙胺结构置换可衍生出一系列具有相同作用的化合物,包括右旋安非他明、麻黄碱、甲基苯丙胺和 3,4 亚甲基二氧甲基安非他明[101]。

流行病学

安非他明相关性脑血管事件的真实发病率并不清楚。缺血和出血性卒中均有报道和安非他明相关,最常见于青年卒中患者。

病理生理

使用安非他明引发卒中的机制与可卡因相似。脑缺血最可能继发于与加速的动脉硬化和急性血管痉挛有关的局灶性脑动脉收缩[102]。脑血管炎也是导致缺血性和出血性卒中的机制之一,可能是对安非他明或对与安非他明混合的杂质或稀释剂的反应[103]。然而,是否每个报道的病例所见代表真正的炎性血管炎尚不清楚,因为血管造影的结果也可以是与血管痉挛或多灶性狭窄一致的。由安非他明导致的出血性卒中很可能急性严重的高血压有关。先前存在血管畸形的那些患者可能出现这种并发症的危险更高[101]。

临床表现与诊断

据报道缺血和出血性卒中均与安非他明[70,7,104,105]、甲基苯丙胺[102,106]和二亚甲基双氧安非他明(MDMA)[107-110]有关。非处方类麻黄化合物(苯丙醇胺、麻黄碱、假麻黄碱)也都与卒中有关[111-115]。出血性卒中可以以蛛网膜下隙出血和脑实质出血的形式发生,伴或不伴潜在的动脉瘤和动静脉畸形。在缺血性卒中中,血管造影可显示动脉闭塞、夹层或血管痉挛。

治疗

在处理急性卒中时往往不能获取明确的安非他明使用史。这可能是由于卒中造成的功能缺失以及患者不愿意说出用药史。另外，没有针对安非他明相关性卒中特异性治疗的临床研究。因此，应采纳基于梗死或出血发病机制和病变部位的卒中治疗常规。安非他明相关性躁动或任何其他拟交感症状的首选治疗是苯二氮䓬类药物。

中毒导致的癫痫

引言

癫痫是药物和毒素作用的一种常见的、严重的表现。外源性化学物质（药物、杀虫剂、致癌物等）可以通过以下途径导致癫痫：①直接影响脑电活动；②导致代谢紊乱；③降低癫痫患者的发病阈值；④药物或酒戒断；⑤药物的特殊反应[116,117]。大部分中毒相关性癫痫为全面性强直痉挛性发作。如果存在局灶性或局限性表现应立即进行评价查找潜在病变。在这种背景下癫痫持续状态的标准治疗方案需要修改，因为苯妥英钠对中毒相关性癫痫治疗无效[116]。一些导致癫痫的中毒可表现特殊的临床症状，有助诊断和治疗。

流行病学

药物和毒物导致的癫痫发病率尚不清楚。对加利福尼亚毒物控制中心数据库的回顾复习显示在 2003 年有 386 例药物导致的癫痫。药物所致癫痫的首位原因是安非他酮（23%），而在 1993 年首位原因是三环抗抑郁药。常见的诱发癫痫发作的其他药物包括兴奋剂（可卡因和安非他明）、苯海拉明、曲马朵、抗精神病药、异烟肼、镇静剂戒断。在这组人群中，68.6%仅出现一次痫性发作，27.7%出现多次痫性发作，3.6%出现癫痫持续状态[118]。

病理生理

大脑皮层紧张性放电的频率是兴奋性刺激和抑制性刺激的差额。兴奋性刺激通过以下途径产生：①增加钠离子内流；②减少氯离子内流；③减少钾离子外流。抑制性刺激通过下列途径产生：①减少钠离子内流；②增加氯离子内流；③增加钾离子外流[116]。兴奋性刺激增加或抑制性刺激减少增加发生癫痫的机会。

谷氨酸和甘氨酸是兴奋性神经递质，可以导致钠离子内流从而引起神经细胞膜的去极化。γ- 氨基丁酸（GABA）是中枢神经系统主要的抑制性神经递质。它对神经细胞的作用是使氯离子内流引起膜的超极化。因此，谷氨酸活性的增加（例如，鹅膏蕈氨酸），GABA 活性的减低（例如，毒芹素），或 GABA 激动剂戒断（如，乙醇、苯二氮䓬）增加癫痫发病率[117]。

组胺和腺苷增加大脑中 GABA 的含量而减少谷氨酸的含量；因此，抗组胺类药物（如，苯海拉明）和腺苷受体拮抗剂（如，茶碱）可导致癫痫[116]。维生素 B6 是谷氨酸经谷氨酸脱羧酶（GAD）作用合成 GABA 所必需的辅因子。维生素 B6 通过维生素 B6 激酶转变为其活性形式。这种酶的抑制剂（异烟肼、鹿花蕈素、肼）导致 GABA 合成减少和难治性癫痫。毒物造成的严重代谢紊乱比如低钠血症（MDMA）、低氧（一氧化碳、氰化物、硫氰化物）和低血糖（胰岛素、磺脲类）可导致癫痫。表 18.2 总结了已知可导致癫痫的外源性物质种类。

临床表现和诊断

就诊时的相关症状和体征对确定造成癫痫发作的药物或毒素很有帮助。如果癫痫发生在临床评价之前，鉴别癫痫本身的结果（癫痫后遗症）和药物所致的谵妄很困难。如果能得到癫痫发作前关于症状和体征的病史将会为诊断提供一把钥匙。

符合拟交感神经中毒综合征的表现包括瞳孔放大、心跳过速、高血压、出汗和躁动性谵

表18.2　与癫痫相关的外源性物质

种类	外源性物质
抗抑郁药物/ 抗精神病药物	丁胺苯丙酮
	锂剂
	奥氮平
	选择性血清素再摄取抑制剂
	三环类抗抑郁药
麻醉药/镇痛药	局麻药
	哌替啶
	丙氧芬
	水杨酸
	曲马朵
抗痉挛药	立痛定
	苯妥英
兴奋剂	安非他明
	可卡因
	苯环己替啶
抗菌药	环丙沙星
	头孢菌素
	亚胺培南
	异烟肼
毒气	一氧化碳
	氰化物
	硫化氢
真菌类/植物	毒蝇鹅膏蕈(鹅膏蕈氨酸)
	鹿花蕈或河豚菌(鹿花蕈素)
	烟草(尼古丁)
	毒芹(毒芹素)
杀虫剂	樟脑
	氨基甲酸酯
	林丹
	有机磷酸酯
甲基黄嘌呤	咖啡因
	茶碱
戒断	巴氯酚
	巴比妥类
	苯二氮䓬类
	酒精
杂项	苯海拉明
	氟马西尼
	胰岛素
	铁剂
	磺脲类

安,提示可卡因、安非他明、苯环己哌啶(PCP)或二亚甲基双氧苯丙胺(MDMA)中毒。尽管大部分毒物诱发的癫痫为全面性发作,但这些拟交感神经药物可导致缺血性和出血性卒中(如前文所述)。这些脑结构性病变可能导致局灶性癫痫。因此,如果病史提示局灶性癫痫发作应立即进行神经影像学检查。

三环类抗抑郁药有多种作用机制,包括抑制血清素的再摄取以及阻断快钠通道和毒蕈碱受体。轻度三环类抗抑郁药中毒以抗胆碱能症状为主。更严重的中毒伴有癫痫发作和QRS间期延长[119]。实际上,QRS间期超过100ms就可增加癫痫发作的风险[120,121]。血清素综合征可能发生,尤其是三环类抗抑郁药物与其他血清素能药物一同使用。

昏迷、呼吸衰竭和瞳孔缩小是阿片类药物中毒综合征的特征性表现。丙氧芬可导致癫痫,并且因为钠通道阻断可导致QRS间期延长。诺哌替啶(哌替啶的代谢物)和曲马朵也可降低癫痫发作的阈值。

癫痫发作前的躁动性谵妄也提示药物或酒精戒断的可能性。突然停止使用γ-氨基丁酸(GABA)激动剂,包括乙醇、巴比妥类、苯二氮䓬类和巴氯芬,可导致以兴奋、发抖、心动过速、幻觉、自主神经功能紊乱和癫痫为特征的危及生命的戒断综合征。酒精戒断性癫痫持续时间通常较短;然而,苯二氮䓬类药物或巴氯芬戒断更可能导致癫痫持续状态[122,123]。

异烟肼通过引起功能性维生素 B_6 缺乏导致难治性癫痫。鹿花蕈(假羊肚菌)中的神经毒素在结构上与异烟肼相似,也可导致癫痫持续状态。严重的茶碱中毒也可导致难治性癫痫。苯二氮䓬类药物治疗无效的癫痫活动应考虑到这些毒素。

鉴别诊断

考虑中毒导致的癫痫不应排除对结构性、感染性、代谢性原因所致癫痫的评价。要取得详细的病史来确定报告的癫痫发作的环境因素和特征,以区分可能由毒素诱导的由局灶性癫痫发作演变而来的全面性发作、非癫痫性肌阵挛、精神性非癫痫事件或急性运动障碍(舞蹈病、震颤、肌张力障碍)。一些毒素可引起与癫痫相似的严重肌肉阵挛,包括士的宁、破伤风和黑寡妇毒蜘蛛的毒液。为了证实诊断有必要进行脑电图、头部影像学、腰穿和实验室检查。

治疗

一次的、自限性的毒物诱发的癫痫处理只需仔细临床观察,并不需要长期抗惊厥治疗。治疗长期和反复发作的癫痫首选苯二氮䓬类药物治疗。对于一些确定导致癫痫的毒素应考虑采用苯二氮䓬或苯巴比妥预防。单剂劳拉西泮可以减少在酒精戒断过程中再次发生癫痫的风险[124],而苯妥英钠不可以[125]。大约 30% 的癫痫患者的癫痫发作与安非他酮过量有关,这种患者的癫痫发作可以是迟发的,尤其是服用缓释片的患者。在一项研究中,有癫痫的患者比未有癫痫发作的患者更易出现心动过速、兴奋躁动和震颤[126]。使用苯二氮䓬类药物治疗此类症状也可以阻止延迟性癫痫发作。茶碱中毒可导致难治性癫痫的发病率增高[127,128]。用于预防的苯巴比妥负荷剂量(20mg/kg 静注)可用来改变精神状态、兴奋躁动或比 100μg/mL 更高的茶碱水平[117]。

癫痫持续状态的综合治疗方案在第 10 章:癫痫和癫痫持续中讨论。对于药物或毒物导致的癫痫,苯二氮䓬类药物(劳拉西泮)是一线治疗药物,如果有必要再给予巴比妥类药物(苯巴比妥)。虽然苯妥英钠是治疗癫痫持续状态的标准二线药物,但是对毒物导致的癫痫无效甚至会加重病情[129]。通常,推荐使用具有 γ-氨基丁酸(GABA)激动剂活性的抗惊厥药(苯二氮䓬,苯巴比妥,丙泊芬)。

如上所述,许多毒物具有多重作用机制并因此可导致一组症状包括癫痫癫痫发作。所以,考虑其他治疗或解毒剂是很有必要的。因此辅助治疗和解毒十分重要。例如,对于茶碱、水杨酸和锂中毒应该进行血液透析强化排毒。碳酸氢钠可用于三环抗抑郁药和可卡因中毒中的 QRS 增宽,在水杨酸中毒中可使血清和尿液碱性化。对于奥氮平中毒中的 QTc 应该补充镁离子和钾离子。静脉注射葡萄糖纠正胰岛素或硫脲类中毒造成的低血糖。对于硫脲类中毒,应该用奥曲肽(善宁)治疗难治性低血糖。静注维生素 B$_6$(每摄入 1g 异烟肼注入 1g 维生素 B$_6$ 或经验性用药 5g)对异烟肼和鹿花蕈碱中毒导致的长期癫痫发作有效。与巴氯芬戒断相关的癫痫可考虑除用苯二氮䓬类药物外科重新开始使用巴氯芬。对于严重的卡马西平或茶碱中毒多剂量的活性炭可能有效,因为这些药物的肠肝再次循环。阿托品和解磷定对治疗有机磷中毒有效。为了有助于中毒患者的治疗,可以请求国家毒物控制中心的临床毒理学专家来会诊,电话(800)222–1222[116]。

毒物导致的急性无力

虽然毒物导致的无力十分罕见,但在痉挛性和迟缓性无力的鉴别诊断中考虑到中毒十分重要,尤其是病史提示有毒物暴露时。去除毒源(比如蜱虫所致瘫痪)和使用特异性解毒剂对治疗有帮助。伴有或不伴有痫性发作的胆碱能症状提示有机磷,氨基甲酸酯或尼古丁中毒。下行性瘫痪是肉毒中毒的特征性表现,而上升性麻痹是白喉引发的多发性脱髓鞘神经病的标志。肉毒、白喉、蜱咬伤和蒽酮(图 18.2 karwinskia humboldtiana)中毒导致迟缓性瘫痪。破伤风痉挛毒素、马前子碱和黑寡妇毒蜘蛛毒素可导致严重的肌肉阵挛。肉毒毒素、蝎毒、眼镜蛇毒与颅神经麻痹有关。表 18.3 展示了可导致急性无力毒物的病理生理、临床特征和治疗。节肢动物和蛇类中毒治疗过程中使用的抗毒素可能会引发过敏反应。可以考虑与或不与肾上腺素合用的抗组胺剂进行预防性治疗,在首次输液时即给予这些药物是明智的[130-132]。

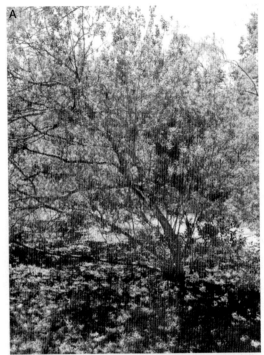

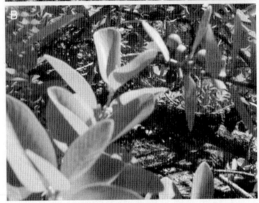

图 18.2 *Karwinskia humboldtiana*（照片由 Thomas 和 Madonna Jones 免费提供）。（见彩图）

毒物导致的急性脑病

引言

精神状态的改变是一种非特异性表现，鉴别诊断的范围很广，包括许多药物和毒物中毒。关注心理状态改变的特征性表现以及相关症状，是确定可能病因的关键。认知功能改变是许多药物的常见副作用，甚至在治疗剂量下。本讨论只限于严重中毒导致的躁动性谵妄和昏睡或昏迷。

病理生理

由于中枢神经系统复杂的神经生理学，药物和毒物可以通过多种机制导致脑病。抗胆碱能药物、拟交感神经药物、血清素能药物、GABA 激动剂、阿片受体激动剂、腺苷受体抑制剂和抗组胺作用引起不同程度的脑病。GABA（γ- 氨基丁酸）激动剂戒断也可导致严重的脑病。环境中可引起低氧的毒物和可引起低血糖的药物均可造成中枢神经系统抑制。

临床表现和诊断

识别特殊药物和毒物的症状表现可以揭示诊断，甚至在缺乏确切病史的情况下。阿片类和镇静催眠药中毒综合征可导致中枢神经系统抑制，引起昏睡和昏迷。拟交感神经药、抗胆碱能药物和戒断中毒综合征可导致躁动性谵妄。胆碱能综合征，以瞳孔缩小、分泌物增多、腹泻、心动过缓和无力为特征，并不常引起脑病除非当发生癫痫时。

阿片类中毒导致瞳孔缩小、呼吸抑制和昏迷。QRS 或 QTc 间期延长分别提示丙氧芬或美沙酮中毒。在阿片类药物中毒背景下出现癫痫发作提示丙氧芬、曲马朵或哌替啶中毒。使用纳洛酮临床症状好转支持阿片类药物中毒的诊断。

镇静催眠药（苯二氮䓬或乙醇）中毒可导致镇静，通常生命体征正常。当镇静药与乙醇、阿片类药物或其他镇静药物合用时可发生呼吸抑制。摄入甲醇和乙二醇可导致与乙醇中毒类似的中枢神经系统抑制，但也可产生阴离子间隙代谢性酸中毒。在这种背景下发生的酸中毒应立即进行进一步实验室检查（血清渗透压、甲醇和乙二醇水平），用甲吡唑治疗并请肾脏科会诊。导致阴离子间隙酸中毒的其他因素（包括水杨酸中毒、糖尿病或酒精酮症酸中毒和乳酸酸中毒）的评价都应进行。

瞳孔散大、躁动性谵妄、心动过速、高血

表18.3　毒物导致的急性无力

类别	毒物	作用机制	来源	临床表现	治疗（除对症和支持治疗外）
合成化合物	有机磷	乙酰胆碱酯酶抑制剂	杀虫剂 生物恐怖（乙基毒气，沙林气）	胆碱能危象（腹泻，呕吐，支气管痉挛）伴有肌束震颤，无力	肌肉症状用阿托品 烟碱类症状用解磷定 癫痫用苯二氮䓬类
	氨基甲酸盐	乙酰胆碱酯酶抑制剂	杀虫剂		肌肉症状用阿托品 由于对氨基甲酰化乙酰胆碱的快速反应禁用解磷定 癫痫用苯二氮䓬类
细菌	肉毒菌毒素	抑制突触前乙酰胆碱囊泡的融合，阻止其释放	肉毒杆菌 -家庭罐装食物 -生物恐怖	脑神经麻痹，继之下行性迟缓性瘫痪	肉毒抗毒素 报告卫生部门
	白喉毒素	抑制蛋白质的合成，导致运动和感觉神经脱髓鞘	白喉杆菌 -呼吸道飞沫 -皮肤损害处的直接接触	膈肌假膜，几周之内继之快速上升性迟缓性瘫痪	白喉抗毒素 静注青霉素或口服青霉素V根除细菌
	破伤风痉挛毒素	通过裂解小突触囊泡蛋白抑制γ氨基丁酸和甘氨酸在脊髓中间神经元的释放	破伤风梭菌 -皮肤伤口处被泥土污染	肌张力增高，剧烈的全身的肌肉收缩，牙关紧闭，交感神经兴奋性增高	破伤风免疫球蛋白 苯二氮䓬类 瘫痪患者可通过呼吸支持对抗严重肌痉挛
植物	蒽醌	减少ATP产生导致施万细胞损伤	鼠李属，包括鼠李科的有毒灌木	呕吐和腹泻，几周之内继之上行性迟缓性瘫痪吸收	心率过缓和重度过缓可用阿托品
	乌头碱	通过开放钠通道增加钠的流入量	乌头碱属，包括乌头和附子草	感觉异常，继之恶心，腹泻，进行性无力伴心动过缓和（或）心律失常	苯二氮䓬类或苯巴比妥
	士的宁	拮抗甘氨酸	士的宁属	肌肉痉挛继之严重的意识清醒的全身性惊厥	瘫痪患者可通过呼吸支持对抗严重肌痉挛
	烟碱	激活烟碱型乙酰胆碱受体	烟碱属包括多种类型的烟草	胆碱能危象（腹泻，呕吐，支气管痉挛）伴有肌束震颤，无力	肌肉症状用阿托品 癫痫用苯二氮䓬类

（待续）

表18.3（续）

类别	毒物	作用机制	来源	临床表现	治疗（除对症和支持治疗外）
甲壳类动物	贝类毒素	抑制钠、钙、钾通道，导致传导阻滞	甲藻的亚历山大漠 进食贝类	口周继而全身的感觉异常继之疼痛和瘫痪伴有恶心和头疼	报告卫生部门
	河豚毒素	抑制电压门控钠通道	海生细菌弧菌家族 —食入河豚和日本贝类 —被蓝环章鱼叮咬	口周继而全身的感觉异常继之恶心，腹泻和瘫痪	
节肢动物	黑寡妇蜘蛛毒素	刺激神经递质的释放（包括乙酰胆碱）导致囊泡的消耗	蛛类包括黑寡妇蜘蛛	弥散性肌肉痉挛和强直伴有高血压，恶心继之	肌肉经应拳用苯二氮䓬 严重病例用黑寡妇蜘蛛毒素血清抗体
	蜱毒素	抑制乙酰胆碱在神经接头处的释放	蜱类的硬蜱和软蜱	上升性，迟缓性麻痹	消除蜱鼠虫 抗毒素首先应用于很可能会出现过敏反应和血清病的重症患者 在美国目前没有抗毒素
	蝎子毒液（多种成分组成具有种族特异性）	钠通道开放，交感和副交感神经兴奋，乙酰胆碱和儿茶酚胺的释放	钳蝎科包括墨西哥雕像木蝎	疼痛和感觉异常继之神经肌肉兴奋，脑神经麻痹和虚弱	
蛇（眼镜蛇科）	α金环蛇毒素	阻止乙酰胆碱与烟碱型受体结合	环蛇属	局部肿胀，恶心继之脑神经麻痹和瘫痪	毒源已知用单效价抗毒素，毒源未知用多效价抗毒素
	β金环蛇毒	抑制乙酰胆碱释放	眼镜蛇属		伤口加压制动
	眼镜蛇毒	阻止乙酰胆碱与烟碱型受体结合，抑制钾通道开放	树眼镜蛇属		
	树眼镜蛇毒素	促进乙酰胆碱的释放			

压、发汗和高热是拟交感神经药物中毒的特征性表现。引起此类中毒的最常见药物是安非他明和可卡因。当幻觉为突出表现，尤其是存在眼球震颤时，应考虑苯环己哌啶中毒。抗胆碱能综合征也可引起表现与拟交感神经综合征相似的躁动性谵妄。抗胆碱能药物中毒的特征性表现为无汗、肠鸣音减弱和言语混乱。患者们可能呈现采摘行为，这是这类中毒的特征性表现。三环类抗抑郁药、苯海拉明、东莨菪碱、环苯扎林可导致抗胆碱能综合征。酒精和苯二氮䓬戒断可引起瞳孔散大、心动过速、震颤和躁动性谵妄。使用血清素能药物时可发生血清素综合征，表现为躁动性谵妄伴随自主神经功能不稳和运动过多。这在本章高热综合征部分讨论。

鉴别诊断

代谢紊乱、中枢神经系统或全身感染、颅内结构性损害或出血和非惊厥性癫痫持续状态均可能导致精神状态的全面改变。头部影像学、腰穿、实验室检查和脑电图常常是诊断必需的。基础化学剖面、血清对乙酰氨基酚和水杨酸水平和脑电图可以帮助判定哪种药物最可能受到牵涉，尤其当怀疑故意使用过量药物而无法得到确切病史时。尿的药物筛查不常规进行因为结果存在较高的假阳性率和假阴性率。在解释来自这些筛查试验的数据时要小心谨慎。阳性结果不能证明中毒，阴性结果不能排除中毒。

治疗

找出并停止使用毒物，加以支持性治疗，是针对中毒性脑病的主要治疗措施。对中毒导致的躁动性瞻望，包括拟交感神经、抗胆碱能、戒断和血清素综合征，推荐使用苯二氮䓬类药物。阿片类、苯二氮䓬类和抗胆碱能药物中毒均有相应的解毒剂。在使用这些解毒剂之前，要充分考虑其可能的副作用。

纳洛酮是一种阿片受体拮抗剂，在推测可能存在鸦片或鸦片类药物中毒的情况下，用它来进行诊断和治疗。起始剂量通常为 0.4mg 静脉给药；然而，因为纳洛酮可以促发严重的戒断症状，所以当怀疑阿片类药物成瘾时须考虑使用较小的实验剂量。每隔 5 分钟可给予追加剂量直到精神症状和呼吸状态好转[133]。逆转合成阿片类药物引起的症状需要大剂量的纳洛酮。纳洛酮的临床作用只能维持 45 分钟[134]。在纳洛酮使症状逆转后可再次出现镇静症状，尤其在中毒是由美沙酮或缓释阿片制剂引起的情况下。在应用纳洛酮后应密切观察患者 4~6 小时。如果发生再次镇静症状，开始可以每小时 2/3 有效团注剂量静脉给药[135]。对戒断症状或再发镇静症状需要在监护室进行监护。

一般来说，苯二氮䓬戒断比苯二氮䓬中毒更容易出现并发症。苯二氮䓬不是效力很大的呼吸抑制剂，所以对于摄入多种镇静药的患者撤销苯二氮䓬类药物不能避免机械通气。在多种药物过量或苯二氮䓬类药物依赖的患者中，撤销苯二氮䓬可促发难治性癫痫[117]。基于这个原因，儿科中毒和医源性中毒限制使用苯二氮䓬拮抗剂（氟马西尼）。

毒扁豆碱是乙酰胆碱酯酶抑制剂，可用于治疗严重的抗胆碱能药物中毒。在应用这种解毒剂之前，在临床上一定要明确孤立抗胆碱能药物中毒的诊断。应用毒扁豆碱的可能并发症包括癫痫、支气管黏液多和心律失常。心电图显示 PR、QRS、QTc 间期增长禁用毒扁豆碱[133]。因为使用多种药物的情况十分常见，并且许多抗胆碱能药物有其他的作用机制导致癫痫，所以不鼓励常规使用毒扁豆碱。苯二氮䓬类药物是治疗抗胆碱能药物中毒所致躁动性谵妄的首选药物。

小结

毒物导致的神经性急症十分常见。伴或不伴有高热的急性脑病、青年卒中、不能解释的癫痫和急性无力应立即考虑到中毒所致。尽快识别作为病因的毒物，以进行适当的诊断性检查并开始明确的治疗。

参考文献

1. Rusyniak DE, Sprague JE. Toxin-induced hyperthermic syndromes. Med Clin North Am. 2005;89(6): 1277–96.

2. Sternbach H. The serotonin syndrome. Am J Psychiatr. 1991;148(6):705–13.

3. Oates JA, Sjoerdsma A. Neurologic effects of tryptophan in patients receiving a monoamine oxidase inhibitor. Neurology. 1960;10:1076–8.

4. Boyer EW, Shannon M. The serotonin syndrome. New Engl J Med. 2005;352(11):1112–20.

5. Mackay FJ, Dunn NR, Mann RD. Antidepressants and the serotonin syndrome in general practice. Br J Gen Pract. 1999;49(448):871–4.

6. Watson WA, Litovitz TL, Rodgers GC, Jr., et al. 2004 Annual report of the American Association of Poison Control Centers Toxic Exposure Surveillance System. Am J Emer Med. 2005;23(5):589–666

7. Isbister GK, Bowe SJ, Dawson A, Whyte IM. Relative toxicity of selective serotonin reuptake inhibitors (SSRIs) in overdose. J Toxicol Clin Toxicol. 2004;42(3): 277–85.

8. Isbister GK. Comment: serotonin syndrome, mydriasis, and cyproheptadine. Ann Pharmacother. 2001; 35(12):1672–3.

9. Van Oekelen D, Megens A, Meert T, Luyten WHML, Leysen JE. Functional study of rat 5-HT2A receptors using antisense oligonucleotides. J Neurochem. 2003;85(5):1087–100.

10. Nisijima K, Shioda K, Yoshino T, Takano K, Kato S. Memantine, an NMDA antagonist, prevents the development of hyperthermia in an animal model for serotonin syndrome. Pharmacopsychiatry. 2004;37(2): 57–62.

11. Nisijima K, Yoshino T, Yui K, Katoh S. Potent serotonin (5-HT)(2A) receptor antagonists completely prevent the development of hyperthermia in an animal model of the 5-HT syndrome. Brain Res. 2001;890(1):23–31.

12. Nisijima K, Yoshino T, Ishiguro T. Risperidone counteracts lethality in an animal model of the serotonin syndrome. Psychopharmacology. 2000;150(1):9–14.

13. Azmitia EC, Whitaker-Azmitia PM. Awakening the sleeping giant: anatomy and plasticity of the brain serotonergic system. J Clin Psychiatr. 1991;52(Suppl): 4–16.

14. Cooper JR, Bloom FE, Roth RH. Serotonin, histamine, and adenosine. The biochemical basis of neuropharmacology. 8th ed. Oxford: Oxford University Press; 2003. p. 271–320.

15. Gillman PK. The serotonin syndrome and its treatment. J Psychopharmacol. 1999;13(1):100–9.

16. Dunkley EJC, Isbister GK, Sibbritt D, Dawson AH, Whyte IM. The hunter serotonin toxicity criteria: simple and accurate diagnostic decision rules for serotonin toxicity. QJM. 2003;96(9):635–42.

17. Hilton SE, Maradit H, Moller HJ. Serotonin syndrome and drug combinations: focus on MAOI and RIMA. Eur Arch Psychiatr Clin Neurosci. 1997;247(3):113–9.

18. Baloh RW, Dietz J, Spooner JW. Myoclonus and ocular oscillations induced by L-tryptophan. Ann Neurol. 1982;11(1):95–7.

19. Hegerl U, Bottlender R, Gallinat J, Kuss HJ, Ackenheil M, Moller HJ. The serotonin syndrome scale: first results on validity. Eur Arch Psychiatr Clin Neurosci. 1998;248(2):96–103.

20. Mills KC. Serotonin syndrome. A clinical update. Crit Care Clin. 1997;13(4):763–83.

21. Nisijima K. Abnormal monoamine metabolism in cerebrospinal fluid in a case of serotonin syndrome. J Clin Psychopharmacol. 2000;20(1):107–8.

22. Nisijima K, Nibuya M, Sugiyama H. Abnormal CSF monoamine metabolism in serotonin syndrome. J Clin Psychopharmacol. 2003;23(5):528–31.

23. Stewart RM, Campbell A, Sperk G, Baldessarini RJ. Receptor mechanisms in increased sensitivity to serotonin agonists after dihydroxytryptamine shown by electronic monitoring of muscle twitches in the rat. Psychopharmacology. 1979;60(3):281–9.

24. Gerson SC, Baldessarini RJ. Motor effects of serotonin in the central nervous system. Life Sci. 1980;27(16):1435–51.

25. Graudins A, Stearman A, Chan B. Treatment of the serotonin syndrome with cyproheptadine. J Emerg Med. 1998;16(4):615–9.

26. McDaniel WW. Serotonin syndrome: early management with cyproheptadine. Ann Pharmacother. 2001;35(7–8):870–3.

27. Lappin RI, Auchincloss EL. Treatment of the serotonin syndrome with cyproheptadine. New Engl J Med. 1994;331(15):1021–2.

28. Delay J, Pichot P, Lemperiere T, Elissalde B, Peigne F. A non-phenothiazine and non-reserpine major neuroleptic, haloperidol, in the treatment of psychoses. Annales Medico-Psychologiques. 1960;118(1): 145–52.

29. Caroff SN, Mann SC. Neuroleptic malignant syndrome. Med Clin North Am. 1993;77(1):185–202.

30. Stubner S, Rustenbeck E, Grohmann R, et al. Severe and uncommon involuntary movement disorders due to psychotropic drugs. Pharmacopsychiatry. 2004;37 Suppl 1:S54–64.

31. Spivak B, Maline DI, Kozyrev VN, et al. Frequency of neuroleptic malignant syndrome in a large psychiatric hospital in Moscow. Eur Psychiatry. 2000;15(5):330–3.

32. Addonizio G, Susman VL, Roth SD. Symptoms of neuroleptic malignant syndrome in 82 consecutive inpatients. Am J Psychiatr. 1986;143(12):1587–90.

33. Deng MZ, Chen GQ, Phillips MR. Neuroleptic malignant syndrome in 12 of 9,792 Chinese inpatients exposed to neuroleptics: a prospective study. Am J Psychiatry. 1990;147(9):1149–55.

34. Keck Jr PE, Pope Jr HG, McElroy SL. Frequency and presentation of neuroleptic malignant syndrome: a prospective study. Am J Psychiatry. 1987;144(10): 1344–6.

35. Ananth J, Parameswaran S, Gunatilake S, Burgoyne K, Sidhom T. Neuroleptic malignant syndrome and atypical antipsychotic drugs. J Clin Psychiatry. 2004; 65(4):464–70.

36. Keck Jr PE, Pope Jr HG, McElroy SL. Declining frequency of neuroleptic malignant syndrome in a hospital population. Am J Psychiatry. 1991;148(7):880–2.

37. Viejo LF, Morales V, Punal P, Perez JL, Sancho RA. Risk factors in neuroleptic malignant syndrome. A case-control study. Acta Psychiatrica Scandinavica. 2003;107(1):45–9.

38. Berardi D, Amore M, Keck Jr PE, Troia M, Dell'Atti M. Clinical and pharmacologic risk factors for neuroleptic malignant syndrome: a case-control study. Biol Psychiatry. 1998;44(8):748–54.

39. Sachdev P, Mason C, Hadzi-Pavlovic D. Case-control study of neuroleptic malignant syndrome. Am J Psychiatry. 1997;154(8):1156–8.

40. Ciranni MA, Kearney TE, Olson KR. Comparing acute toxicity of first- and second-generation antipsychotic drugs: a 10-year, retrospective cohort study. J Clin Psychiatry. 2009;70(1):122–9.

41. Nisijima K, Ishiguro T. Cerebrospinal fluid levels of monoamine metabolites and gamma-aminobutyric acid in neuroleptic malignant syndrome. J Psychiatr Res. 1995;29(3):233–44.

42. Serrano-Duenas M. Neuroleptic malignant syndrome-like, or-dopaminergic malignant syndrome-due to levodopa therapy withdrawal. Clinical features in 11 patients. Parkinsonism Relat Disord. 2003;9(3):175–8.

43. Gordon PH, Frucht SJ. Neuroleptic malignant syndrome in advanced Parkinson's disease. Mov Disord. 2001;16(5):960–2.

44. Nisijima K, Shioda K, Iwamura T. Neuroleptic malignant syndrome and serotonin syndrome. Prog Brain Res. 2007;162:81–104.

45. Gurrera RJ. Sympathoadrenal hyperactivity and the etiology of neuroleptic malignant syndrome. Am J Psychiatry. 1999;156(2):169–80.

46. Levenson JL. Neuroleptic malignant syndrome. Am J Psychiatry. 1985;142(10):1137–45.

47. Caroff SN, Mann SC. Neuroleptic malignant syndrome. Psychopharmacol Bull. 1988;24(1):25–9.

48. Sachdev PS. A rating scale for neuroleptic malignant syndrome. Psychiatry Res. 2005;135(3):249–56.

49. Pelonero AL, Levenson JL, Pandurangi AK. Neuroleptic malignant syndrome: a review. Psychiatr Serv. 1998;49(9):1163–72.

50. Strawn JR, Keck Jr PE, Caroff SN. Neuroleptic malignant syndrome. Am J Psychiatry. 2007;164(6):870–6.

51. Nagamine M, Yoshino A, Sakurai Y, Sanga M, Takahashi R, Nomura S. Exacerbating factors in neuroleptic malignant syndrome: comparisons between cases with death, sequelae, and full recovery. J Clin Psychopharmacol. 2005;25(5):499–501.

52. Caroff SN, Mann SC, Keck Jr PE. Specific treatment of the neuroleptic malignant syndrome. Biol Psychiatry. 1998;44(6):378–81.

53. Krause T, Gerbershagen MU, Fiege M, Weisshorn R, Wappler F. Dantrolene—a review of its pharmacology, therapeutic use and new developments. Anaesthesia. 2004;59(4):364–73.

54. Sakkas P, Davis JM, Janicak PG, Wang ZY. Drug treatment of the neuroleptic malignant syndrome. Psychopharmacol Bull. 1991;27(3):381–4.

55. Rosenberg MR, Green M. Neuroleptic malignant syndrome. Review of response to therapy. Arch Intern Med. 1989;149(9):1927–31.

56. Nisijima K, Noguti M, Ishiguro T. Intravenous injection of levodopa is more effective than dantrolene as therapy for neuroleptic malignant syndrome. Biol Psychiatry. 1997;41(8):913–4.

57. Avarello TP, Cottone S. Serotonin syndrome: a reported case. Neurol Sci. 2002;23 Suppl 2:S55–6.

58. Sandyk R. L-dopa induced "serotonin syndrome" in a parkinsonian patient on bromocriptine. J Clin Psychopharmacol. 1986;6(3):194–5.

59. Cheng P-L, Hung S-W, Lin L-W, Chong C-F, Lau C-I. Amantadine-induced serotonin syndrome in a patient with renal failure. Am J Emerg Med. 2008;26(1):112. e115–116.

60. Trollor JN, Sachdev PS. Electroconvulsive treatment of neuroleptic malignant syndrome: a review and report of cases. Aust New Zeal J Psychiatr. 1999; 33:650–9.

61. Scheftner WAMD, Shulman RBMD. Treatment choice in neuroleptic malignant syndrome. Convuls Ther. 1992;8(4):267–79.

62. Denborough MA, Forster JF, Lovell RR, Maplestone PA, Villiers JD. Anaesthetic deaths in a family. Br J Anaesth. 1962;34:395–6.

63. Rosenberg H, Davis M, James D, Pollock N, Stowell K. Malignant hyperthermia. Orphanet J Rare Dis. 2007;2:21.

64. Bachand M, Vachon N, Boisvert M, Mayer FM, Chartrand D. Clinical reassessment of malignant hyperthermia in Abitibi-Temiscamingue. Can J Anaesth. 1997;44(7):696–701.

65. Ording H. Incidence of malignant hyperthermia in Denmark. Anesth Analg. 1985;64(7):700–4.

66. Brady JESM, Sun LSMD, Rosenberg HMD, Li GMDD. Prevalence of malignant hyperthermia due to anesthesia in New York State, 2001–2005. Anesth Analg. 2009;109(4):1162–6.

67. Litman RS, Rosenberg H. Malignant hyperthermia: update on susceptibility testing. J Am Med Assoc. 2005;293(23):2918–24.

68. Litman RSDO, Rosenberg HMD. Malignant hyperthermia-associated diseases: state of the art uncertainty. Anesth Analg. 2009;109(4):1004–5.

69. Klingler WMD, Rueffert HMD, Lehmann-Horn FMD, Girard TMD, Hopkins PMMD. Core myopathies and risk of malignant hyperthermia. Anesth Analg. 2009;109(4):1167–73.

70. Kaku DA, Lowenstein DH. Emergence of recreational drug abuse as a major risk factor for stroke in young adults. Ann Intern Med. 1990;113(11):821–7.

71. Warner EA. Cocaine abuse. Ann Intern Med. 1993;119(3):226–35.

72. Van Dyke C, Barash PG, Jatlow P, Byck R. Cocaine: plasma concentrations after intranasal application in man. Science. 1976;191(4229):859–61.

73. Jenkins AJ, Keenan RM, Henningfield JE, Cone EJ. Correlation between pharmacological effects and plasma cocaine concentrations after smoked administration. J Anal Toxicol. 2002;26(7):382–92.

74. Fleming JA, Byck R, Barash PG. Pharmacology and therapeutic applications of cocaine. Anesthesiology. 1990;73(3):518–31.

75. Dean RA, Christian CD, Sample RH, Bosron WF. Human liver cocaine esterases: ethanol-mediated formation of ethylcocaine. FASEB J. 1991;5(12):2735–9.

76. Brust JC, Richter RW. Stroke associated with cocaine abuse? New York State J Med. 1977;77(9):1473–5.

77. Westover AN, McBride S, Haley RW. Stroke in young adults who abuse amphetamines or cocaine: a population-based study of hospitalized patients. Arch Gen Psychiatr. 2007;64(4):495–502.

78. Sloan MAM, Kittner SJMM, Feeser BRMM, et al. Illicit drug-associated ischemic stroke in the Baltimore-Washington Young Stroke Study. Neurology. 1998;50(6):1688–93.

79. Kaufman MJ, Levin JM, Ross MH, et al. Cocaine-induced cerebral vasoconstriction detected in humans with magnetic resonance angiography. J Am Med Assoc. 1998;279(5):376–80.

80. He GQ, Zhang A, Altura BT, Altura BM. Cocaine-induced cerebrovasospasm and its possible mechanism of action. J Pharmacol Exp Ther. 1994;268(3):1532–9.

81. Du C, Yu M, Volkow ND, Koretsky AP, Fowler JS, Benveniste H. Cocaine increases the intracellular calcium concentration in brain independently of its cerebrovascular effects. J Neurosci. 2006;26(45):11522–31.

82. Brown E, Prager J, Lee HY, Ramsey RG. CNS complications of cocaine abuse: prevalence, pathophysiology, and neuroradiology. Am J Roentgenol. 1992;159(1):137–47.

83. Jacobs IG, Roszler MH, Kelly JK, Klein MA, Kling GA. Cocaine abuse: neurovascular complications. Radiology. 1989;170(1 Pt 1):223–7.

84. Lowenstein DH, Massa SM, Rowbotham MC, Collins SD, McKinney HE, Simon RP. Acute neurologic and psychiatric complications associated with cocaine abuse. Am J Med. 1987;83(5):841–6.

85. Levine SR, Brust JC, Futrell N, et al. Cerebrovascular complications of the use of the "crack" form of alkaloidal cocaine. New Engl J Med. 1990;323(11):699–704.

86. Levine SR, Brust JC, Futrell N, et al. A comparative study of the cerebrovascular complications of cocaine: alkaloidal versus hydrochloride—a review. Neurology. 1991;41(8):1173–7.

87. Mody CK, Miller BL, McIntyre HB, Cobb SK, Goldberg MA. Neurologic complications of cocaine abuse. Neurology. 1988;38(8):1189–93.

88. Konzen JP, Levine SR, Garcia JH. Vasospasm and thrombus formation as possible mechanisms of stroke related to alkaloidal cocaine. Stroke. 1995;26(6):1114–8.

89. Togna G, Tempesta E, Togna AR, Dolci N, Cebo B, Caprino L. Platelet responsiveness and biosynthesis of thromboxane and prostacyclin in response to in vitro cocaine treatment. Haemostasis. 1985;15(2):100–7.

90. Klonoff DC, Andrews BT, Obana WG. Stroke associated with cocaine use. Arch Neurol. 1989;46(9):989–93.

91. Kaye BR, Fainstat M. Cerebral vasculitis associated with cocaine abuse. J Am Med Assoc. 1987;258(15):2104–6.

92. Krendel DA, Ditter SM, Frankel MR, Ross WK. Biopsy-proven cerebral vasculitis associated with cocaine abuse. Neurology. 1990;40(7):1092–4.

93. Sloan MA, Mattioni TA. Concurrent myocardial and cerebral infarctions after intranasal cocaine use. Stroke. 1992;23(3):427–30.

94. Sauer CM. Recurrent embolic stroke and cocaine-related cardiomyopathy. Stroke. 1991;22(9):1203–5.

95. Kibayashi K, Mastri AR, Hirsch CS. Cocaine induced intracerebral hemorrhage: analysis of predisposing factors and mechanisms causing hemorrhagic strokes. Hum Pathol. 1995;26(6):659–63.

96. Kelley PA, Sharkey J, Philip R, Ritchie IM. Acute cocaine alters cerebrovascular autoregulation in the rat neocortex. Brain Res Bull. 1993;31(5):581–5.

97. Treadwell SD, Robinson TG. Cocaine use and stroke. Postgrad Med J. 2007;83(980):389–94.

98. Martin-Schild SMDP, Albright KCDOMPH, Misra VMD, et al. Intravenous tissue plasminogen activator in patients with cocaine-associated acute ischemic stroke. Stroke. 2009;40(11):3635–7.

99. Ramoska E, Sacchetti AD. Propranolol-induced hypertension in treatment of cocaine intoxication. Ann Emerg Med. 1985;14(11):1112–3.

100. Catravas JD, Waters IW. Acute cocaine intoxication in the conscious dog: studies on the mechanism of lethality. J Pharmacol Exp Ther. 1981;217(2):350–6.

101. O'Connor AD, Rusyniak DE, Bruno A. Cerebrovascular and cardiovascular complications of alcohol and sympathomimetic drug abuse. Med Clin North Am. 2005;89(6):1343–58.

102. Ho EL, Josephson SA, Lee HS, Smith WS. Cerebrovascular complications of methamphetamine abuse. Neurocrit Care. 2009;10(3):295–305.

103. Edwards KR. Hemorrhagic complications of cerebral arteritis. Arch Neurol. 1977;34(9):549–52.

104. Selmi F, Davies KG, Sharma RR, Neal JW. Intracerebral haemorrhage due to amphetamine abuse: report of two cases with underlying arteriovenous malformations. Br J Neurosurg. 1995;9(1):93–6.

105. Harrington H, Heller HA, Dawson D, Caplan L, Rumbaugh C. Intracerebral hemorrhage and oral amphetamine. Arch Neurol. 1983;40(8):503–7.

106. McGee SMMD, McGee DNPB, McGee MBMD. Spontaneous intracerebral hemorrhage related to methamphetamine abuse: autopsy findings and clinical correlation. Am J Forensic Med Pathol. 2004;25(4):334–7.

107. Auer J, Berent R, Weber T, Lassnig E, Eber B. Subarachnoid haemorrhage with "Ecstasy" abuse in a young adult. Neurol Sci. 2002;23(4):199–201.

108. McEvoy AW, Kitchen ND, Thomas DG. Intracerebral haemorrhage and drug abuse in young adults. Br J Neurosurg. 2000;14(5):449–54.

109. De Silva DA, Wong MC, Lee MP, Chen CL-H, Chang HM. Amphetamine-associated ischemic stroke: clinical presentation and proposed pathogenesis. J Stroke Cerebrovasc Dis. 2007;16(4): 185–6.

110. Manchanda S, Connolly MJ. Cerebral infarction in association with Ecstasy abuse. Postgrad Med J. 1993;69(817):874–5.

111. McDonald ES, Lane JI. Dietary supplements and stroke. Mayo Clin Proc. 2005;80(3):315.

112. Chen C, Biller J, Willing SJ, Lopez AM. Ischemic stroke after using over the counter products containing ephedra. J Neurol Sci. 2004;217(1):55–60.

113. Yoon BWMDP, Bae HJMDP, Hong KSMDP, et al. Phenylpropanolamine contained in cold remedies and risk of hemorrhagic stroke. Neurology. 2007; 68(2):146–9.

114. Kernan WN, Viscoli CM, Brass LM, et al. Phenylpropanolamine and the risk of hemorrhagic stroke. New Engl J Med. 2000;343(25):1826–32.

115. Cantu C, Arauz A, Murillo-Bonilla LM, Lopez M, Barinagarrementeria F. Stroke associated with sympathomimetics contained in over-the-counter cough and cold drugs. Stroke. 2003;34(7):1667–72.

116. Wills B, Theeler BJ, Ney JP. Drug- and toxin-associated seizures. In: Dobbs MR, editor. Clinical neurotoxicology: syndromes, substances, environments. Philadelphia: Saunders Elsevier; 2009. p. 131–50.

117. McGarvey CK, Rusyniak DE. Neurotoxicology. In: Biller J, editor. Practical neurology. 3rd ed. Philadelphia: Lippincott, Williams, & Wilkins; 2009. p. 745–63.

118. Thundiyil JG, Kearney TE, Olson KR. Evolving epidemiology of drug-induced seizures reported to a Poison Control Center System. J Med Toxicol. 2007;3(1):15–9.

119. Frommer DA, Kulig KW, Marx JA, Rumack B. Tricyclic antidepressant overdose. A review. J Am Med Assoc. 1987;257(4):521–6.

120. Boehnert MT, Lovejoy Jr FH. Value of the QRS duration versus the serum drug level in predicting seizures and ventricular arrhythmias after an acute overdose of tricyclic antidepressants. New Engl J Med. 1985;313(8):474–9.

121. Hulten BA, Adams R, Askenasi R, et al. Predicting severity of tricyclic antidepressant overdose. J Toxicol Clin Toxicol. 1992;30(2):161–70.

122. Brust JCM. Seizures and substance abuse: treatment considerations. Neurology. 2006;67(12 Suppl 4): S45–8.

123. Kofler M. Arturo Leis A. Prolonged seizure activity after baclofen withdrawal Neurology. 1992;42(3 Pt 1): 697–8.

124. D'Onofrio G, Rathlev NK, Ulrich AS, Fish SS, Freedland ES. Lorazepam for the prevention of recurrent seizures related to alcohol. New Engl J Med. 1999;340(12):915–9.

125. Rathlev NK, D'Onofrio G, Fish SS, et al. The lack of efficacy of phenytoin in the prevention of recurrent alcohol-related seizures. Ann Emerg Med. 1994; 23(3):513–8.

126. Starr P, Klein-Schwartz W, Spiller H, Kern P, Ekleberry SE, Kunkel S. Incidence and onset of delayed seizures after overdoses of extended-release bupropion. Am J Emerg Med. 2009;27(8): 911–5.

127. Paloucek FP, Rodvold KA. Evaluation of theophylline overdoses and toxicities. Ann Emerg Med. 1988;17(2):135–44.

128. Zwillich CW, Sutton FD, Neff TA, Cohn WM, Matthay RA, Weinberger MM. Theophylline-induced seizures in adults. Correlation with serum concentrations. Ann Intern Med. 1975;82(6): 784–7.

129. Wills B, Erickson T. Drug- and toxin-associated seizures. Med Clin North Am. 2005;89(6):1297–321.

130. Lawrence DT, Kirk MA. Chemical terrorism attacks: update on antidotes. Emerg Med Clin North Am. 2007;25(2):567–95. abstract xi.

131. Black RE, Gunn RA. Hypersensitivity reactions associated with botulinal antitoxin. Am J Med. 1980;69(4):567–70.

132. Nelson BK. Snake envenomation. Incidence, clinical presentation and management. Med Toxicol Adverse Drug Exp. 1989;4(1):17–31.

133. Lawrence D, McLinskey N, Huff S, Holstege CP. Toxin-induced neurologic emergencies. In: Dobbs MR, editor. Clinical neurotoxicology: syndromes, substances, environments. Philadelphia: Saunders Elsevier; 2009. p. 30–46.

134. Chamberlain JM, Klein BL. A comprehensive review of naloxone for the emergency physician. Am J Emerg Med. 1994;12(6):650–60.

135. Clarke SFJ, Dargan PI, Jones AL. Naloxone in opioid poisoning: walking the tightrope. Emerg Med J. 2005;22(9):612–6.

第 **19** 章

药物滥用，躯体化症状，人格障碍

Ronald Kamner

摘 要

神经病学专家习惯于处理疑难病症。吸引我们当中很多人到这个领域的是对演绎推理和精确定位诊断的热情。当我们的技能在这些领域失败时，会很不舒服并想当然地认为遇到了"疑难患者"。药物滥用、躯体化症状／医学上无法解释的问题以及人格障碍的患者属于这个范畴。本章通过一系列作为例证的病例（一些是真实的而一些是合成的）使医生能够洞察对以疼痛为主诉的疑难患者。

关键词

成瘾性 边缘型人格障碍 疑难患者 紧急情况的处理 纤维肌痛症 诈病 求医癖 假性成瘾 躯体化障碍 药物滥用

引言

神经病学专家习惯于处理疑难病症。吸引我们当中很多人到这个领域的是对演绎推理和精确定位诊断的热情。当我们的技能在这些领域失败时，会很不舒服并想当然地认为遇到了"疑难患者"。药物滥用、躯体化症状/医学上无法解释的问题以及人格障碍的患者属于这个范畴。本章通过一系列作为例证的病例（一些是真实的而一些是合成的）使医生能够洞察对以疼痛为主诉的疑难患者。

药物滥用

为了阐述清楚，最好从一些定义开始。在一份达成共识的文献里[1]，美国疼痛医学学会，美国疼痛学会和美国成瘾医学学会提出下面的定义：

成瘾

一种原发的、慢性的神经生物学疾病，遗传、心理和环境因素会对其发展和表现产生影响。特征性行为表现包括以下至少一项：对药物使用失去控制;强迫性使用;尽管药物有害仍继续使用;使用药物的强烈欲望。

"成瘾"一词并没有出现在"精神疾病的诊断与统计手册"(DSM-IV-TR)的索引中。它被"药物滥用"所取代。"药物滥用的基本特征是一种适应不良的药物使用模式表现为与反复滥用药物有关的经常发生的严重不良后果[2]"。在"DSM-IV-TR"中,滥用药物的标准是:

一种适应不良的药物使用模式在临床上导致明显损害和痛苦,一年之内有下列一种(或以上)表现:

> 1.一再用药物导致不能在工作、学校、家庭中履行应承担的任务和责任(例如:与药物滥用相关的经常缺席或极差工作表现;药物相关的缺课、勒令停课、被学校开除;不关心家人和孩子)。
> 2.在对身体会造成危险的情况下一再用药(例如:开车或操作机器,此时会因用药造成身体损害)。
> 3.与反复用药相关的法律问题(例如:因药物相关的妨碍治安的行为被逮捕)。
> 4.尽管一直或经常发生由药物作用引发或加剧的社会或人际关系问题(例如:因用药后的毒性反应和配偶吵架、肢体冲突),仍继续使用药物。

在这些定义和标准中存在明显的缺点。药物非常规使用和会搞混治疗的其他犯罪行为未做说明,但它们将在本章后面讨论。

躯体依赖

药物的适应状态是通过药物依赖戒断综合征表现出来的。戒断综合征的产生是由于突然停药、快速减量、血药浓度下降和(或)使用了拮抗剂。

耐受性

一种药物适应状态,长期暴露于一种药物会诱发一些改变导致一种或多种药药效降低[1]。

药物和酒精中毒占急诊患者的49%。处方药物滥用涉及医疗用药,通常是自助用药,以一种偏离医学、法律的和社会准则的方式[4]。处方药滥用处于增加趋势,在美国,大麻是唯一一种比处方用药更容易滥用的药物[6,7]。互联网网站提供医生咨询服务(费用120美元)并声称:"我们是在线药店专门经营治疗慢性疼痛的药物,我们只用有执照的美国医生和药房开出的药物,可以处方用药并在24~48小时内送货,你只需在适宜你的时候访问医生,我们友善的医生会开出他认为适合你病情的任何药物"[8]。

鉴于这种背景,医生在急诊室很难做出关于使用阿片类物质的决定就不足为奇了,我们经常接到电话去看那些剧烈疼痛的患者,并且直接或含蓄地问以下一些问题:

> 1.这个患者是寻找阿片类物质的药物滥用者吗?
> 2.如果他或她已经在服用阿片类物质继续给这类患者使用阿片类药物治疗是否安全和合理?
> 3.滥用阿片类药物的相对风险是什么?我是否应该开始用阿片类药物治疗这个患者的慢性疼痛。

病例1

患者,男性,45岁,因剧烈腰痛来到急诊室。他声称大约4年前受过伤并要求增加阿片类药物的剂量更好地控制疼痛。在过去的一周,他说疼痛明显加重并且增加了阿片类物质的用量。他说他目前每8小时服用80mg羟考酮缓释片,每2~3小时追加剂量15~30mg。经检查,他意识清楚定向力正常。他强烈要求药物治疗。他的瞳孔是4mm,光反应正常。其他的神经系统查体正常。尿液的毒理学检查阿片类物质呈阴性,但可卡因为阳性。

第一次接触患者,很难断定是否存在一个严重的药物滥用问题。遇到这种情况,处理很简单。瞳孔缩小和便秘是阿片类物质的两种副作用，且很少发生耐受。他声称他正在服用大剂量阿片类物质，但仍保持较大的瞳孔并且尿检呈阴性，这个事实提示他正在改用其他药物。患者尿中违禁药物的存在对药物滥用也具有诊断意义。

面对物质滥用的可能性必须用机智和同情来处理。在急诊室暴力很常见[9]，患急性和慢性疼痛的患者也许会威胁和辱骂医生[10]。所讨论的指南着重为患者提供最好和最安全的照顾，同时维护医生的安全和道德标准。

在 1999 年一个标题为"不要被药物滥用者欺骗"的出版物中[11]，药物强制管理机构（DEA）列出以下"药物滥用者的共同特点"：

- 在候诊室的异常行为。
- 过分自信的个性，通常要求立即采取行动。
- 不同寻常的外表——非常邋遢或穿着过分讲究。
- 会显露出关于控制药品非同寻常的知识和（或）给出教科书所描述症状的病史或逃避关于病史的问题或给予模糊的回答。
- 不情愿或不愿意提供可参考的信息。通常没有私人医生和健康保险。
- 往往会要求特定的控制药物，不愿意尝试其他的药物。
- 通常对于诊断不感兴趣——对于进一步的诊断检查不能赴约或是拒绝去看另一位医生。
- 可能会夸大医学问题和（或）是模仿一些症状。
- 会表现出情绪紊乱，自杀想法，缺乏控制冲动的能力，思维障碍和（或）性功能障碍。
- 滥用药物表现出的皮肤特征——皮肤印记以及颈部、腋窝、前臂、手腕、脚和踝的瘢痕。这种标记通常是多样的、有色素过度沉着的和线样的。新的伤口可能会发炎。"点痕"这种体征来自于皮下注射。

虽然这些建议具有一定的指导意义，但它们未经科学验证。它们更适合于到私人诊所就诊而不是急诊室。然而，经过某些修改，它们或

许有价值。详细记录病史、进行体格检查并对是否有可辨别的疼痛原因以及是否有提示药物滥用的症状和体征进行评论是医生的职责。药物强制管理机构（DEA）进一步建议：

- 记录查体结果和你问患者的问题。
- 索取身份证，或者其他证明以及社会安全号码。复印这些资料并存入患者档案。
- 打电话给以前的医生、药剂师或者医院确认患者的经历。
- 如果患者提供电话号码，要证实是否真实。
- 在每一次就诊时确认目前的住址。
- 开数量有限的处方药。

病例 2

患者，女性，38 岁，有红斑狼疮病史，以严重背痛就诊。最近一年她一直在用类固醇治疗并且脊柱 X 线片在 T10 到 L2 显示出骨质疏松性骨折。她毫不迟疑地叙述在她十几岁时静脉注射阿片类物质的病史，但声称在近 20 年她一直未沾毒品。

当现在或以前有药物滥用问题的患者以严重的疼痛综合征就诊时，最困难的局面就出现了。自然倾向是要避免开阿片类药物。然而，有些情况使用阿片类药物并没有被完全禁忌。关键的问题是建立一个对患者和医生都安全的治疗方案。Portenoy 等[12]提出将药物滥用者分为三大类，他们有相对不同的异常行为风险。第一组，处于戒毒恢复阶段的患者比正在吸食毒品者更可能存在治疗不足的问题。医生可能不愿意给那些真正需要阿片类药物的患者开处方，如创伤或术后阶段。从长期治疗角度做出的决策与紧急情况时有必要做出的决策不是一码事。

病例 3

患者，女性，58 岁，转移性乳腺癌累及脊柱和髋部，有阿片类物质滥用病史，但是目前正在用美沙酮治疗。她每天服用 60mg 美沙酮并且配合治疗。常规尿检所有违禁药品均呈阴性。现在她的脊柱和髋部剧烈疼痛，但神经系

统查体完全正常。

Portenoy 的第二组是有过滥用阿片类物质病史但目前正在进行替代治疗的患者。他们提出了一个有难度的药理学问题。这些患者与那些未用过阿片类物质的患者相比常需要更大剂量的阿片类药物。一个指南应提供阿片类物质替投药的基本剂量，然后在此水平上给予合适的剂量。如果决定使用美沙酮止痛，这个方案与用于避免戒断综合征的方案会有明显的不同。对于后者，一日一次用药就足够了。然而，要控制疼痛，大部分患者需要更频繁的投药，最多可至每 4 小时一次。很难判断疼痛主诉的增多是由于先前的成瘾行为还是疼痛频率真的增加了。住院治疗也许能更好地管理这些患者。采用(毒品)维持量治疗的患者在使用阿片类物质止痛治疗之前，主治医生和实施阿片类药物维持治疗的医生之间要做很好的沟通。

第三组，继续滥用药物的患者，代表了形形色色的群体。然而，鉴于医源性和精神性共病，甚至用阿片类药物治疗的最好意图也会有很大的风险被破坏。

病例 4

患者，男性，20 岁，患有镰状细胞病和复发性镰状细胞危象，以严重膝盖和腹部疼痛就诊。他在担架上打滚并要求注射用哌替啶。他已经在家服用羟考酮/对乙酰氨基酚(APAP)，得到了部分缓解。他父母说他偶尔会在睡前或深夜服用额外的剂量。当他被询问时，他承认"额外的剂量会让他平静下来"。他在规定时间之前两次要求再次用药。

已经服用阿片类镇痛药治疗疼痛问题的患者代表了一个不同的组。强烈要求给予大剂量药物往往会使医生怀疑患者是一个药物滥用者。然而，它可能仅仅是一个期望能够使疼痛得到有效缓解的焦虑信号，因为以前药物剂量不足的经验，这就是所谓的假性成瘾[13]。要求特定药物可能只是表明患者熟悉该药物和它的作用。其他行为引起怀疑滥用药物的

可能性，但不一定提示滥用药物，包括在症状减轻阶段囤积药物，从其他医疗资源获取相似的药物，未经批准使用药物来治疗其他症状(如焦虑或失眠)，未经同意擅自增加剂量，报告了医生不想要的精神效果和要求特定的药物[14]。

病例 5

患者，男性，42 岁，患有严重类风湿性关节炎，已经服用吗啡缓释剂 120mg 每 8 小时一次勉强维持生活。每周五的晚上，当有不同的内科医生巡视时，他经常呼叫并诉说他丢了处方并且需要重新开处方。他承认羟考酮是从朋友那得到的，因为疼痛变得越来越强烈。最近一次车祸后，发现他的尿里有酒精、羟考酮和吗啡。

甚至在患有痛苦疾病需要阿片治疗的患者中，可发生异常行为。这些征象包括伪造处方，同时滥用相关的违禁药物，反复发生处方丢失，出售处方药，多次未经批准增加药量，偷窃或借用其他患者的药物，以及从非医疗渠道获取处方药[15]。使用"有问题的"药物更可能发生于以前有药物成瘾病史的患者，有明显精神共病，以及有躯体虐待和性虐待病史的患者[16]。

病例 6

患者，男性，56 岁，患有银屑病性关节炎。对非甾体类抗炎药和缓解疾病的药物没有反应。他从来没有尝试阿片类药物治疗但是对他现在的疼痛治疗并不满意。手指显示香肠样畸形，在肘部和胫部有斑块，他看起来非常痛苦。他认为他当前的痛苦为 7/10。他以前没有滥用药物的病史并且他的神经系统查体也未见异常。对于这个患者开始用阿片类药物进行长期治疗合理吗？

"在开始阿片类药物治疗慢性非癌性疼痛之前预测异常的药物相关行为和开始治疗之后确认异常行为的理想办法尚不清楚[17]"。有许多筛查工具投入使用。筛查工具、阿片类药

物和对疼痛患者的评估(SOAPP)是一个自我管理的试验，存在如下问题：对医生不耐烦的情绪，只关心药物治疗的提供、反复的情绪波动和一些其他可以帮助医生了解需要多么密切监测患者药物滥用的项目[18]。该项研究并没有在急诊室背景下进行，或许更适合在办公室实施。Passik[19]对已有筛查工具和在开始鸦片治疗癌源性慢性疼痛之前需要进行的评估已做了深层次回顾分析。容易管理和适合每一个患者和环境是主要的准则。如果决定要开始使用阿片类药物治疗，按照管理规则和州医学委员会章程勤勉履职是开处方医生的责任[19]。开药者的义务是用文件证明这个决定并获得知情同意。治疗方案必须在患者和开药者之间达成一致并记录在图表中。对异常的用药行为进行危险分层也不是绝对可靠的，但根据前面提到的危险因素可以大概估计为低、中和高。不间断地对异常行为进行评价是可取的[19,20]。即使开始了阿片类药物治疗，有异常行为发生，开药者可以停止继续治疗。在可能发生药物滥用事件应有"退出方案"[21]。随访和档案是关键问题。

躯体化

病例 7

　　患者，女性，44 岁，因使之虚弱的、全身疼痛来急诊就诊。她展示了两侧冈上肌、臀肌、近骶髂关节部位、颈部的带状肌群以及膝关节内侧垫严重触痛。她主诉有慢性疲劳、头痛、过敏性大肠综合征、外阴疼痛和对多种化学制品过敏。她还患有一种无法解释的左侧无力和感觉缺失发作，症状可以自行消失。

　　躯体化、歇斯底里、转换障碍和 Briquet 综合征是经常交替使用的术语。最常见的是转换障碍，表现为神经功能障碍，包括运动功能丧失、感觉缺失或认知改变。真正的躯体化障碍，如 DSM-TV-TR 所定义的[2]，是一个有点奇异的表现。它会有这样一个病史，在 30 岁之前就开始出现许多躯体症状的主诉，历经数年。症状会导致患者寻求治疗或明显的社会、职业或其他重要领域功能受损。它需要 4 个不同区域的疼痛、两个胃肠道症状、一个性功能症状和一个假性神经科症状。另一方面，躯体化过程可以认为是应激和情感问题以躯体症状来表达。关键的一点是这些症状不是装出来的。他们不是企图欺骗，而是心理痛苦的表达。

　　Katon 和 Walker 估计 "14 种常见躯体症状占所有到社区医疗就诊患者的几乎一半。这些症状中仅约 10%~15% 是由病程一年以上器质性疾病引起的。患医学无法解释症状的患者常常使社区医疗的医生感到沮丧，而且利用医疗访问和费用不成比例"。来找神经科医生看病的新患者 50% 至少有一种医学无法解释的症状，其中大多数符合躯体化形式障碍的诊断标准[23]。这些是"很难对付的患者"[24]，他们当中任何一个可以毁掉神经科医生的一天[25]，并且很多内科医生都很难处理得好这些患者[26]。

　　纤维组织肌痛症体现了许多躯体化障碍的特征。其病因仍不清楚，其临床表现变化多端、处理起来十分困难，并且心理因素往往是重要的[27]。Aaron 和 Buchwald[28]把纤维组织肌痛症看作"无法解释的临床综合征"之一。作者指出："……医生至少用了一个世纪来描述在临床实践中所见到的疾病，共有的表现如疲劳和疼痛、与体格检查结果不成比例的丧失劳动能力、不一致的实验室异常结果以及与应激和精神因素明显相关"。这些临床特点以及临床医生在缺乏客观异常情况下做出诊断感到的不安，会导致给这类患者贴上一些令人烦扰的标签，比如 "心脏病患者""疑病症患者"和 "夸张的患者"。患者的症状和综合征被称为"功能性的""躯体的""医学上无法解释的"以及"身心疾病"[29]。具体患者的诊断可能更依靠受访医生的专业而不是主诉。或许所需要的是"范式转化，将不能解释的症状围绕神经系统功能障碍的概念重新用医学的方法处理，把精神治疗纳入一般医疗护理当中"[29]。Dworkin 和 Fields[30]甚至建议，纤维肌痛可能从神经病性疼痛的角度加以考虑。将躯体和感情问题割裂开来的概念可能难以维系[31]。Crombez 等[32]回顾了 1989 年至 2007 年发表的涉及躯体化(或相似术语)的 1020 项研究。他们选择 1989 年是因为那年 Lipowski 发表论文给躯体化障碍下了定义并将这个概念应用到临床当中[33]。他们得出结论"当今这个概念的操作运用会过导致躯体主诉的心理学解释"。针对同样的问题，Mers key 发表意见"自从它出现，40 年来它的使用似乎没有什么理由"。然而，缺乏正确使用不能证明是概念的失败。

然而，在急诊室，这种理论上的区别很少投入使用。多个症状的识别是关键。患者的满意不是因为疼痛的缓解。虽然使患者关注个体的症状，生活质量问题，比如疲劳、睡眠紊乱、食欲改变可能比较困难，但必须强调。针对症状治疗的协调方法处理定的计划在初次咨询时就可以开始。计划包括锻炼、心理治疗和依据充分的药物治疗计划。

急诊室有躯体疼痛主诉而没有生理原因的患者可分为两大类：一类是有症状和故意做出的体征为了达到某些目的，而另一类是无意识表达心理障碍的。上文讨论了后者，前者将在下文讨论。

诈病

案例 8

患者，男性，35 岁，由于剧烈的腿部疼痛和排尿困难多次到急诊就诊。在前几次就诊时尿液分析显示肉眼血尿并且给了了静脉注射氢化吗啡酮治疗。在准备行静脉肾盂造影前他离开了医院。他又回来，诉说同样的疼痛。在留取尿样后，发现他的食指上有一个伤口。

诈病是有意识地努力去欺骗。它涉及"在外部动机，比如获得补偿或毒品，回避工作或服役，逃避刑事起诉而故意装出的虚假症状或夸大的症状。诈病不被认为是一种精神疾病"[35]，但它可以发生在精神疾病背景下，特别是在人格障碍中。可疑行为包括法医学上的表现，在声称的痛苦和客观检查结果之间存在明显的矛盾，不配合检查，并且有反社会人格障碍的存在[34]。在急诊科，诈病最常见的目的是得到药物或保护。在医生办公室里，伤残索赔或金钱补偿是主要目的。

诈病的一些诊断线索包括对检查者持有逃避态度和敌意。虽然思维过程以专注于声称的疾病为特征，但通常是有说服力的。暴力威胁或自杀可能会对所声称疾病的真实性提出挑战[20,36]。诈病的鉴别诊断包括躯体症状性疾病、疑病症(执意认为自己有病或很可能有病，常常所涉及的症状疾病不存在或不可能存在，尽管再三说服劝导以及医学证据不提示任何疾病但患者仍坚信自己有病)，虚构失常，当然还有漏诊断。

因为诈病既不是内科疾病也不是精神疾病，所以无需直接的治疗。避免直接对抗或许是最明智的，因为那样最可能导致敌意和破坏与患者的沟通。在与精神病患者交谈时见风使舵或许有用，但是装病的行为很可能坚持下去"只要所期望的利益超过为假装的疾病得到认可所忍受的不便和痛苦"。

Munchausen 综合征(虚构失常)

Munchausen 综合征和诈病的区别是不会从捏造症状中获益[37]。担任患者的角色是目的本身。患者会花很大的力气去做出令人痛苦的症状和体征或是危及生命的疾病[38,39]。DSM-IV TR 列出了下列诊断标准：

> 1.故意做出或假装精神或躯体上的体征或症状。
> 2.其表现是以担任患者的角色为目的。
> 3.不会从捏造症状中获益，如逃避法律责任或身体福利得到改善，如诈病。

疑似 Munchausen 综合征的行为包括病理说谎(幻想性谎言癖)，游历(旅行或漫游)和一再发生的、假装的或模仿的疾病[40]。处理涉及治疗患者对自己施加任何伤害,后续应开始精神治疗。不幸的是,这些问题经常归于人格障碍以至于在精神病治疗可以开始之前患者将要离开医院[40]。

人格障碍

人格障碍是一种持久的内心体验和明显偏离个人修养所期望的行为,这种异常广泛且不易改变,始自青少年或成人早期,长时间保持稳定,会导致痛苦和损伤[2]。这是相当常见的疾病,总人口的发病率高达 6%[41],精神患者近一半有人格障碍[42]。

根据描述的相似性,归为 3 组:

> 1.怪异和反常的行为,其特征是偏执狂和精神分裂型障碍。
> 2.戏剧性、情绪化和反复无常的行为,其特征是表演性的、自我陶醉的、边缘性和反社会的行为。
> 3.焦虑或恐惧行为,其特征是逃避、依赖和强迫。

尽管列出了 11 个亚型,但边缘型、表演型、强迫型和依赖型人格障碍是在疼痛处理上最可能出现麻烦的类型[44]。有些综述[45]提出在慢性疼痛的患者中人格障碍普遍存在,但其他人认为疼痛本身也会影响人格障碍的评估。

边缘人格障碍患者在人际关系、自我形象和情感方面表现的不稳定,且有明显的冲动行为[2]。某些这冲动可导致自我伤害行为,这种自我伤害行为甚至可能有神经生物学基质[47]。慢性疼痛和异常行为的结合可以影响医师和患者的关系,并导致一个差的治疗结果[48]。此外,与另一个诊断伴发的人格障碍患者也不太可能响应标准的治疗[43]。边缘人格障碍(事实上,和大多数人格障碍)的治疗超出了急诊背景下医生工作的范围。然而,在急诊室有识别和评估患者的有用工具并可为将来的治疗制订计划。

人格障碍的诊断的线索包括观察到患者有频繁的情绪波动、愤怒爆发、在推迟满足方面困难和因为他们的行为和感觉怨天尤人[43]。对抗从未获得成功,也没有药物被认可用来治疗人格障碍。然而,可以做一个案例评价各个人格障碍的类型并建立一种交谈重点指出疾病的突出问题又能保全患者的尊严,Fortin 有如下建议[24]:

- 对于强迫症患者,赞美他的理智、精确和组织能力;避免对关于控制话题产生争论或和患者过多讲其通常回避的情感问题。

- 对依赖型人格障碍患者,要通过满足他的一些特殊需求来强化这种依赖关系,而不要强迫他独立;随着时间的推移,当依赖关系已经建立,医生就要帮助患者培养更多的独立能力。

- 对表演型人格障碍患者,医生要赞美他的天赋、别具一格、喜欢娱乐的天性以及引人注目的衣着;而不要像对待强迫型患者那样进行非常理智的讨论。

- 对自暴自弃型人格障碍患者,要通过真诚地承认他的困难处境来强化与患者的关系,不要试图改变这种境况。

- 对边缘型人格障碍患者,放弃对移情的恐惧同时也要明确医患之间的界限是治疗计划的重要组成部分。

- "脆弱性–素质–压力"的概念模型在评价慢性疼痛患者[49]以及患者的精神病理学[50]方面很有价值。作为医生,为了更富有同情心地和更有效地处理那些患有疼痛、药物滥用、躯体化障碍或人格障碍的患者我们必须改变我们纯粹的生物学诊断结构模式。在急诊室里遇到的所有患者,最重要的是记录记录准确的病史和体格检查结果,诊断理由/治疗决策,以及相应的随访。

参考文献

1. http://www.painmed.org/productpub/statements/pdfs/definition.pdf.

2. Diagnostic and Statistical Manual of Mental Disorders. Fourth Edition. Text Revision (DSM-IV-TR). American Psychiatric Association, 2000.

3. https://dawninfo.samhsa.gov/data/tables-08/national/Nation_2008_NMUP.xls#'ED Visits by Drug'!A1 (accessed March 24, 2010).

4. Parran VP, Wilford BB, DuPont RL: Prescription drug abuse. http://www.uptodate.com (accessed March 5, 2010).

5. Kuehn BM. Prescription drug abuse rises globally. J Am Med Assoc. 2007;297:1306.

6. Report of the International Narcotics Control Board (INCB), 2006. http://www.incb.org/incb/en/annual_report-2006.html (accessed March 31, 2009).

7. http://www.oas.samhsa.gov/2k6State/NewYork.htm#Tabs (accessed March 24, 2010).

8. http://www.i-medsource.com/consults/links.htm (accessed March 24, 2010).

9. Lavoie FW, Carter GL, Danzi DF, Berg RL. Emergency department violence in the United States teaching hospitals. Ann Emerg Med. 1988;17(11):1227–33.

10. Fishbain DA, Bruns D, Disorbio JM, Lewis JE. Correlates of self-reported violent ideation against physicians in acute- and chronic-pain patients. Pain Med. 2009;10(3):573–85.

11. Don't be scammed by a drug abuser. Volume 1, Issue 1, December 1999, http://www.deadiversion.usdoj.gov/pubs/brochures/drugabuser.htm (accessed April 1, 2010).

12. Opioid Therapy in Substance Abusers. Chapter 11 in: A Clinical Guide to Opioid Analgesia. http://www.stoppain.org (accessed Jan 11, 2010).

13. Weissman DE, Haddock JD. Opioid pseudoaddiction. an iatrogenic syndrome. Pain. 1989;36(3):363–6.

14. Passik SD, Kirsh KL. Assessing aberrant drug-taking behaviors in the patient with chronic pain. Curr Pain Headache Rep. 2004;8:289–94.

15. Kirsh KL, Whitcomb LA, Donaghy K, Passik SD. Abuse and addiction issues in medically ill patients with pain: attempts at clarification of terms and empirical study. Clin J Pain. 2002;18(4):S52–60.

16. Compton P, Darakjian J, Miotto K. Screening for addiction in patients with chronic pain and "problematic" substance use: Evaluation of a pilot assessment tool. J Pain Symptom Manag. 1998;16(6):355–63.

17. Chou R, Fanciullo GJ, Fine P, Miaskowski C, Passik SD, Portenoy RK. Opioids for chronic noncancer pain: prediction and identification of aberrant drug-related behaviors: a review of the evidence for and American Pain Society and American Academy of Pain Medicine clinical practice guideline. J Pain. 2009;10(2):131–46.

18. Adams LL, Gatchel RJ, Robinson RC, Poltain P, Gajraj N, Deschner M, Noe C. Development of the self-report screening instrument for assessing poten-tial opioid medication misuse in chronic pain patients. J Pain Symptom Manag. 2004;27:440–59.

19. Passik SD, Spuire P. Current risk assessment and management paradigms: Snapshots in the life of the pain specialist. Pain Med. 2009;10(S2):S101–114.

20. Fishman SM: Responsible opioid prescribing: a physicians guide. http://www.fsmb.org/Pain/default.html (accessed April 6, 2010).

21. Butler SF, Budman SH, Fernandez KC, Houle B, Benoit C, Katz N, Robert N, Jamison RN. Development and validation of the current opioid misuse measure. Pain. 2007;130(1–2):144–56.

22. Katon WJ, Walker EA. Medically unexplained symptoms in primary care. J Clin Psychiatry. 1998;59(Suppl20):15.

23. Fink P, Steen Hansen M, Sondergaard L. Somatofrom disorders among first-time referrals to a neurology service. Pschosomatics. 2005;46(6)):540–8.

24. Fortin AH, Dwamena FC, Smith RC: The difficult patient. http://www.uptodate.com (accessed January 11, 2010).

25. Pridmore S, Skerritt P, Ahmadi J. Why do doctors dislike treating people with somatoform disorder? Aust Psychiatr. 2004;12(2):134–8.

26. Mai F. Somatization disorder: a practical review. Can J Psychiatry. 2004;49(10):652–62.

27. Mease P. Fibromyalgia syndrome: review of clinical presentation, pathogenesis, outcome measures, and treatment. J Rheumatol. 2005;32 Suppl 75:6–21.

28. Aaron LA, Buchwald D. A review of the evidence for overlap on long unexplained clinical conditions. Ann Intern Med. 2001;134 (9 Part 2)(Suppl):868–81.

29. Sharpe M, Carson A. Unexplained somatic symptoms, functional syndromes, and somatization: do we need a paradigm shift? Ann Intern Med. 2001;134 (9 Part 2)(Suppl):926–30.

30. Dworkin RH, Fields HL. Fibromyalgia from the perspective of neuropathic pain. J Rheumatol. 2005;32 Suppl 75:1–5.

31. Kendell R. The distinction between mental and physical illness. Br J Psychiatr. 2001;178:490–3.

32. Crombez G, Beirens K, VanDamme S, Eccleston C, Fontaine J. The unbearable lightness of somatisation: a systematic review of the concept of somatisation in the interim co-studies of pain. Pain. 2009;145:31–5.

33. Lipowski ZJ. Somatization: the concept and its clinical application. Am J Psychiatr. 1988;145:1358–68.

34. Merskey H. Somatization: or another god that failed. Pain. 2009;145:4–5.

35. Purcell TB. The somatic patient. Emerg Med Clin North Am. 1991;9(1):137–59.

36. Malone RD, Lange CL. A clinical approach to the malingering patient. J Am Acad Psychoanal Dyn Psychiatry. 2007;351(1):13–21.

37. Ernohazy W: Munchausen syndrome. http://emdicine.medscape.com/article/805841 (accessed March 12, 2010).

38. Bretz SW, Richards JR. Munchausen syndrome presenting acute in the emergency department. J Emerg Med. 2000;18(4):417–20.

39. Lauers R, Van De Winkel N, Vanderbrugger N, Hubloue

I. Munchausen syndrome in the emergency department mostly difficult, sometimes easy to diagnose: a case report and review of the literature. http://www.wjes. org/content/4/1/38 (accessed April 7, 2010).

40. Huffman JC, Stern TA. The diagnosis and treatment of Munchausen's syndrome. Gen Hosp Psychiatry. 2003;25(5):358–63.

41. Huang Y, Kotov R, de Girolamo G, et al. DSM-IV personality disorders in the WHO World Mental Health Surveys. Br J Psychiatry. 2009;195:46–53.

42. Zimmerman M, Rothschild L, Chelminski I. The prevalence of DSM-IV personality disorders in psychiatric outpatients. Am J Psychiatry. 2005;162:1911–8.

43. Silk KR: personality disorders. http://www.uptodate. com (accessed April 7, 2010)

44. Frankenberg FR, Zanarini MC. The association between borderline personality disorder and chronic medical illnesses, poor health-related lifestyle choices, and costly forms of health care utilization. J Clin Psychiatr. 2004;65(12):1660–5.

45. Sansone RA, Whitecar P, Meier BP, Murry A. The prevalence of borderline personality among primary care patients with chronic pain. Gen Hosp Psychiatr. 2001;23(4):193–7.

46. Fishbain DA, Cole B, Cutler RB, Lewis J, Rosomoff HL, Rosomoff RS. Chronic pain and the measurement of personality: do states influence traits? Pain Med. 2006;7(6):471–2.

47. Kraus A, Valerius G, Seifritz E, et al. Self injurious behavior in patients with borderline personality disorder: a pilot FMRI study. Acta Psychiatrica Scandinavica. 2010;121(1):41–51.

48. Wasan AD, Wootton J, Jamison RN. Dealing with difficult patients in your pain practice. Reg Anesth Pain Med. 2005;30(2):184–92.

49. Dworkin RH, Hetzel RD, Banks SM. Toward a model of the pathogenesis of chronic pain. Semin Clin Neuropsychiatry. 1999;4(3):176–85.

50. Dersh J, Polatin PB, Gatchel RJ. Chronic pain and psychopathology: research findings and theoretical considerations. Psychosom Med. 2002;64(5):773–86.

51. Bienenfeld D: Malingering. http://www.emedicine. com/med/topic3355 (accessed March 12, 2010).

52. Faust D. The detection of deception. Neurol Clin. 1995;132(2):255–65.

53. Smith RC. Patient-centered interviewing: an evidence-based method. 2nd ed. Philadelphia: Lippincott Williams and Wilkins; 2002 (cited in 24).

索 引

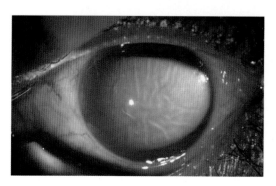

图 5.1

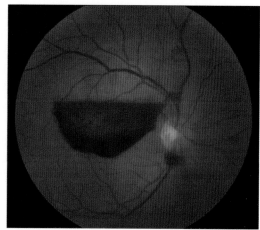

图 5.2

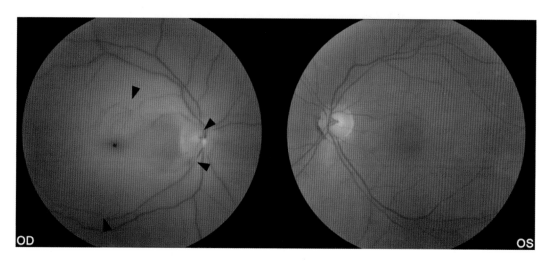

图 5.3

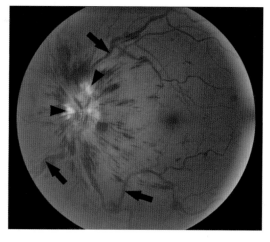

图 5.4

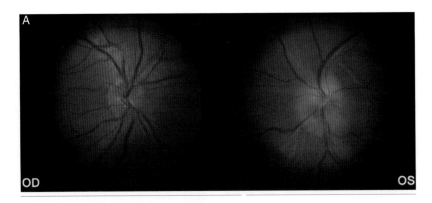

图 5.5A

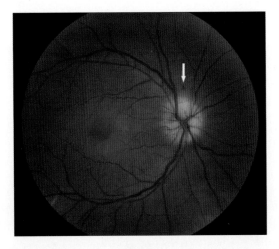

图 5.6

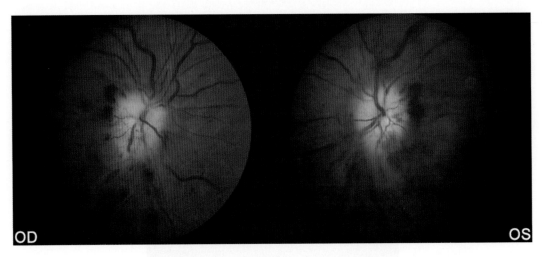

图 5.8

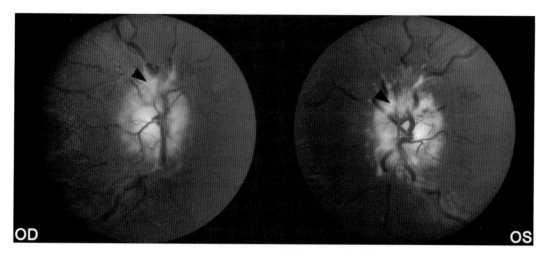

图 5.9

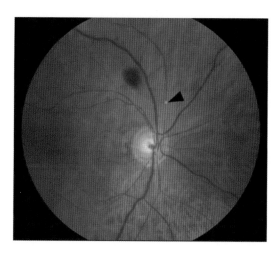

图 5.12

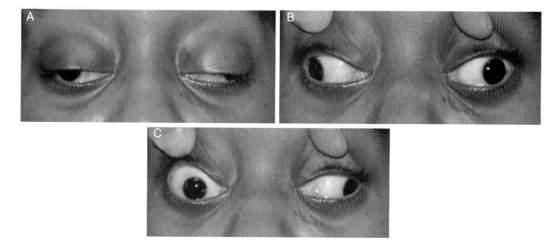

图 6.1

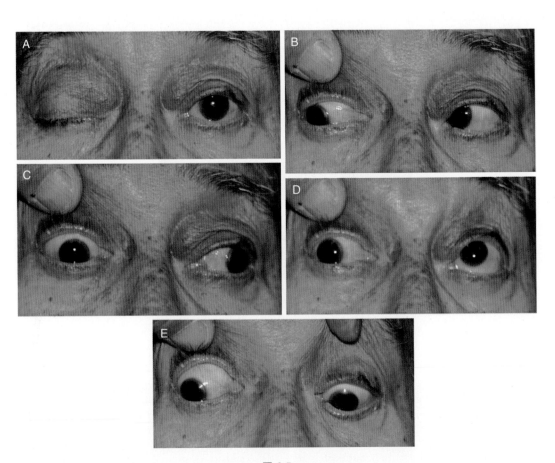

图 6.5

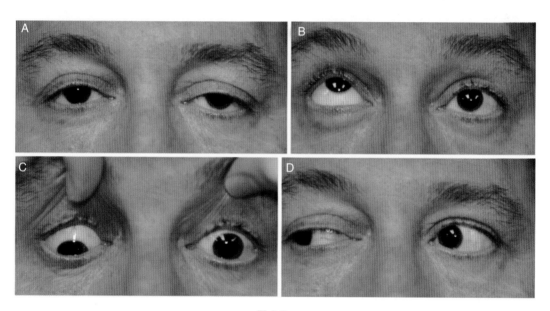

图 6.6

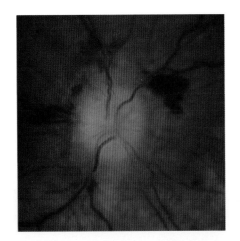
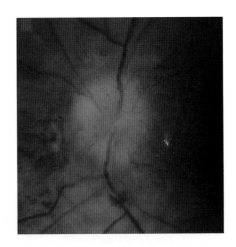

图 6.12C   图 6.12D

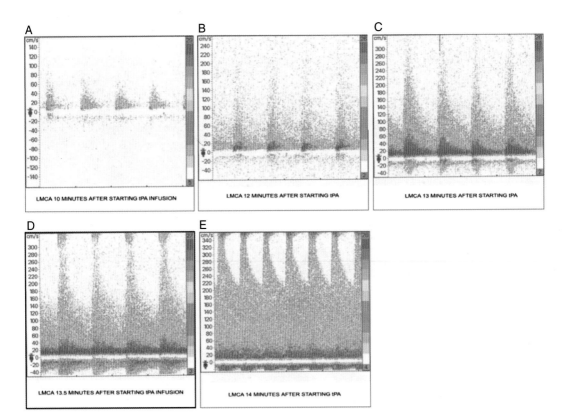

图 8.1

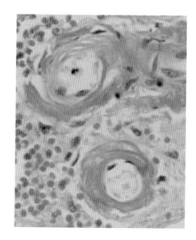

图 9.1F

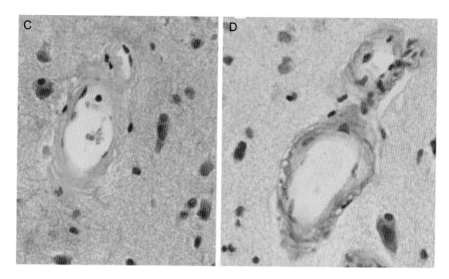

图 9.2C 和 D

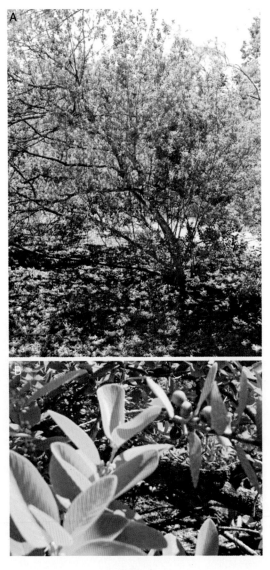

图 18.2